医学影像学理论与应用

主编◎ 窦　斌　赵义芹　孙世瑶
　　　　王　萍　郭兴龙　张成周

上海科学技术文献出版社

图书在版编目(CIP)数据

医学影像学理论与应用 / 窦斌等主编. -- 上海：
上海科学技术文献出版社，2023
ISBN 978-7-5439-8903-0

Ⅰ.①医… Ⅱ.①窦… Ⅲ.①医学摄影 Ⅳ.
①R445

中国国家版本馆CIP数据核字(2023)第151027号

责任编辑：王 珺

医学影像学理论与应用
YIXUE YINGXIANGXUE LILUN YU YINGYONG
窦 斌 赵义芹 孙世瑶 王 萍 郭兴龙 张成周 编
出版发行：上海科学技术文献出版社
地　　址：上海市长乐路746号
邮政编码：200040
经　　销：全国新华书店
印　　刷：河北环京美印刷有限公司
开　　本：787*1092　1/16
印　　张：21.5
字　　数：50.8万字
版　　次：2023年8月第1版　2023年8月第1次印刷
书　　号：ISBN 978-7-5439-8903-0
定　　价：129.00元
http://www.sstlp.com

《医学影像学理论与应用》
编委会

主　编

窦　斌　　日照市中医医院

赵义芹　　枣庄市立医院

孙世瑶　　同济大学附属东方医院胶州医院

王　萍　　烟台毓璜顶医院

郭兴龙　　鄄城县第二人民医院

张成周　　烟台毓璜顶医院

副主编

江　洁　　山东中医药大学附属医院

陈　超　　济南市历城区疾病预防控制中心

丁新民　　肥城市石横镇卫生院

王　琛　　庆云县人民医院

吴晓亮　　聊城市人民医院

唐辉云　　重庆市巫溪县人民医院

目　录

上篇　影像学概述

第一章　影像医学与核医学及其发展 ················ （3）

第一节　X 线、CT、MRI 及其发展 ················ （3）

第二节　核医学及其发展 ···················· （14）

第三节　介入放射学及其发展 ················ （18）

第四节　医学图像存储与传输系统 ············ （19）

第二章　超声波成像技术 ···················· （22）

第一节　概述 ·························· （22）

第二节　三维超声波成像技术 ················ （29）

第三章　X 线普通摄影技术 ·················· （34）

第一节　概述 ·························· （34）

第二节　X 线普通摄影常用体位 ·············· （37）

第四章　CT 检查技术 ······················ （48）

第一节　螺旋 CT 扫描原理与应用 ············ （48）

第二节　多排探测器 CT 扫描机原理与结构 ······ （50）

第五章　磁共振成像技术 ···················· （53）

第一节　磁共振成像特点与质量控制 ·········· （53）

第二节　磁共振成像系统的操作方法 ·········· （64）

下篇　常见疾病的影像学诊断

第六章　神经系统常见疾病影像诊断 ············ （69）

第一节　检查方法 ······················ （69）

第二节　正常影像解剖学基础 ················ （70）

第三节　不同成像技术的临床应用 ············ （73）

第四节　脑血管疾病 ···················· （74）

第五节　颅内肿瘤 ······················ （79）

第六节　颅脑外伤 ······················ （106）

第七节　颅内感染性疾病 ·················· （111）

第八节　脱髓鞘疾病 ·· (115)

第九节　先天性颅脑畸形 ··· (116)

第十节　脑积水 ·· (121)

第十一节　脊髓外伤 ·· (123)

第十二节　椎管内肿瘤 ·· (124)

第七章　呼吸系统常见疾病影像诊断 ··· (127)

第一节　检查方法 ·· (127)

第二节　解剖学基础 ·· (128)

第三节　正常影像学表现 ··· (131)

第四节　气管、支气管疾病 ·· (135)

第五节　肺部炎症 ·· (139)

第六节　肺结核 ·· (147)

第七节　肺不张 ·· (151)

第八节　肺肿瘤 ·· (154)

第九节　尘肺病 ·· (158)

第十节　纵隔疾病 ·· (161)

第十一节　肺炎性假瘤 ·· (164)

第八章　心血管系统常见疾病影像诊断 ······································ (166)

第一节　解剖学基础 ·· (166)

第二节　正常影像学表现 ··· (175)

第三节　不同成像技术的临床应用 ·· (180)

第四节　先天性心脏病 ·· (182)

第五节　其他获得性心脏病 ·· (186)

第六节　心脏瓣膜病 ·· (190)

第七节　心包炎和心包积液 ·· (203)

第八节　心肌病变 ·· (204)

第九节　心脏黏液瘤 ·· (210)

第十节　冠心病 ·· (211)

第九章　消化系统常见疾病影像诊断 ··· (214)

第一节　正常解剖学基础 ··· (214)

第二节　食管与胃肠道正常影像学表现 ·· (222)

第三节　食管疾病 ·· (224)

第四节　胃部疾病 ·· (231)

第五节　十二指肠病变 ·· (236)

第六节　小肠疾病 ·· (238)

第七节　结肠疾病 ·· (242)

前　　言

　　医学影像在现代临床诊断、治疗中发挥着举足轻重的作用。随着科学技术的发展，医学影像技术不仅为显示病变发生、发展的蛛丝马迹提供丰富信息，在治疗方面也日益显现出它的优势。为了适应现代医学影像的发展，特编写此书。

　　本书主要介绍医学影像学的基本理论以及医学影像的临床应用，全书主要从呼吸系统、神经系统、心血管系统、消化系统、泌尿与生殖系统、骨关节系统等常见疾病入手进行相关内容的阐述，系统介绍了各部位的影像学检查方法、影像学征象及常见病变的诊断与鉴别诊断等。在本书编写的过程中，充分体现了临床医学影像学的基本理论、基本知识和基本技能，可操作性强，易于理解和掌握，方便查阅，同时希望本书可以为临床医护人员提供有效的帮助。

　　由于参编人员较多，文笔不尽一致，加之时间有限，书中疏漏在所难免，望广大读者提出宝贵的意见和建议，以便进一步修改完善。

编　者

第八节　肝脏病变 ……………………………………………………………（248）

第九节　胆管疾病 ……………………………………………………………（257）

第十节　胰腺疾病 ……………………………………………………………（264）

第十一节　脾脏疾病 …………………………………………………………（269）

第十二节　腹膜腔疾病 ………………………………………………………（272）

第十三节　急腹症 ……………………………………………………………（274）

第十章　泌尿与生殖系统常见疾病影像诊断 ……………………………………（282）

第一节　影像诊断基础 ………………………………………………………（282）

第二节　肾上腺疾病 …………………………………………………………（288）

第三节　肾脏疾病 ……………………………………………………………（293）

第四节　男性生殖系统常见病 ………………………………………………（311）

第五节　女性生殖系统常见病 ………………………………………………（315）

第十一章　骨关节常见疾病影像诊断 ……………………………………………（324）

第一节　骨关节发育畸形 ……………………………………………………（324）

第二节　骨发育障碍性疾病 …………………………………………………（326）

第三节　骨与关节损伤 ………………………………………………………（329）

参考文献 ………………………………………………………………………（334）

上篇　影像学概述

第一章　影像医学与核医学及其发展

德国物理学家伦琴偶尔发现的 X 线,对近代科学理论和应用技术,特别是对医学科学领域的不断创新和技术突破产生了重大的影响。CT 不同于普通的 X 线成像,它显示的是断层解剖影像,对密度的分辨率明显高于 X 线,大大提高了疾病的检出率。MRI 具有高组织分辨率、高空间分辨率和无放射线电离辐射等特点。随着技术的进步,MRI 逐渐从单一形态学成像发展到能反映组织生理、生化及代谢特征的功能成像。核医学通过示踪靶器官,不仅能显示靶器官的形态大小,还能提供靶器官的血流、功能、代谢及分子水平的信息。

第一节　X 线、CT、MRI 及其发展

一、X 线及 X 线成像原理

(一)X 线的产生及特性

1.X 线的产生

X 线是在真空管内高速行进的成束电子流撞击钨(或钼)靶而产生的。X 线发生装置主要包括 X 线管、变压器和操作台。

2.X 线的特性

X 线属于波长很短的电磁波,波长范围为 0.0006～50nm。目前,X 线成像常用的波长范围为 0.008～0.031nm。穿透性是 X 线成像的基础。荧光效应是进行透视检查的基础。感光效应是 X 线摄影的基础。电离效应是放射剂量学的基础。生物效应是放射治疗学和放射防护学的基础。

(二)X 线成像的基本原理

X 线能使人体组织在荧光屏上或胶片上形成影像,一是基于 X 线的穿透性、荧光和感光效应,二是基于人体组织之间有密度和厚度的差别。

人体组织结构和器官密度、厚度的差别是产生影像对比的基础,是 X 线成像的基本条件。不同的人体组织结构,根据其密度的高低及其对 X 线吸收的程度不同可分为三类:

1.高密度影像

如骨骼和钙化,在 X 线片上显示为白色。

2.中等密度影像

如皮肤、肌肉、实质器官、结缔组织等软组织结构及液体,X 线片上显示为灰白色。

3.低密度影像

如脂肪及气体,在 X 线片上呈深黑色。

(三)X 线成像的新进展

影像的数字化主要是指医学影像以数字方式输出,直接利用计算机对影像数据快捷地进

行存储处理、传输和显示；是将普通 X 线摄影装置同电子计算机相结合，使 X 线信息由模拟信息转换为数字信息，从而得到数字图像的成像技术；是 X 线诊断最新和最快的发展成果。

1.CR 系统

CR 是把 X 线影像信息记录在成像板上，构成潜影，用激光束对成像板进行扫描读取，经计算机进行灰阶与窗位等图像的处理，通过改善影像的细节、图像降噪、灰阶对比度调整、影像放大以及数字减影等，将影像的特征信息以图像形式在荧屏上显示。

荧屏上的图像既可供观察分析，还可摄于胶片上，并可将图像信息用磁带、磁盘和光盘长期保存。

CR 与普通 X 线成像比较，主要的优势是实现了数字化 X 线成像。优点是提高了图像密度分辨力；在图像处理时增加了信息的显示功能；可以将图像数字化输出和存储；并具有强大的后处理功能，如测量、局部放大、对比度转换和影像增强等。缺点是成像速度较慢；无透视功能；图像质量仍不够满意。

2.DR 系统

DR 的工作原理是将影像增强管作为信息载体的 X 线转换成可见光，再由电荷耦合器或光电摄像管将可见光转换成视频信号，经图像卡进行模-数转换成数字化矩阵的图像。它是由电子暗盒扫描控制器、系统控制器和影像监视器等组成。DR 系统的采样矩阵可达 4096×4096，灰度分辨率可达 12 比特，采样速度可达 64 帧/秒。

DR 的优点是曝光宽容度较宽，动态范围广，允许在摄影中出现技术误差；可根据临床需要进行各种图像后处理；并有密度、面积和距离测量等多种功能；为影像诊断中的细节观察、前后对比、一级定量分析提供很好的技术支持；可减少曝光时间和摄片数量，大大降低曝光剂量；减少废片、重拍和显定影等情况发生，从而减少了技术人员的工作量，提高工作效率；可直接以数字化的方式存储、管理、传送、显示影像和相关信息。

二、计算机体层成像

1971 年英国 EMI 公司 Hounsfield 工程师研制成功第一台头部 CT 扫描机。这种诊断价值高、无痛苦、无创伤的诊断方法，是放射诊断领域中的重大突破。Hounsfield 因此获得了1979 年的诺贝尔医学奖。CT 作为首先开发的数字成像技术，不仅大大促进了医学影像学的发展，而且也改变了影像成像技术的发展方向。

(一)CT 的成像基本原理

计算机体层成像(CT)是用 X 线束从多个方向对人体检查部位一定厚度的层面进行扫描，由探测器采集该层面上各个不同方向的人体组织对 X 线的衰减值，经模拟-数字转换成为数字，输入计算机处理后得到扫描层面的组织衰减系数的数字矩阵。再将矩阵内的数值通过数字-模拟转换，用不同的黑白灰度等级在荧光屏上显示出来，即构成 CT 图像。

CT 图像是数字化图像，是重建的断层图像，具有图像清晰、密度分辨率高及无断层以外组织结构干扰等特点，并可摄成照片，或以数据的形式用打印机打印，也可录入磁带、光盘、软盘等永久保存。

(二)基本概念

1.体素和像素

CT 图像是假定将人体某一部位有一定厚度的层面分成按矩阵排列的若干个小的基本单元,以一个 CT 值综合代表每个小单元内的物质密度,这些小单元称之为体素。同样,与体素相对应,一幅 CT 图像是由很多按矩阵排列的小单元组成,这些组成图像的基本单元被称为像素。

体素是一个三维的概念,像素是一个二维的概念。像素实际上是体素在成像时的表现。像素越小,越能分辨图像的细节,即图像的分辨率越高。

2.矩阵

矩阵表示一个横成行、纵成列的数字阵列,将受检面分为无数小立方体,这些小立方体就是像素。当图像面积为一固定值时,像素尺寸越小,组成 CT 图像矩阵越大,图像清晰度越高。目前多数 CT 图像的矩阵是 512×512。

3.空间分辨率

又称高对比度分辨率,是指在保证一定的密度差前提下,显示待分辨组织几何形态的能力。CT 图像的空间分辨率不如 X 线图像高。

4.密度分辨率

又称对比分辨率,是指在低对比情况下分辨组织密度细小差别的能力。CT 的密度分辨力较普通 X 线高 $10 \sim 20$ 倍。

5.CT 值

X 线穿过人体的过程中,计算出每个体素的 X 线吸收系数,表现为相应像素的 CT 值,以作为表达组织密度的统一单位。用亨氏单位(Hu)表示。

规定以水的 CT 值为 0Hu;骨皮质最高,为 1000Hu;空气最低,为 −1000Hu;人体中密度不同的各种组织的 CT 值则为 −1000Hu 至 +1000Hu 的 2000 个分度之间。

6.窗宽与窗位

人体组织 CT 值范围有 2000 个分度,如在荧屏用 2000 个不同的灰阶来表示 2000 个分度,由于灰度差别小,人眼不能分辨(一般仅能分辨 16 个灰阶)。

窗宽是指荧屏图像上所包括 16 个灰阶的 CT 值范围。在此 CT 值范围内的组织均以不同的模拟灰度显示,CT 值高于此范围的组织均显示为白色,CT 值低于此范围的组织均显示为黑色。

窗位又称窗中心,如欲观察某一组织结构细节时,应以观察组织的 CT 值为中心。例如脑 CT 值约 35Hu,选窗位就是 35Hu,而窗宽常用 100Hu,在荧光图像上 16 个灰阶 CT 值的范围即为 −15 ～ 85Hu。

窗宽的大小直接影响图像的对比度,加大窗宽,图像层次增多,组织对比减少,细节显示差;缩窄窗宽,图像层次减少,组织对比增加。窗位的高低影响图像的亮度大小,提高窗位,荧屏上所显示的图像变黑,降低窗位则图像变白。因此,在实际工作中,必须选择合适的窗宽窗位,对显示病变是很重要的。

(三)CT 机的基本结构

CT 装置按扫描方式分为普通 CT 和螺旋 CT。不论哪种装置,都主要由三部分组成,包括扫描部分、计算机、阵列处理器、图像显示、存储及输出设备组成。扫描部分包括扫描机架、检查床和高压发生器三部分,是对患者进行检查扫描。计算机系统负责控制整个系统的运行,包括机架、床的运动、X 线的产生、数据的产生、数据收集、各部件间的信息交换以及图像重建。图像的显示、存储及输出设备将计算机重建的图像显示,摄于照片上,并将数字信息存储于光盘,以备后用。

(四)CT 检查方法

1.平扫

是指血管内不注射对比增强剂的扫描。常规做横断面扫描。层厚可选 1~10mm。检查时患者要制动。腹盆部扫描时需让患者口服对比剂以区别胃肠道。

2.增强扫描

指血管内注射对比增强剂的扫描。目的是提高病变组织同正常组织的密度差,以显示平扫上未被显示或显示不清的病变,通过病变有无强化或强化类型来对病变作定性诊断。常用方法是静脉团注法,即在若干秒内将全部对比剂迅速注入。可分为常规增强扫描、动态扫描、延迟扫描及多期扫描。

3.造影扫描

造影扫描是对某一器官或结构先引入对比剂后再行扫描的方法,它可以更好地显示结构和发现病变。如脊髓造影 CT、胆囊造影 CT 等。

4.特殊扫描和技术

(1)薄层扫描:是指扫描层厚小于 5mm 的扫描,主要是为了避免部分容积效应,更好地显示病变的细节。一般用于检查较小的病灶或组织器官,如对肺部小球形病灶的观察。

(2)重叠扫描:扫描床移动的距离小于层厚,如层厚 10mm,床移动 8mm,使扫描层面部分重叠,减少了部分容积效应,避免遗漏小的病灶。重叠越多,接受 X 线照射量也增多。

(3)靶扫描:是对感兴趣区进行局部放大扫描的方法,常用小的 FOV、薄层(1~5mm)。可明显提高空间分辨率,临床上主要用于小器官或小病灶的扫描,如肺小结节、内耳、垂体及肾上腺等。

(4)高分辨率 CT 扫描(HRCT):采用薄层扫描、高或极高分辨率重建(或骨算法重建)及特殊的过滤处理,可得到组织的细微结构图像称为高分辨率 CT,对显示小病灶及细微结构优于常规 CT,临床主要用于肺部弥漫性间质性病变或结节性病变,以及内耳的检查。

(5)CT 三维图像重建(3DCT):是将螺旋 CT 扫描的容积资料在工作站 3DCT 软件支持下合成三维图像,此图像可 360°实时旋转,以便从不同角度观察病灶,利用减影功能可选择性去除某些遮掩病灶的血管和骨骼,便于更深入地观察及模拟手术过程。常用方法主要是表面遮盖显示(SSD)及容积重建技术(VRT)。临床主要用于头颅、颌面部、膝和髋关节等。

(6)CT 多平面重组(MPR):是指在任意平面对容积资料进行多个平面分层重组,重组的平面可有冠状、矢状、斜面及曲面等任意平面,能从多个平面和角度更为细致地分析病变的内部结构及与周围组织的关系,其成像快,操作方便,已在临床上广泛应用。

(7)CT 血管造影(CTA)：是指静脉注射对比剂后，在循环血液中及靶血管内对比剂浓度达到最高峰的时间内，进行螺旋 CT 容积扫描，经计算机最终重建成靶血管数字化的立体影像。常用的成像方法有 SSD 及最大密度投影法(MIP)，前者可得到彩色图像。临床主要用于显示身体各主要器官的血管结构。主要优点有：①不需要动脉插管；②可以从任意角度观察；③可结合 CT 图像将血管剖开，观察腔内改变；④图像处理及操作简单快捷。

(8)CT 仿真内镜成像(CTVE)：是利用计算机软件功能，将 CT 容积扫描获得的图像数据进行后处理，重建出空腔器官表观立体图像，类似纤维内镜所见。CTVE 是螺旋 CT 容积扫描和计算机仿真技术相结合的产物。目前主要用于胃、大肠、血管、鼻腔、鼻窦、喉、气管及支气管等空腔器官病变的观察，可从病灶的任意方向(上或下)观察，但不能取组织作病理切片。

(9)CT 灌注成像：属于功能成像的范畴，能够反映组织的血管硬化程度及血流灌注情况，是快速扫描技术及先进的计算机图像处理技术相结合的一种成像方法，可以获得血流动力学方面的信息。

CT 灌注成像最先应用于脑梗死的诊断，以后逐渐应用于肝、肾血流灌注及肿瘤的诊断。电子束 CT 灌注成像还可用于心脏灌注情况的评价，有助于缺血性心肌病的早期诊断。

(五)CT 的临床应用

CT 在疾病诊断上显示出很大的优越性，现已广泛应用于临床。在了解其优势的基础上，应合理选择应用。

对中枢神经系统疾病的诊断上 CT 应用普遍。CT 对脑出血、脑梗死的定位，对颅内肿瘤、脓肿与肉芽肿、寄生虫，以及椎管内肿瘤和椎间盘突出等疾病有诊断价值。

对头颈部疾病的诊断，CT 也很有价值，如眶内占位性病变、早期鼻窦癌及鼻咽部肿瘤、中耳小表皮样瘤、听小骨及内耳病变，尤其是运用薄层 CT 或 HRCT 可清晰地观察听小骨和内耳迷路。

对胸部疾病，尤其是肺部，因 CT 有优良的自然对比，能有效地诊断肺间质和肺实质疾病。超低剂量扫描可用于肺癌的普查。CT 对平片较难显示的病变，如与心脏、大血管重叠的病变更有优越性，对胸膜、膈、胸壁病变也可清晰显示。

对腹部及盆腔疾病，尤其是肝、胆、胰、脾、腹膜腔、腹腔前后间隙、肾上腺及泌尿生殖系统疾病的诊断 CT 也已广泛应用。对于胃肠道病变向腔外侵犯以及邻近和远处转移等，CT 检查均有一定优势。

对于心血管疾病的诊断价值，取决于 CT 装置。对于冠状动脉和心瓣膜钙化，螺旋 CT 和电子束 CT 均可很好显示。随着螺旋 CT 的发展，尤其是 64 排、320 排及双源 CT 的出现，冠状动脉的显示及软斑块的发现已不是难题，也使 CT 心脏灌注成像和功能成像得以实现。

(六)CT 机的发展

CT 成像不同于普通 X 线成像，是近代飞跃发展的计算机技术和 X 线检查技术相结合的产物。

它是利用 X 线束对人体层面进行扫描，取得信息，经计算机处理而获得的重建图像。不是模拟成像而是数字成像，开创了数字成像的先河。CT 所显示的断层解剖图像，其密度分辨率明显优于 X 线图像，可清晰显示解剖结构及其病变，扩大了人体检查范围，提高了病变检出率和诊断的准确率。它的发展经历以下几个阶段：

1.普通CT或称常规CT

最初的CT采用旋转-平移的扫描方式，由于扫描速度慢，平移一次所采集的数据少，故很快被淘汰。随后出来的CT将单一笔形X线束改为扇形X线束，缩短了扫描时间。后又将300～800枚探测器作扇形排列，扇形角包括整个扫描视野。并使X线管与探测器组合作同步旋转运动，致使扫描时间可缩短至5秒以内。最后发展到探测器可达千余枚，以环形排列且固定不动，X线管可在环形排列的探测器内作360°的旋转。X线管旋转同时进行扫描，同X线管所发射的扇形束相对的探测器接受透过的X线。扫描时间缩短至2～5秒。

2.电子束CT(EBCT)

又称超高速CT(UFCT)，结构与普通CT或螺旋CT不同，没有X线管和探测器的转动。主要组成部分为电子枪、聚焦线圈、偏转线圈、多排探测器群、高速移动的检查床和控制系统。主要利用电子束通过人体，能量衰减后，被探测器所探测，经过模-数转换和数-模转换等过程，形成一幅与一般CT图像相同的图像。

它的电子束由偏转线圈控制转动，扫描速度较一般CT快数倍至数十倍，最快扫描速度为每层0.05秒，能完成许多CT不能完成的任务。对心脏大血管检查有独到之处，尤其是对诊断先天性心脏病和获得性心脏病有重要价值。但由于EBCT昂贵，检查费用较高，有X线辐射，面临MR和多层螺旋CT的挑战，因此发展受限。

3.螺旋扫描CT(SCT)

是在旋转式扫描基础上，通过滑环技术与扫描床连续平直移动而实现的。与普通CT步进移动检查床的方式不同，它是管球旋转和连续动床同时进行，使X线扫描的轨迹呈螺旋状，因而得名螺旋扫描。扫描是连续的，没有间隔时间使整个扫描时间大大缩短。其突出优点是快速容积扫描，在短时间内，对身体的较长范围进行不间断的数据采集，为提高CT的成像功能及图像后处理创造良好的条件。

螺旋CT具有很多优势：扫描速度快，一般可在10～20秒完成，或在患者一次屏气状态完成数据的采集，方便危重患者及婴幼儿的检查；可快速地在对比剂达到峰值时成像，节省对比剂用量；由于是容积采集数据，提高病灶检出率和CT值测量的准确性，可消除呼吸运动伪影；采取任何位置或任何方向重建，避免遗漏小病灶；达到以病灶为中心，避免部分容积效应；能够重建出高质量的三维图像和血管造影图像，在某些部位获得仿真内镜图像；具有CT透视功能，指导介入手术等。

螺旋CT在CT发展史中是一个重要的里程碑，近年来开发的多层螺旋CT进一步提高了CT的性能，从2层、4层、8层到16层乃至现在的64层、320层CT，设计上使用锥形X线束和采用多排宽探测器，使扫描时间更短，扫描层厚更薄，扫描范围更大，连续扫描时间更长。

三、磁共振成像

磁共振成像(MRI)是一种全新的、无创的检查技术。是在发现核磁共振现象的基础上，继CT之后借助计算机技术和图像重建数字技术的快速发展而开展起来的一种新型医学影像技术。与CT相比，具有高组织分辨率、高空间分辨率和无辐射的特点，在不用对比剂的条件下可测量血管和心脏的血流变化，是现有成像技术所无法相比的。

（一）MRI 的成像基本原理

人体内广泛存在着氢原子核，这种氢原子核具有自旋及磁矩的物理特性，在平时状态，磁矩取向是任意的和无规律的，因而磁矩相互抵消，宏观磁矩 M＝0。如果将氢原子置于均匀强度的磁场中，磁矩取向不再是任意和无序的，而是按磁场的磁力线方向取向。其中大部分原子核的磁矩顺磁场排列，它们位能低，呈稳定态，少部分逆磁场排列，位能高，不稳定。由于顺磁场排列的原子核多于逆磁场排列的，这样就产生了一个平行于外磁场的磁矩 M。全部磁矩重新定向所产生的磁化向量称之为宏观磁化向量，换言之，宏观磁化向量是表示单位体积中全部原子核的磁矩。磁场和磁化向量用三维坐标来描述，其中 Z 轴平行磁力线，而 X 轴和 Y 轴与 Z 轴垂直，同时 X 轴和 Y 轴相互垂直。

氢原子核在绕着自身旋转的同时，又沿主磁场方向做圆周运动，这种质子磁矩的运动称为进动。向质子发射一个射频脉冲，当射频脉冲频率和进动频率一致时即产生共振，宏观磁化向量将发生变化，变化程度取决于射频脉冲。MRI 技术中一般用 90°、180°射频脉冲，当用 90°脉冲时纵向磁化向量为 0，横向磁化向量最大，当用 180°脉冲时纵向磁化向量为最大，横向磁化向量 0。

当射频脉冲停止作用后，磁化向量不是立即停止运动，而是逐渐向平衡态恢复，最后回到平衡位置。横向磁化向量很快衰减到零，并且按指数规律衰减，将此称横向弛豫，而纵向磁化向量将缓慢增长到最初值，亦是指数规律增长，将此称纵向弛豫。这是一个释放能量的过程即产生 MRI 信号，经过对 MRI 信号的接收、空间编码和图像重建等处理过程，即产生 MRI 图像。

（二）基本概念

1.弛豫

当停止发射射频脉冲，被激发的氢原子核将吸收的能量逐步释放出来，恢复到激发前状态，这一恢复过程即弛豫过程；射频脉冲停止后，横向磁化向量 M 很快衰减到零，称为横向弛豫；纵向磁化向量 M，将缓慢增长到最初值，称为纵向弛豫。

2.弛豫时间

当停止发射射频脉冲，被激发的氢原子核将吸收的能量逐步释放出来，恢复到原来状态所需的时间，称为弛豫时间。分纵向弛豫时间和横向弛豫时间两种。纵向弛豫时间简称 T_1 为纵向磁化由零恢复到原来数值的 63％所需的时间；横向弛豫时间（T_2）为横向磁化由最大减小到最大值的 37％所需的时间·

（三）MRI 设备

MRI 设备主要由 3 个部分构成，即磁体系统、谱仪系统和计算机图像处理系统。

磁体系统由主磁体、梯度系统和射频系统组成。

主磁体是产生静磁场的磁体，直接关系到磁场强度（场强）、均匀度和稳定性，影响 MRI 的图像质量，非常重要。通常用主磁体类型来说明 MRI 设备的类型。主磁体的场强在 0.1～3.0T，对人体健康无影响，并能得到较好的图像。根据磁体的结构可分为永久磁体、阻抗磁体和超导磁体三种。梯度系统用于扫描层面的空间定位，梯度线圈形成微弱的梯度磁场与主磁场重叠，这样就可以根据磁场的梯度差别明确层面的位置。射频系统是用来发射射频脉冲，使质子吸收能量并产生共振,在弛豫过程中产生 MRI 信号并进行接收的一种装置。

谱仪系统包括梯度场、射频场的发生和控制,MRI 信号接收和控制等部分组成。

计算机图像处理系统用于完成数据采集、图像处理和图像显示。

(四)检查技术

MRI 的检查技术较为复杂。检查不仅要横断面,而且常需要矢状面或(和)冠状面图像,还需要获得 T_1WI、T_2WI 和 PDWI 等图像。

1.自旋回波(SE)序列

在 90°射频脉冲之后,发射 180°脉冲这种形式构成的序列称为自旋回波序列。SE 序列有两个时间参数:TR 与 TE。TR 是指两个 90°脉冲之间的时间,称为重复时间(TR);TE 是指 90°脉冲至测量回波的时间,称为回波时间(TE)。为 MRI 基础序列。应用 SE 序列成像,通过调节 TR 和 TE 的长短可分别获得反映 T_1、T_2 及质子密度特性的 MR 图像,这些图像分别称 T 加权像(T_1WI)、T_2 加权像(T_2WI)和质子密度加权像(PDWD)。

2.反转恢复(IR)序列

该序列采用多次"180°－90°－180°"脉冲组形式获得回波信号及重建图像。在单个脉冲组中,第一个 180°脉冲至 90°脉冲间隔的时间为反转时间(TI);90°脉冲后经过 180°脉冲到回波产生相隔的时间为回波时间(TE);两个脉冲组间隔的时间为 TR。常用于 T_1WI。近年来发展的脂肪抑制序列(STIR)和水抑制序列(FLAIR),均隶属于反转恢复技术。

STIR 多采用短 T_1 的 TR 序列,来抑制脂肪信号,使长 T_1 的组织出现高信号而短 T_1 者(如脂肪)反而出现较低信号,有利于病灶的显现。FLAIR 实质上是自由水如脑脊液(CSF)逆转为低信号的极重度 T_2WI 像。

3.部分饱和(PS)序列

PS 序列是由一组 90°脉冲组成。如果所设 TR 时间长,则两种不同 T_1 弛豫时间的组织在接受 90°脉冲后,纵向磁化都已恢复,质子饱和,为饱和恢复序列,因此两种不同组织之间的信号没有多大的差别,所得到信号为质子密度像。如果所设 TR 短则部分饱和,两种不同组织之间信号的差别主要取决于它们 T_1 弛豫时间的不同,所得图像为 T_1 加权图像。

4.梯度回波(GRE)序列

是常用的快速成像脉冲序列。是利用梯度磁场小角度激励脉冲代替 180°脉冲产生的回波,故称为梯度回波序列。它是通过调节 TR、TE 和脉冲翻转角,来获得不同性质的加权像。优点主要体现在扫描速度快、对比控制灵活、空间分辨力和单位时间 SNR 高等方面。主要用于心脏血管成像、与流动液体相关的成像、骨关节成像和脑实质成像等。缺点是图像中出现带状伪影。

5.快速自旋回波(FSE)序列

该序列的脉冲激发与 SE 多回波相同,都是采用"90°－180°－180"这一基本形式。大大缩短了成像时间。FSE 序列主要用于 T_2WI。它有一序列叫 HASTE,是将 FSE 与半傅里叶采样技术相结合而诞生的快速成像序列。其最大特点就是以非常快的扫描速度获得所需的 T_2WI。

6.平面回波成像(EPI)序列

是目前最快速的 MRI 成像法。通常在 30ms 之内采集一幅完整的图像,每秒钟可获取的图像达到 20 幅,是一种真正意义上的超快速成像方法。由于 EPI 的扫描时间极短而图像质量相当高,可最大限度地去除运动伪影,不仅可以用于心脏成像、腹部成像和流动成像,还可用于灌注及弥散成像等功能成像。

7.脂肪抑制成像

由于在 MRI 成像中短 T_1 高信号可来源于脂肪、亚急性期血肿、富含蛋白的液体及其他顺磁性物质,采用脂肪抑制 MRI 成像后,脂肪抑制信号减低,而非脂肪成分高信号保持不变,以达到诊断和鉴别诊断的目的。

(五)MRI 图像特点

1.多参数成像

MRI 是多参数成像,在 MRI 成像技术中,采用不同的扫描序列和参数,可明显提高软组织对比分辨力,使 CT 不易显示的关节软骨肌肉、韧带、椎间盘以及半月板等清晰显示。

2.多方位成像

获得冠状面、矢状面和横断面及任意倾斜层面的图像,有利于解剖结构和病变的三维显示及定位。

3.流动效应

体内流动液体中的质子与周围处于静止状态的质子在 MRI 图像上表现不同的信号特征。血管内快速流动的血液,在 MRI 成像过程中虽受到 RF 脉冲激励,但在终止 RF 脉冲后采集 MRI 信号时已经流出成像层面,因此接受不到该部分的血液信号,呈现为无信号黑影,这一现象称为流空效应,可使血管腔在不使用对比剂的情况下显影。由于流动血液的信号与流动方向、速度及层流、湍流有关,有时也可表现为明显的高信号。

4.无骨伪影

对于 CT 上易于出现骨伪影的部位(如后颅窝),MRI 的图像质量和对病变的诊断显著优于 CT。

5.质子弛豫增强效应

一些顺磁性和超顺磁性物质使局部产生磁场,可缩短周围质子弛豫时间的现象叫质子弛豫增强效应。是 MRI 对比增强检查的基础。

(六)MRI 诊断的临床应用

MRI 的多方位、多参数成像对中枢神经系统病变的定性定位诊断极其优越。在对中枢神经系统的诊断中,除对颅骨骨折和颅内急性出血不敏感外,其他如对脑部肿瘤、颅内感染、脑血管病变、脑白质病变、脑发育畸形、脑退行性病变、脑室及蛛网膜下腔病变、脑挫伤、颅内亚急性血肿及脊髓的肿瘤、感染、血管性病变和外伤的诊断中,均具有较大的优势。

MRI 不产生骨伪影,对后颅窝及颅颈交界区病变的诊断优于 CT。MRI 具有软组织高分辨特点,可清晰显示颈部淋巴结、血管和颈部肌肉。

MRI 在肝脏病变的诊断和鉴别诊断中有很重要的价值。有时不需要对比剂即可直接鉴别肝脏囊肿、海绵状血管瘤、肝癌及转移癌。磁共振胰胆管水成像对胰胆管疾病的显示具有独特的优势。抑脂的 T_1 技术可使胰腺充分显示。MRI 对肾脏疾病有很高的诊断意义,磁共振尿路水成像可直接显示尿路,能够直接评估输尿管狭窄和梗阻。

MRI 可清晰显示盆腔的解剖结构,尤其是对女性盆腔疾病,是盆腔肿瘤、炎症、子宫内膜异位症、转移癌等疾病的最佳影像学检查手段。MRI 也是诊断前列腺癌,尤其是早期患者的最有效方法。

心脏大血管在 MRI 上因可显示其内腔,所以,心脏大血管的形态学与动力学的研究可在无创的检查中完成。特别是磁共振电影、磁共振血管成像的应用,使得 MRI 检查在对心血管疾病的诊断具有良好的应用前景。

MRI 对骨、关节及肌肉均能较好地显示,可清晰地显示软骨、关节囊、关节液及关节韧带,对关节软骨、韧带及半月板损伤的诊断是其他影像学检查无法比拟的,在关节软骨的变性与坏死诊断中,早于其他影像学方法。

(七)MRI 成像的发展

在 1946 年美国斯坦福大学的 Bloch 和哈佛大学的 Purcell 分别在两地同时发现了核磁共振(NMR)现象,因此两人获得了 1952 年诺贝尔物理学奖。到 20 世纪 70 年代,NMR 技术才和医学诊断联系起来。1976 年 Hinshaw 首先实现了人体手部成像,并于 1980 年推出世界上首台 NMR 成像商品机。20 世纪 80 年代初 NMR 成像用于临床以来,为了与放射性核素检查相区别,改称为磁共振成像(MRI)。在此期间,MRI 得到了迅猛发展,由于硬件及软件设备的改进,扫描时间已从原先的以分钟计发展到目前以毫秒计,图像质量也大大提高,检查项目从原先的 MRI 发展到磁共振血管造影、磁共振波谱等,影像设备日趋成熟,已成为临床一个很重要的检查手段。

1.磁共振血管成像

磁共振血管成像(MRA)是显示血管和血流信号特征的一种技术。不但可对血管解剖腔简单描绘,而且还可反映血流方式、速度等功能方面的信息。MRA 方法主要有时间飞越法(TOF)和相位对比法(PC)。时间飞越法的基础是纵向弛豫的作用,有三维成像(3DTOF)及二维成像(2DTOF);相位对比法的基础是流动质子的相位效应;有 2D 成像、3D 成像及电影成像。

MRA 对颅脑及颈部的大血管显示效果好,可检出 90% 左右的颅内动脉瘤,但对 <5mm 的动脉瘤漏诊率高。MRA 可较好地检出颅脑和颈部血管的硬化表现。MRA 对动静脉畸形(AVM)显示较佳,可观察静脉瘤及肿瘤对静脉的侵犯情况。MRA 显示胸腹大血管效果较好,可清楚显示夹层动脉瘤及血流情况。MRA 还可测定血流量。

2.磁共振电影成像

磁共振电影成像(MRC)是利用 MRI 快速成像序列对运动脏器实施快速成像,产生一系列运动过程的不同时段的静态图像。将这些静态图像对应于脏器的运动过程依次连续显示,即产生了运动脏器的电影图像,MRC 成像不仅具有良好的空间分辨率,更重要的是有很好的时间分辨率,对运动脏器的运动功能评价有重要的价值,尤其是对心脏的检查。

3.磁共振水成像

磁共振水成像主要利用静态液体具有长 T_2 弛豫时间的特点,在使用重 T_2 加权成像时,如胆汁、胰液、尿液、脑脊液、内耳淋巴液等流动缓慢或相对静止的液体均呈明显高信号,而 T_2 较短的实质器官及流动血液则表现为低信号,从而使含液体的器官显影。是一种安全、无须对比剂的无创检查手段,可以提供非常有价值的诊断信息,在某种程度上可取代诊断性 ERCP(经内镜逆行性胆胰管造影)、PTC(经皮肝胆管造影)、椎管造影等传统检查。磁共振水成像包括磁共振胰胆管成像(MRMRCP)、磁共振泌尿系成像(MRU)、磁共振椎管成像(MRM)。

4.磁共振波谱

磁共振波谱(MRS)是利用 MRI 中的化学位移来测定分子组成及空间构型的一种能显示某些代谢产物含量的检测方法。目前原子领域中 MRS 检测以 ^1H 的应用为多。^1HMRS 可用来检测体内许多微量代谢物,如肌酸(Cr)、胆碱(Cho)、γ-氨基丁酸(GABA)、谷氨酸(Glu)、谷氨酸胺(Gln)、乳酸(Lac)和 N-乙酰天门冬氨酸(NAA)等,分析组织代谢改变。正常脑的 HMRS 所显示的最高波峰为 NAA,并常显示相对较低的 Cho 和 Cr 波。在诊断急性脑缺血、脑瘤和前列腺癌等方面有一定的价值。

5.磁共振弥散成像

弥散成像(DWI)是以图像来显示分子微观弥散运动的一种检查技术。弥散运动受分子结构和温度的影响,分子越松散,温度越高,弥散运动就越强。DWI 在当前主要用于脑缺血的检查,当脑细胞及不同神经束发生缺血改变时会导致水分子的扩散运动受限,尤其是在早期脑梗死的检查中有重要临床价值。脑组织在急性或超急性梗死期时,脑细胞出现毒性水肿,使局部梗死区组织自由水减少,弥散运动减弱,故在 DWI 图像上表现明显高信号,但在常规 T_1、T_2 加权像上变化不明显。

6.磁共振灌注成像

灌注成像(PWI)是用来反映组织微循环的分布及其血流灌注情况,评估局部组织的活力和功能的磁共振检查技术。根据成像原理可分为三种:对比剂首过灌注成像、动脉血质子自旋标记法及血氧水平依赖对比增强法。目前灌注成像主要用于脑梗死的早期诊断,还包括心脏、肝脏和肾脏功能灌注及肿瘤良恶性鉴别诊断方面。

7.脑功能性 MRI 检查

脑功能性 MRI 检查(fMRI)是一项 20 世纪 90 年代初才开展的,以 MRI 研究活体脑神经细胞活动状态的崭新检查技术。它主要借助快速或超快速 MRI 扫描技术,测量人脑在思维、视、听觉或肢体活动时,相应区域脑组织的血流量(CBV)、血流速度(CBF)、血氧含量以及局部灌注状态等的变化,并将这些变化显示于 MRI 图像上。主要有造影法、血氧水平依赖对比法(BOLDMRI)等。

脑 fMRI 检查仍在研究阶段,目前临床已用于脑部手术前计划的制订;在癫痫手术时,通过 fMRI 检查识别并保护功能区;了解卒中偏瘫患者脑的恢复能力的评估,以及精神疾病神经活动的研究等。

第二节　核医学及其发展

一、核医学的定义、内容、特点

(一)核医学的定义

核医学是一门研究核素和核射线在医学中的应用及其理论的学科,即应用放射性核素诊治疾病和进行生物医学研究。它是核技术与医学结合的产物,是适应近代医学飞速发展而产生的新兴学科。

(二)核医学的内容

核医学在内容上分为实验核医学和临床核医学两部分。

实验核医学利用核技术探索生命现象的本质和物质变化规律,广泛应用于医学基础理论研究,主要包括核衰变测量、标记示踪、体外放射分析、活化分析和放射自显影等。临床核医学是利用开放型放射性核素诊断和治疗疾病的临床医学学科,由诊断和治疗两部分组成。诊断核医学包括以脏器显像和功能测定为主要内容的体内诊断法和以体外放射分析为主要内容的体外诊断法;治疗核医学是利用放射性核素发射的核射线对病变进行高度集中照射治疗。实验核医学和临床核医学是同一学科的不同分支,相互促进,密不可分。

(三)核医学的特点

核医学是现代医学影像的重要组成内容之一,根据学科设置属于"影像医学与核医学"学位点,其显像原理与 X 线、B 超、CT 和 MRI 等检查截然不同,是通过探测接收并记录引入体内靶组织或器官的放射性示踪物发射的 γ 射线,并以影像的方式显示出来,不仅显示脏器或病变的位置、形态以及大小等解剖学结构,更重要的是可同时提供有关脏器和病变部位的血流、功能、代谢甚至是分子水平的化学信息,有助于疾病的早期诊断。这恰恰是核医学在当前面临现代先进医学影像技术严峻挑战下得以生存并持续发展的根本所在。此外,放射性核素显像为无创性检查,所用的放射性核素物理半衰期($T_{1/2}$)短,显像剂化学量极微,患者所接受的辐射吸收计量低,因此发生毒副作用的概率极低。但本法受引入放射性活度及仪器分辨率的限制,其影像的清晰度不如 CT、MRI,影响对细微结构的精确显示。而 X 线检查则以通过人体的穿透式 X 线辐射为基础,所获得的影像为解剖结构成像,图像清晰。近年来对比增强检查技术和动态 CT、MRI 功能成像等均有长足发展,可显示血流动力学、分子微观运动和生化代谢变化。新的挑战更促使核医学向更能发挥自己优势的方向快速发展,图像融合技术可将 CT、MRI 解剖结构影像与核医学的 SPECT 和 PET 获得的功能代谢影像相叠加,更有利于病变精确定位和准确定性诊断;放射性核素示踪技术与分子生物学相结合产生的分子核医学发展迅速,目前单克隆抗体或基因工程技术抗体放射免疫显像(RII)和放射免疫治疗(RIT)、基因表达显像和基因治疗,以及分子显像探针等临床应用研究非常活跃,富有广阔的前景。

一、核医学的放射性药物

放射性药物是临床核医学发展的重要基石。是指含有放射性核素并供医学诊断和治疗的一类特殊药物。放射性药物是由放射性核素本身及其标记化合物组成,放射性核素显像和治疗时利用核射线可被探测及其辐射作用,同时利用被标记化合物的生物学性能决定其再分布而达到靶向作用,能选择性积聚在病变组织。诊断用放射性药物通过一定途径引入人体内获得靶器官或组织的影像。治疗用放射性药物利用半衰期较长且发射电离能力较强射线的放射性核素或其标记化合物高度选择性浓聚在病变组织而产生电离辐射生物效应,从而抑制或破坏病变组织,起到治疗作用。

在核素显像检查中,最常用的是^{99m}Tc。在目前世界应用的显像药物中,^{99m}Tc及其标记的化合物占80%以上,被广泛用于心、脑、肾、肺及甲状腺等多脏器疾病的检查。尤其是^{99m}Tc-ses-tamib、^{99m}Tc-ECD、^{99m}Tc-DTPA等已成为心肌灌注显像、脑血流灌注显像和肾动态显像的常用显像剂。^{131}I、^{201}Tl、^{67}Ga、^{111}In、^{123}I等放射性核素及其标记物也有较多应用,在临床中发挥着各自的特性和作用。随着正电子发射型计算机断层仪的发展,氟^{18}代脱氧葡萄糖(^{18}F-FDG)成为目前临床应用最广泛的诊断性放射性药物。

治疗性放射性药物种类很多,常用的是发射纯β射线(^{32}P、^{89}Sr、^{90}Y等)或在发射β射线同时还发射γ射线(^{131}I、^{153}Sm、^{188}Re、^{117}Sn、^{117}Lu等)的放射性核素。^{131}I是目前治疗甲状腺疾病中最重要的放射性药物;^{188}Re作为治疗性放射性核素越来越受到重视,其发射的β射线可以破坏病变组织,发射的γ射线可以进行显像,并估算内照射吸收剂量和评价治疗前后病变范围变化。如^{188}Re-HEDP已用于治疗恶性肿瘤骨转移骨痛。

三、核医学仪器

核医学仪器是核医学工作中必不可少的条件,包括各种放射性探测仪器、显像仪器、剂量仪及防护用仪器。核医学仪器一般由两大部分组成,即射线探测器、电子学辅助装置和计算机数据处理装置,最后以一定方式进行显示。

(一)γ闪烁探测器

γ闪烁探测器实际上是一种能量转换器,其作用是将探测到的射线能量转换成可以记录的电脉冲信号。主要部件由碘化钠(铊)[NaI(TlI)]晶体,光电倍增管(PMT)和前置放大器组成。光电倍增管由光阴极、10多个联极和阳极组成,它们之间由一个稳定高压维持着各极间的电位差。

入射γ光子使碘化钠(铊)晶体分子激发并产生闪烁荧光。当晶体产生的荧光光子入射到光电倍增管的光阴极时,通过光电效应产生光电子。光电子在电场作用下加速射到下一个联极时,电子数可增加3~6倍。这种电子倍增的过程依次在10多个联极中进行,到最后一个联极时,电子数可增加至10^6~10^8倍,形成一个大的电子流射入阳极并产生一个电位降,随即阳极电压又恢复到原来水平,形成一个瞬间的负电压脉冲。由此可见,一个入射光子在晶体内发生一个闪烁事件,一个闪烁事件产生一个脉冲,因此光电倍增管阳极输出的脉冲数就是入射的光子数,前置放大器是将光电倍增管阳极输出的微弱脉冲信号放大并传送到主放大器,以防在传送过程中微弱信号丢失或畸变。

(二)核医学显像仪器

1.γ照相机

γ照相机是核医学最基本的显像仪器,它由准直器、晶体、光导、光电倍增管、位置电路、能量电路、显示系统和成像装置组成。准直器、晶体、光导和光电倍增管等构成可单独运动的探头,是 γ 照相机的核心。γ 照相机探测接收人体内的放射性核素发射出的 γ 光子,经电子线路分析并形成脉冲信号,通过计算机采集和处理,最后以不同的灰度或色阶显示二维的脏器放射性分布图像。依据放射性浓度的差别即可对特定脏器及病变定位。γ 照相机是大晶体一次成像,可以完成各种脏器的静态显像,又可以进行快速连续的动态显像。若附有特殊装置,通过探头和床的配合运动,γ 照相机亦可以进行全身显像。

2.单光子发射型计算机断层仪

单光子发射型计算机断层仪(SPECT)是临床核医学最广泛应用的显像仪器,是我国三级甲等医院核医学科必须配备的设备。它是在一台高性能的 γ 照相机的基础上增加了支架旋转的机械部分、断层床和图像重建软件,使探头能围绕躯体旋转 180°或 360°,从多角度、多方位采集一系列平面投影像。通过图像重建和处理,可获得横断面、冠状面和矢状面的断层影像。

SPECT 与 CT 都是用计算机断层技术构成图像,二者的本质区别在于所探测到的射线来源不同,SPECT 接受的 γ 光子(单光子)是由体内发射出来,为发射型 CT(ECT),反映的是器官组织的功能代谢状况;而 X 线、CT 是由 X 线从体外穿透入体而到达接收器,为穿透型 CT(TCT),主要反映器官的解剖形态。近年来将核医学功能代谢影像与主要反映形态解剖的 CT 和 MRI 图像进行配准,既图像融合成为医学影像学发展的又一个新的亮点,已有 SPECT-CT、PET-CT 问世,并广泛应用于临床,为病变的定性和定位诊断提供了一种有用的检查方法。

3.正电子发射型计算机断层仪

正电子发射型计算机断层仪(PET)主要由探测系统包括晶体、电子准直器、符合线路和飞行时间技术、计算机数据处理系统、图像显示器以及断层床等组成。探头是 PET 的最重要组成部分,它由成百上千个槽式结构晶体、光电倍增管及电子线路组成模块的 γ 闪烁探测器排列成多层的环形装置组成。正电子放射性核素及其标记化合物发射的 β^+ 粒子在体内经湮灭辐射产生两个方向相反和能量均为 511keV 的 γ 光子,它们同时入射至互成 180°的两个探测器而被接收,通过置换成空间位置和能量信号,经计算机处理就可重建出这些标记化合物在体内的三个断面的断层影像,一次断层采集可以获得几个甚至几十个断层图像,高精度地显示活体内代谢及生化活动,并提供功能代谢影像和各种定量生理参数,有较高的灵敏度,能用于精确的定量分析。

PET 可进行静态、动态断层显像,并能进行定量分析,是肿瘤、神经和心血管疾病诊断与临床医学研究应用的重要设备。目前最先进的 PET 是探头多环型、模块和 3D 结构,其中探头晶体除有经典的锗酸铋(BOG)晶体外,现已推出硅酸镥(LSO)和硅酸钆(CSO)等新晶体,大大提高了探测效率,图像分辨率为 3～5mm,与 SPECT 比较,其优点有:①空间分辨率高;②探测效率高;③能准确地显示受检脏器内显像剂浓度提供的代谢影像和各种生理参数等。因此 PET 是目前核医学领域中最先进的显像仪器,被美国 2000 年《时代周刊》评为 20 世纪最具有创意且已商业化的三大发明之一,迄今为止,全世界已有 100 多个 PET 中心,但因 PET 价格昂贵,其配套的医用加速器、正电子放射性核素及其标记物制备费用很大,临床广泛应用受到一定限制。

PET 影像反映的信息完全不同于 CT 和 MRI,临床最多应用的葡萄糖代谢显像,可以从分子水平反映人体正常或疾病时的代谢状态,而代谢变化是在疾病非常早的阶段出现的,它是当今分子影像学的重要内容之一。

近年来,PET 与 CT 合二为一的显像设备问世,叫 PET-CT,它以 PET 特性应用为主,同时将 PET 影像叠加在 CT 图像上,使得 PET 影像更加直观,解剖位置更加准确。实现了衰减校正与同机图像融合,可同时获得病变部位的功能代谢状况和精确解剖结构的定位信息,已成功用于临床。

四、核医学的发展

核医学作为一门年轻的新兴综合性边缘学科,是现代医学的重要组成部分,是随着放射性核素研发和核技术在生物医学领域广泛应用而孕育而生,并得到了快速发展。

Becquerel 于 1896 年在铀盐中发现类似 X 射线的射线,这是人类首次认识放射性核素,为了纪念 Becquerel 的伟大功绩,放射性活度国际统一单位就是用它的名字"贝可(Bq)"命名。1898 年 Curie 夫妇成功提取放射性钋和镭;1934 年 Joliot 和 Curie 研发成功第一个人工放射性核素 ^{32}P,从此真正揭开了放射性核素在生物医学应用的序幕。之后 10 年中,放射性核素 ^{99m}Tc 和 ^{131}I 相继被发现,1939 年 Hamiton、Soley 和 Evan 首次用 ^{131}I 诊断疾病,1941 年和 1946 年分别开始用 ^{131}I 治疗甲亢和甲状腺癌,延续至今。1946 年核反应堆投产,获得了大量新的放射性核素及其标记化合物,1949 年和 1950 年分别成功研制出闪烁扫描机和井型计数器等,成为核医学显像、体外放射分析新的里程碑,为临床核医学发展奠定了基础。1957 年 ^{99}Mo-^{99m}Tc 发生器问世,标记技术得到不断提高,新的标记化合物研发成功,这对放射性药物和核医学的发展起了很大推动作用。1958 年 Anger 发明了第一台 γ 照相机,开创了核医学显像新纪元,为核医学显像技术的应用奠定了基础,使 γ 照相机成为最基本的显像仪器。Yalow 和 Berson 于 1959 年首创放射免疫分析法(RIA),开辟了医学检测史上的新纪元,Yalow 因此获得了诺贝尔生理学或医学奖。RIA 填补了定量测定体内极微量生物活性物质方法的空白,在其后 40 年来大大推动了内分泌学科的飞速发展。

20 世纪 80 年代推出了 SPECT 和 PET,SPECT 已成为目前核医学科最常用的显像仪器,实现了全身显像和断层显像,从而大大提高了图像的空间分辨率以及诊断的灵敏度和准确性,进一步加速了临床核医学的发展。PET 是目前核医学领域中最先进的显像仪器,当今 PET-CT 能同时获得病变部位的功能代谢状况和精确解剖结构的定位信息,已成功应用于临床。

近年来,在活体内以分子或生物大分子作为靶目标的分子成像技术,即分子影像学的异军突起,在分子识别基础上研发的各种特定分子部位结合的分子探针或显像剂,如放射性核素标记的多肽类药物受体显像剂、基因表达显像剂及研发高灵敏和高分辨率的探测仪器等是分子影像学亟待解决的新课题。分子影像学能从分子水平上揭示人体的生理、生化及代谢变化,实现了在分子水平上对人体内部生理或病理过程中进行无创实时的功能成像,富有广阔的应用前景。

从核医学的发展来看,核医学显像有优于其他显像技术之处,在疾病的诊断和治疗中发挥着越来越重要的作用,是其他影像方法不能取代的。

第三节　介入放射学及其发展

一、介入放射学成为临床三大诊疗技术之一

介入放射学是近30年来迅速发展起来的一门融医学影像学和临床治疗学于一体的边缘学科。涉及人体消化、呼吸循环、神经、泌尿、骨骼等几乎所有系统疾病的诊断和治疗。在医学影像学设备的引导下采取经皮穿刺或经正常生理孔道插管,对患者进行血管造影、采集病理学、生理学、细胞学和生化学等检查资料,进行药物灌注、血管栓塞或扩张成形及体腔引流等"非外科手术"方法诊断和治疗疾病,其特点是简便、安全、有效、微创和并发症少。许多介入方法已成为临床主要的治疗方法,甚至取代了某些外科手术或内科治疗方法,如肝癌、冠心病的介入治疗等。介入诊疗技术已成为与内科、外科并列的临床医学三大诊疗技术之一。目前全国已有29个省、自治区和直辖市开展了介入诊疗技术,不少医院还设立了正规的介入病房。迄今介入诊疗以胸腹部最多,其次是心血管和神经系统,前者又以肿瘤的介入治疗开展得最为广泛,其他领域新的介入诊疗技术也不断涌现。

二、介入放射学将与多学科技术结合成为研究热点

介入放射学作为边缘学科,将与多学科技术联合发挥作用并继续成为国内外医学的研究热点。

(1)随着开放式磁共振及其相容器材的不断开发与完善,具有无辐射、三维成像、高组织分辨率以及功能温度显示等特性的介导手段,极有可能成为未来介导的主要工具之一。更多的新型介入器材和药品将得到研制和开发,如超选择性导管导丝、新型支架尤其是生物相容性和生物可吸收性支架、涂膜或放射性支架,还有新型药物载体如新近已试用于临床的磁性药物载体以及新型栓塞剂。

(2)多种微创手段的产生及其相互结合将进一步丰富介入放射学的内容和治疗效果。以肿瘤治疗为例,除了经动脉栓塞和穿刺局部药物注射外,利用温度(如冷冻、射频和激光)等抗肿瘤特性的微创方法,已成为近来的热点之一。

(3)对医学科学发展起重要作用的分子生物学,将渗透进介入放射学的基础研究和临床应用,如经血管细胞移植、血管内皮细胞和生长因子对再狭窄和血管畸形的作用、基因技术治疗再狭窄、血管畸形和肿瘤等。

(4)静脉介入治疗日趋增多,许多在动脉系统运用较成熟或正在试用的方法将运用于静脉系统,成为未来的热点,如静脉血栓栓塞性病变的治疗、经皮人工血透通道的建立等。

(5)与示踪技术、纳米技术等结合将可能产生突破性进展。

(6)介入放射学与中医中药结合将产生一系列新的治疗手段和策略。介入放射学作为一种精细的靶向性很强的局部治疗正好与中医药侧重整体辨证治疗互相取长补短。例如肝癌的中医药介入治疗、输卵管阻塞性不孕症的介入再通和中医补肾活血治疗等。

(7)重视介入器材的开发研究,设法降低成本,开展卫生经济学研究,使介入手术普及化和常规化,造福于广大患者。

三、逐步建立规范化标准化的介入放射学体系

(一)技术规范化标准化

介入诊疗技术已日趋成熟,将逐步从临床经验上升到科学评价,基础研究、流行病学研究和循证医学研究将不断加强;同时,介入放射学将逐步从技术发展成为一门真正的临床学科,诊疗技术规范化和标准化。

(二)管理规范化标准化

介入放射学作为一门技术性很强的学科,尽管起步于放射科,但现在许多临床科室如心脏内科、神经外科等都在开展。运作上存在严重的不规范问题,主要表现在:不论哪一级的医疗单位,不经任何批准都可开展介入诊疗技术;不论什么人,不论是否经过严格训练,都可以上岗从事介入诊疗工作,再加上介入诊疗技术本身无规范化和标准化,结果必然导致并发症发生率增高,医疗纠纷增多,疗效下降,严重地损害了介入放射学的形象。因此必须对开展介入放射学的医疗机构和从业医师进行规范化和标准化管理,建立介入门诊和介入病房的完整体系,使之成为真正的临床学科;建立与介入放射学相应的大学教学体系以及各级学会的介入放射学专业委员会等学术和管理体系。

第四节　医学图像存储与传输系统

随着现代医学成像技术的发展,很多大型影像仪器投入到临床应用,在为临床医生提供了更多信息的同时,医疗设备产生的大量医学影像资料对医院的管理提出了更高的要求。传统存片方式的弊端显得尤为突出。随着计算机、存储装置和通信技术的发展,使得一种简便、快捷、安全的存放与输出图像的方式得以实施。

一、医学图像存储与传输系统的定义

医学图像存储与传输系统(PACS)是医学影像和计算机科学相结合的产物,是专门为图像管理而设计的。它将图像信息以数字的形式进行存储和传送,利用计算机技术、图像压缩技术和网络传输技术,实现图像存储、处理和归档,具有图像质量高、检索图像快速、影像存储无胶片、读片快捷以及影像资料共享等特点。

二、医学图像存储与传输系统的组成

医学图像存储与传输系统是由5个部分组成。

(一)图像数据采集

CR、DR、CT、MRI、DSA、核医学、超声以及数字化仪器上均有图像输出接口,可直接与PACS相连。

(二)数据库

是PACS的核心,是对图像及相关信息进行管理和存储的,包括:获取计算机中的图像,提取图像文件中的文本描述信息,更新网络数据库,归档图像文件,对数据流进行控制,将数据发往显示工作站,自动从归档系统中获取必要的对照信息,执行从显示工作站或其他控制器发出

的对文档的读写操作等。

(三)传输网络

是 PACS 中数字化图像及相关信息的输入、检索、显示的通道。目前局域网是医院最佳选择,实现 PACS 与医院内管理系统的完美结合,充分利用了网络资源,并可实现远程医学影像会诊。

(四)显示工作站

是数据库图像及信息经检索、查询后调阅显示的终端。按用途分为影像诊断工作站、临床浏览工作站、管理工作站和打印工作站。

(五)故障与灾难恢复

PACS 与任何计算机辅助系统一样,故障与灾难恢复是十分重要的部分。PACS 厂家可采用一些设计来避免一些可预见且不可避免的系统故障,从而达到降低平均故障时间与平均故障修复时间的目的,以提高系统的可用性。

三、医学图像存储与传输系统的原理及功能

(一)医学图像存储与传输系统的原理

PACS 是建立在计算机网络技术基础上的,通过计算机网络对医学图像进行传输和管理。其原理是:先将各种成像设备产生的影像图像,通过网络把图像传送到服务器;医生工作站以图像形式显示已被存放在服务器中的医学资料;不同用户可通过工作站观看一幅或多幅由不同成像设备生成的图像。

(二)医学图像存储与传输系统的功能

1.图像存储与管理功能

PACS 的最大和最重要的功能就是图像存储与管理功能,采用大容量存储设备对大量的图像实行压缩、分级等有效存储,既适应医院业务需要,又能有效防止医疗资料的丢失。

2.图像调阅和后处理功能

因为 PACS 有巨大的数据库,通过检索、查询等操作,可以按需要快速及时地显示、调用患者图像资料及相关信息,并可对图像进行后处理和统计分析,包括调整显示的分格,单独对每幅图像进行处理,可以适应诊断医师和临床医师的不同需要。

3.简化胶片的复制

传统胶片是无法复制的,现在图像是以数字方式存储的,只需投照一次,便可在打印工作站的激光打印机上重复打印,并且还可根据诊断目的打印出所需影像密度和对比度的图像。

4.连接功能

除连接所有影像设备外,PACS 还能与放射科管理系统、医院管理及临床信息系统实现无缝连接,这样就能有效的利用信息资源,充分发挥 PACS 优势。

5.改善教学环境

传统收集影像病例的方法难以管理、存储和携带,同时还会导致影像丢失。有了 PACS 系统后,可将选中图像转换成更通用的格式(如 JPEG 格式)下载下来,通过网络传输到个人电脑上,进行编辑,做成幻灯,同时也可将个人电脑上的影像资料拷贝到影像服务器上,用于数字教学档案、演讲和出版。

6.实现远程会诊与交流

远程影像学是 PACS 在空间的延伸,是把周边的成像中心与影像医学咨询中心相连,为患者提供更加优质的服务,可为边远地区或乡村提供远程医疗会诊。

四、医学图像存储与传输系统的优势和劣势

(一)医学图像存储与传输系统的优势

(1)影像医师能快速及时阅片并作出诊断,实现了无胶片化,节约了整理胶片的时间,提高了工作效率。

(2)能使激光相机联网共享,对已存图像能多次拷贝、排版、打印,节约了胶片的费用,使医学影像高效率存储和传送。

(3)能有效地进行数据管理。

(4)提供强大的后处理功能,供医生不同的需要。

(5)能随时、随地、快速、准确地在 PACS 任一显示工作站调阅图像和诊断结果,使远程诊断变成现实。

(6)资料共享避免了患者在不同医院就诊进行重复检查。

(7)使医院管理最优化,带来更高的经济效益、社会和学术效益。

(二)医学图像存储与传输系统的劣势

(1)对系统要求高,技术复杂。

(2)需要根据情况进行建设,一次性投入较高。

(3)需要日常维护和更新,后期管理费用较高。

(4)推广应用有一定难度。

五、医学图像存储与传输系统的安全性

PACS 的安全保障是十分重要的,它不仅局限于数据通信中的安全,也包括数据存储的安全。数据安全在网络使用中是第一位的,没有安全性的网络是没有使用意义的。因此,PACS 厂商需要提供较完整的安全保障计划给医院信息维护人员,如密码的有效期,病毒更新机制及定期的检查等。

(一)系统维护

PACS 是个庞大的系统,其结构复杂,难以集中管理。医院应配备专人定期进行设备、网络的检查和维护,使用不间断电源防止意外断电,维持系统的稳定性,确保 PACS 正常运作。

(二)合法用户和权限设置

PACS 应设置用户登录,只有合法用户才能进入系统。同时,影像科室的使用权限应高于其他科室,防止其余人员删除或修改患者资料,保证医疗资料的准确性。

(三)谨防计算机病毒

PACS 不能受到病毒感染,否则网络系统就会瘫痪,尤其是医院管理系统受到影响,医疗数据遭到破坏。防止病毒感染的有效措施是安装病毒防火墙,定期查杀病毒,更新杀毒软件,尽可能将工作站上的软驱、光驱及 USB 接口撤除,并做好数据备份。

第二章　超声波成像技术

第一节　概述

一、超声波的成像原理

(一)超声波成像系统的基本概念

1.超声

超声是一种人耳听不到的声音。

2.超声波

超声波是一种人耳听不到的波。它由高频声源产生,并通过传播介质进行传播。

3.超声波的声强

超声波的声强被用于了解超声波在介质中传播的强度。超声波在介质中传导时,它的能量从一个较小的单元传导到另一个较小的单元,并且向远处播散与传导。人们将单位时间内通过垂直于超声波传导方向单位面积的能量称为声强。

4.超声波的声压

超声波的声压是指传播介质中有超声波传播时的压强与没有超声波传播时的静压强之差。

5.超声波的传播速度

超声波在各种介质中的传播速度由快到慢依次为:固体、液体、气体。超声波的传播速度还与温度有关,即当温度升高时,其传播速度加快;当温度降低时,其传播速度减慢。超声波在软组织中的传播速度为15000m/s。

6.超声波的频率

频率是指单位时间内质点振动的次数,单位为赫兹(Hz)。

7.超声波的波长

在波动的同一方向上,相邻的两个相位差 2π 的质点,其振动的步调是完全一致的,它们两者之间的距离被称为波长,这一距离正好是一个完整波的长度。

8.超声波的周期

波动传过一个波长距离所需的时间。即一个完整波经过某一质点所需的时间,被称为波的周期。

9.超声波的阻抗

超声波的阻抗可被定义为:介质的密度与声波的传导速度的乘积。它可以帮助人们了解介质的密度与弹性。人体软组织超声波的阻抗平均为 $1.63\times10^5 g/(cm^2 \cdot s)$;人体骨组织超声波阻抗为 $5.57\times10^5 g/(cm^2 \cdot s)$。

10.超声波的反射折射

患者在进行超声波检查时,当超声波从一种特性阻抗的介质传播到另外一种特性阻抗的介质时,其中的一部分能量被界面反射回来,而另一部分能量被传送到界面的另一侧介质中。

(1)超声波垂直入射时的反射与折射。垂直入射的超声波在到达界面时,因界面两侧的介质特性阻抗不同,其超声波的反射情况也各不相同。超声波有以下 3 种反射情况:①不发生反射,即没有回波。当界面两侧的介质特性阻抗相同或接近时发生此种现象,超声波从第一种介质全部进入第二种介质,即超声波全部透射。②全反射,即没有透射。例如当超声波从空气传播到软组织中时,或从软组织传播到骨骼、结石等时,即超声波从较小特性阻抗介质传播到较大特性阻抗介质时,超声波几乎全部被反射。反之,当超声波从较大特性阻抗介质传播到较小特性阻抗介质时,超声波也几乎全部被反射。③第 3 种情况是介于上面两种情况之间,即部分反射、部分透射。

(2)超声波斜入射时的反射与折射。当患者进行超声波检查时,超声波斜射入人体时,超声波的反射系数、折射系数不但与界面两侧介质的特性阻抗相关,而且与超声波的入射角度也有很大的关系。当超声波的入射角度过大时,使透射的超声能量大为减少,从而造成影像质量下降。

11.超声波的衰减

衰减是指超声波在介质中传播时,它的强度随着传播距离的增大而减小的现象。超声波衰减原因:①机体软组织对超声波的吸收造成超声波的衰减,机体软组织在吸收了超声波以后,将其转化为热能。②不均匀的介质引起超声波的反射与折射造成超声波的衰减。③由于超声波在传播过程中,其波阵面积不断扩大造成超声波的衰减。

12.超声波的散射

超声波在传播时,如果与小于其波长的微粒子相遇,这些直径大大小于波长的微粒子就会吸收超声波的能量。这些微粒子吸收了超声波的能量后,向各个方向散射超声波,形成球面波。该现象被称为超声波的散射。例如,红细胞就是一种微粒子,其反射超声波的散射强度与超声波频率的 4 次方成正比,而与距离的平方成反比。

13.多普勒效应

多普勒先生发现:当声源或接受声波的听者与传播声波的介质相对运动时,或两者都相对于介质运动时,听者听到的声音频率与声源发出的声音频率存在差异。其差异的大小与声源、听者与声音的传播介质的运动速度有关。

临床上利用这一现象制造了超声波多普勒扫描仪,用于检查人体内的运动器官,如心脏、血管、胎儿、横膈等。

14.动态频域成像技术

在一般情况下,超声波频率越高图像分辨率越好,但其穿透力越差;超声波频率越低图像分辨率越差,但其穿透力越好。如果使用动态频域成像技术可在不同深度范围内消除这种想象,将两者完美地结合在一起,便可使超声波扫描检查得到的二维图像的质量大为提高。

15.加倍接收处理技术

通常的超声波发射与接收信息是相同的。使用了加倍接收处理技术以后,探头所接收到的超声波信息是其发射信息的两倍,这使时间分辨率和线密度得到了提高。

16.动态线密度控制技术

采用动态线密度控制技术对图像进行局部放大,图像的线密度将增加三倍,被放大过的图像能做到不失真。

17.快速三维立体成像技术

快速三维立体成像技术的优点:①能做到实时快速自由旋转。②操作方便。③各种探头都可应用该技术。④可进行全方位立体旋转,还可进行任意角度的选择做 6 个切面,并且一次可显示 4 幅图像。⑤图像真实感较强。⑥既可以对组织进行三维重建,也可以对血管进行三维重建。

18.噪声消除技术

在彩色模式情况下,利用一种噪声消除装置检测并消除随机噪声。

19.最大分辨率技术

采用以下方法可提高灰度成像的空间分辨率与对比度分辨率:①采用超宽频带超高频成像,改善纵向分辨率。②采用宽孔径与低 F 值,可改善横向分辨率。③采用超宽动态范围,可提高正常组织与异常组织之间的对比度分辨率。

20.超高频成像技术

采用较高频率的电子线阵探头,二维超声波成像探头的频率最高可达 15MHz。

21.自动化技术

选择此按钮,即可自动选择感兴趣的编码信息,将需要观察的组织与结构自动调节至最佳状态。

22.有源面阵探头

与传统的单排探头不同,它的晶片数可达到 1024 阵元。这种探头改善了图像的对比与细节分辨率,其图像不管是近场还是远场,都比较清晰。

(二)超声波的成像原理

以 B 型超声波为例,简单介绍一下超声波的工作原理。用 B 型超声波进行人体扫描时,由超声波发射装置发出高频电脉冲信号,该高频电脉冲信号控制换能器产生超声波束。当超声波进入人体后,如果遇到声特性有差异的界面就会发生反射形成回波。

换能器将该回波接收,被接收的回波经高频放大器、检波器和视频放大器等处理后,被显示在显示器上,或储存在磁盘上。

1.超声波的产生与发送

如果将交变电场加在压电材料上,它就会不停地进行压缩与拉伸,从而引起振动,其频率与电场频率相同。当振动在介质中传播时,就形成了超声波。

2.超声波的信号采集

当超声波进入人体后,如果遇到声特性有差异的界面就会发生反射形成回波。探头将回波接收,并将其送到处理器中进行处理。

3.超声波信号的处理

为使接收放大器有比较大的动态范围和信号的频带问题,一般情况下用宽带对数放大器对采集到的信号进行放大。与此同时,为了弥补超声波信号在组织中不断衰减的情况,将放大器的放大倍数以超声波的传播距离为函数,即超声波的传播距离越远,其放大倍数越大;超声波的传播距离越近,其放大倍数越小。

4.超声波影像的储存与输出

将采集到的模拟信号经模拟-数字转换器转换成数字信号,并对图像进行预处理、储存和后处理等。再将数字信号经数字-模拟转换器转换成模拟信号,最后将该模拟信号显示在显示器上,或用打印机打印出来。

二、超声波成像系统的主要设备

(一)探头

1.探头的种类

探头的种类有:①凹晶片单片聚焦探头。②声透镜单片聚焦探头。③阵列式聚焦探头。④直聚焦探头。⑤斜聚焦探头。⑥纵波聚焦探头。⑦横波聚焦探头。⑧平面聚焦探头。⑨曲面聚焦探头等。

2.探头的基本结构

下面以压电探头为例,简单介绍一下探头的基本结构。探头由晶片、吸收块、外壳与基座等部分组成。

(1)晶片。由压电陶瓷片组成,并在陶瓷片上镀一层金属银,该银层起着电极的作用。用导线将这两个电极分别与基座和外壳连接。压电陶瓷片由锆钛酸盐、石英晶体、酒石酸钠晶体、钛酸钡陶瓷、压电薄膜等组成。

(2)吸收块。又称阻尼块,由钨粉、石墨粉和树脂黏结而成。

(3)外壳。包在探头四周,对探头起保护作用。

(4)基座。起固定探头和接地的作用。

3.一体化探头

又被称为三维容积探头。它由一个二维探头与摆动装置组合在一起形成。在给患者进行扫描检查时,把该种探头指向所要检查的部位,它就会自动采集三维图像信息。现在生产的三维超声波探头,不移动探头即可获得三维容积数据,并可实时的成像与显像。

(二)聚焦器

聚焦器的作用为在聚焦区得到较高能量的超声。聚焦技术有:机械聚焦、电子聚焦、二维聚焦。

1.机械聚焦

(1)声透镜聚焦,将凹面声透镜安装在压电元件的表面,使压电元件产生的超声波发射折射,如果声透镜材料的声速比人体软组织的声速大时,就产生了声束聚焦作用。

(2)声反射镜聚焦。当平行的超声波束射到声反射镜上时,声反射镜将超声波束反射到抛物面上,再经过抛物面将其聚焦到焦点上。

(3)曲面发射直接聚焦。凹面压电材料产生的超声波具有聚焦作用。

2.电子聚焦

(1)单个焦点聚焦技术。用一定的延迟状态控制每一个换能器的工作顺序,使产生的超声波束在某一地方最窄。如果将每一个延迟线的状态保持不变,那么所产生的超声波束将只有一个焦点。

(2)变化孔径的聚焦技术。该技术的原理为:孔径较小的换能器对近距离容易聚焦,而对较远距离的超声波束则容易发散;孔径较大的换能器对近距离难以聚焦,而对较远距离的超声波束则容易聚焦。采用组合发射超声波可以增大有效孔径,并使超声波束在远场的扩散角变小。但是,孔径越大,超声波束越宽,造成图像清晰度下降。根据这一原理,对超声波束进行分段聚焦。当距离较近时,只使少数的阵元进行接收,使超声波束收敛并抑制较强回波;当距离较远时,用较多的阵元进行接收。这种改变有效孔径,即减少或增加接收阵元数进行聚焦的方法被称为变化孔径聚焦技术。

(3)动态聚焦技术。在进行超声波成像时,由于多元换能器存在着衍射作用,使超声波束的扩散度增大。克服这一现象的方法是:固定超声波的发射焦点,在接收回波时快速改变焦距,即每个距离段工作的换能器数目相同,用改变每个阵元延迟电路的延迟时间,达到使超声波聚焦的目的。

3.二维聚焦

二维聚焦的方法有两种:①用8个左右的同心环晶片组成环状换能器,环之间的电子延时实现聚焦。②二维阵列换能器,使长、短轴都实行电子聚焦,即二维聚焦。

(三)打印机

激光打印机又称激光型多幅照相机或称数字摄影机。激光打印机是将影像信息传递给胶片,并使其成像的设备。

(四)控制台

超声波扫描仪控制台的主要作用是控制产生超声波、处理对患者进行扫描检查后返回的超声波信息。同时还兼有输入扫描参数、显示和储存图像的功能。下面简单介绍三个主要部分的构成。

1.视频显示系统

由字符显示器、调节器、视频控制器、视频接口和键盘等组成。该系统具有人机对话、控制图像操作、输入和修改患者数据、产生和输送至视频系统的视频信号、传送视频系统和显示系统处理器之间的数据和指令等功能。

2.电视组件系统

由存储器及其控制、输入输出、模-数转换、模拟显示、字符产生和选择、窗口处理和控制等组成。该系统具有以下功能:①储存和显示图像。②窗口技术处理等。

3.软盘系统

该系统被安装在操作台上,用以储存和提取图像信息。

三、超声波成像的检查方式

(一)手工扫描检查

超声波探头被固定在机械臂上,在给患者进行超声波扫描检查时,检查人员将扫描探头用手抓住。该机械臂可沿 X、Y 轴自由运动,并且可在垂直方向上进行自由旋转,同时还可以变换成任意角度。

（二）机械扫描检查

在给患者进行超声波扫描检查时，用机械扫描代替手工扫描。机械扫描与手工扫描相比有如下的优点：①自动扫描。②操作方便。③成像速度快。④实时成像。⑤便于动态器官的观察。

1.摆动式

用电动机带动并控制超声波换能器按设定的角度来回摆动。

2.转子式

将3个或4个性能相同的换能器同时安装在一个转子上，用电动机带动其旋转，并对其进行控制。在转子旋转的过程中，这些换能器轮流进行同一个工作。

（三）电子扫描检查

电子扫描检查是通过电子手段控制换能器产生扫描的超声波束，以实现自动扫描的目的。

1.直线电子扫描

用数十个超声波换能器组成线形换能器阵列，而每一个换能器都与一个电子开关连接。当电子开关导通时，相应的换能器就工作。在接收回波时，它与接收放大器的输入端连接；在发射超声波时，它与发射电路的输出端连接。当电子开关打开时，相应的换能器停止工作。按照电子开关的工作方式将直线电子扫描分为：顺序扫描、交错扫描、飞跃扫描。

2.扇形电子扫描

利用不同的时间延迟，控制每一个换能器发射超声波的时间，并将每一个换能器发射的超声波在空间上进行叠加后，就形成了有一定角度偏转的超声波束。用不同的时间延迟组合，可产生不同角度偏转的超声波束。

3.凸形电子扫描

将几十个换能器均匀分布在一个凸形表面，而每一个换能器都与一个电子开关连接。当电子开关导通时，相应的换能器就工作。在接收回波时，它与接收放大器的输入端连接；在发射超声波时，它与发射电路的输出端连接。当电子开关打开时，相应的换能器停止工作。

四、超声波对人体的损伤

当在人体内传播的超声波辐射功率超过一定的阈值时，就会对人体产生一定的损伤。大多数情况下，是以热能的形式对机体组织产生危害。

软组织在吸收了超声波以后，使软组织内的分子发生无规则的运动，并产生热能。由于软组织散热性能较差，造成热能在局部积聚，并使局部组织温度升高。研究表明：当温度超过42℃时，就有可能会导致组织细胞死亡，它还与该温度的持续时间有关。因此，应尽量缩短超声波扫描检查的时间。当温度升高时，还可导致人体内部环境的改变，这一改变可造成化学变化紊乱；即正常的化学反应消失，原来没有的化学反应产生了。

超声波在人体组织中传播时，由于其超声波的震荡、压力，以及机体组织对超声波的直接吸收，可改变分子的内部结构，而这些改变是不可恢复的。

另外，在超声波声场为负压时，液体内会产生大量的气泡，并且这些气泡会迅速膨胀。当超声波声场的压力由负变正时，这些气泡迅速收缩，部分气泡发生破裂，并伴有光、电、冲击波、高速微射流等对周围的组织细胞造成严重损害。

五、超声波成像的质量控制

(一)伪影

超声波的伪影是指扫描获得的图像与组织的解剖断面不完全符合。形成伪影的原因有：超声波声特性阻抗的不连续性形成的伪影、组织超声波声速的差异形成的伪影、超声波电扫描局限形成的伪影等。

(二)图像的分辨率

分辨率是指分辨物体细节的能力。分辨物体细节的能力既有空间的属性又有时间的属性。因此，分辨率又被分为空间分辨率和时间分辨率。

超声波扫描检查的是一个立体空间，沿超声波声束轴线方向的分辨率称纵向分辨率；在超声波声速扫描平面内与超声波声轴垂直的分辨率称侧向分辨率。例如线阵换能器的长轴(长度)方向。

影响空间分辨率的因素有声学和电学两个因素，而分辨率的高低由声学系统决定。脉冲超声波在人体组织中传播时，在声特性阻抗不同的界面上会产生反射回波。将分辨声波传播方向的两个界面的最小距离称为轴向分辨率。提高超声波的发射频率和减少发射脉冲的持续时间，可提高轴向分辨率。

侧向分辨率和横向分辨率由声场特征决定，提高侧向分辨率的方法是：提高工作频率，增大孔径。

时间分辨率指获得信息的时间间隔的长短。超声波成像时间分辨率常常由人体的生理变化速度、人的响应速度所决定。当超声波成像速度大于生理变化速度时，超声波成像系统可以将生理现象的非平稳过程当做平稳过程来处理。当超声波成像速度大于人的响应速度时，超声波成像系统可以对生理现象进行实时观察。

目前，为消除时间分辨率的限制，在数字超声波束形成中采用多波束发射，接受则采用并行处理，这样可将时间分辨率提高1倍。

(三)信号的放大

由于超声波在界面发生的反射作用、超声波束在传播过程中的衰减、机体组织超声回波幅度差异的存在、发射窄束超声波束(有利于改善图像的纵向分辨率)等原因，采集到的图像信息一般较弱，必须对获取的图像信息进行放大。通常情况下多采用宽带对数放大器对获取的信息进行放大。

(四)增益补偿

由于超声波的强度与其传播的距离成反比，因此，超声波在机体组织中的传播距离越远，其强度越弱，获得的信息也就越弱。为了消除这种影响，将放大器的放大倍数设计为超声波传播距离的函数，即超声波传播的距离越远，其信号被放大的倍数越大；反之，超声波传播的距离越近，其信号被放大的倍数越小。

第二节　三维超声波成像技术

一、静态结构三维超声波成像技术

(一)信息采集

1.机械驱动扫描检查

超声波扫描检查探头被固定在超声波扫描仪的机械臂末端上,由计算机内特定的扫描程序控制电动机带动探头做平行扫描检查、扇形扫描检查和旋转扫描检查。扫描检查时的运动轨迹是预先设计好的。

(1)机械驱动扫描检查方法的优点:①计算机容易对所获取的二维图像进行空间定位。②信息处理与三维图像重建速度快。③重建的三维图像准确性较高。

(2)机械驱动扫描检查方法的缺点:①机械装置体积较大、较重,且不易与探头匹配。②扫描检查时噪声较大。③扫描检查方式单一,信息采集部位难以确定,且扫描检查时间受到限制。

2.自由扫描检查

(1)声学定位扫描检查。将一个声发射装置安装在超声波探头上,并在检查床的上方安装多个声音接收装置,通过测量声传播中不同的时间延迟来估算出探头所处的空间位置。扫描检查不受限制,但空间定位的精确度较差。

(2)磁场空间定位扫描检查。用磁场空间定位系统进行定位。电磁场发生器由计算机控制产生电磁波,并向空间发射形成电磁场。再在探头上安装一套空间位置感测器。在给患者进行超声波扫描检查时,计算机即可感测到探头的运动轨迹,再由探头的运动轨迹确定图像的空间位置。磁场空间定位扫描检查的优点在于:体积较小、重量较轻、操作灵活、采集信息方便等。

(二)定量测量

直接利用三维超声波图像进行各种数据测量。

(三)图像处理技术

1.未知数值的推测

未知数值的推测是信息采集的逆过程,数字图像是离散场,只有少数位置的数值是已知的,而原始的场是连续的。在进行三维图像重建时,常常需要用已知任意一点位置的值来推测未知的值。

推测未知数值的方法很多,运算量和效果差异也比较大。最简单的方法是用最近邻的数值来推测未知数值,任意一点就用最近的一个采样点的值来替代。最常用的是线性(liner)推测法,假设相邻采样点之间的变化全是线性的,这种方法计算快、效果好。高次的多项式推测法,计算量较大,但效果不一定比线性好。

2.高通滤波与低通滤波

三维图像的滤波与二维图像滤波是基本一致的,滤波又分为高通滤波和低通滤波。滤波器的种类也比较多,其中的非线性滤波器可以满足某些特殊要求,例如去除噪声、保持边缘细节等。

(1)低通滤波。低通滤波被用于去除图像中的噪声;也被用于获取更大的图像,以便进行图像分析。

(2)高通滤波。高通滤波被用于锐化图像或提取物体边缘。

3.图像分割

在进行图像处理与分析时,常常需要将人体体素数据进行区域分割,把医师与技术员感兴趣的区域挑出来。在对人体体素数据进行区域分割时要求采用自动化分割的方法进行分割,并保证对图像进行正确分割。由于人体解剖结构的变化差异较大,因此,在进行图像分割时同时满足以上两项要求难度较大。为了同时满足以上两项要求,并保持图像分割的正确性,有时还需进行手工分割。但手工分割的速度太慢,影响了图像的处理速度。为了提高图像处理速度,在保证图像正确分割的情况下,应尽量进行自动分割操作。

图像分割的方法有:①阈值分割法,适用于同一物体内灰度较一致,或不同物体间灰度明显的情况。②种子限域生长分割法,适用于软组织的图像分割,因为软组织的密度差别不明显。③自动边缘检测分割法,用户只需提供曲线的起点和终点,计算机就可自动沿着检测到的物体边缘划分。④多参数分割法,用两种或两种以上的图像,在两个或两个以上参数构成的参数空间上指定物体的取值范围,就更容易进行对图像正确分割了。⑤数学形态学分割法,在用阈值分割法对物体进行初步分割后,再对其进行一些数学形态学操作,以按需要改变其连通性。

4.重合处理

假如要利用不同设备采集的三维图像信息,或同一设备不同时间采集的三维图像信息进行三维图像重建时,由于两个图像中人体的空间位置可能不一致。在进行图像的三维重建之前,应首先对它们进行匹配。即进行变换,使一个图像经过变换后与另一个图像尽可能地进行物体的重合。

(四)三维图像重建技术

1.表面重建成像

以 CT 三维图像重建技术为例,简单介绍一下表面重建成像技术。通过确定兴趣区所要显示结构的实际密度所包含的最高和最低 CT 值,设定最高和最低阈值水平,然后标定兴趣区所要显示的结构,重建程序将根据代表该结构密度范围对所有邻近像素进行识别,将阈值范围内的连续性像素构筑成单个的三维结构模型,产生一个标记的成像源以显示用灰阶编码的表面显示图像。可以用多个 CT 阈值进行表面遮盖显示,并对不同 CT 值的结构用彩色显示。表面遮盖显示能极好地显示复杂结构,尤其是结构重叠区域的三维关系。但是这种以 CT 阈值为参数的图像处理,丢失了大量与 X 线衰减有关的信息,对设定阈值以外的像素不能显示,小的血管也难以显示,重度狭窄可表现为血管腔闭塞,血管壁钙化和管腔内造影不能区分,所以对狭窄的管径有可能显示不清,尤其是在只设定单一阈值水平时。

表面重建三维图像的步骤:首先,用采集到的密度数据信息进行图像的表面重建,即重建出三维物体表面;然后再进行表面再现。根据光照模型确定的算法给物体表面加阴影,投影在平面屏幕上。表面遮盖显示重建出的立体三维图像直观、真实感较好。

表面重建的目的在于求出三维物体的表面几何形状。计算机既可用大量的小片拼接来表示三维物体的表面几何形状，又可以用小立方体拼接来表示三维物体的表面几何形状，但表示的基本单元上都必须用法矢量。

表面重建数据之间采样间隔的大小有两种情况：假如采样间隔是基本相同的三维灰度图像，只需指定一对阈值就可分割出三维物体表面；假如采样间隔是较大的断层图像，为了得到效果较好的重建三维图像，应先在断层图像上分割感兴趣区，然后再对这些二维的感兴趣区进行基于形状的未知数值的推测，并将这些推测出的数值插入。

用表面重建成像法重建出的三维图像结果的好与坏，与图像的分割有关。图像分割得越好，重建的三维图像质量越高。假如采用阈值分割法对图像进行分割的话，则阈值对三维物体的尺寸影响较大。法矢量计算得是否准确对表面遮盖显示法的最终效果也有较大的影响。表面重建成像的特点：①适应人的视觉习惯，立体形态的真实感效果较好，表面遮盖显示法特别适用于物体空间结构较复杂的情况。②该法使用的加速硬件造价要求不高，即在低价的加速硬件上就能实现复杂的人机交互操作。③容易进行定量测量和对三维物体操作。④在进行三维物体表面分割时，分割参数对结果影响较大，并且需要繁琐的人工操作。⑤部分容积效应对显示结果影响较大，细小的血管容易产生狭窄、堵塞状的伪像，误诊率较高。⑥伪像的真实感较强，应引起特别的重视。⑦结果图像不提供密度信息。

该重建法适用于含液性结构和被液体包绕的结构。

2.透明成像

由于实质性器官在进行超声波扫描检查时为实质性均匀回声，重建出的三维图像无法观察到器官与组织的内部结构，采用透明成像技术，可以观察到器官的内部结构。

(1)透明成像的方法。①最大回声模式：它可以显示沿每条声束上的最强回声之三维结构。②最小回声模式：它可以显示沿每条声束上的最低回声之三维结构。③X线模式：它可以显示沿每条声束上的灰阶平均质，重建出与X线相类似的扫描检查图像。

(2)透明成像的临床意义。①可以观察到器官内血管结构改变的立体形态。②可以观察到器官内组织结构或病变与血管结构的空间位置关系。

3.多普勒血流三维成像技术

首先用超声波多普勒扫描仪采集血管成像信息，再利用计算机的三维重建特殊软件重建出器官血管的三维立体结构，用于了解器官的血液供应情况。

多普勒血流三维成像的临床意义：①了解移植器官的血流灌注情况，诊断有无排斥反应。②了解移植器官的血流灌注情况，诊断实质性器官有无梗死情况。③观察肿瘤滋养血管的三维结构，判断肿瘤的大小、形态和位置等情况。

(五)图像的显示与储存

计算机将重建好的超声波三维图像显示在监视器上，或储存在计算机的硬盘上，或用激光打印机打印成图片供医师们诊断。可以从任意方向和任意角度对超声波三维图像进行显示与观察，也可以从任意方向和任意角度对超声波三维图像进行切割显示与观察器官和病灶的大小、形态、体积、内部结构等信息。

二、动态结构三维超声波成像技术

(一)信息采集

下面以心脏三维超声波检查为例,简单介绍一下动态结构三维超声波的信息采集方法。

1.三维超声波扫描检查的窗口

(1)经食管超声波扫描检查窗。将全平面经食管探头插入患者食管内进行超声波扫描检查。其优点为:消除了肋骨、肺、脂肪对超声波影像的影响,其图像质量最好。

(2)经胸壁超声波扫描检查窗。经胸壁全平面超声波扫描检查探头,或扇形扫描探头。

2.动态结构三维超声波成像信息的获取方法

(1)经食管平行扫描检查方法。将探头插入食管,并将探头沿食管上下移动,以获取各个不同水平高度的系列二维横断图像,现已不再使用。

(2)扇形扫描检查方法。首先将探头固定,然后在某一方向上变动扫描检查角度进行扇形扫描检查。

(3)旋转扫描检查方法。首先将探头固定,然后由计算机检测系统控制探头操作柄上的步进电动机,使探头按设定的程序进行180°的旋转,可得到系列夹角相等、轴心固定的二维图像。

3.动态三维超声波的扫描检查方法

首先将探头固定在胸壁上,并将固定点作为轴心,然后顺时针方向将探头转动180°,每隔30°左右扫描一幅二维图像,计算机利用图像三维重建软件进行图像立体三维重建。在相同的扫描范围内,采集到的二维图像越多,重建出的三维图像质量越好。

(二)定量测量

直接利用三维超声波图像进行各种数据测量。

(三)图像处理技术

请参阅静态结构三维超声波成像技术的内容。

(四)超声波血管三维图像的重建

在进行血管系统三维立体图像重建时,应选择一个能充分显示主动脉瓣的切面,分别从主动脉瓣上短轴、主动脉瓣下短轴及主动脉瓣长轴等不同角度对主动脉瓣进行重建,重建时仔细调节灰度阈值及透明度,以增强图像的实体感并减少伪影。

(五)图像的显示与储存

计算机将重建好的超声波三维图像显示在监视器上,或储存在计算机的硬盘上,或用激光打印机打印成图片供医师们诊断。可以从任意方向和任意角度对超声波三维图像进行显示与观察,也可以从任意方向和任意角度对超声波三维图像进行切割显示与观察器官和病灶的大小、形态、体积、内部结构等信息。

三、三维超声波成像的优缺点

(一)三维超声波成像的优点

与二维超声波成像方法相比,三维超声波成像有以下的优点:①更清晰地观察人体各器官与病灶的形态、大小等指标。②更清晰地观察人体各器官、病灶与相邻解剖结构的关系。③可以从不同的角度观察病灶。④能够显示二维超声波不能显示的病灶。⑤可以观察到器官与病灶的全貌。

(二)三维超声波成像的缺点

与二维超声波成像方法相比,三维超声波成像有以下的缺点:①三维图像的好与坏,受二维图像质量高低的影响。②图像质量受多种因素影响,影响三维图像质量的因素比二维多。③由于其具有操作较复杂、费用高、检查时间长等缺点,一时难以在较大范围内推广应用。

第三章 X线普通摄影技术

X线普通摄影检查即X线片检查。人体不同的组织和器官组成的物质不同,密度也就不同,对X线的吸收也就存在差异,利用X线的穿透特性,把穿透人体后强度不均匀的X线记录在胶片上的检查方法就称为X线普通摄影。所以,X线照片影像是X线穿透方向上组织和器官影像的重叠影。因此,我们需要尽可能地减少被检组织或器官与其他组织或器官的影像重叠。这种将被检肢体、X线胶片以及X线中心线三者间做特定关系的摆放称为摄影体位。本章将对一些常用的检查体位做主要介绍,其余一些很少应用或已经由其他检查方法代替的体位将不再介绍。

第一节 概述

一、解剖学知识

(一)解剖学姿势(标准姿势)

人体直立,两眼平视前方,两上肢下垂置于躯干两侧,掌心向前,两下肢并拢,足尖向前。在X线摄影和影像诊断时,都是以此标准姿势作为定位依据的。

(二)解剖学的基准线、面

以解剖学姿势为准,可将人体假设为三个典型的互相垂直的轴。

1.垂直轴

与水平线垂直的自头顶至足部的连线称为垂直轴,亦称为人体长轴。

2.矢状面、矢状轴

沿前后方向将人体纵断为左右两部分的断面,称为矢状面。使人体左右两部分相等,居正中线上的矢状面为正中矢状面。前后方向的水平线,称为矢状轴。

3.冠状面、冠状轴

沿左右方向将人体纵断为前后两部分的断面,称为冠状面,也称为额状面。左右方向的水平线,称为冠状轴。

4.水平面

将人体横断为上下两部分的断面,称为水平面,也称为横断面。

5.头颅水平面

指两眼眶下缘及两外耳孔连线所构成的平面。

(三)解剖学的方位

1.一般的方向和位置

(1)上和下。近头部者为上,近足部者为下。

(2)前和后。近身体腹面者为前(或腹侧),近身体背面者为后(或背侧)。

(3)近和远。靠近心脏者为近端,远离心脏者为远端。

(4)深和浅。距体表近者为浅,距体表远者为深。

(5)内侧和外侧。靠近正中矢状面者为内侧,远离正中矢状面者为外侧。

2.四肢的方向和位置

(1)近端和远端。靠近心脏者为近端,远离心脏者为远端。

(2)桡侧和尺侧。上肢靠近桡骨者为桡侧,靠近尺骨者为尺侧。

(3)胫侧和腓侧。下肢靠近胫骨者为胫侧,靠近腓骨者为腓侧。

(4)掌侧和背侧。手心侧为掌侧,手背侧为背(手)侧。

(5)足底侧和足背侧。靠近跖骨上部为足背侧,靠近跖骨下部为足底侧。

3.关节运动

(1)屈伸运动。关节沿腹背轴运动,使组成关节的两骨骼间的夹角变小的运动为屈;使组成关节的两骨骼间的夹角变大的运动为伸。

(2)内收和外展运动。关节沿冠状面运动,骨骼靠近正中矢状面的移动称为内收;使骨骼远离正中矢状面的移动称为外展。

(3)旋转运动。骨骼环绕矢状面进行的转动称为旋转运动。使骨的前面转向内侧称为内旋或旋内;使骨的前面转向外侧称为外旋或旋外。

二、X线摄影基本知识

1.X线照射方向

我们把X线中心线与地面水平面垂直的照射称为垂直照射,中心线与地面水平面水平的照射称为水平照射。中心线向头侧倾斜称为向上倾斜,中心线向足侧倾斜称为向下倾斜。

2.摄影距离

(1)焦—片距。X线管焦点到胶片间的距离。

(2)焦—物距。X线管焦点到被检物体中心所在平面间的距离。

(3)焦—台距。X线管焦点到摄影床面间的距离。

(4)物—片距。被检物体中心所在平面到胶片间的距离。

3.胶片放置

与胶片长边平行的轴线称为胶片长轴,与胶片短边平行的轴线称为胶片短轴。胶片长轴与肢体长轴相平行的摆放称为胶片竖放,胶片短轴与肢体长轴相平行的摆放称为胶片横放。

4.身体体位

(1)站立位。被检者身体直立,矢状轴与水平面垂直的体位称为站立位。

(2)仰卧位。被检者仰卧于摄影床面上的体位称为仰卧位。

(3)俯卧位。被检者俯卧于摄影床面上的体位称为俯卧位。

(4)侧卧位。被检者身体矢状面与摄影床面平行的体位称为侧卧位。左侧在下称为左侧卧位,右侧在下称为右侧卧位。

(5)斜位。被检者身体的冠状面与胶片呈一定角度的体位称为斜位。

5.X线照射方向

指 X 线中心线照射于被检部位的方向。

(1)矢状方向。X 线与人体矢状面平行的照射方向,具体如下。①前后方向:X 线由被检者的前方射入,从后方射出的照射方向。②后前方向:X 线由被检者的后方射入,从前方射出的照射方向。

(2)冠状方向。X 线与人体冠状面平行的照射方向,具体如下。①左右方向:X 线由被检者的左侧射入,从右侧射出的照射方向。②右左方向:X 线由被检者的右侧射入,从左侧射出的照射方向。

(3)斜方向。X 线从人体冠状面与矢状面之间射入的照射方向,具体如下。①左前斜位:X 线由被检者身体的右后方射入左前方射出的照射方向。②右前斜位:X 线由被检者身体的左后方射入右前方射出的照射方向。③左后斜位:X 线由被检者身体的右前方射入左后方射出的照射方向。④右后斜位:X 线由被检者身体的左前方射入右后方射出的照射方向。

(4)轴方向。X 线与矢状轴平行的照射方向,具体如下。①上下方向:X 线自上而下的照射方向。②下上方向:X 线自下而上的照射方向。

(5)切线方向。X 线中心线与被检肢体局部边缘相切的照射方向。

6.摄影体位

(1)前后位。胶片在被检部位的背侧,X 线呈矢状方向由被检部位的前面射入胶片的摄影体位被称为前后位。

(2)后前位。胶片在被检部位的前面,X 线呈矢状方向由被检部位的后面射入胶片的摄影体位被称为后前位。

(3)侧位。胶片置于身体一侧,X 线呈冠状方向从身体的另一侧射入胶片的摄影体位被称为侧位。身体左侧靠近胶片称为左侧位,身体右侧靠近胶片称为右侧位。

(4)右前斜位。被检者身体的右前部靠近胶片,使冠状面与胶片成一定角度,X 线由被检部位的左后方射入胶片的摄影体位被称为右前斜位。通常把右前斜位称为第 1 斜位。

(5)左前斜位。被检者身体的左前部靠近胶片,使冠状面与胶片成一定角度,X 线由被检部位的右后方射入胶片的摄影体位被称为左前斜位。通常把左前斜位称为第 2 斜位。

(6)右后斜位。被检者身体的右后部靠近胶片,使冠状面与胶片成一定角度,X 线由被检部位的左前方射入胶片的摄影体位被称为右后斜位。

(7)左后斜位。被检者身体的左后部靠近胶片,使冠状面与胶片成一定角度,X 线由被检部位的右前方射入胶片的摄影体位被称为左后斜位。

X 线摄影体位是前人经过大量探索和实践总结出来的,是由被检者体位、胶片位置和 X 线照射方向共同组合而成的统一体。摄影体位的命名方法很多,除了以上几种命名方法,有的是根据被检肢体姿势来命名的,有的是根据被检肢体的功能状态来命名的,还有一些是根据摄影体位的设计人的姓名来命名的。

第二节　X线普通摄影常用体位

一、上肢常用体位

1.手后前位

(1)摄影体位。被检者坐于摄影床旁,肘部弯曲。将被检侧手掌平放于暗盒上,手指略分开。第3掌骨头放于暗盒中心。

(2)中心线。对准第3掌骨头垂直射入。如需摄取双手影像,中心线经双手间中点射入暗盒中心。

2.手后前斜位

(1)摄影体位。被检者坐于摄影床旁,肘部弯曲。将被检侧手第5掌骨靠近暗盒,掌面向下并与暗盒成45°。各手指略分开且稍弯曲。

(2)中心线。对准第3掌骨头垂直射入。

3.腕关节后前位

(1)摄影体位。被检者坐于摄影床旁,肘部弯曲。将被检侧腕关节平放于暗盒上,手半握拳,使腕部掌面紧靠暗盒。

(2)中心线。对准尺、桡骨茎突连线中点垂直射入。如需摄取双腕关节影像,中心线对准暗盒中心。

4.腕关节侧位

(1)摄影体位。被检者坐于摄影床旁,肘部弯曲。被检侧腕部尺侧向下靠近暗盒,将腕关节放于暗盒中心。

(2)中心线。对准桡骨茎突垂直射入。

5.腕部尺偏位

(1)摄影体位。被检者坐于摄影床旁,被检侧手和前臂伸直,腕部置于远端抬高与床面成20°的暗盒上,掌面向下。

(2)中心线。对准尺、桡骨茎突连线中点垂直射入。

6.尺桡骨(前臂)前后位

(1)摄影体位。被检者坐于摄影床旁,前臂伸直,手掌向上、背侧向下平放于暗盒上,长轴与暗盒长轴平行。

(2)中心线。对准前臂中点垂直射入。

7.尺桡骨(前臂)侧位

(1)摄影体位。被检者坐于摄影床旁,肘部弯曲。被检侧腕部尺侧向下靠近暗盒,将腕关节放于暗盒中心。

(2)中心线。对准桡骨茎突垂直射入。

8.肘关节前后位

(1)摄影体位。被检者坐于摄影床旁,前臂伸直,手掌向上。尺骨鹰嘴放于暗盒中心。肘部背侧紧靠暗盒。肩部放低,尽量与肘关节相平。

(2)中心线。对准肘关节垂直射入。

9.肘关节侧位

(1)摄影体位。被检者坐于摄影床旁,肘部弯曲成直角。尺侧在下,肘部紧靠暗盒。肩部放低,尽量与肘关节相平。

(2)中心线。对准肘关节垂直射入。

10.肱骨(上臂)前后位

(1)摄影体位。被检者仰卧于摄影床上,手臂伸直稍外展,手掌向上。肱骨长轴与暗盒长轴平行。

(2)中心线。对准肱骨中点垂直射入。

11.肱骨(上臂)侧位

(1)摄影体位。被检者仰卧于摄影床上,手臂屈肘90°,前臂内旋置于腹前。肱骨长轴与暗盒长轴平行。

(2)中心线。对准肱骨中点垂直射入。

12.肩关节仰卧前后位

(1)摄影体位。被检者仰卧于摄影床上,手臂伸直,手掌向上。暗盒上缘超出肩部软组织,将肩胛骨喙突置于暗盒中心。

(2)中心线。对准喙突垂直射入。

13.肩关节站立前后位

(1)摄影体位。被检者站立于摄影架前,手臂下垂稍外旋且与躯干分开,肩部背侧紧贴暗盒。暗盒上缘超出肩部软组织,将肩胛骨喙突置于暗盒中心。

(2)中心线。对准喙突垂直射入。

14.肩关节(肱骨头)侧位

(1)摄影体位。被检者侧立于摄影架前,被检侧上臂外侧紧贴暗盒,肱骨外科颈放于暗盒中心。对侧上肢上举抱头。

(2)中心线。对准对侧腋下垂直射入。

15.肩胛骨前后位

(1)摄影体位。被检者仰卧于摄影床上,被检侧上臂外展,与躯干垂直,前臂上举,肘部弯曲90°角。将肩胛骨置于暗盒中心。

(2)中心线。对准喙突下方4~5cm垂直射入。

16.肩胛骨侧位

(1)摄影体位。被检者俯卧于摄影床上,膝、肘和髋关节弯曲,用以支撑身体。被检侧上臂外展,最好高举过头,使肱骨上端不与肩胛骨重叠。转动身体,被检侧肩部紧靠床面,使肩胛骨内外缘连线垂直于暗盒。

(2)中心线。对准肩胛骨内缘中点垂直射入。

17.锁骨后前位

(1)摄影体位。被检者俯卧于摄影床上,头部转向对侧,使被检侧锁骨紧贴床面或暗盒。

手臂内旋,手掌向上。将锁骨中点置于暗盒中心。

(2)中心线。对准锁骨中点垂直射入。

二、下肢常用体位

1.足前后位

(1)摄影体位。被检者坐于摄影床上,被检侧膝关节弯曲,足底部紧贴暗盒。第3跖骨基底部放于暗盒中心,暗盒中线与足部长轴平行。

(2)中心线。对准第3跖骨基底部垂直射入。

2.足前后内斜位

(1)摄影体位。被检者坐于摄影床上,被检侧膝关节弯曲,足底内侧贴近暗盒,外侧抬高,使足底与暗盒成30°~45°。第3跖骨基底部放于暗盒中心,暗盒中线与足部长轴平行。

(2)中心线。对准第3跖骨基底部垂直射入。

3.足侧位

(1)摄影体位。被检者侧卧于摄影床上,被检侧足外侧缘紧贴暗盒,足底与暗盒垂直。第5跖骨基底部放于暗盒中心。

(2)中心线。对准舟楔关节垂直射入。

4.跟骨轴位

(1)摄影体位。被检者坐于摄影床上,被检侧下肢伸直,足尖向上,足背极度背屈(可用布带牵拉)。

(2)中心线。向头侧倾斜35°~45°,经跟骨中点射入。

5.跟骨侧位

(1)摄影体位。被检者侧卧于摄影床上,被检侧足部外踝紧贴暗盒,将跟骨放于暗盒中心。

(2)中心线。对准内踝下2cm跟距关节垂直射入。

6.踝关节前后位

(1)摄影体位。被检者仰卧于摄影床上,被检侧下肢伸直,将内、外踝连线中点上方1cm处放于暗盒中心。长轴与暗盒长轴平行。

(2)中心线。对准内、外踝连线中点上方1cm处垂直射入。

7.踝关节侧位

(1)摄影体位。被检者侧卧于摄影床上,被检侧下肢伸直,外侧在下紧靠暗盒,长轴与暗盒长轴平行。将外踝上方1cm处放于暗盒中心。

(2)中心线。对准内踝上方1cm处垂直射入。

8.胫腓骨(小腿)前后位

(1)摄影体位。被检者仰卧于摄影床上,被检侧下肢伸直稍内旋,足尖向上,将被检侧胫腓骨中点放于暗盒中心。长轴与暗盒长轴平行。

(2)中心线。对准胫腓骨中点垂直射入。

9.胫腓骨(小腿)侧位

(1)摄影体位。被检者侧卧于摄影床上,被检侧下肢伸直,外侧在下紧靠暗盒,长轴与暗盒长轴平行。将胫腓骨中点放于暗盒中心。

(2)中心线。对准胫腓骨中点垂直射入。

10.膝关节前后位

(1)摄影体位。被检者仰卧于摄影床上,被检侧下肢伸直稍内旋,足尖向上,腘窝靠近暗盒。将髌骨下缘放于暗盒中心。长轴与暗盒长轴平行。

(2)中心线。对准髌骨下缘垂直射入。

11.膝关节侧位

(1)摄影体位。被检者侧卧于摄影床上,被检侧下肢屈膝 120°～135°,外侧缘紧靠暗盒。将髌骨下缘放于暗盒中心。

(2)中心线。对准髌骨下缘垂直射入。

12.髌骨轴位

(1)摄影体位。被检者俯卧于摄影床上,被检侧膝部尽量屈曲(被检者用手或用布带拉住踝部),对侧下肢伸直。股骨长轴与暗盒长轴平行。

(2)中心线。对准髌骨下缘、经髌骨后缘垂直射入。

13.股骨前后位

(1)摄影体位。被检者仰卧于摄影床上,被检侧下肢伸直稍内旋,足尖向上,将股骨中点放于暗盒中心。长轴与暗盒长轴平行。

(2)中心线。对准股骨中点垂直射入。

14.股骨侧位

(1)摄影体位。被检者侧卧于摄影床上,对侧髋部与膝部屈曲并置于被检侧下肢的前方,被检侧膝部屈曲约 135°,外侧在下紧靠暗盒,长轴与暗盒长轴平行。将股骨中点放于暗盒中心。

(2)中心线。对准股骨中点垂直射入。

15.髋关节前后位

(1)摄影体位。被检者仰卧于摄影床上,双下肢伸直且稍内旋,足跟部略分开,足尖并拢。将股骨头(髂前上棘与耻骨联合上缘连线的中垂线向外 2.5cm 处)放于暗盒中心。

(2)中心线。对准股骨头垂直射入。

如需摄取双侧髋关节前后位影像时,将两侧髂前上棘连线中点至耻骨联合上缘连线的中点放于暗盒中心。中心线也对准该点垂直射入。

16.髋关节和股骨颈侧位

(1)摄影体位。被检者侧卧于摄影床上,对侧髋部与膝部屈曲成直角,尽量抬高,并置于被检侧下肢的前方。被检侧下肢伸直,大腿外侧缘紧靠暗盒,将股骨颈放于暗盒中心。

(2)中心线。向头侧倾斜 25°～30°,经被检侧股骨大粗隆射入。

三、头颅摄影

头颅的解剖结构极为复杂,多数组织都居于颅骨之内,且互相重叠,X 线摄影时除了摄取正常正、侧位整体片外,还应采用某些特殊位置来显示局部的结构。为了得到准确的摄影位置,必须利用头颅的一些体表标志以及这些体表标志所连接的体表定位标志线。这样不但可使位置准确,而且位置摆放也比较方便。现将主要定位标志介绍如下:

听眶线。为外耳孔与同侧眼眶下缘间的连线。此线为解剖学上的头颅基底线,亦称解剖学基线、水平线或 Reid 基线。

听眦线。为外耳孔与同侧外眦角的连线。此线为 X 线摄影学上的头颅基底线,亦称摄影学基线。

听鼻线。为外耳孔与同侧鼻翼下缘间的连线。

听口线。为外耳孔与同侧口角间的连线。

听眉线。为外耳孔与眉间的连线。

瞳间线。为两瞳孔间的连线。

(一)头颅后前位

1.摄影体位

被检者俯卧于摄影床上,两肘弯曲,两手放于头旁。头颅正中矢状面正对床面中线并垂直于床面,下颌内收,前额及鼻尖紧贴床面,听眦线垂直于床面。暗盒上缘超出头顶,下缘包括下颌骨。

2.中心线

对准枕外隆凸下 3cm 垂直射入。

(二)头颅前后位

1.摄影体位

被检者仰卧于摄影床上,两臂放于身旁。头颅正中矢状面正对床面中线并垂直于床面,下颌内收,听眦线垂直于床面,左右两外耳孔与床面等距。暗盒上缘超出头顶,下缘包括下颌骨。

2.中心线

对准眉间垂直射入。

(三)头颅侧位

1.摄影体位

被检者俯卧于摄影床上,头侧转,被检侧紧贴床面。头颅矢状面与床面平行,瞳间线垂直于床面。暗盒上缘超出头顶,下缘包括下颌骨。

2.中心线

对准外耳孔前、上各 2.5cm 处垂直射入。

(四)鼻骨侧位

1.摄影体位

被检者俯卧于摄影床上,头侧转,被检侧紧贴床面。头颅矢状面与床面平行,瞳间线垂直于床面。将鼻根下方 2cm 处放于暗盒中心。

2.中心线

对准鼻根下方 2cm 处垂直射入。

(五)鼻旁窦 Waters 位(亦称华氏位或瓦氏位)

1.摄影体位

被检者俯卧于摄影床上,两手放于头两侧。头颅正中矢状面正对床面中线并垂直于床面。下颌骨颏部置于床上,头稍后仰,听眦线与床面成 37°角,即鼻尖距离床面 1～1.5cm。将鼻根部放于暗盒中心。

2.中心线

对准鼻根部垂直射入。

(六)颅骨切线位

1.摄影体位

被检者卧于摄影床上,转动头部,使病变区颅骨的边缘与暗盒呈垂直关系并使之置于暗盒中心。

2.中心线

与病变区颅骨相切,垂直射入。

四、脊柱摄影

脊柱的范围大、椎体数目多,所以要测定某一椎体的具体位置是相当困难的。因此,我们可以借用体表上的标记作为脊柱摄影定位之用。

前面观。①第1颈椎:上颚同一平面。②第2颈椎:上颌牙齿咬合面同一平面。③第3颈椎:下颌骨同一平面。④第4颈椎:舌骨同一平面。⑤第5颈椎:甲状软骨同一平面。⑥第6颈椎:环状软骨同一平面。⑦第2胸椎间隙:胸骨颈切迹同一平面。⑧第4胸椎间隙:胸骨角同一平面。⑨第9胸椎:胸骨体剑突关节同一平面。⑩第1腰椎:剑突与脐孔连线中点同一平面。⑪第3腰椎:下肋缘同一平面。⑫第3腰椎间隙:脐孔同一平面。⑬第4腰椎:两髂骨嵴连线中点。⑭第2骶椎:髂前上棘同一平面。⑮尾骨:耻骨联合同一平面。侧面和背面观。①第7颈椎:颈根部最突出的棘突。②第2胸椎:两肩胛骨上角连线中点。③第7胸椎:两肩胛骨下角连线中点。④第12胸椎:两肩胛骨下角与髂骨嵴连线中点同一平面。⑤第3腰椎:髂嵴上3cm平面。⑥第4腰椎:髂骨嵴同一平面。

(一)第1、第2颈椎张口位

1.摄影体位

被检者仰卧于摄影床上,两臂放于身旁,身体正中矢状面正对床面中线并垂直于床面。头后仰,使上颌门齿咬合面和枕外隆凸连线与床面垂直。曝光时被检者口尽量张大。口腔如有活动义齿者,摄影时应取下,以免与颈椎影像重叠。

2.中心线

对准上颌门齿咬合面垂直射入。如被检者颈部强直而不能后仰者,可将中心线向头侧倾斜,使中心线与上颌门齿咬合面和枕外隆凸连线平行。

(二)第3～7颈椎前后位

1.摄影体位

被检者仰卧于摄影床上或立于摄影架前,两臂放于身旁,身体正中矢状面正对床面中线并垂直于床面。头稍后仰,使听鼻线与床面垂直。暗盒上缘平外耳孔,下缘包括第1胸椎。

2.中心线

向头侧倾斜10°对准甲状软骨射入。

（三）颈椎侧位

1.摄影体位

被检者侧立于摄影架前，颈椎长轴与暗盒长轴平行，头稍后仰，以免下颌骨支部与上部颈椎重叠。暗盒上缘超出枕外隆凸，下缘包括第2胸椎。

2.中心线

对准第4颈椎垂直射入。

（四）胸椎前后位

1.摄影体位

被检者仰卧于摄影床上，两臂放于身旁，身体正中矢状面正对床面中线并垂直于床面。下肢伸直或屈髋屈膝使两足平踏床面。暗盒上缘包括第7颈椎，下缘包括第1腰椎。

2.中心线

对准胸骨角与剑突连线中点垂直射入。

（五）胸椎侧位

1.摄影体位

被检者侧卧于摄影床上，两臂上举屈曲，头枕于近床面侧的上臂上，双侧髋、膝屈曲以支撑身体。脊柱置于床面中线，使脊柱长轴平行于床面。暗盒上缘包括第7颈椎，下缘包括第1腰椎。

2.中心线

对准第6或第7胸椎垂直射入。

（六）腰椎前后位

1.摄影体位

被检者仰卧于摄影床上，两臂放于身旁，身体正中矢状面正对床面中线并垂直于床面。下肢屈髋屈膝、两足平踏床面，使腰部贴近床面，减少生理弯曲度。暗盒上缘包括第11胸椎，下缘包括上部骶椎。

2.中心线

对准脐上3cm即第3腰椎垂直射入。

（七）腰椎侧位

1.摄影体位

被检者侧卧于摄影床上，两臂上举抱头或屈曲放于胸前，双侧髋、膝并拢屈曲以支撑身体。脊柱置于床面中线，使脊柱长轴平行于床面。暗盒上缘包括第11胸椎，下缘包括上部骶椎。

2.中心线

对准髂嵴上3cm即第3腰椎平面垂直射入。

（八）骶、尾椎前后位

1.摄影体位

被检者仰卧于摄影床上，两臂放于身旁，身体正中矢状面正对床面中线并垂直于床面。两下肢伸直并拢。骶椎摄影时暗盒上缘包括髂嵴，下缘包括耻骨联合；尾椎摄影时暗盒上缘平髂嵴，下缘超出耻骨联合。

2.中心线

骶椎摄影时向头侧倾斜 15°～20°,对准耻骨联合上 3cm 射入暗盒,两髂前上棘连线中点至耻骨联合上缘连线中点;尾椎摄影时向足侧倾斜 15°,对准耻骨联合上 3cm 射入暗盒;骶尾椎同时摄影时,中心线对准两髂前上棘连线中点至耻骨联合上缘连线中点垂直射入。

(九)骶、尾椎侧位

1.摄影体位

被检者侧卧于摄影床上,两臂上举抱头或屈曲放于胸前,双侧髋、膝并拢屈曲以支撑身体。脊柱置于床面中线,使身体冠状面垂直于床面。暗盒上缘平第 5 腰椎,下缘包括尾椎下缘,后缘超出骶部后缘 3cm。

2.中心线

对准髂后下棘平面垂直射入。

(十)骶髂关节前后位

1.摄影体位

被检者仰卧于摄影床上,两臂放于身旁,身体正中矢状面正对床面中线并垂直于床面。两下肢伸直并拢。暗盒上缘超出髂嵴,下缘包括耻骨联合。

2.中心线

向头侧倾斜 20°～25°,对准两髂前上棘连线中点至耻骨联合上缘连线中点射入暗盒。

为了满足临床需要,有些单位利用加长的暗盒和加长的胶片,完成了脊椎全长站立位一次成像和全下肢全长站立负重位一次成像的方法。主要运用于全脊柱的全面观和成角测量,以及下肢长度和角度的测量,并应用于手术方案的制订和复查对比。

(十一)站立位全脊椎前后位

1.摄影体位

被检者站立于摄影架前,两臂放于身旁,身体正中矢状面正对(经过加长的)暗盒中线并垂直于暗盒,也可视脊柱侧弯情况把整个侧凸的脊柱缘尽量包括在暗盒里。两足平踏地面,使背部贴近暗盒。暗盒上缘尽量包括第 1 颈椎,下缘包括髋关节。如果胶片长度或宽度不够,应尽量使整个侧凸的脊柱包括在暗盒里。

2.中心线

对准剑突即第 10、第 11 胸椎平面或暗盒中心垂直射入。

(十二)站立位全脊椎侧位

1.摄影体位

被检者侧立于摄影架前,两臂上举抱头或屈曲放于胸前。脊柱置于暗盒中线,也可视脊柱前后凸出的情况把整个脊柱缘尽量包括在暗盒里。暗盒上缘尽量包括外耳孔,下缘包括髋关节。如果胶片长度或宽度不够,应尽量使整个侧凸的脊柱包括在暗盒里。

2.中心线

对准暗盒中心垂直射入。

(十三)站立位双下肢全长负重前后位

1.摄影体位

被检者站立于摄影架前的专用木箱上,两臂放于身旁,背部贴近暗盒,身体正中矢状面正对(经过加长的)暗盒中线并垂直于暗盒。暗盒上缘尽量包括髋关节,下缘包括足底。如果被检者下肢较长而胶片长度不够,可使双膝关节置于暗盒中心。

2.中心线

对准双膝关节连线中点或暗盒中心垂直射入。

五、胸部摄影

(一)胸部后前位

1.摄影体位

被检者面向摄影架站立,前胸紧靠暗盒,双足分开,使身体站稳。身体正中矢状面或脊柱正对暗盒中线,头稍后仰,下颌放于暗盒上缘,暗盒上缘超出肩峰,下缘包括第12胸椎。双手背放在髋部,双肘内旋并贴向暗盒,肩部下垂,使锁骨成水平位,以免遮盖肺尖部。曝光前须请被检者深吸气后屏气。

2.中心线

对准第6胸椎高度垂直射入。

(二)胸部前后位

1.摄影体位

被检者背向摄影架站立,背部紧靠暗盒,双足分开,使身体站稳。身体正中矢状面或胸骨正对暗盒中线,头稍后仰,暗盒上缘超出肩峰,下缘包括第12胸椎。双手背放在髋部,双肘内旋,肩部下垂并内转,使锁骨成水平位,以免遮盖肺尖部。曝光前须请被检者深吸气后屏气。

2.中心线

对准第6胸椎高度垂直射入。

(三)胸部侧位

1.摄影体位

被检者侧立于摄影架前,被检侧胸部紧靠暗盒,身体正中矢状面与暗盒平行,胸部长轴与暗盒长轴一致,腋中线正对暗盒中线。两臂高举,交叉放于头上,使两肩尽量不与肺野重叠。暗盒上缘平第7颈椎,下缘包括第12胸椎,前胸壁和后胸壁投影与暗盒边缘等距。

2.中心线

对准第6胸椎高度经侧胸壁中点垂直射入。

(四)胸部前凸位

1.摄影体位

被检者背向摄影架站立,立于摄影架前约30cm,双足分开,使身体站稳,身体正中矢状面正对暗盒中线。双手背放在髋部,双肘内旋,身体稍后仰,肩部紧靠暗盒,下胸部前凸,使胸部冠状面与暗盒成35°。暗盒上缘超出锁骨6~7cm,两侧与侧胸壁等距。

2.中心线

对准胸骨角与剑突连线中点垂直射入。

(五)胸部右前斜位

1.摄影体位

被检者面向摄影架站立,右前胸壁紧靠暗盒,身体冠状面与暗盒成 45°～55°。左臂上举,屈肘抱头,右手背放在髋部,右臂内旋。暗盒上缘超出肩部,下缘包括第 12 胸椎,两侧缘包括左前及右后胸壁。该位置用于检查心脏时要吞服钡剂。被称为"第 1 斜位"。

2.中心线

对准第 6 胸椎高度垂直射入。

(六)胸部左前斜位

1.摄影体位

被检者面向摄影架站立,左前胸壁紧靠暗盒,身体冠状面与暗盒成 65°～75°。右臂上举,屈肘抱头,左手背放在髋部,左臂内旋。暗盒上缘超出肩部,下缘包括第 12 胸椎,两侧缘包括右前及左后胸壁。被称为"第 2 斜位"。

2.中心线

对准第 6 胸椎高度垂直射入。

六、腹部摄影

临床上,对于一些泌尿系结石、异物的病例需要使用腹部前后位摄影帮助诊断;而一些急性胃扩张、急腹症、肾下垂和游走肾的病例则需要使用腹部站立前后位摄影帮助诊断。

(一)腹部前后位

1.摄影体位

被检者仰卧于摄影床上,身体正中矢状面正对床面中线并垂直于床面,两臂上举或放于身旁,下肢伸直。暗盒上缘包括剑突上 3cm,下缘包括耻骨联合下 3cm。

2.中心线

对准剑突至耻骨联合连线中点垂直射入。

(二)腹部站立前后位

1.摄影体位

被检者背向摄影架站立,身体正中矢状面正对暗盒中线并垂直于暗盒。两臂放于身旁,两足分开、站稳。暗盒上缘包括第 4 前肋。

2.中心线

对准剑突至耻骨联合连线中点垂直射入。

七、骨盆摄影

(一)骨盆前后位

1.摄影体位

被检者仰卧于摄影床上,身体正中矢状面正对床面中线并垂直于床面,双下肢伸直且稍内旋,足跟部略分开,足尖并拢。暗盒横放,上缘超出髂嵴2cm,下缘包括耻骨联合下 3cm。

2.中心线

对准两髂前上棘连线中点至耻骨联合上缘连线中点垂直射入。

(二)耻骨前后轴位

1.摄影体位

被检者坐于摄影床上,身体正中矢状面及耻骨联合正对床面中线,两臂支撑床面,躯干长轴与床面成 40°~50°,使骨盆上口与床面平行。耻骨联合对准暗盒中心。

2.中心线

对准耻骨联合上缘垂直射入。

八、乳腺摄影

软 X 线摄影是指选用管电压在 40kV 以下的软 X 线进行的摄影技术,又称为"软组织摄影",常用于乳腺、阴茎、喉侧位等组织器官较薄、不与骨骼重叠的软组织的摄影,对于乳腺的检查为其主要应用,故本节主要介绍乳腺摄影。

乳腺摄影使用专用的乳腺摄影 X 线机,其机械结构按乳腺生理特征设计,X 线管为钼靶 X 线管。选用高感度、高对比度、高清晰度的单页细粒增感屏。使用栅比值 3.5:1~5:1 的滤线栅。

由于乳腺特殊的解剖方位与 X 线几何投射方向,常规采用内外侧斜位(MLO)和上下轴位(CC)。乳腺摄影经常摄取双侧以作对比。

(一)内外侧斜位(MLO)

1.摄影体位

被检者立于或坐于乳腺摄影架前,旋转被检者身体,使托盘尽可能多地承托被检侧乳腺组织和胸大肌,并向上向外牵拉乳腺,使其尽量离开胸壁以避免组织重叠。使用乳腺专用压迫器压迫乳腺。暗盒与人体矢状面成 30°~60°。

2.中心线

对准被检侧乳腺内上方射入。

(二)上下轴位(CC)

1.摄影体位

被检者立于或坐于乳腺摄影架前,旋转被检者身体,使托盘尽可能多地承托被检侧乳腺组织和胸大肌,并向机架方向牵拉乳腺,使其尽量离开胸壁以避免组织重叠。使用乳腺专用压迫器压迫乳腺。托盘高度应使被检者乳头处于切线位显示为宜。暗盒平面与人体水平面平行。

2.中心线

对准被检侧乳腺上方射入。

第四章　CT 检查技术

第一节　螺旋 CT 扫描原理与应用

一、原理

普通 CT 扫描机 X 线管的供电及信号的传递是由电缆完成,在进行每一层面扫描时,需要带着电缆周而复始地进行运动,而且需要急加速、急减速和停止,电缆易缠绕并且影响扫描速度的提高,每两层扫描之间需耽搁 5~10s。为解决这一问题,近年来,CT 扫描机架旋转过程中去掉了电缆,采用了高度可靠的铜制滑环和导电的碳刷,通过碳刷和滑环的接触导电,得以使机架能做单向的连续旋转。通过滑环供电系统,扫描时 CT 的心脏部件圆滑地沿着一个方向平稳地转动,减轻了转动系统的额外负担,使 CT 扫描机能够进行稳定和快速的扫描。螺旋 CT 扫描时,X 线管和探测器连续进行 360°旋转并产生 X 线,同时,检查床也在纵方向上进行连续匀速移动,在短时间内对人体进行大范围的扫描,即大容量扫描,并获得容积扫描数据,被扫描区域 X 线束运行的轨迹呈螺旋形,因此,称其为螺旋 CT 扫描技术。

螺旋扫描方式不再是对人体的某一层面采集数据,而是围绕人体的一段容积螺旋式地采集数据,常规 CT 扫描与螺旋扫描方式的本质区别在于前者得到的是二维信息,后者得到的是三维信息。所以螺旋扫描方式又被称为容积扫描。

滑环的方式根据传递给 X 线产生部分电压的高低,可分为高压滑环和低压滑环。高压滑环通过滑环传递给产生 X 线的电压达上万伏,而低压滑环通过滑环传递给 X 线发生器的电压为数百伏。高压滑环易发生高压放电,导致高压噪声,影响数据采集系统并影响图像质量。低压滑环的 X 线发生器须装入扫描机架内,要求容积小、大功率的高频发生器,大多数螺旋 CT 扫描机都采用低压滑环。

螺旋 CT 进行扫描时重新安排投影数据在 180°完成内插运算,以缩小每个图像螺旋扫描的范围,避免了平均容积伪影的影像。由于图像数据是从 360°的螺旋扫描层面任一部分所获得,要想得到高精度的横断面图像就需要使用内插运算技术。该技术最简单的方法是相邻螺旋圈间螺旋投影数据的线性内插处理,避免了平均容积伪影的影像,并因采用了 180°内插处理,限制了 X 线管功率,这大大减少了图像噪声。大容量扫描的特长是以扫描装置每转动一次的检查移动量与连续 CT 扫描时间之积来决定扫描范围。

螺旋 CT 扫描机除必须采用滑环技术以外,还须采用一个热容量大、散热快的 X 线管;为使大量的图像处理工作能迅速进行和完成,必须配备高速的计算机系统等;由于原始扫描数据较多,还需要配置一个大容量的硬盘以适应大量储存的需要。随着硬件的不断进步和完善,螺旋 CT 扫描机一次扫描可完成多个扫描的区段,在扫描的间隙可允许患者做短暂的呼吸。这些改进适应了临床诊断工作的需要,使螺旋 CT 扫描机的适应证进一步扩大。

二、螺旋 CT 扫描技术

螺距的定义是床速和层厚的比值。该比值是机架旋转一周床运动的这段时间内运动和层面曝光的百分比。它是一个无量的单位，并可由下式表示：

$$螺距(P)＝S(mm/s)/W(mm)$$

式中 S 是床运动的速度，W 是层厚的宽度。螺旋 CT 扫描螺距等于零时与常规 CT 相同，通过患者的曝光层面在各投影角也相同。螺距等于 0.5 时，层厚数据的获取，一般采用 2 周机架的旋转及扫描。在螺距等于 1.0 时，层厚的数据采用机架旋转 1 周的扫描。在螺距等于 2.0 时，层厚的数据只得到机架旋转半周的扫描。增加螺距可使探测器接收的射线量减少，但图像的质量下降。在螺旋 CT 扫描中，床运行方向（Z 轴）扫描的覆盖率或图像的纵向分辨率与螺距有关。

重建间隔是被重建的相邻两层横断面之间长轴方向的距离。螺旋 CT 的一个重要特点是可做回顾性重建，也就是说，先获取螺旋扫描原始数据，然后可根据需要做任意横断面的重建。螺旋 CT 扫描的重建间隔并非常规 CT 扫描层厚，因为螺旋 CT 扫描是容积扫描，不管扫描时采用什么螺距，其对原始数据的回顾性重建可采用任意间隔，并且间隔大小的选择与图像的质量无关。

螺旋 CT 扫描技术在许多方面与普通 CT 扫描机一样，但因其设备的一些结构与普通 CT 扫描机有较大的区别。它通过大容量 X 线管，并采用滑环式的连续转动扫描器，使扫描间隔时间为 0s。可以进行无测试时间浪费的连续扫描，同时，还能准确地捕捉造影效果的时效变化。不论做何种位置的扫描均应先做单纯 CT 扫描，然后再根据需要选择不同方式的增强 CT 扫描。

三、螺旋 CT 扫描的三维图像重建与显示

由于近年来计算机软件技术的不断进步、发展与利用，同时快速运算处理技术的进步，可以对许多医学影像进行综合处理，并能够很容易地显示解剖学结构和生理变化等各方面的情况。容积扫描法是含有物质内部结构的显示方法，因此，它能够做任意断面的切出或行内部透视法观察。并且还能够给 CT 值着色，从而能更加准确地显示内部的解剖学结构。最大强度投影法（MIP）具有较高的解像度，并且保持了原有的 CT 值，还可以改变其对比性。

因为不显示纵向的信息，可以通过改变视点连续显示复数的影像，从而得到立体感。将容积透视法的影像和 MIP 的影像合成，可以得到具有高解像度的三维图像。结合临床后，可得出病态解析与诊断，这种方法可以清晰地显示许多器官的三维解剖学结构。

螺旋 CT 多采用线性内插方法，由于该方法效果好和易使用，而被普遍应用。线性内插方法有全扫描、不完全扫描、内插全扫描、半扫描、内插半扫描和外插半扫描。全扫描法是 360°收集原始投影数据，在卷积和后投影前不做修正，因而全扫描法是最简单的内插方法。

不完全扫描和半扫描法分别是 360°和 180°加一个扇形角，它们的原始投影数据在靠近扫描的开始部分和结束部分采用不完全加权，通过靠近扫描中间部分的加强加权投影来补偿。内插全扫描法的 360°平面投影数据，通过邻近同方向的原始投影数据线性内插获取，因而重建涉及的原始数据达 720°范围。内插半扫描法利用多余的扇形束原始数据，在原始数据附近的相反方向内插，可将数据采集角的范围减少到 360°加两个扇形角。外插半扫描法没有内插半

扫描法那种投影射线的位置,它必须不同于重建平面的情况,如果相对的射线来自平面的相同位置,外插半扫描法估计这个相应的投影值。否则,内插则按照内插半扫描法进行。内插半扫描法和外插半扫描法较好,原始数据利用率高,平面合成可靠,并可得到满意的重建图像。

三维图像显示功能包括:容量和容积的测量;三维空间的两点距离测量;三维空间的两直线间角度测量。这些功能的开发与利用极大地满足临床医学的需求,特别是在神经外科学中的应用,为脑立体定向手术选择最佳方案。三维图像重建技术包括:三维图像的掘削观察;三维图像的画面切削处理,用于显示病变局部的效果;切断法显示;移动法显示;回转法显示;放大和缩小法显示;欠损修复法显示和皮肤合成法显示等。

螺旋 CT 扫描系大容量扫描,从开始到结束的整个测试数据都是连续的。一次扫描所得到的数据能算出几次的 CT 图像,由于各图像之间连续良好,因而可获得高精度矢、冠状图像,并且可得到随意角度的断面图像。

四、螺旋 CT 扫描的优缺点

(一)与普通 CT 扫描相比螺旋 CT 扫描主要有以下优点

(1)整个器官或一个部位一次屏气下的容积扫描,大大减少了病灶遗漏的可能性。

(2)单位时间内,扩大了 CT 检查的适应证与应用价值。

(3)由于扫描速度的提高,使对比剂的利用率提高。

(4)可任意地、回顾性重建,无层间隔大小的约束和重建次数的限制。

(5)螺旋 CT 扫描覆盖面广、无间隙,采集容积数据,便于各种方式、各个角度的影像重建等优点。

(二)与普通 CT 扫描机相比螺旋 CT 扫描检查主要有以下的缺点

(1)层厚响应曲线增宽,使纵向分辨率下降。

(2)在做大范围薄层扫描时,X 线管损耗大,要求高,价格贵。

(3)扫描时 X 线量多,对患者造成的损伤大。

五、螺旋 CT 扫描技术的临床应用

螺旋 CT 扫描的临床应用范围与普通 CT 扫描相同。但螺旋 CT 扫描的临床应用价值越来越大,尤其是在薄层扫描技术问世以后,获得被检测部位的信息较全面,并能在原有的断面基础上做 MPR 和三维图像显示,特别是能做仿真 CT 内镜,从而使单纯的 CT 断面升华到三维立体显示和一些血管、气道、消化道的腔内观察,达到了腔内视法的目的。

第二节　多排探测器 CT 扫描机原理与结构

为了便于说明,将普通 CT 扫描机称为单排探测器 CT 扫描机或单层面 CT 扫描机(CT)。CT 扫描技术的进步总是在提高扫描速度、提高图像质量、开发软件功能、改善机器性能、减少患者接收 X 线辐射量等方面进行的。近年来,许多科学家参与了多排探测器 CT 扫描机的研制,并获得了成功。多排探测器 CT 扫描机是指采用了多排探测器。由于多排探测器 CT 扫

描机的 X 线管旋转一圈可以获得多个层面的图像,因此,它又被称为多层面 CT 扫描机(CT)。

一、多排探测器 CT 扫描机的工作原理

多排探测器 CT 扫描机和单排探测器 CT 扫描机(CT)的工作原理是基本相同的,它们的球管和探测器都是围绕人体做 360°旋转。探测器接收到穿过人体的 X 线之后将其转化成电信号,被数据采集系统采集后进行图像重建。重建后的图像由数-模转换器转换成模拟信号,最后以不同的灰阶形式在监视器上显示,或输送给多幅照相机照成照片。

配备了激光照相机以后的 CT 扫描机,在计算机重建图像后,不经数-模转换器,其数字信号直接输入激光相机摄制成照片或以数字形式存入计算机硬盘。

二、多排探测器 CT 扫描机与单排探测器 CT 扫描机的区别

多排探测器 CT 扫描机的探测器是有多排探测器阵列组成,排数从几排到几十排不等。而单排探测器 CT 扫描机的探测器只有一排。多排探测器 CT 扫描机与单排探测器 CT 扫描机的区别主要在于多排探测器 CT 扫描机对 CT 扫描机扫描数据收集系统(DAS)进行革命性的创新。

DAS 是将 CT 扫描机中穿过人体的 X 线信号转化成供重建 CT 图像的数字信号的重要组成部分。单排探测器 CT 扫描机的 DAS 是由单排的探测器阵列(数百个探测器)、积分器、放大器、模-数(A-D)转换器所组成。探测器将 X 线信号转化成电信号,再经积分、放大得到有一定幅度的电压信号。模-数转换器将各个数据通道传送来的模拟信号转化成数字信号。

单排探测器 CT 扫描机的 X 线线束较窄,用准直器调节 X 线的宽度。X 线的宽度决定 CT 机扫描图像的层厚。穿过人体的 X 线束被单排探测器阵列所接收,经过微分器、放大器将模拟的电压信号传送给模-数转换器。多排探测器 CT 扫描机 X 线束较宽,也用准直器对 X 线束的宽度进行调节。这一调节不是为了改变图像的层厚,而是为了减少患者所受到的 X 线辐射量。X 线被多排的二维探测器阵列所接收。为得到不同层厚的图像,电子开关将相邻探测器的输出进行组合,并分别送入各组积分电路、放大电路。多排探测器 CT 扫描机的数据通道都有四组,在 X 线管旋转 360°后,CT 扫描机得到 4 个层面的图像。多排探测器 CT 扫描机都配有 16 排或 16 排以上的探测器阵列,每排探测器可获的图像层厚为 1.25mm。它是由探测器阵列的宽度所决定的。当获得 4 组 2.5mm 层厚图像时,可有八组数据输入到电子开关,该开关电路将八组数据进行二二组合,相邻两个探测器的输出进行并联叠加,变成 4 组数据。这些数据被用来组成 4 层 2.5mm 的图像,被传送给模-数转换器,通过图像重建产生 4 层 2.5mm 的图像。

三、多排探测器 CT 扫描机扫描层厚的选择

单排 CT 扫描机的层厚是通过准直器的窄缝宽度的调节来实现的。而多排探测器 CT 扫描机是由每排探测器在 Z 轴方向的宽度以及其输出的不同组合来实现的。有时还需要在探测器一侧增加准直器以对 X 线束加以限制。由于各种型号的 CT 扫描机采用的探测器二维阵列的不同,因此它们层厚的差别也较大。

四、图像重建

多排探测器 CT 扫描机扫描时,取样数据量大,数据点的分布与单排探测器 CT 扫描机有较大的差别。其图像重建的程序也有较大的不同,并且较为复杂,为了获得良好质量的图像,

减少伪影,需采用一些新的算法。

五、多排探测器 CT 扫描机的优点

工作效率高,多排探测器 CT 扫描机的数据取样率是单排探测器 CT 扫描机的 4 倍;因 X 线管旋转一周可得到 4 层的数据,它的层厚可以被选择得较薄,因此,它在进行螺旋扫描获取三维数据时的精度更高。其优点如下:①缩短了扫描时间,延长了扫描覆盖长度。②图像质量大大改善。③任意调节层面的厚度。④在不影响图像质量的情况下,减少了 X 线辐射剂量,同时也减少了患者所受到 X 线辐射量。⑤X 线管的冷却时间减少到几乎为零的地步。⑥延长了 X 线管使用年限,节省了运行费用。

六、多排探测器 CT 扫描机结构组成

由于多排探测器 CT 扫描机具有诸多优点,现在已在国内外得到广泛的应用,特别是在国内得到许多医院专家与同道们的认可。二维的探测器阵列是多排探测器 CT 扫描机的关键部件。多排探测器 CT 扫描机在 Z 轴方向排列方式主要有两类:①GE 公司生产的 Light－Speed,它在 Z 轴方向有 16 排探测器,每排探测器是等宽的,探测器的宽度相当于层厚为 1.25mm,用稀土陶瓷材料制成。东芝公司生产的多排探测器 CT 扫描机,拥有 34 排探测器,也属于等宽型的,但它在靠近中央的 4 排探测器宽度为 0.5mm。其他 30 排探测器的宽度均为 1mm。②由西门子公司生产。它在 Z 轴方向有 8 排探测器,每排探测器的宽度不等,其宽度分别是 1mm、1mm、5mm、2mm、5mm 和 5mm,探测器的宽度相当于层厚的宽度。探测器的物理宽度为 2mm、3mm、5mm、10mm,两侧对称,探测器阵列的总宽度为 40mm。用超速陶瓷材料制造。

等宽探测器阵列在增减探测器数目方面较为灵活。不等宽的探测器阵列由于在层厚的排列组合时探测器数目较少,造成探测器的间壁减少,对 X 线的吸收减少导致量子吸收效率提高。

第五章　磁共振成像技术

第一节　磁共振成像特点与质量控制

一、MRI成像系统的特点

(一)磁共振检查的优点

(1)多参数、多序列、多方位成像。

(2)无放射性损伤,安全可靠。

(3)比CT有更高的软组织分辨率。

(4)无骨伪影存在。

(5)基于流空现象,无须造影剂可直接显示心脏和血管结构;特别是磁共振增强扫描时所用的顺磁性造影剂无毒性反应,可代替CT检查中造影剂过敏者行增强扫描。

(6)特殊的成像方法:MRI水成像、MRI血管造影。

(7)MRI功能成像:扩散成像、灌注成像、脑功能成像和MRI波谱分析。

总的来讲,与其他成像技术相比,MRI检查具有能够早期发现病变、确切显示病变大小和范围且定性准确率高等优点,可用于各个部位先天性发育异常、炎性疾病、血管性疾病、良恶性肿瘤、外伤以及退行性和变性疾病等的发现和诊断。

(二)磁共振检查的限度和不足

(1)MRI显示钙化不敏感。

(2)对于骨骼系统以及胃肠道方面不及X线方便、敏感。

(3)对呼吸系统的病变显示和诊断还远远不及CT。

(4)磁共振检查比较复杂,检查时间较长,特别要注意的是磁共振检查存在禁忌证和相对禁忌证。

二、特殊技术

(一)磁共振血管造影技术

磁共振血管成像(MRA)是一种无创性的血管造影技术,它利用流动血液MRI信号与周围静态组织MRI信号的差异来建立图像对比度,而无须使用造影剂;它不仅能反映血管腔的解剖结构,而且能反映血流的方式及速度的特征。MRA成像方法主要有下列三种。①二维时间飞越法(2D-TOF)和三维时间飞越法(3D-TOF):利用血流流入成像层面的信号增强效应。②二维相位对比法和三维相位对比法:利用沿磁场梯度方向运动的自旋核产生的相位偏移效应。③"黑血"法(DB法):应用预饱和、反转恢复或失相位的梯度消除血液信号,而背景组织保持较高的信号。以时间飞越法和相位法最常用。

1.时间飞越法(TOF)

时间飞越法的基本原理——流动相关增强效应:成像容积内的静态组织,受到射频脉冲的反复激励,重复时间远小于 T 时间,其纵向磁化来不及恢复,纵向磁化矢量(M_z)很快下降并进入稳定状态,使得静态组织所产生的 MRI 信号幅度很小,这就是所谓饱和信号。在成像容积内的静态组织进入到饱和状态时,成像容积以外的流体,未受到射频脉冲的反复激励,保持较高的纵向磁化。当其以一定的速度流入成像容积时,流体的信号就远高于静态组织的纵向磁化,因此在下一次射频脉冲激励产生 MRI 信号时,流体的信号就远高于处于饱和状态的静态组织,呈高信号。

二维时间飞越法(2D-TOF)是应用破坏性梯度回波脉冲序列连续采集一系列切层后,用最大强度投影法(MIP)按投影顺序叠加而成。三维时间飞越法(3D-TOF)是用相似的脉冲序列采集一个扫描块的数据,然后重建出 0.8～1.2mm 的薄层,再用 MIP 处理得到血管的图像。

3D-TOF 的分辨率优于 2D-TOF,但由于成像厚度大,容易产生饱和效应而使血流信号减弱,对慢血流尤为明显,因此适用于较快血流的大血管的显示;2D-TOF 对慢血流的显示较3D-TOF 好,适合于颅内静脉和小动脉的显示。

2.相位对比法(PC)

相位对比法的基础是相位效应:在梯度磁场作用下,不论是运动自旋还是静止自旋,它们的相位都会发生改变,这种单个自旋在梯度磁场中的相位改变,称为相位偏移效应。先后施加大小和持续时间相等、方向相反的双梯度脉冲,静止组织产生的相位位移被完全取消,而流动质子在这两个梯度脉冲的作用期间已移动了一段距离,即由第一个梯度脉冲引出的相位位移,不能被第二次极性相反、大小相等的脉冲所取消,所剩余的相位位移与质子在第二次梯度脉冲期间移动的距离成正比,也就是说与流动的速度成正比。PC 一般采集两次不同角度的流动编码图像,因为流动编码梯度对静止组织没有作用,两次图像所得的静止质子信号相同,而流动质子信号随流动编码改变而改变,将两个图像进行减影处理,即可得到流动质子像,即血管形态图像。

2D-PC 是在连续采集一系列切面数据后进行图像重建,由于同一体素内可能包含几条血流方向不同且交叉重叠的血管,从一个体素采集的不同血管的相位不同可产生相互干扰,以致信号消失。3D-PC 直接采集三维空间的图像资料,可避免上述 2D-PC 的缺点,能有效去背景,提高血流和周围组织的对比度,无饱和效应,大扫描块内仍可显示小血管,图像质量优于 3D-TOF。PC 可按血流速度进行调整,不仅可用于流速快的动脉,对流速慢的静脉也敏感。

3.预饱和技术

选择饱和脉冲使血流呈低信号,和选择适当的参数使静止组织呈高信号。在成像容积外和射频脉冲前施加饱和带,再在血液流入成像容积后施加射频脉冲。由于已饱和的质子不再接受新的激励,因此血流无信号。在 MRI 图像上,血流呈黑色,称为"黑血"法;黑血技术虽分辨率差,但可分辨复杂血流引起的信号丢失,较真实地显示血管狭窄程度。

4.造影剂对比增强 MRA

通过静脉注射 Gd 类顺磁性造影剂,缩短血液的 T 时间,使之较周围组织的 T_1 时间更短,利用 2D 或 3D 梯度回波技术采集兴趣区血管,再经 MIP 技术重建,可以得到从任何角度观察的三维血管像。该技术利用造影剂缩短血流的 T_1 值,与血流的流动效应无关,无须心电门控和空间预饱和技术,从而克服了非增强 MRA 的技术不足,3D 动态增强磁共振血管造影(3DDECMRA)已广泛用于全身各部位的血管成像。

(二)心电门控技术

采用心电门控技术进行 MRI 扫描成像,既可以观察到心脏、大血管的内部结构,又可以减少心脏搏动引起的伪影,从而得到较高质量的 MRI 图像。最重要的是能得到心动周期预定点上的图像。在进行 MRI 扫描检查时,应将扫描序列与生理性触发点联系在一起,因此 TR 的长短由心电图 RR 间期决定,其成像参数的选择也受到一定的限制。一般情况下多采用心电门控,但在使用心电门控有困难时,也采用脉搏门控。心电门控效果比脉搏门控好,心电门控既可用于心脏大血管的检查扫描,也可用于胸部或其他部位检查扫描。

1.心电触发技术

用心电 R 波作为 MRI 测量的触发点,并选择适当的触发延迟时间,可观察到心动周期上任意相位上的图像。

2.心电门控技术

当心电门开放时再收集扫描资料,这样可得到多相位扫描的恒定信号强度。技术人员可自由选择心电门的宽度和位置。把心电门控对 MRI 信号的干扰降到最低,需将心电触发的电极与人体长轴平行排列,还需将导线拉直,并禁止与呼吸门控接触。因为环形的导线在高磁场下将产生电流,该电流将干扰 MRI 信号。当 R 波幅度较小时,有可能会影响心电触发。R 波幅度增加的方法:调整电极位置,或将患者一侧身体抬高,并使其与床面成适当的角度。

(三)呼吸门控技术

由于呼吸会干扰胸腹部的 MRI 成像,采用呼吸门控技术可使呼吸运动产生的伪影减少。在进行胸部的 MRI 成像时,如与心电门控一起使用,效果将会更好。采用呼吸门控技术,可通过选择采集呼吸某一时相的信号来实现的。用胸腹部气压感受器检测呼吸周期的频度,并选择呼气或吸气相,多采用呼气相采集 MRI 信号。为了充分发挥呼吸门控的作用和缩短检查时间,在使用呼吸门控之前,应训练患者,并使其保持有规律的呼吸。

(四)脂肪抑制技术

脂肪抑制在常规磁共振检查中为达到不同的目的而经常被应用。主要有两种适应证:首先,脂肪抑制被用来抑制正常脂肪组织的信号,从而达到降低化学位移伪影或提高增强效果的作用;其次是为了突出组织的特性,尤其是在肾上腺肿瘤、骨髓浸润、脂肪类肿瘤以及脂肪变性等情况下。应用脂肪抑制技术取决于需要被抑制的病变的脂肪含量。抑制含有大量脂质的白脂肪信号与抑制脂肪浸润或含少量脂肪病灶信号的方法不同。

1.短时反转恢复法(STIR)

在反转恢复成像中,首先加一个 180° 射频脉冲,将磁化矢量从 Z 轴变为负 Z 轴。当脉冲停止后,磁化矢量将向 Z 轴方向恢复。脂肪的 T 时间比水的时间短,这将导致脂肪纵向磁化矢量恢复比水快。如果在脂肪组织纵向磁化矢量于纵轴此上恢复量为零时施加 90° 射频脉冲,脂肪组织将不产生信号。组织纵向弛豫过零的时间点(反转时间,TI)大约位于其 T_1 时间的 0.7 倍处。T_1 时间及 T_1 时间有磁场依赖性,因此在进行抑制脂肪信号时,应根据不同场强选择

不同的 T_1 时间。

优点:STIR 可以抑制整个脂肪信号,包括其中水的成分。这是对磁场均匀性不敏感的方法,而且可以在低场强系统中应用;图像对比好,具有长 T_1、长 T_2 的组织都会表现为亮信号,可以提高肿瘤的检出率。

缺点:因为成像序列在 T_1 时间开始,此时大部分质子在纵轴上还没有完全弛豫,因而处于部分饱和状态,将导致整体信号丢失,因此反转恢复成像的信噪比比较低。

2.频率饱和法

在频率饱和法成像采集中,在没有梯度磁场的情况下,通过施加一个与脂肪共振频率相同的频率选择性饱和射频脉冲,紧接着施加均一的毁损梯度以使脂肪中的氢质子失相位,这样,被下一层选择性射频脉冲所激励产生的信号中就不包含来自脂肪的信号。

优点:频率饱和法是脂肪特异性的抑制序列。在对比剂增强 T_1 加权与突出组织特性方面,尤其是在含有大量脂肪组织的区域抑制效果非常可靠;频率饱和法可以更好地显示细微的解剖细节。

缺点:不可靠的脂肪抑制。频率选择性饱和脉冲的频率必须与脂肪共振的频率相同,然而,主磁场的不均匀将会使水和脂肪的共振频率发生偏移。这样,饱和脉冲频率此时不可能恰好等于脂肪共振的频率,这种偏移将导致较差的脂肪抑制效果。可采用减小视野、把感兴趣区置于视野中央以及自动匀场等技术加以纠正。射频脉冲场的不均匀性也会降低脂肪抑制的效果。水和脂肪间的化学位移伪影随场强的增加而增加,因此在低场强中频率饱和法效果较差。频率饱和法明显增加扫描时间。

3.反相位成像

反向为成像技术是基于在不同回波时间所采集的图像相位不同。所谓相位是指磁化矢量在 X—Y 平面的角度。因为脂肪和水的氢质子有着不同的共振频率,经过初始激励以后,两者的相对相位会随着时间而变化。在激励刚结束时,两者处于同相位(相位差为零),然而,水的质子比脂肪质子进动快,因而经过几毫秒后,两者的相位差是 180°,再经过几毫秒,相对于脂肪的质子、水质子整整旋转了 360°,此时两者再次处于同相位。因而可通过设计恰当的回波时间从而在同相位或反相位时采集信号。通常,此项技术只用于梯度回波序列。在磁共振成像过程中,每个像素的信号是这个像素中水和脂肪信号的矢量和在同相位图像中水和脂肪的信号是相加的。但是反相位图像中信号是两者的差值。所以,反相位成像可降低含脂肪组织的信号。反相位成像非常适合于抑制水和脂肪含量基本相同的组织信号。

优点:反相位成像简单、快速,而且在所有的磁共振系统中均可运用。检出少量脂肪以及水—脂混合物的能力是此项技术最大优点。

缺点:对于被大量脂肪组织包埋的小肿瘤的检出比较困难。此种缺陷发生在乳腺成像时。

4.水激励技术

它使用的是一个复合式脉冲,包含几个独立的脉冲,彼此间有极其短暂的间隔,仅仅用来激励水氢质子,可以产生很好的抑脂效果。

优点:水激励比频率饱和法有时间优越性,可大大缩短成像时间,尤其在 T_1 加权像,几乎可以减少一半时间;相对于频率饱和法,水激励成像在各种加权像上有着更好的信噪比。

缺点:正像频率饱和法那样,水激励对磁场的不均匀性也非常敏感,需要自动或体积匀场。

5.Dixon 法及 Chopper 法

Dixon 法也是基于化学位移原理。它包括两次自旋回波成像,而不像常规同一反相位成像那样在梯度回波中进行。第 1 次为常规的自旋回波成像,采集到水和脂肪的信号之和;第 2 次自旋回波,在于 180°重聚相位与第 1 次相比,被延迟了一小段时间,而回波时间保持不变,采集到水和脂肪的信号之差。两幅同、反相位图像的和将产生纯水图像;两幅同、反相位图像的差将产生纯脂肪的图像。Chopper 法是对 Dixon 法改进后的脂肪抑制技术,在获得图像的过程中就可以自动处理数据,省去了图像数据采集后的重建过程,因此可减少患者运动所造成的伪影,目前中场强的机器一般采用此脂肪抑制技术。

6.混合法

实际上这并不是特别的脂肪抑制技术,它是应用两种独立的物理机制来消除脂肪信号,把各种抑脂技术整合到一个序列中,从而达到更好的抑脂效果。例如:SPIR 法,它代表的是选择性频率预饱和法和反转恢复成像法结合在一起,是一个适合于个体的脂肪频率抑制技术,对每一个患者都能做到抑脂完全,可与各种扫描方法结合使用。

(五)增强扫描技术

将对比剂经静脉注入人体,当对比剂通过组织细胞时,将改变组织的 T_1 或 T_2 弛豫时间,以达到增加组织之间、组织与病变之间的对比度;通过病灶增强方式和类型的识别帮助定性的目的。

1.对比剂的种类

(1)顺磁性螯合物类对比剂。研究表明,改变质子周围的局部磁场,质子的 T_1 和(或)T_2 弛豫时间就会发生改变,能引起氢质子弛豫时间缩短的离子或小分子物质称为顺磁性物质。顺磁性对比剂含有多个不成对的电子,它们与质子一样具有磁矩。由于这些电子的磁矩比氢质子磁矩大 657 倍,将导致局部组织产生巨大的磁场波动,使附近的氢质子的 T_1 和 T_2 弛豫时间大为缩短,造成质子的弛豫增强。

该种对比剂缩短弛豫时间受下列因素的影像:①对比剂中顺磁性物质的浓度。浓度越高,T_1 缩短越明显。但当剂量过大时,反而会使含对比剂的组织呈低信号。②对比剂中顺磁性物质的磁矩。当不成对电子越多时,其磁矩也就越大,使 T_1 和 T_2 缩短越明显。③如果顺磁性物质结合的水分子数越多,顺磁作用将越强。

(2)超顺磁性和铁磁性粒子对比剂。它们都能使质子弛豫时间缩短。由于它们的磁矩和磁化率都高于人体组织,也高于顺磁性螯合物,将导致磁场不均匀。当质子通过这种不均匀磁场时,它们的横向磁化相位将发生变化,从而加速了去相位过程,使 T_2 大大缩短,即 T_2 弛豫增强。对比剂的磁化率越高,去相位作用也就愈快。此种对比剂将使 T_2 缩短,增强信号为低信号,图像为黑色。

2.对比剂的应用剂量

Gd—DTPA 的注射剂量为成人 0.1mmol/kg(0.2mL/kg);非离子型对比剂 Gadotrridol 的注射剂量为 0.3mmol/kg。对比剂的应用剂量应根据情况而定,还可选用常规剂量的半量,或 1/4 剂量;为排除肿瘤的转移或复发,使用 0.6mL/kg 体重的 Gd—DTPA 常常能提高诊断的可信度。

3.对比剂的注射途径

对比剂的注射途径为静脉。

4.对比剂的不良反应

资料统计表明:GD—DTPA 的不良反应通常是轻至中度而且是一过性的。常见有头痛、不适、恶心、呕吐等反应;癫痫患者可能诱发癫痫发作;严重的副作用较少发生。由于正常人体内钆离子含量极少,当少量自由钆离子进入体后,就可引起毒副作用。进入人体内的钆离子与血清蛋白结合后,将进入肝、脾、骨髓等器官,使这些器官中毒。患者的临床症状为共济失调、神经、心血管与呼吸抑制等。如果将对比剂中自由钆与 DTPA 络合成螯合物,它的毒性将大大减少。如果在 Gd—DTPA 中加入钙离子,将使副反应减轻。

5.对比剂的排泄途径

Gd—DTPA 主要由肾脏排泄。当它们经肾脏排泄时,将受到浓缩,浓缩后的对比剂在肾盂、肾盂、输尿管和膀胱内的浓度较高。由于它们不透过细胞膜,在细胞外液,并与血浆蛋白结合较少,因此不易透过血脑屏障。当血脑屏障受到破坏时,它们才可能进入脑与脊髓。又由于在 Gd—DTPA 口服时,人体不吸收。因此可将它们作为胃肠对比剂,在体内不经代谢,直接被排出体外。

6.对比剂应用的适应证、禁忌证及注意事项

(1)适应证。①肿瘤与非肿瘤组织的鉴别诊断。②脊髓肿瘤的发现。③肿瘤内部解剖结构的观察。④良、恶性肿瘤的鉴别诊断。⑤水肿组织鉴别诊断。⑥明确肿瘤的数目与范围。⑦肿瘤手术后的随诊等。

(2)禁忌证。①对对比剂注射液的任何成分过敏。②重度肾功能损伤。③妊娠三个月以内的孕妇。

(3)注意事项。哺乳期的妇女,在注射对比剂后 24h 内,应禁止给婴幼儿哺奶。

(六)磁共振水成像技术

磁共振水成像的原理是利用重 T_2WI 的效果,即长 TR 加特长的 TE 使含水器官显影。长 TR(重复时间)指的是 TR 值>3000ms,特长的 TE(回波时间)指 TE 值>150ms。体内静态或缓慢流动的液体具有长 T_2 弛豫值呈高信号,脑脊液(水)300～500ms;周围组织 T_2 弛豫值较短呈低信号,骨骼肌为 47ms,肝 43ms,肾 58ms,脾 62ms,脂肪 82ms,脑灰质 101ms,脑白质 92ms,扫描所选的 TE 值如高于以上组织所具有的 T_2 值,其信号为低(组织呈黑色),如相接近,信号为中等(组织呈灰色);所用的 TE 值低于组织的 T_2 值,则信号高(组织呈白色),如含水器官,因此达到水造影的目的。实际上长 TR 主要是为了取得 T_2 效果,特长的 TE 是为了增强 T_2 的效果,更重要的是将一般的组织结构信号压低(变黑),从而使含水的信号更加突出。因此 TE 值在水成像中非常重要,是成功的关键。也就是说此技术对流速慢或停滞的液体(如脑脊液、胆汁、尿液等)非常灵敏,呈高信号,而使实质性器官和流动液体呈低信号,再将原始图像采用最大强度投影法(MIP)重建时,得到类似于注射造影剂或行静脉肾盂造影一样的影像。临床上常见的运用水成像进行检查的技术主要包括磁共振胰胆管成像、磁共振脊髓成像、磁共振泌尿系成像、磁共振内耳成像、磁共振涎腺管成像、磁共振输卵管成像等。

三、磁共振成像系统的质量控制

(一)信噪比(SNR)

1.信噪比的概念

它是组织信号与随机背景噪声的比值,信噪比与图像质量成正比。当比值增大时,人体组织的信号成分越多,噪声越小,图像质量越好。

2.影响信噪比的因素

①磁场强度:信噪比与磁场强度呈正比,磁场强度越大,信噪比越高。②射频线圈:MRI信号强度与射频线圈到被检部位之间的距离成反比关系,即距离越大信号强度越小;而线圈所接收到的噪声强度又和线圈敏感区域内组织的大小成正比关系,即线圈敏感区域内所包含的组织越多噪声强度越大,因此要提高 MRI 图像的信噪比就必须选择合适的射频线圈,一是要尽量贴近被检查部位,以提高 MRI 信号强度;二是要使线圈敏感区域所包含的组织尽可能的少。③体素容积:体素容积增大,MRI 信号增强,信噪比也就增高。增加体素容积的方法有,一是保持图像矩阵不变,增加 FOV;二是保持 FOV 不变,降低图像矩阵;三是 FOV 和图像矩阵都保持不变,增加采集层厚。④重复测量次数:当平均次数增加时,导致扫描时间增加,而信噪比的增加只与平均次数的平方根成正比。当扫描时间延长时,出现运动伪影的概率增大,将导致图像质量下降。⑤重复时间:重复时间决定纵向磁化恢复的程度,当重复时间延长时,导致组织的纵向磁化倾向最大限度增加。与此同时,信号强度也增加,使信噪比增加,但增加是有限的。因为组织一旦经过充分的纵向弛豫,它的信噪比将不会再增加。⑥回波时间:射频脉冲结束后,开始横向弛豫,而回波信号的大小取决于信号读出时横向磁化的大小,当回波时间延长时,会使横向磁化衰减增多,回波信号降低,引起信噪比相应减低,减低的程度各组织间有差异。⑦翻转角:所谓翻转角,就是在射频脉冲作用下,纵向磁化偏离 Z 轴的角度。翻转角增大,XY 平面内的横向磁化 MXY 也就提高,相应的 MRI 信号就增强,信噪比就可以提高。

(二)空间分辨率

1.空间分辨率的概念

图像的空间分辨率是指在一定对比度下,图像所能分辨的相邻物体的最小距离。也就是指对解剖细微结构的显示能力。一个像素代表一个体元大小,由观察视野面积除以像素值来表示空间分辨率。空间分辨率被分为常规分辨率,即像元大于 1mm;高分辨率,即像元为0.5~1.0mm;超高分辨率,即像元小于 0.5mm。

2.影响空间分辨率的因素

MR 图像灰度取决于断层内各体素所产生的 MR 信号的强度,因此 MR 图像无法把一个体素内的不同成分区分开来,而是把它们当成同一个物体,所以空间分辨率就取决于体素的大小,当体素减小时,图像空间分辨能力提高;当体素容积增大时,图像空间分辨能力降低。

体素的大小取决于断层厚度、FOV 和像素矩阵的大小:①断层越薄,空间分辨率越高;高分辨图像层厚应在 3mm 以下。②当 FOV 一定时,像素矩阵越大,体素越小,空间分辨率就越高。③当像素矩阵一定时,FOV 越小,体素也就越小,空间分辨率就越高。

(三)对比度

1.对比度的概念

对比度是指图像中不同区域在信号强度上所存在的相对差异。它有两个方面组成,即组织信号的对比度和由磁共振信号转换成影像的对比度,前者直接影响后者。

2.影响对比度的因素

(1)噪声。

(2)层面间距:层面间距越大,噪声就越小,图像对比度就越高。

(3)不同的脉冲序列和不同的序列参数调整不同组织特性对图像对比度的影响,形成所谓的质子密度加权图像,T_1加权图像或T_2加权图像。

(四)伪影

伪影是指在磁共振成像过程中,由于某种或某些因素,而出现了人体组织原来并不存在的影像,被称为伪影。当出现伪影时,应仔细分析伪影出现的原因,用有效的方法来防止、抑制甚至消除伪影,提高影像质量。

1.设备伪影

是指 MRI 系统本身产生的伪影。此种伪影是由于在设计、生产、安装、调试和应用 MRI 系统过程中,某些人为因素、匹配不当、操作者设置的各种参数不当等因素所造成的伪影。

2.化学位移伪影

在磁共振成像时,是用施加梯度磁场导致人体不同部位共振频率的差异的方法确定人体不同位置。由于脂肪和水分子内氢原子共振频率不同,导致两者在 MRI 图像上沿频率编码方向上产生化学位移伪影。

3.卷褶伪影

当被扫描检查部位的范围超过了 FOV 范围时,造成扫描范围外的解剖结构的影像移位或卷褶到下一幅影像上。解决办法是:将被扫描检查部位的最小直径放置在相位编码方向上或扩大视场。

4.截断伪影

在 MRI 信号发生突然跃迁时,在两个界面上可能发生信号振荡,沿频率编码方向上出现环形黑白条纹,被称为截断伪影。抑制和消除方法是:多采用增大矩阵的方法;或采用在傅利叶变换前对信号进行滤过的方法,此种方法有可能导致空间分辨率下降。

5.部分容积效应

是由于扫描层面过厚,或病变较小并骑跨于扫描切层之间,周围高信号组织将其掩盖而形成的假影,被称为部分容积效应。解决方法是:①采用薄层扫描。②调整扫描位置。

6.运动伪影

是由于人体生理性和自主性运动造成的伪影。消除方法是:①采用心电门控技术。②呼吸门控技术。③尽量减少检查时间。④在进行扫描检查前,应对患者进行训练,以得到患者的配合。⑤快速成像技术、改变矩阵、减少信号采集次数等。

7.金属异物伪影

是由于患者身体上的抗磁性物质与铁磁性物质引起的。消除方法是:在患者进入扫描检查室之前,请他们仔细地检查一下身上的此类物质,并将它们去除掉。

四、磁共振成像的新进展

(一)并行采集技术

并行采集技术是指使用相控阵线圈、多个独立射频采集通道和线圈敏感曲线来减少扫描时间的一种快速扫描技术。目前有两大类技术。

1.敏感编码(SENSE)

并行采集技术利用相控阵线圈的空间敏感性信息,部分代替了传统费时的空间编码过程,通过增加 K 空间中的采样距离,表示为加速因子(简称 R),减少相位编码线数目,从而减少图像采集时间。SENSE 技术中由于 K 空间原有 K 值未变,所以能保持原有的空间分辨率和图像的对比度不变。当然,图像的信噪比会降低,减少到加速因子的平方根倍。SENSE 技术是一种基于图像的算法,在获得准确的敏感性校准图的基础上重组出的图像信噪比最优,但受 FOV 的限制,FOV 的设定时要充分考虑到不同方向扫描时的区域大小,避免由于组织超出 FOV 造成的卷褶伪影。

2.空间谐波(SMASH)

并行采集技术 SMASH 技术是基于 K 空间算法的重组技术。如果有 n 个线圈单元,那么就有 n 个谐波信号,减少了相位编码线的数目,将扫描时间减少到原来的 1/n。临床上采用此技术的是西门子公司的 GRAPPA 技术,它只要求采集合适的 K 空间线,不受小 F0V 影响,允许小 FOV 成像,因此对心脏成像和骨科成像更有用。

(二)运动校正技术

为了控制在磁共振检查中出现的运动伪影,近几年出现了许多运动伪影校正技术,值得注意的两种方法就是螺旋桨技术以及八分仪或叶型导航技术。

1.螺旋桨技术

全称是"周期旋转重叠平行线强化重建技术"。该技术采集以 K 空间原点为中心的多个矩形条带数据,每一个条带均在 K 空间中心区域采样,使人们可以对条带之间的相互位置、角度和相位空间不一致性进行校正。先根据校正测量指示,对无用的层面方向的运动数据加以抛弃;最后通过对低空间频率数据取平均的方法,进一步减少运动伪影的产生。目前,该技术主要用于两种场合。第一,应用于不能配合扫描检查的患者,如儿童和帕金森症患者,可以提供具有临床诊断意义的 MRI 图像。第二,改进了扩散 MRI 图像的质量。

2.叶型导航技术

是一种改良的 K 空间轨道填充技术,它与相应程序结合,可以在最短的额外采集时间内,做到快速的数据在线校正、在线旋转和平移。

(三)弥散加权成像(DWI)

弥散为分子在媒介中的一种随机热运动,即布朗运动。当温度高于绝对零度时,所有分子均有布朗运动。

弥散加权成像(DWI)是建立在人体组织微观流动效应的基础之上,利用人体内不同情况下水分子弥散程度的不同所造成的信号改变而进行的磁共振成像。

DWI 是在常规 SE 序列基础上,在 180°聚焦射频脉冲前后加上一个位置对称极性相反的梯度场。在梯度场作用下水分子扩散时其中的质子于横向磁化上发生相位分散,不能完全重聚,导致 MRI 信号衰减,故形成了 DWI 上的异常信号。该过程受弥散系数和弥散梯度强度的影响。水分子在活体组织内的扩散与组织的空间结构有关。细胞膜、基底膜等膜结构的分布、核浆比以及胞浆内大分子物质如蛋白质的分布均影响组织内水分子的扩散。病理状态下,细胞内外的大分子分布发生变化,以及膜结构的完整性遭到破坏,使其中水分子的扩散速度发生改变,从而形成 DWI 上信号异常。目前国内外的 MRI 扩散加权成像主要应用于中枢神经系统疾病,可早期发现脑梗死,鉴别脑囊肿与肿瘤性病变,以及用扩散的各向异性来判断脑组织的病理状态。近年来扩散加权成像已经应用于肝脏、椎体、四肢关节、脊髓、前列腺、乳腺及子宫肿瘤中。

DWI 的信号强弱与表观扩散系数(ADC)值有关,它们之间存在负指数函数关系,即 ADC 值增大,DWI 信号降低(即高弥散区,水分子运动区);反之,ADC 值减小,则 DWI 信号增高(即低弥散区,水分子运动受限区)。如生物膜结构的阻挡和大分子蛋白的吸附作用在一定程度上限制了水分子的扩散,导致 ADC 值减小,DWI 信号增高。

(四)弥散张量成像(DTI)

弥散张量成像(DTI)是由弥散加权成像(DWI)技术改进和发展而来的一项新型磁共振成像技术,可利用弥散敏感梯度从多个方向对水分子的弥散各向异性进行量化,从而反映活体组织内的细微结构。此技术在中枢神经系统的应用已日趋成熟。

弥散各向异性,自由水的弥散是随机的,在不同方向上弥散程度相同,这种现象被称为各向同性;而在生物体组织结构中,水分子的弥散过程包括随机弥散、浓度梯度下的弥散、分子的跨膜弥散等,受到多种局部因素的限制,表现为单位体积内不同方向上分子弥散程度的总和各不相同,这种现象被称为各向异性。水分子的各向异性与其所在介质的特定物理学排列特点或限制分子运动的障碍物的存在有关。在非自由的细胞间屏障或不规则的细胞形状存在的情况下,障碍方向上的分子弥散明显减少。大部分生物组织内水分子的弥散运动是各向异性的,获得了单位体积内的各向异性信息,即可研究生物体的细微解剖结构及功能改变。

弥散张量,弥散运动不是平面内的过程,而是发生于三维立体空间中的。普通的弥散成像只用一个标量参数描述,即表观弥散系数,弥散程度的测量限制在平面内,往往低估组织的各向异性。弥散各向异性的研究进展起始于 Basser 等,引入的弥散张量成像的概念,从三维立体的角度分解、量化了弥散各向异性的信号数据,使组织微结构的显示更加精细准确。由于各向异性的存在,弥散需要用张量(D)进行描述。弥散张量可显示为一个 3×3 的对称矩阵,可分解为 6 个矢量成分、3 个对角线成分 $D_{xx}D_{yy}D_{zz}$ 和 3 个非对角线成分 $D_{xy}D_{xz}D_{yz}$。还可应用"各向异性椭圆体"的概念进行解释,椭圆体 3 个主轴不等长,由大到小分别为 λ_1、λ_2、λ_3(即为弥散的 3 个本征值)。若 $\lambda_1 = \lambda_2 = \lambda_3$ 即为各向同性。扫描应用的梯度场方向越多,在椭圆体表面选取的点就越多,采样误差越小,各向异性的测量越准确。现阶段临床应用的 DTI 序列常采用 6~25 个方向(普通弥散加权成像仅应用 3 个正交方向)。

平均弥散度(各向同性弥散系数):其数值不受组织 T_1、T_2 时间的影响,只表现出组织内水分子的弥散特性。平均弥散度越大,组织自由水含量越多。

弥散各向异性系数:弥散各向异性系数越大,组织的各向异性越强,组织结构排列越规律紧密。不同作者运用的各向异性系数各不相同。应用部分各向异性（FA 值）的作者较多，原因有以下几点：①FA 值是不随坐标系旋转方向改变而改变的。②FA 图可提供较好的灰白质对比。③FA 图信噪比较高。④FA 值是组织的物理特性，在同一对象不同时间、不同对象间、不同成像设备获得的数值间具有可比性。

(五)磁共振波谱分析(MRS)技术

MRS 技术是一种无创伤检测体内化学成分的手段。MRI 信号的频率由磁旋比和原子核所处的磁场强度所决定，而这种磁场强度又由外加的磁场强度所决定。与此同时原子核也受自身周围电子与邻近原子核周围电子的作用，由于这些电子与外磁场的相互作用，导致原子核局部磁场强度的改变，此种现象被称为化学位移。

人体内不同化学成分的原子核，都以不同频率进行共振，产生不同的 MRI 波峰。利用化学位移的方法来研究分子结构，并对分子进行波谱定量分析，被称为波谱分析。波谱定量用两个参数，波峰的位置用 ppm 表示；而谱线所覆盖的、正比于原子核密度的面积表示磁共振信号的强度。MRS 技术要求采用较短的射频脉冲激励，然后再进行信号采集，最后将这种信号通过傅利叶变换成波谱。MRS 技术要求高场强和磁场均匀性较好的 MRI 系统。采用 MRS 技术可对人体内的肌肉、肝脏、脑、肾脏等进行代谢产物的研究。

(六)脑功能磁共振成像技术

大脑皮质微血管中血氧水平的变化，会引起局部磁场均匀性变化，从引起 MRI 信号的变化，称之为血氧水平依赖性(BOLD)效应。当局部脑组织被激活时，将导致血红蛋白和脱氧血红蛋白的变化，和相应区域磁化率的变化。将这一变化记录下来，经处理后所得到的图像，被称为脑功能成像。由于脑功能区被激活时，该区域的血流量增加，但耗氧量增加不明显。又由于该区域的氧合血红蛋白和脱氧血红蛋白之间比例发生改变，导致在 T_2 加权像上，该区域的信号也随之发生变化。因为超高场强磁共振对局部磁化率变化的检测较为灵敏，再加上超高速成像技术等的应用，可显示较大范围的功能区，同时还能显示局部血流灌注情况。

(七)磁共振灌注成像(PWI)

磁共振灌注成像(PWI)是一种反映微血管分布及毛细血管血流灌注情况的磁共振检查技术，用于评估局部组织活力及功能。常用方法为对比剂首过灌注成像技术。

对比剂首过灌注成像技术：经静脉团注对比剂后，当对比剂首次通过受检组织时，由于对比剂主要分布在毛细血管内，而毛细血管外间隙分布量很少，血管内外浓度梯度最大，引起局部微观磁场的均匀性发生改变，邻近氢质子的横向弛豫加快，T_2 缩短，表现为 T_2WI 上信号强度的下降。通过计算局部血管容量、平均通过时间、局部血流速度等数据来评估局部组织的灌注水平。

第二节　磁共振成像系统的操作方法

一、磁共振成像系统的安全性与检查禁忌证

磁共振检查已经成为一种主要的影像学检查手段。正确使用磁共振检查是安全、有效的。然而,它也是唯一一种可以立即造成患者损伤甚至死亡的成像形式。磁共振具有较高的静磁场。当一个铁磁性物质靠近磁体时,有两种形式的力产生:平移力和旋转力,均可造成严重的后果。因此,应严格禁止把铁磁性物质带入扫描室。

体内有植入物和磁或电触发装置的患者进入扫描室会造成严重的损伤。任何进入扫描室(或超过 5 高斯线)的人都应接受经过培训的 MRI 技师的检查。

(一)MRI 检查的禁忌证

(1)带有心脏起搏器、疑有眼球金属异物、动脉瘤用银夹结扎术后患者。

(2)检查部位存在不可卸除的金属物者。

(3)病情危重并带有生命监护和维持系统者。

(4)癫痫发作状态患者。

(5)幽闭恐惧症患者。

(二)MRI 检查的相对禁忌证

(1)无法控制或不自主运动者、不合作者。

(2)怀孕 3 个月以内者。

(3)高热或散热障碍者。

(4)体内非检查部位有金属物者(如义齿、内固定器、宫内避孕环)。

以上人员慎做 MRI 检查,如需 MRI 检查,应事先向患者(或家属)做好解释说明工作,及采取相应必要的措施(药物控制、尽可能去除金属异物等)后再行 MRI 检查。

二、磁共振扫描检查前准备工作

在磁共振扫描前患者的准备工作应根据扫描部位和扫描方式来定,这里只介绍常规准备工作,人体各部位扫描前的准备工作请参阅各部位磁共振扫描检查章节。

(1)为防止患者将灰尘带进磁共振机房,患者在磁共振检查前应更换衣服和鞋子。

(2)为了解除患者的思想顾虑和紧张情绪,在磁共振扫描前应向患者做好解释工作。

(3)为了防止产生异物伪影,在扫描前请患者或帮助患者除掉检查部位的饰物、异物及全身的金属物。

(4)在进行胸、腹部磁共振扫描前,应做好患者的呼吸训练工作,以减少由于患者呼吸而产生的移动伪影,并确保扫描层面的准确性。

(5)对昏迷和不合作的患者,可适当给予镇静剂,特殊情况下应给予麻醉剂。

三、磁共振成像系统的操作规程

在使用磁共振机以前,使用人员应详细阅读磁共振机操作手册,并熟悉磁共振机的性能和结构。磁共振机操作规程如下:

（一）开机

将磁共振机开关闭合，给磁共振机各系统接通电源。接通电源后，磁共振机进行自检。在磁共振机自检时，禁止按任何按键和移动鼠标。在磁共振机自检完成后，根据监视器屏幕上的提示进行下一步操作。

（二）清磁盘

磁盘是图像储存的重要工具。它的储存空间是有限度的，为了确保扫描工作不受影响，在对患者扫描前，应首先访问一下磁盘，了解一下磁盘存储的剩余空间是否够用。如果不够用，应将处理过的图像数据删除。

（三）扫描检查

医技人员应根据临床医师所开申请单的项目和扫描技术要求对患者进行磁共振扫描检查。

（四）关机和切断电源

在每日工作完成以后，按照磁共振机关机程序进行关机，并切断磁共振扫描机的电源。

四、患者进行磁共振扫描检查的操作程序

（一）患者资料的输入

在对患者进行磁共振扫描之前应将患者的姓名、性别、年龄、出生年月日、体重、磁共振号、住院号、普通 X 线检查号和 CT 检查号等资料输入到磁共振扫描仪内的计算机上。

（二）患者的检查体位

患者的体位应按照磁共振扫描申请单上所要求的扫描部位、操作人员所采取的扫描方法而定。其原则为：患者被合理地安置在扫描床上，在不影响扫描要求的前提下，应尽量使患者感到舒适。患者体位安置方法：利用检查床旁的操作台和（或）扫描架上的操作键，将检查床升高到扫描高度，将患者送到预定的扫描位置上。应打开定位灯对人体的扫描部位进行标志，在进行某些部位磁共振扫描时，还可使用如头架、膝关节托、固定软垫、头部及体部固定带等定位辅助工具。

（三）确定扫描范围

常采用以下两种方法确定扫描范围：

（1）先扫描一张定位片，在定位片上划出磁共振扫描的起点与终点。

（2）在摆体位时，用定位指示灯直接从患者体表上定出扫描的起点位置。应尽量将扫描范围包括在所选线圈内。

（四）磁共振扫描

按临床与诊断要求选择冠状位、矢状位或横断位等位置对患者进行扫描检查。

（五）数据储存

将磁共振扫描所获得的影像数据储存到长期存储器。

五、图像显示与摄片

磁共振扫描图像在送交医师出诊断报告之前，应根据诊断的需要进行各种图像的处理或测量。由于计算机功能软件的不断开发，磁共振图像的后处理功能也越来越多，下面简单介绍几种与图像显示有关的图像后处理功能以及图像显示技术。

(一)窗口技术和图像缩放技术

选择适当的窗宽和窗位是数字图像后处理工作中的一项重要内容。为了得到较清晰的磁共振扫描图像,清晰地显示病灶,应正确地选择和运用窗口技术。并根据临床与诊断要求对图像进行适当的缩放处理。

(二)图像重建

为了观察病灶组织结构的形态、大小、范围、与相邻组织间的关系,需对所获信息进行图像重建。

(三)黑白反转与方向旋转、三维图像重建、多平面重组图像

图像黑白反转与方向旋转可按磁共振指令进行,也可在激光打印机上进行。

(四)摄片

用激光打印将磁共振扫描图像打印在胶片上。患者的所有磁共振扫描图像用一份胶片进行总结,供医师对患者的病情进行研究。

磁共振胶片上的图像质量,除与冲洗和摄片因素有关外,还与荧屏图像处理、显示技术有关。在摄片时应注意以下几个问题:

(1)窗宽、窗位。患者应根据病变情况和要观察的内容,选择合适的窗宽与窗位。

(2)按磁共振扫描顺序进行图像排列和摄片,以利于保持一个整体的概念。

(3)不要将平扫和增强扫描的图像进行交叉排列,应分别按其扫描顺序进行图像排列,以便系统分析。

(4)应将局部病灶进行放大、测量、重建的图像布置在序列图像的后面。

(5)图像幅式应大一点,过小将影响观察效果。幅式组合应简单化,图像太复杂将影响其美观。

下篇 常见疾病的影像学诊断

第六章 神经系统常见疾病影像诊断

第一节 检 查 方 法

一、平片

颅脑创伤时,了解骨折情况。由于治疗方案的选择主要根据颅内损伤情况以及对颅底的评价,其作用已基本上被 CT 取代。定位异物。了解颅骨病变、发现异常钙化。

二、CT

(一)平扫及增强

是创伤时的首选检查方法,是最快速、最有效的检查手段。对蛛网膜下腔出血最敏感,是怀疑蛛网膜下腔出血时首选的检查方法。对钙化敏感。是骨、软骨病变首选的检查方法。

(二)CT 灌注成像

了解脑组织灌注情况,更敏感、更早期地发现灌注异常变化。

(三)CT 血管造影

了解颈部及颅内动脉情况,可作为动脉瘤筛查手段,还可发现动脉闭塞、血管畸形等情况。

(四)CT 椎管造影

鞘内注射造影剂后行 CT 扫描,用于显示鞘膜囊内容物及结构,即是将脊髓造影扩展为横断面影像检查。

三、MRI

MRI 在软组织分辨率方面的优势是独一无二的,在中枢神经系统疾病的诊断方面具有明显优势。多参数成像,其对比包括:T1、T2、质子密度、血流速度、水分子弥散速度、磁化转移率等。

(一)平扫及增强

多种脉冲序列(梯度回波、自旋回波等)、多种对比(T_1WI、T_2WI、PDWI、FLAIR)。广泛应用于中枢神经系统疾病的诊断。局限性:对蛛网膜下腔出血、钙化、骨皮质病变不敏感。

(二)MRI 血管造影

了解颅内、颈部血管情况,发现动脉瘤、动脉硬化改变等。

(三)DWI 成像

反映水分子弥散情况。最敏感地反映急性梗死的检查方法。通过水分子弥散情况区别病变性质,如脓肿和肿瘤、细胞毒性水肿和血管源性水肿。

(四)PWI 成像

了解脑组织灌注情况;脑缺血疾病中与 DWI 结合判断半暗带;占位性病变中,有助于区分病变性质及肿瘤分级。

(五)MRS 成像

利用化学位移反映活体内化学成分的情况；主要包括$^{31}PmRS$、^1HmRS；^1HmRS 反映的主要代谢产物为：CR 反映细胞能量代谢，相对恒定，其他代谢产物的值与其比较，得到相对值；NAA 反映神经元完整性，很多疾病中神经元受损 NAA 降低；Cho 与细胞膜合成有关，肿瘤、胶质增生等情况下会升高。

四、脊髓造影

脊髓造影需要将造影剂注入脊髓蛛网膜下腔，以显示脊髓、神经根、鞘膜囊和神经根袖蛛网膜下腔的入路可选择腰穿或颈椎穿刺。腰穿要在脊髓圆锥之下，在常发生病变的间盘之上，通常选取 $L_{2\sim3}$ 或 $L_{3\sim4}$ 水平。鞘内注射造影剂后行 CT 检查是脊髓造影检查必不可少的一部分，将脊髓造影扩展为横断面影像检查，能将脊髓和神经根及其与椎管和神经孔的关系显示得更好，且能更好的区分骨和软组织。脊髓造影是一项侵袭性检查，已基本上被 MRM 取代，仅在患者无法接受 MRI 检查或因伪影影响 MRI 图像时行脊髓造影及 CTM。

五、DSA

用于动脉瘤、动静脉畸形和富血管性肿瘤等的诊断，仍是血管病变诊断的金标准，还可同时行介入治疗。

六、超声

因颅骨对声像图质量有明显影响，主要应用于胎儿筛查、囟门尚未闭合的婴幼儿及术中超声。用于检查颈部血管。TCD 可以反映颅内血管情况。

第二节　正常影像解剖学基础

一、颅脑

(一)头颅平片

正常头颅平片表现因个体、年龄和性别不同而有明显差异。

1.颅骨

成人颅壁分内、外板及板障 3 层。成人颅骨内、外板为致密骨，呈高密度线形影；板障为松质骨，密度较低。

2.颅缝与囟门

颅骨骨缝包括冠状缝、矢状缝及"人"字缝等，呈锯齿状线形透亮影，小儿较清楚。囟门表现为边缘较清楚的不规则多角形透明区，颅缝及囟门随年龄增长而逐渐变窄闭合。

3.颅骨压迹

(1)脑回压迹：是脑回压迫内板而形成的局限性颅板变薄区，X 线表现为圆形或卵圆形低密度区，颅盖骨多见，其显著程度与年龄有关。

(2)脑膜中动脉压迹：侧位上呈条状透亮影，分前后两支。

(3)板障静脉压迹：顶骨多见，呈树枝状或网状透亮影。

(4)蛛网膜颗粒压迹:呈边缘清楚而规则的颗粒状低密度影,常对称性位于额顶骨中线两旁,有时较大,甚至造成局限性骨缺损,不要将条状压迹误认为骨折,较深的局限性压迫不应误认为骨破坏。

4.蝶鞍

位于颅底中央,前以鞍结节、后以鞍背为界,侧位片上可观察其大小、形态及结构。正常前后径 7～16mn,平均 11.5mm,深 7～14mm,平均 9.5mm。

5.内耳道

后前位上眼眶内示内耳道呈管状低密度区,左右基本对称,宽径平均为 5.5mm,最大不超过 10mm,两侧相差一般不超过 0.5mm。

6.颅内生理性钙斑

松果体钙斑呈圆形或散在点状致密影,成人显影率高达 40%,其位置较恒定,侧位在岩骨后上方,正位居中线,可根据其移位方向大致推测颅内占位性病变的位置。大脑镰钙化正位居中线,后前位上呈三角形或带状致密影,显影率近 10%。床突间韧带钙化及侧脑室脉络丛钙化斑显影率均较低。

(二)脑血管造影

脑血管造影主要有颈动脉造影和椎动脉造影。正常脑动脉有一定迂曲,走行自然,由近向远分支逐渐增多、变细,管径光滑,分布均匀,各分支位置较为恒定,并与脑叶有一定对应关系:

(1)颈内动脉。

(2)大脑前动脉。

(3)豆纹动脉。

(4)大脑中动脉。

(5)额极动脉。

(6)胼胝体边缘动脉。

(7)胼胝体周围动脉。

(8)额顶升动脉。

(9)顶后动脉。

(10)角回动脉。

(11)颞后动脉。

(12)前脉络膜动脉。

(三)CT

1.脑实质

CT 上灰质的密度略高于白质。基底节是大脑半球的中央灰质团,包括尾状核和豆状核。内囊为白质带,分前肢、膝部和后肢,位于尾状核、丘脑与豆状核之间。外囊为屏状核与豆状核之间的白质。

2.含脑脊液腔

包括脑室、脑池、脑沟、脑裂等,腔内含脑脊液,呈水样密度。脑室系统包括左及右侧脑室、第三脑室、第四脑室。侧脑室又可分为体部、前角(额角)、下角(颞角)、后角(枕角)及三角部。

脑池主要包括鞍上池、桥池、桥小脑角池、枕大池、脚间池、环池、四叠体池、外侧裂池及大脑纵裂池等。

3.颅骨

颅骨内、外板及其他致密骨的密度最高,在颅底层面可见低密度的颈静脉孔、卵圆孔、破裂孔等。鼻旁窦及乳突蜂房内的气体密度最低。

4.其他

未钙化的硬脑膜、动脉、静脉和肌肉的密度与脑灰质相近,头皮等富含脂肪组织的密度较脑脊液低。

5.增强扫描

正常脑灰、白质仅有轻度强化。血管结构强化明显。硬脑膜(大脑镰和小脑幕)因血供丰富而无血脑屏障,故强化明显。垂体及松果体亦明显强化。

(四)MRI

1.脑组织

脑白质比灰质氢质子数目少,其 T_1 和 T_2 值较灰质短,故 T_1WI 脑白质信号高于脑灰质,而 T_2WI 则低于脑灰质,灰、白质对比非常清晰。

2.脑室、脑池及脑沟内脑脊液

T_1WI 为低信号,T_2WI 为高信号,水抑制序列为低信号。

3.颅骨及软组织

颅骨内、外板为致密骨板,T_1WI 及 T_2WI 均为低信号,板障 T_1WI 及 T_2WI 均为高信号,故呈三层结构;头皮及肌肉 T_1WI 为等信号,T_2WI 为低信号;皮下脂肪 T_1WI、T_2WI 呈双高信号;鼻旁窦及乳突蜂房内含气部分无信号。

4.脑血管

由于血液的“流空效应”,脑血管结构可直接显示,血液流速较快的血管 T_1WI、T_2WI 均呈低信号,流速较慢的血管信号增高且不均匀。

5.颅神经

在高场强 MRI 上可显示颅神经走行,T_1WI 显示清楚,呈等信号。

二、脊髓

(一)平片

平片仅能显示脊椎骨情况,主要观察椎骨的骨质变化、椎管宽度、椎弓根形态、椎间隙宽度、椎间孔的大小和椎体后缘变化等。

(二)CT

CT 平扫可显示硬膜囊,由硬脊膜及蛛网膜共同围绕脊髓而形成,呈软组织密度,上颈段可大致显示脊髓轮廓,下颈段以下脊髓则难以分辨。硬脊膜外间隙含有数量不等的脂肪,CT 显示为低密度,在此衬托下可显示类圆形神经根。

(三)MRI

在 MRI 上,由于 T_1WI 和 T_2WI 脊髓与周围脑脊液显现不同的信号强度,形成明显对比。

T_1WI 脊髓为软组织样中等信号,脑脊液呈低信号;T_2WI 脊髓为等信号或较低信号,而脑脊液为高信号。横断面上脊髓、脊神经及周围椎管骨质和韧带的关系可清楚显示。

第三节 不同成像技术的临床应用

一、颅脑

(一)头颅平片

头颅平片一般采用正、侧位像。主要用于颅骨外伤和颅骨畸形的诊断,也可发现颅内异常钙化和颅压增高。

(二)脑血管造影

脑血管造影主要用于诊断动脉瘤、血管发育异常和血管闭塞等,并可了解脑瘤的供血情况,可用于经血管介入治疗。

(三)CT

1.平扫

颅脑 CT 检查以横断面为主,扫描基线为眦耳线(眼外眦与耳道中心连线)或眶耳线(眦耳线向后倾 20°),层厚 8~10mm,自下而上连续扫描 8~10 个层面,必要时可用 2~5mm 薄层扫描。对鞍区、颅底病变需加冠状位扫描。可用多层 CT 三维成像显示病变。

2.增强扫描

根据病变有无增强、增强的程度和形态,可进一步确定病变的性质。

3.CT 血管造影(CTA)

静脉团注水溶性有机碘剂后,当对比剂在脑血管达峰值时,进行螺旋扫描,之后进行脑血管三维重建。CT 还可进行脑的灌注成像。

(四)MRI

1.平扫 MRI

常规使用横断面扫描,有时辅以冠状面或矢状面。一般观察中线结构、后颅窝病变首选矢状面;颅底、桥小脑角及天幕区病变辅以冠状面;垂体及鞍区需加冠状面、矢状面扫描。一般横断面层厚 8~10mm,矢、冠状面层厚 3~5mm,垂体及听神经的微小肿瘤适于<3mm 的薄层扫描。

2.增强 MRI

增强扫描可增加正常脑与病变脑组织的对比,发现平扫未能显示的微小病灶,有助于疾病的定性诊断,鉴别原发病变与水肿、肿瘤术后复发或放疗后改变与术后改变等。

3.MR 血管造影(MRA)

颅脑 MRA 可获得颅内血管的影像,可进行任意角度、不同方位的观察。主要用于血管性疾病的诊断及显示肿瘤与血管的关系。

4.MR 弥散加权(DWI)及灌注加权(PWI)成像

DWI 多用于脑缺血、脑梗死,特别是急性脑梗死的早期诊断。PWI 用来显示脑组织微循环的分布及血流灌注情况,评估局部组织的活力和功能。主要用于脑血管性疾病及肿瘤的良恶性鉴别。

5.脑功能成像(fMRI)及 MR 波谱(MRS)

fMRI 用于研究皮层活动的功能定位,MRS 可显示肿瘤、外伤、癫痫患者脑组织的代谢情况等。

(五)经颅多普勒超声(TCD)

TCD 是利用超声效应来检测颅底主要动脉的血流动力学和生理参数的无创性脑血管疾病的检查方法,对鉴别耳源性眩晕与椎基底动脉供血不足性眩晕有重要价值。

二、脊髓

(一)X 线平片

常规摄胸椎正、侧位片,若观察椎间孔或椎弓,可加摄左、右斜位片。平片对诊断脊椎骨病变或椎管内病变有一定价值。

(二)CT

对椎骨和椎管病变,以 8~10mm 层厚连续横断扫描病变区,有时用 1~5mm 薄层扫描。必要时可行矢状、冠状扫描及三维重建。对脊髓血管性病变或富血管性肿瘤,可行增强扫描。

(三)MRI

脊髓 MRI 一般以矢状面扫描为基础,辅以病变区横断面及冠状面扫描,可全面了解脊髓及其邻近结构的解剖,确切显示脊髓大小、形态,发现病变,并确定病变与周围组织的关系。常规用自旋回波序列 T1WI 及 T2WI。必要时行增强扫描以提高病变的检出率和诊断的正确率。

MR 脊髓成像(MRM)又称脊髓水成像,类似椎管造影效果,可代替脊髓造影和 CT 脊髓造影。

第四节　脑血管疾病

一、脑梗死

(一)概述

由于脑动脉的闭塞导致局部组织缺血、缺氧后坏死的疾病称之为脑梗死。在脑血管病变中发病率最高。是神经内科最常见的急症病例。发生脑梗死的最常见原因是动脉硬化。临床最常见的症状是肢体的活动障碍。动脉闭塞后 4~6 小时脑组织因缺血发生血管源性水肿,1~2 天脑组织出现坏死,1~2 周后脑水肿逐渐减轻,8~12 周形成软化灶。脑穿支动脉闭塞导致的深部脑组织的小灶性缺血性坏死称之为腔隙性梗死。

(二)影像学表现

1.CT 表现

无论脑梗死的任何一期(水肿、变形、坏死及液化),与影像学有关的基本病理改变都是水分比例的增加,这就决定了脑梗死的基本 CT 表现是低密度(较正常脑组织)改变。大面积急性梗死的病理基础是颅内较大动脉(如颈内动脉、大脑中动脉)或其主要分支的闭塞,故梗死区域与这些动脉的供血区域一致,呈扇形或楔形,同时累及灰质和白质。梗死发生 6 小时之内,CT 可以几乎无阳性发现;6～24 小时大部分病例出现低密度改变;部分病例大约 24 小时之后才出现低密度改变。

梗死 2～15 天,由于此时病变区内的水肿最重,除密度进一步降低外,还会出现一定的占位效应,相邻脑沟、脑裂和(或)脑室可变窄,面积很大时可见脑室的变窄及向健侧移位,严重时可出现脑疝1～2 周水肿开始逐渐消退,梗死的占位效应慢慢减轻,脑沟、脑室的形态恢复正常。但此时常出现"模糊效应",即便梗死灶出现短时间的等密度表现,模糊效应的出现常造成 CT 的假阴性表现,给诊断带来困难。

大约自第 4 周开始,梗死区域密度逐渐变得更低,数月后可呈水样密度,边界边锐利,表示梗死区已经液化。同时,梗死部位的同侧脑沟增宽,脑室扩大甚至向患侧移位,呈脑萎缩表现。

脑深部穿支动脉闭塞造成的小面积梗死称为腔隙性梗死,多位于丘脑及基底核区,不像大面积梗死那样有典型的血供区域分布。大多数文献将直径不大于 10mm 作为腔隙梗死的诊断标准。

2.MRI 表现

磁共振的典型信号改变是 T_1WI 上低信号,T_2WI 上高信号。磁共振的优势是显示病灶早于 CT,在 T2WI 上,梗死的高信号与正常脑组织的略低信号形成鲜明对比,所以敏感性明显高于 CT。而且由于没有伪影存在,最适合显示脑干和小脑的梗死。

脑梗死后如果进行增强扫描,可见梗死周边的脑回样强化。

(三)诊断要点、鉴别诊断及检查方法的比较

1.诊断要点

(1)CT 图像出现低密度病灶,较大面积的呈扇形,符合某支动脉的分布区域。

(2)急性期较大面积的病灶会出现占位效应。

(3)急性期增强扫描可见脑回样强化。

2.鉴别诊断

主要与各种原因的脑水肿鉴别:

(1)形态。

1)梗死:扇形。

2)水肿:棕榈叶样。

(2)累及范围。

1)梗死:灰质与白质。

2)水肿:主要在白质。

(3)占位效应。

1）梗死：轻。

2）水肿：重。

3.检查方法的比较

由于扫描速度快，敏感性较高，CT是急性患者的首选。如果症状明显CT检查阴性，应当再行MRI扫描，另外怀疑脑干和小脑梗死的患者，应当选择MRI扫描。

二、脑实质出血

(一)概述

脑实质出血是常见的脑血管病之一，其主要病因是高血压和动脉硬化，其次是动脉瘤、血管畸形。脑出血发病急，患者多以肢体运动障碍、意识不清等症状就诊，发病时血压多半很高。男女发病率相近。高血压和动脉硬化出血好发于中老年人，壳核、苍白球、外囊、丘脑和脑桥是发生出血最常见的部位。

(二)影像学表现

1.CT 表现

血肿影响X线吸收率的成分是血红蛋白内的铁，所以脑出血的主要亮度改变是高密度，血细胞比容(红细胞压积)越高，血肿密度越高，当血细胞比容达到100%时，CT值最高，可达到94Hu。新鲜出血在外囊区，多表现为肾形，在丘脑多半为横行的肿块。由于新鲜血肿的固缩，表面光滑锐利，内部均质，此时，周围脑组织的反应尚未形成，所以几乎看不到周围的水肿或只有薄薄的一圈水肿，占位效应非常轻微。随着时间的推移，周围脑组织的反应性水肿明显加重，这也是为什么出血后短时间内症状会明显加重的原因。血肿的吸收表现在血肿边缘的模糊和体积的缩小以及水肿的消退。大约2周后，高密度的范围逐步缩小，周围水肿也逐步缩小，占位效应逐渐减轻。大约1个月后，血肿演变成等密度，此时很容易被误诊为其他疾病，如肿瘤。此后，血肿逐步呈低密度，而且越来越低，说明血肿在逐渐液化。大约2个月后，往往形成新月形的低密度病灶，周围水肿完全消失。在血肿吸收期，如果增强扫描，可以看见血肿周围出现不是很完整的环状高密度强化带。

如果出血邻近脑室或脑沟，容易破入这些含有脑脊液的腔隙内，破入脑室内的血肿可以表现为脑室内高密度铸型或高密度液平，破入脑沟内(蛛网膜下隙)的血肿则表现为脑沟内高密度充填。

2.MRI 表现

血肿内血红蛋白的演变在磁共振图像中体现得非常清晰。从含氧血红蛋白到脱氧血红蛋白、正铁血红蛋白(红细胞膜完整)、正铁血红蛋白(红细胞膜破裂)、含铁血黄素是血红蛋白降解的四个步骤，磁共振图像都可以有典型的信号改变。脱氧血红蛋白在 T_1WI 上表现为略低信号，T_2WI 上为更低信号，正铁血红蛋白在 T_1WI 表现为高信号，如果红细胞膜完整，T_2WI 表现为明显低信号，如果红细胞膜已经破裂，则表现为高信号，周围绕以薄的低信号环；含铁血黄素无论 T_1WI 还是 T_2WI 都表现为低信号。

(三)诊断要点、鉴别诊断及检查方法的比较

1.诊断要点

(1)急性发病。

（2）CT 图像上脑实质内出现高密度病灶。

（3）很快出现灶周水肿，占位效应明显。

2.鉴别诊断

小灶性出血要注意与钙化鉴别，另一个要注意的是与肿瘤出血相鉴别。

3.检查方法的比较

急症患者还是以 CT 检查作为首选。

三、蛛网膜下腔出血

（一）概述

颅内血管破裂后血液流入蛛网膜下腔（蛛网膜下隙）称之为蛛网膜下腔出血。可分为外伤性和自发性两大类。自发性蛛网膜下腔出血可以发生于任何年龄。占急性脑血管病的 7％～15％。发病原因以颅内动脉瘤（51％）、高血压动脉硬化血管破裂（15％）、动静脉畸形（6％）最常见。临床表现为突发性头痛，喷射性呕吐，甚至意识障碍，查体时的脑膜刺激征（颈部抵抗感）是典型表现。腰穿为血性脑脊液可作为临床确诊的依据。

（二）影像学表现

1.CT 表现

发病的第 1 天，CT 检查的阳性率极高，几乎可以达到 100％，所以说 CT 是检出急性蛛网膜下腔出血最好的影像学检查方法。脑沟、脑池和脑裂内被高密度充填是典型的蛛网膜下腔出血的 CT 征象。密度增高的程度与出血量、被脑脊液冲淡的程度相关。出血量越大、脑脊液的稀释越少，密度越高。当然，与病程也有很大的关系，第 1 天的密度最高，随着被脑脊液的冲淡和血红蛋白的降解，密度很快降低。大约 3 天以后，与脑脊液相比密度差别已经很小，此时 CT 的检出率大大降低，1 周后 CT 的检出率几乎等于零。虽然 CT 是检出急性蛛网膜下腔出血最好的影像学检查方法，但是局限性就是与发病时间相关性太强，如果发病数天后再进行 CT 扫描，即使阴性发现也不能排除有过蛛网膜下腔出血。

由于脑脊液的稀释作用以及脑脊液的含氧量较高，急性蛛网膜下腔出血无论在 T_1WI 还是 T_2WI 上都难以与正常脑脊液区分。因此，磁共振在急性期的作用有限，阳性率较低，检查时间又太长，所以不适合作为怀疑急性蛛网膜下腔出血的首选影像学检查方法。

（三）诊断要点、鉴别诊断及检查方法的比较

1.诊断要点

（1）突发头痛，喷射性呕吐，脑膜刺激征阳性。

（2）CT 图像上脑沟和（或）脑池、脑裂内被高密度充填。

2.鉴别诊断

与硬膜下血肿鉴别：最重要的鉴别点在于蛛网膜下腔出血在脑沟内一定有高密度，而硬膜下血肿不可能表现为脑沟内的高密度。

3.检查方法的比较

在急性期，尤其是前 3 天内，CT 是最快速、敏感性最高的检查方法。

四、颅内血管畸形

(一)概述

颅内血管畸形是一种血管的先天发育畸形,可以分为四种类型:动静脉畸形、静脉瘤、毛细血管扩张症和海绵状血管瘤。主要的临床症状是蛛网膜下腔出血、头痛、癫痫以及神经系统的损伤。动静脉畸形多为单发,由扩张的供血动脉和扩张的引流静脉、畸形血管团组成,血管畸形中没有正常脑组织。海绵状血管瘤虽然常发生出血,但是量较少,临床症状很隐蔽,约60%是不定期发作的以头痛为主要症状的癫痫,部分会发现进行性的神经系统损伤。

(二)影像学表现

1.动静脉畸形

(1)CT 表现:由于脑出血是动静脉畸形的主要临床症状,所以发现动静脉畸形的往往首先是 CT,畸形血管团表现多样,可以是等密度,或者混杂密度,如果伴有出血可以有高密度肿块,钙化成分常常成为考虑动静脉畸形的重要标志,增粗的引流静脉由于贴近脑表面,比较粗大,所以在平扫 CT 图像上较容易辨认。增强扫描是十分必要的,可以确认引流静脉的存在,表现为蛇形的高强化组织,部分病例可以辨认出增粗的供血动脉。畸形血管团多表现为不均质强化的团块,与引流静脉和供血动脉相连,有时可以看到团块内有纡曲的血管强化。较大的畸形血管团可以有占位效应,如果有血肿可以看到血肿周围的水肿带。但是断层扫描的局限性使 CT 难以确认供血动脉的来源以及引流静脉的归宿。

(2)MRI 表现:磁共振在诊断动静脉畸形方面有着独特的优势,"流空现象"使得血管结构很容易在 MRI 图像上被辨认,无论在 T_1WI 还是在 T_2WI 上都表现为蛇形的无信号结构。

(3)脑血管造影表现:是确诊和详尽了解供血动脉及引流静脉的最佳影像学检查方法。动脉期可以显示增粗的供血动脉及其数目和来源,还可以显示畸形血管团的内部血管结构。静脉期可以明确引流静脉的数目、形态、走行和汇入静脉窦的途径。

2.海绵状血管瘤

(1)CT 表现:平扫为等密度或略高密度肿块,其内或少量钙化,或较多钙化,或几乎全是钙化,钙化为不均质高密度,没有灶周水肿,无明显占位效应。增强扫描大部分为轻度强化或基本无强化。

(2)MRI 表现:MRI 是诊断海绵状血管瘤的最佳影像学检查方法。反复的小灶性的出血使得 MRI 图像很有特点:T_1WI 上多半是等高混杂信号;T_2WI 表现为中心是高低混杂信号的团块,边缘是代表含铁血黄素的低信号环,不规则形态。这种表现几乎是海绵状血管瘤独有的,所以 MRI 的特异性非常高。

(3)脑血管造影表现:不是诊断海绵状血管瘤的金标准,绝大部分没有异常血管出现,偶尔可在静脉期看到轻度染色。

(三)诊断要点、鉴别诊断及检查方法的比较

1.诊断要点

动静脉畸形的脑血管造影诊断要点如下。

(1)见到一条或数条增粗的供血动脉。

(2)畸形血管团。

（3）见到引流静脉。

海绵状血管瘤的磁共振诊断要点如下。

（1）T_1WI 上等低高混杂信号团块。

（2）T_1WI 边缘为低信号，中心为爆米花样高等低混杂信号的团块。

（3）没有灶周水肿带。

2.鉴别诊断

动静脉畸形的 CT 要注意与含有钙化的肿瘤鉴别。海绵状血管瘤的 CT 要注意与单纯钙化以及含有钙化的胶质瘤鉴别。

3.检查方法的比较

动静脉畸形，脑血管造影是金标准。海绵状血管瘤，MRI 是最佳选择。

第五节　颅内肿瘤

颅内肿瘤包括原发性肿瘤和继发性肿瘤，原发者源于颅内各种组织结构，继发者包括转移瘤和侵入瘤。颅内肿瘤约占全身各部位肿瘤的 $1.45\% \sim 2\%$，12 岁以下儿童的发病率相对较成人高，可占到全身肿瘤的 7%。

一、肿瘤的分类

（一）神经上皮组织的肿瘤

1.星形细胞的肿瘤

（1）星形细胞瘤：①纤维型（Ⅱ级）；②原浆型（Ⅱ级）；③胖细胞型（Ⅱ级）。

（2）毛细胞型星形细胞瘤（Ⅰ级）。

（3）室管膜下巨细胞星形细胞瘤（结节性硬化的脑室肿瘤）。

（4）星形母细胞瘤（Ⅱ、Ⅲ或Ⅳ级）。

（5）间变性（恶性）星形细胞瘤（Ⅲ级）。

2.少突胶质细胞的肿瘤

（1）少突胶质细胞瘤（1 级，少数为 2 级）。

（2）混合少突胶质星形细胞瘤（2 级）。

（3）间变性（恶性）少突胶质细胞瘤（3 级）。

3.室管膜和脉络丛的肿瘤

（1）室管膜瘤（1 级很少，2 级）：①黏液乳头状室管膜瘤（1 级很少，2 级）；②乳头状室管膜瘤（1 级）；③室管膜下室管膜瘤（1 级）。

（2）间变性（恶性）室管膜瘤（3 级或 4 级）。

（3）脉络丛乳头瘤（1 级）。

（4）间变性（恶性）脉络丛乳头瘤（3 级或 4 级）。

4.松果体细胞的肿瘤

(1)松果体细胞瘤(1,2或3级)。

(2)松果体母细胞瘤(4级)。

5.神经元的肿瘤

(1)神经节细胞瘤(1级)。

(2)神经节细胞胶质瘤(1级或2级)。

(3)神经节神经母细胞瘤(3级)。

(4)间变性(恶性)神经节细胞瘤及神经节神经胶质瘤(3级或4级)。

(5)神经母细胞瘤(4级)。

6.低分化及胚胎性肿瘤

(1)胶质母细胞瘤(4级):①伴有肉瘤成分的胶质母细胞瘤(胶质母细胞瘤与肉瘤混合型)(4级);②巨细胞胶质细胞瘤(4级)。

(2)髓母细胞瘤(4级):①促纤维增生型(3级或4级);②髓母肌母细胞瘤(4级)。

(3)髓上皮瘤(4级)。

(4)原始极性成胶质母细胞瘤(4级)。

(5)大脑胶质瘤病(3级或4级)。

(二)神经鞘细胞的肿瘤

(1)神经鞘瘤(雪旺细胞瘤)(1级)。

(2)间变性(恶性)神经鞘瘤(3级)。

(3)神经纤维瘤(1级)。

(4)间变性(恶性)神经纤维瘤(神经纤维肉瘤,神经源肉瘤)(3级或4级)。

(三)脑膜及有关组织的肿瘤

1.脑膜瘤

(1)脑膜皮瘤型(内皮瘤型,合体细胞型,蛛网膜皮瘤型)。

(2)纤维型(成纤维细胞型)(1级)。

(3)过渡型(混合型)(1级)。

(4)砂样瘤型(1级)。

(5)血管瘤型(1级)。

(6)血管母细胞型(1级)。

(7)血管外皮细胞型(2级)。

(8)乳头状型(2级或3级)。

(9)间变性(恶性)脑膜瘤(2级或3级)。

2.脑膜的肉瘤

(1)纤维肉瘤(3级或4级)。

(2)多形细胞肉瘤(3级或4级)。

(3)原发脑膜肉瘤病(4级)。

3.黄色瘤

(1)纤维黄色瘤。

(2)黄色肉瘤(恶性纤维黄色瘤)。

4.原发黑色素性肿瘤

(1)黑色素瘤(4级)。

(2)脑膜黑色素瘤病(4级)。

5.其他类型

(四)原发恶性淋巴瘤(3级或4级)

(五)起源于血管的肿瘤

(1)血管网状细胞瘤(毛细血管型血管网状细胞瘤)(1级)。

(2)巨怪细胞肉瘤(4级)。

(六)胚生殖细胞的肿瘤

(1)胚生殖细胞瘤(2级或3级)。

(2)胚胎性癌(4级)。

(3)绒毛膜上皮癌(4级)。

(4)畸胎瘤(1级,有些区可以是2,3或4级)。

(七)其他畸形性肿瘤和肿瘤样病变

(1)颅咽管瘤(2级)。

(2)拉克氏裂隙囊肿(1级)。

(3)上皮样囊肿(1级)。

(4)皮样囊肿(2级)。

(5)三脑室胶样囊肿(1级)。

(6)肠源样囊肿(1级)。

(7)其他囊肿(1级)。

(8)脂肪瘤(1级)。

(9)迷芽瘤(垂体后叶细胞瘤,颗粒细胞"肌母细胞瘤")(1级)。

(10)下丘脑神经元错构瘤(1级)。

(11)鼻神经胶质异位(鼻神经胶质瘤)(1级)。

(八)血管畸形

(1)毛细血管扩张症。

(2)动静脉畸形。

(3)静脉畸形。

(4)海绵状血管瘤。

(5)Sturge－Weber氏病(大脑和面部或大脑和三叉神经分布区血管瘤病)。

(九)垂体前叶肿瘤

1.垂体腺瘤

(1)嗜酸性(1级)。

(2)嗜碱性(黏液样细胞)(1级)。

(3)嗜酸-嗜碱混合性(1级)。

(4)嫌色性(1级)。

2.垂体腺癌(3级)

(十)局部肿瘤的扩延

(1)颈静脉球瘤(化学感受器瘤,非嗜铬性副神经节瘤)。

(2)脊索瘤。

(3)软骨瘤。

(4)软骨肉瘤。

(5)嗅神经母细胞瘤(感觉神经母细胞瘤)。

(6)腺样囊性癌(圆柱瘤)。

(7)其他。

(十一)转移性肿瘤

(十二)未分类的肿瘤

二、病理与临床表现

原发性颅内肿瘤良性者生长缓慢,包膜完整,不浸润周围组织,细胞分化良好;而恶性者则相反,生长较快,浸润性生长,无完整包膜,细胞分化不良。由于颅腔的体积固定,所以肿瘤的生长必然产生占位效应,造成颅内压升高。由于肿瘤的部位、生长速度、生长方式以及继发的病变不同,临床可有不同的表现,但不外乎以颅内压增高症状及局灶性的症状、体征两方面表现为主。

颅内肿瘤引起的颅内压升高常表现为:头痛、呕吐、视盘水肿三联征。由于病情的发展情况不一,每个患者的表现亦可不同。局灶症状因肿瘤的部位不同而各不相同,可以表现为运动、感觉、精神及情感等方面的障碍,亦可表现为不同类型的癫痫。

三、颅内肿瘤的基本 CT 表现

(一)密度异常

CT 扫描,颅内肿瘤密度常呈异常改变,这是肿瘤的直接征象。肿瘤密度高于正常脑组织者为高密度;低于正常脑组织者为低密度;与正常脑组织相等者为等密度;两种或两种以上的密度同时存在为混合密度。

1.低密度肿瘤

其内部成分可以是肿瘤的坏死组织、水分和脂类。这三者的 CT 值是依次降低的。坏死的肿瘤常见于星形细胞瘤、室管膜瘤、髓母细胞瘤和转移瘤等。水样密度病变有蛛网膜囊肿、囊性胶质瘤等。脂类密度病变 CT 值更低,多为负值,见于脂肪瘤、表皮样囊肿、皮样囊肿等。

2.高密度肿瘤

其内部成分可以是实性肿瘤,也可以是肿瘤内部的出血或钙化。这三者的 CT 值是依次增加的。高密度肿瘤见于脑膜瘤、髓母细胞瘤、室管膜瘤等。胶样囊肿也为高密度,可能与囊内的电解质高度浓缩有关。肿瘤出血是由于肿瘤侵蚀血管和肿瘤内血管发育不良,因牵拉、挤压而破裂出血。肿瘤钙化常见于少突胶质细胞瘤,颅咽管瘤等。

3.等密度肿瘤

在CT上可根据瘤周水肿、占位征象和造影剂强化而识别。常常是实性肿瘤,没有坏死、液化或钙化。如神经鞘瘤、垂体腺瘤等。

4.混合密度肿瘤

是由于实性肿瘤出现坏死、囊变或钙化而形成。如间变星形细胞瘤、胶质母细胞瘤、室管膜瘤等。

(二)占位征象

由于颅腔容积固定,肿瘤几乎均可有占位效应。这是由于肿瘤本身的体积;瘤周水肿;瘤周胶质增生;肿瘤继发病变,如出血、积水等所致。不同部位肿瘤,有不同的占位征象。

额区肿瘤包括额叶实质,前颅凹底部和矢状窦旁的肿瘤。当肿瘤较小,且远离侧脑室前角和中线,则无明显占位征象。当肿瘤较大,而且距这些结构又近,则可出现明显的占位征象。表现为侧脑室前角变形、移位或者闭塞;额叶底部肿瘤压迫室间孔而使侧脑室扩大;进一步可使第三脑室变形移位;大脑镰亦可向对侧移位。

顶区肿瘤包括顶叶实质和矢状窦旁的肿瘤。占位征象表现为侧脑室体部和三角部的变形、移位或者闭塞。亦可同时伴有侧脑室前角或者后角扩大。三角部脉络丛可作为判断占位征象的标志。可有大脑镰移位,进一步可使基底节和第三脑室向下且向对侧移位。

颞区肿瘤包括颞叶实质、中颅凹和蝶骨嵴等处肿瘤。该区肿瘤可使颞角改变;向外压迫可使外侧裂闭塞;向内压迫可使鞍上池、四叠体池和环池改变;进一步影响脑干,使中脑和脑桥向对侧移位。

枕区肿瘤包括枕叶实质、小脑幕、横窦和大脑镰后部的肿瘤。影响后角或者三角部,使其形态改变。三角部脉络丛亦可前移。枕区肿瘤还可使小脑幕下移,小脑上池变小,四叠体池变形,中线结构向对侧移位。

基底节区肿瘤,包括基底神经节、内囊和丘脑各部的肿瘤。从前往后可依次压迫前角、第三脑室和三角部。压迫室间孔可使侧脑室扩大。该区肿瘤可使侧脑室体部上抬变窄,亦可影响岛池、鞍上池、环池和四叠体池。

脑室内肿瘤,表现为脑室内密度异常,肿瘤密度取代脑脊液密度。肿瘤常使脑室内脉络丛移位。肿瘤阻塞脑脊液流出道,使上位脑室扩大。室间孔受阻,双侧脑室扩大;导水管受阻,第三脑室以上扩大。脉络丛乳头状瘤,脑脊液分泌增多,脑室系统亦可扩大。

鞍区肿瘤包括鞍内、鞍旁、鞍上和丘脑下部的肿瘤。鞍内肿瘤以蝶鞍及垂体大小和形态改变为主。肿瘤向上使鞍上池变形、填塞;继续向上压迫室间孔和侧脑室;向两侧使海马回和钩回向外侧移位;向后上压迫脑干和第三脑室。肿瘤可沿斜坡进入桥前池。

松果体区肿瘤包括松果体和第三脑室后部的肿瘤。表现为钙化的松果体移位;四叠体池变形、扭曲或者闭塞;第三脑室后部受压使其变短;导水管上端受阻,第三脑室及侧脑室扩大;肿瘤大时压迫脑干前倾。

脑干肿瘤,髓内肿瘤包括中脑、脑桥和延髓。表现为脑干本身体积膨大,相邻脑池受压变窄或者闭塞;第四脑室向后移位。

小脑肿瘤,蚓部肿瘤可使第四脑室向前移位,上蚓肿瘤可使四叠体池变窄或导水管受压。

小脑半球肿瘤,第四脑室移向对侧或者闭塞,同侧小脑脑桥角池变窄。肿瘤大时亦可推挤脑干。

(三)脑水肿

脑肿瘤周围的脑水肿和脑肿胀虽有主次之分,却常常同时存在。发生机制可能由于:①血脑屏障破坏,血管壁通透性增加;②静脉回流障碍,毛细血管内压力增高;③组织缺氧和代谢障碍,钠泵减弱,细胞内水分增多。

脑水肿在CT上表现为肿瘤周围的低密度区,CT值大约在20Hu。一般沿脑白质分布,如胼胝体、放射冠、视放射等,有时可随弓状纤维呈指状伸入大脑皮层的灰质之间,很少累及脑灰质。水肿带常以肿瘤为中心,越远离肿瘤越不明显,多与正常脑组织分界不清楚。增强后扫描水肿区无强化。

(四)脑积水

颅内肿瘤因阻塞脑脊液循环通路,而形成阻塞性脑积水。脑室内脉络丛乳头状瘤使脑脊液分泌增加,亦可形成交通性脑积水。临床以前者多见。

阻塞性脑积水,CT表现为阻塞部位的上位脑室扩大,还可以有脑室旁脑白质水肿,CT表现为低密度。这是由于脑室内压力升高,室管膜的细胞间连接受损出现裂隙,水分子进入脑室周围脑组织。脑积水时间长,室管膜受损而出现胶质增生,形成室管膜瘢痕,又可阻止脑脊液漏入脑实质,因此脑室周围低密度又可减轻甚至消失。

由于肿瘤部位不同,阻塞不同部位可出现不同范围的脑积水。单侧室间孔受阻,可出现一侧侧脑室扩大;两侧同时受阻,表现为双侧侧脑室扩大,可见于鞍区肿瘤、第三脑室肿瘤以及透明隔肿瘤等。

中脑导水管阻塞,可出现第三脑室和双侧侧脑室扩大。常见于松果体区肿瘤、中脑胶质瘤等。

第四脑室出口阻塞,可造成第四脑室以上扩大,如枕骨大孔区脑膜瘤,也可见于脑桥下部和延髓的胶质瘤、小脑的髓母细胞瘤、星形细胞瘤和室管膜瘤等。血管网状细胞瘤和上皮样囊肿生长缓慢,脑积水发生较轻。脑桥小脑角的听神经瘤、脑膜瘤亦可压迫第四脑室而出现阻塞性脑积水。

脑室内肿瘤亦可形成阻塞性脑积水,第三、四脑室内的肿瘤容易出现。侧脑室体部或三角部肿瘤,可出现侧脑室下角扩大或者后角扩大。

(五)脑疝

脑疝是颅内肿瘤占位效应发展到严重阶段而形成。常见有小脑幕裂孔下疝、枕骨大孔疝和大脑镰疝。

小脑幕裂孔下疝(颞叶钩回疝)是幕上占位病变将海马回和钩回疝入小脑幕裂孔,将脑干挤向对侧。CT表现为中脑受压并向对侧移位、旋转或者形态异常;鞍上池、脚间池、四叠体池和环池变形、移位或者闭塞;侧脑室同侧受压,对侧扩大;还可以出现大脑后动脉梗死等征象。

枕骨大孔疝(小脑扁桃体疝)是颅压增高时,小脑扁桃体经枕骨大孔疝出到椎管内。CT表现为枕大池消失;阻塞第四脑室而出现上位脑室扩大。

大脑镰疝(扣带回疝),大脑镰呈镰刀形,前部较窄,向后逐渐增宽。幕上半球病变可将同侧扣带回和中线结构等挤向对侧。CT表现为大脑纵裂、透明中隔和第三脑室离开中线；患侧扣带回移向对侧；严重时基底节和丘脑亦可移至对侧。较少见的还有直回疝、小脑幕裂孔上疝和切口疝等。

(六)脑内肿瘤和脑外肿瘤的CT表现

脑内胶质瘤起源于脑白质，转移瘤居脑皮层或皮层下。CT表现肿瘤主要部分仍位于脑实质内；而且瘤周多有水肿；肿瘤与正常脑组织分界欠清楚；肿瘤以窄基与硬脑膜相接触；颅骨一般无改变。另外，还有相应部位的脑功能受损。

脑外肿瘤多起源于脑膜和颅神经，也可源于胚胎残留、血管或颅骨。脑外肿瘤常有下列CT表现。

(1)肿瘤位于脑表浅部位，以宽基与硬脑膜相连，肿瘤较大时，亦可伸入脑内。

(2)颅骨改变有增生、破坏、受压变形等。如脑膜瘤有相邻骨质增生或破坏；听神经瘤可有内听道扩大；脊索瘤常有斜坡骨质破坏。

(3)脑沟、脑池改变。肿瘤相邻部位的脑沟受压变窄或者消失；肿瘤部位的蛛网膜腔填塞，而两端又可扩大。

(4)脑白质塌陷征是脑外占位病变将脑灰质挤向内，使脑灰质下方呈指状突入的脑白质受压而变薄，白质与颅骨内板间距增宽。常见于大脑凸面脑膜瘤。

(5)静脉窦闭塞。脑膜瘤可使邻近的静脉窦闭塞。平扫静脉窦内密度增高，增强无强化。

四、星形细胞的肿瘤

星形细胞的肿瘤为神经上皮源性肿瘤中最常见的一类肿瘤。占颅内肿瘤17％，占神经上皮源性肿瘤的40％。男女发病比例为1.89∶1。

星形细胞的肿瘤在脑发生的部位，以幕上多见(77.8％)，幕下占22.2％。

分化良好的星形细胞的肿瘤，肿瘤多位于大脑半球白质，少数可位于灰质并向白质或脑膜浸润。肿瘤没有包膜，有时沿白质纤维或者胼胝体纤维向邻近脑叶或对侧半球发展。肿瘤含神经胶质纤维多，肿瘤色灰白与正常白质相似；少数则呈灰红色，质软易碎。肿瘤可有囊变，可为单发或多发，囊内含有黄色液体。肿瘤血管近于成熟。

分化不良的星形细胞的肿瘤，呈弥漫浸润生长，形态不规整，与脑实质分界不清楚。半数以上有囊变。肿瘤易发生大片坏死和出血。肿瘤血管形成不良，血脑屏障结构不完整。

小脑星形细胞瘤多位于小脑半球，亦可位于蚓部，有时可突入第四脑室。肿瘤一部分为囊性，边界清楚；一部分为实性，浸润性生长，无明显边界。

临床表现特点：局灶性或全身性癫痫发作是星形细胞肿瘤最重要的临床表现，确诊前数年就可以出现。神经功能障碍和颅内压增高常常在病变后期出现。

(一)CT表现

1.幕上Ⅰ、Ⅱ级星形细胞的肿瘤

Ⅰ、Ⅱ级星形细胞的肿瘤大多数表现为脑内均匀的低密度病灶，类似水肿，CT值18～24Hu；少数为混合密度病灶；约1/4的病例有钙化；肿瘤边界大多数不清楚，少数清楚；90％瘤周不出现水肿，少数有轻度或者中度水肿。

增强后扫描，Ⅰ级星形细胞的肿瘤大多数无明显变化。肿瘤的CT值仅增加2～3Hu，与增强后的正常脑组织密度相同;少数肿瘤表现为囊壁和囊内间隔的轻微强化。

Ⅱ级星形细胞的肿瘤可表现为连续或者断续的环形强化,少数还可以有肿瘤的壁结节甚至花环状强化。Ⅱ级星形细胞的肿瘤是一种良恶交界性肿瘤,因此,既可以表现为Ⅰ级星形细胞的肿瘤特征,也可以表现为Ⅲ、Ⅳ级星形细胞瘤的特征。

有时可以发现靠近肿瘤附近脑凸面的正常脑皮质有造影剂摄入,这种现象有时被误认为是肿瘤本身的强化。

2.幕上Ⅲ、Ⅳ级星形细胞的肿瘤

Ⅲ、Ⅳ级星形细胞的肿瘤,CT平扫密度很不均匀,常为两种甚至三种密度并存,其中以低密度或者等密度为主的混合密度的病例最多。Kazner等报告71%为混合密度,其余29%呈均匀的低密度、等密度或者高密度,所占各比例大致相等。

肿瘤内的高密度,常为肿瘤内出血;钙化也为高密度,但钙化出现率仅为2.3%~8%。低密度为肿瘤的坏死区,CT值19~23Hu;也可以为囊变区,CT值更低,且其边缘清楚光滑。等密度的实性肿瘤组织和正常脑组织CT表现仍有一定差别,可能与肿瘤内病理血管和组织不均匀有关。

Ⅲ、Ⅳ级星形细胞的肿瘤91.7%有脑水肿,其中Ⅰ、Ⅱ、Ⅲ度水肿分别为24.5%、57.7%和17.8%。肿瘤的大小和水肿没有必然的联系,较小肿瘤产生的水肿可以蔓延整个半球,而一个较大的肿瘤却可显示很轻的水肿。

增强扫描,几乎所有的Ⅲ、Ⅳ级星形细胞的肿瘤(占96.5%)均有造影剂摄入,其密度平均增加(12.6±5.8)Hu。CT值最高在注射造影剂后10分钟内出现,维持一小时后逐渐下降。

肿瘤摄入造影剂后,能在广泛的脑水肿中显示肿瘤的实际大小;也能帮助区别肿瘤实质部分与坏死和囊变区。

注射造影剂后,肿瘤可呈不规则的环状或者花环状结构;在环壁上还可见强化不一的或大或小的瘤结节。切层部位不同,肿瘤形态可以各异。

各级肿瘤均有占位征象,尤以Ⅲ~Ⅳ级占位征象显著。

激素治疗后,肿瘤的强化环可以缩小。

3.小脑星形细胞的肿瘤

小脑星形细胞的肿瘤,多位于小脑半球,少数在小脑蚓部。可为囊性或者实性。

囊性星形细胞的肿瘤平扫为均匀的低密度,囊液CT值高于脑脊液,边界清楚,囊壁可有钙化。增强后扫描,囊壁残留肿瘤可有不规则强化;有时囊壁光滑,不强化,只有瘤结节强化,但瘤结节小或者靠近颅骨时,常不易显示,或者CT显示的瘤结节大小比手术所见要小。

实性星形细胞的肿瘤平扫以低密度为主的混合密度,多数有坏死囊变区,肿瘤实性部分有明显强化。

小脑星形细胞的肿瘤多有水肿;第四脑室受压移位、闭塞;上位脑室扩大;脑干受压前移;脑桥小脑角池闭塞。

各级星形细胞的肿瘤虽有一定特征,但由于肿瘤细胞分化程度不一,影像征象互相重叠,因此诊断分级有时难以确定。

（二）MRI 表现

1.幕上星形细胞瘤

该肿瘤 T_1 和 T_2 弛豫时间延长，以 T_2 明显。因此肿瘤在 T_1WI 图像为略低信号，T_2WI 图像为明显的高信号。

肿瘤的信号可以均匀，也可以不均匀。肿瘤信号不均匀与其坏死、出血、囊变、钙化和肿瘤血管有关：囊液内蛋白含量较高，故 T_1WI 成像其信号强度高于脑脊液，低于脑实质。肿瘤内出血的信号变化依其出血的时间不同而异，多数 T_1、T_2WI 图像为高信号。钙化在 T_1、T_2 图像上均为低信号，但其敏感性不如 CT。有时可在肿瘤区看到粗短的条状低信号，为肿瘤血管占位现象。

用 Gd-DTPA 增强扫描，偏良性的肿瘤多无增强；偏恶性的肿瘤多有增强，其表现多种多样，可呈均匀一致性增强，亦可呈不均匀或环状增强。

肿瘤周围水肿，T_1WI 图像为低信号，T_2WI 为高信号。水肿带与肿瘤边缘有时可区别，有时不能区别。增强扫描因肿瘤强化明显而区别。

MRI 表现在一定程度上提示肿瘤的恶性程度。Dean 研究，良性星形细胞瘤，边界清楚，信号均匀或呈混合信号，占位征象轻，瘤周可有水肿，但无出血。恶性星形细胞瘤边界模糊，信号不均匀，常伴有坏死囊变，有中、重度水肿，占位征象明显，肿瘤出血多见，常可见到肿瘤内含铁血红素沉积。间变性星形细胞瘤的 MRI 表现介于两者之间，有人认为无含铁血红素沉积，此点是与恶性星形细胞瘤的区别点。

2.小脑星形细胞瘤

小脑星形细胞瘤可分为囊性和实性。小脑星形细胞瘤与幕上星形细胞瘤相比，囊变率高，水肿较轻，边界相对清楚。肿瘤的实性和囊性部分，T_1WI 图像均为低信号，T_2WI 图像均为高信号。肿瘤的囊变区可显示液体流动所造成的伪影；另外，注射 Gd-DTPA 后，肿瘤实质部强化，这两点有利于区别肿瘤的囊性和实性。

MRI 显示小脑底部星形细胞瘤没有骨质伪影干扰，矢状面能清楚地分辨肿瘤与脑干的关系。

（三）核医学

口服过氯酸钾 400mg 后 20～30 分钟（封闭脉络丛），再口服 $^{99m}TcO_4^-$（过锝酸盐）370～555mBq（10～15mCi）。在脑干平面显像，可见到肿瘤部位放射性高浓聚影。病灶影像范围略大于实际肿块，恶性程度越高，显像越清楚；如果瘤体大，中心有坏死时，影像表现放射性分布不均匀。但不能做出定性诊断。

（四）诊断要点

（1）癫痫，脑受损的定位征象，高颅压表现。

（2）Ⅰ、Ⅱ级星形细胞的肿瘤 CT 显示以低密度为主，坏死囊变少，占位征象轻，强化少。

（3）Ⅲ、Ⅳ级星形细胞的肿瘤 CT 显示以混杂密度为主，呈花环状，坏死囊变多，占位征象重，肿瘤均有强化。

（4）小脑星形细胞的肿瘤多位于小脑半球，"囊中有瘤"或者"瘤中有囊"，肿瘤实质部分强化明显，易出现阻塞性脑积水。

（5）MRI 显示星形细胞的肿瘤 T_1WI 为低信号，T_2WI 为高信号。其他表现参考 CT 所见。

（五）鉴别诊断

1.Ⅰ、Ⅱ级星形细胞的肿瘤要与下列病变鉴别

无钙化的少突胶质细胞瘤，无造影剂增强的单个转移瘤，近期发病的脑梗死，颅底或颅顶局限性脑水肿，脑内血肿的吸收期，动静脉畸形，浅部静脉血栓形成，蛛网膜囊肿，外伤后局限性脑水肿，脑挫伤，蜂窝组织脑炎，多发性硬化，低密度伪影。

2.Ⅲ、Ⅳ级星形细胞的肿瘤要与下列病变鉴别

无钙化的间变性少突胶质细胞瘤，单个转移瘤，室管膜瘤，恶性淋巴瘤，脑脓肿，脑内血肿囊变期，神经胶质肉瘤，非典型脑膜瘤，感染性血脑屏障破坏。

3.小脑星形细胞的肿瘤要与下列病变鉴别

髓母细胞瘤，室管膜瘤，血管网状细胞瘤，转移瘤，小脑梗死。

（六）诊断价值比较

CT、和 MRI 对星形细胞的肿瘤定位性达 85.8％以上。显示幕下肿瘤，MRI 胜过 CT。X 线平片有提示作用。要显示肿瘤与大血管的关系，可行血管造影。特殊情况下，如造影剂过敏者，CT、MRI 有争议时，超声和核素检查可帮助确认有无占位性病变。

五、脑干胶质瘤

脑干胶质瘤多见于儿童。以脑桥多见，依次是中脑和延髓，同时可侵及脑干的几个部位及丘脑。星形细胞的肿瘤最多，一组经组织学证实的 26 例脑干胶质瘤，除 2 例室管膜母细胞瘤外，其余均为星形细胞的肿瘤。

锥体束受损和脑神经受损的表现并存。肿瘤位于脑干一侧时，出现交叉瘫，即病变侧脑神经瘫痪（如面瘫、舌瘫等），对侧肢体偏瘫。有时肿瘤位于脑干髓内偏后，出现脑神经受损的表现而没有明显的锥体束征。由于脑干体积小，肿瘤常占据脑干，而出现双侧的锥体束征及脑神经症状，阻塞脑脊液循环通路而出现高颅压表现。

（一）CT 表现

1.密度异常

其中以低密度为多，其次是等密度。

2.脑干体积和形态改变

中脑肿瘤，脚间池消失，两侧大脑脚相连成圆柱形；脑桥肿瘤，脑桥体积膨大，周围间隙消失。

3.脑池改变

中脑肿瘤，主要影响四叠体池、鞍上池及环池。脑桥肿瘤影响桥前池、脑桥小脑角池，肿瘤较大时亦影响四叠体池和鞍上池。主要表现为脑池变窄，扭曲或者闭塞。

4.脑室系统改变

脑桥肿瘤，易影响第四脑室，使其变窄，向后移位或者闭塞。中脑肿瘤可压迫第三脑室后部变形。第三脑室前部和侧脑室可因积水而扩大。

5.增强改变

注射造影剂后,以不规则强化为多,亦可呈环形或者结节状强化,能勾画出肿瘤与正常脑组织关系。另有 39%(11/28 例)的肿瘤不强化,可能与生长缓慢的纤维型或者毛细胞型星形细胞瘤有关。

(二)MRI 表现

1.肿瘤信号变化

T_2WI 图像为高信号,T_1WI 图像为低信号,亦可为等信号或混杂信号。肿瘤以脑桥居多。

2.脑干体积和形态改变

中脑肿瘤,脑干膨大如鼓槌状,脑桥肿瘤脑干增大如梭形。

3.脑池改变

中脑肿瘤主要影响桥前池、脑桥小脑角池,亦可影响四叠体池。主要表现为脑池变窄、扭曲或者闭塞。

4.脑室系统改变

主要影响第四脑室及第三脑室后部,可使其受压变窄,移位及闭塞。侧脑室可对称性扩大。

5.增强扫描与 CT 相似。

(三)核医学

口服过氯酸钾 400mg 后 $20\sim30$ 分钟,再口服$^{99m}TcO_4{}^{-370\sim555mBq}$($10\sim15$mCi),作脑干区显像,肿瘤区表现为不规则欠均匀的浓聚影。

核素标记受体显像,用^{131}I-MIBG,即肾上腺能神经受体的配剂,静脉注射 $74\sim111$mBq($2\sim3$mCi)后,在 24 小时、48 小时、72 小时用脑干平面或断层显像,肿瘤区出现核素浓聚,可作为肿瘤定性诊断的依据。

(四)诊断要点

(1)脑干髓内肿瘤,多有锥体束和脑干受损的表现。

(2)CT 显示脑干膨大;密度异常(以低密度或者等密度为多);脑干周围池受压变形、闭塞;第四脑室向后移位;强化可有可无;脑积水。

(3)MRI:脑干胶质瘤在 T_2WI 图像上为高信号,T_1WI 为低信号、等信号或者混杂信号。矢状面显示脑干体积膨大及形态异常;脑室及第四脑室受压变形、移位和闭塞。

(五)鉴别诊断

(1)与髓内病变鉴别:脑干转移瘤,脑干脓肿,脑干炎。

(2)与髓外病变鉴别:听神经瘤,脑膜瘤,脊索瘤,动脉瘤,上皮样囊肿。

(3)与来自第四脑室和小脑的肿瘤鉴别

(六)诊断价值比较

MRI 是显示脑干胶质瘤最好的方法,它不但优于血管造影,也优于 CT。怀疑脑干肿瘤的患者,应首选 MRI 检查,特别是脑桥下部和延髓的肿瘤。

六、少突胶质细胞的肿瘤

少突胶质细胞的肿瘤占颅内肿瘤 1.3%$\sim$4.4%。国内报道男女发病比例 2.13∶1。

少突胶质细胞的肿瘤绝大多数(95.91%)发生于幕上,仅极少数(4.09%)发生在幕下。

少突胶质细胞瘤一般为实体,色粉红,质硬易碎,境界可辨,但无包膜。瘤向外生长,有时可与脑膜相连。肿瘤深部也可囊变,出血坏死不常见。约70%的肿瘤内有钙化点或钙化小结。

少突胶质细胞的肿瘤大多生长缓慢,病程较长。临床表现与肿瘤部位有关。50%~80%患者有癫痫;1/3有偏瘫和感觉障碍;1/3有高颅压征象;还可出现精神症状等。

(一)CT 表现

(1)钙化是少突胶质细胞瘤的特点,约70%的病例有钙化。钙化可呈局限点片状;弯曲条索状;不规则团块状;皮层脑回状。

(2)少突胶质细胞瘤多呈类圆形,边界不清楚。Kazner 等研究了175 例少突胶质细胞瘤,其中混合密度占55.7%,低密度占25.9%,其余为高密度和等密度。肿瘤周边水肿占37.9%,多为轻度水肿。

(3)少数肿瘤有颅骨改变,我们遇到1 例右颞叶少突胶质细胞瘤,CT 显示颅中凹底及颞骨显著增厚,手术发现骨质松脆。

(4)增强扫描,低级少突胶质细胞瘤无对比增强,而间变性和多形性少突胶质细胞瘤(Ⅲ级)的非钙化肿瘤实质部分,常有密度显著增加,多数为均匀增强,少数为环形强化。

(5)间变性少突胶质细胞瘤钙化少;常见为等密度和低密度并存;70%~80%出现瘤周水肿;肿瘤囊变,其出现率随恶性程度增加而增加;肿瘤可以有出血,可能与钙化的毛细血管脆性增加有关。

(6)占位征象。良性肿瘤占位征象不明显或者仅有轻微的占位征象。间变性肿瘤占位征象重。

(二)MRI 表现

少突胶质细胞瘤在 T_1WI 图像为低信号,T_2WI 为高信号。钙化在 T_1WI 与 T_2WI 上均为低信号。良性肿瘤边界清楚、锐利,周围无水肿或仅有轻度水肿,占位征象轻;恶性肿瘤钙化不明显,水肿与肿瘤分界不清楚,占位征象明显。

(三)X 线平片及血管造影

X 线平片常显示肿瘤的钙化呈条带状或者团絮状。血管造影偶可见肿瘤血管,但轮廓模糊。

(四)诊断要点

(1)本病好发于成人,病程进展缓慢。癫痫、精神障碍、偏瘫或偏身感觉障碍为主要表现。

(2)肿瘤多发生于大脑的周边,以额叶为多,其次是顶叶和颞叶,其他部位少见。CT 表现以混合密度多见,亦可为低密度,少见高密度或等密度。水肿轻,强化少。钙化是少突胶质细胞瘤的特征,表现为点片、条索、团块或脑回状。

(3)MRI 在 T_1WI 图像上为低信号,T_2WI 为高信号。

(4)间变性少突胶质细胞瘤钙化少,水肿重,可有囊变、出血,强化明显。

(五)鉴别诊断

星形细胞瘤,神经节细胞瘤,钙化性脑膜瘤,室管膜瘤,神经轴钙化性假肿瘤,钙化性动静脉畸形,海绵状血管瘤,脑三叉神经综合征,结核瘤。

(六)诊断价值比较

CT 和 MRI 都具有诊断价值。由于少突胶质细胞瘤钙化多见,故 CT 显示钙化比 MRI 直观。目前对肿瘤的定性诊断 CT 仍较 MRI 好。

七、室管膜的肿瘤

室管膜的肿瘤发病率,国内统计占颅内肿瘤 5.19%,占神经上皮源性肿瘤 12.21%。可发生于脑室系统的任何部位,以第四脑室为最多见。幕上室管膜瘤.位于脑实质内占 31.3%。

肿瘤大体形态可呈结节状或分叶状,肿瘤的形状常随它所在空间的形状而变化。肿瘤膨胀性生长,界限较清楚;亦有浸润生长,界限不清楚。肿瘤可有玻璃样变、出血、坏死和囊变,偶可形成大囊。室管膜的肿瘤,可由肿瘤细胞脱落或手术种植而转移。

室管膜的肿瘤并无固定的临床特点,症状取决于肿瘤所在位置。呕吐是小儿第四脑室肿瘤和累及 Post－ramus 区的征象;癫痫和颅高压征象常出现;脑室内的肿瘤定位体征少。

(一)CT 表现

肿瘤多位于脑室系统内,以第四脑室为多。不管室管膜的肿瘤位置如何,平扫肿瘤为等密度或稍高密度,其内可有散在低密度囊变区和高密度钙化。

增强扫描,83.7% 的肿瘤(41/49 例)有强化,实性肿瘤强化均匀,CT 值平均增加 14Hu。囊变区不强化。结节或者分叶状肿瘤边界清楚。肿瘤居脑室内,没有水肿。脑实质内肿瘤的周围水肿也多为 I 度。肿瘤位于第四脑室,剩余的第四脑室在肿瘤背侧见到。偶尔可见肿瘤表面不规则。肿瘤大时,可使脑干前移,小脑蚓部及小脑幕上移。

第三脑室室管膜的肿瘤多位于第三脑室后部,因此肿瘤与丘脑界限不清楚,与来自松果体的肿瘤鉴别甚难,易形成阻塞脑积水。

侧脑室室管膜的肿瘤多位于室间孔附近,常引起单侧或者双侧的脑积水。肿瘤亦可位于侧室的后角和三角部。

大脑半球间变性室管膜瘤的典型 CT 表现与患者年龄有关。小儿及青少年时这种肿瘤多位于顶颞枕叶相连处以及额叶。另外,肿瘤的实质部分也发现有很大的囊性变和钙化。偶尔发现该年龄组的肿瘤有瘤内出血。成人时囊变和钙化不常见,但位于顶颞枕相连处的典型部位与小儿相同。

(二)MRI 表现

室管膜瘤在 T_1WI 图像上为低信号或者等信号,T_2WI 像为高信号。肿瘤血管显示为低信号。注射 Gd－DTPA 肿瘤有明显强化。常有脑积水。(患者男,12 岁,MRI 强化扫描可见肿物位于第四脑室内,下界已深入枕大池)

(三)X 线检查

X 线平片显示高颅压征象,有时显示肿瘤钙化,呈点状分布。脑室造影可见脑室内之块状影,现在很少应用。血管造影有时出现肿瘤循环。

(四)诊断要点

(1)多为小孩及青少年。高颅压及定位体征不定。

(2)肿瘤多位于第四脑室;亦可见于侧脑室、第三脑室和脑实质内。

（3）平扫肿瘤为等密度和高密度，散在小低密度区和点状钙化。大部分有强化。小孩及青少年脑实质内的肿瘤易发生大的囊变和钙化。

（五）鉴别诊断

1.第四脑室

髓母细胞瘤，脉络丛乳头瘤。

2.第三脑室

松果体肿瘤，星形细胞瘤，腺样囊肿，脉络丛乳头瘤。

3.侧脑室

脉络丛乳头瘤，室管膜下巨细胞星形细胞瘤，室管膜下室管膜瘤。

4.大脑半球

星形细胞瘤（Ⅰ－Ⅳ），畸胎细胞肉瘤，神经节细胞瘤，转移瘤。

（六）诊断价值比较

CT 和 MRI 对幕上肿瘤均有较好的诊断价值。幕下肿瘤（特别是靠近后颅凹底）可首选MRI 检查。脑室内的肿瘤，也没有必要做脑室造影，MRI 和 CT 均可代替。

八、脉络丛的肿瘤

脉络丛的肿瘤包括脉络丛乳头瘤和间变性（恶性）脉络丛乳头瘤。

脉络丛的肿瘤少见，占颅内肿瘤 0.3％～0.7％，任何年龄均可发生，但以小儿和青年多发。

肿瘤可见于各个脑室，第四脑室多见（50％～60％），侧脑室占第二位（29.0％～34.7％），第三脑室少见（13.0％～17.3％）。发生于大脑脚间池和脑桥小脑角者，称为脑室外脉络丛乳头瘤。尚有个别病例报告发生于大脑和小脑的脑实质内（Robinson），肿瘤大小不一，小者如指头，大者如手掌，充满脑室。表面如桑葚状。肿瘤一般与脉络丛相连，周围界限清楚，部分病例与脑室壁粘连，不常侵入脑组织。肿瘤富于血管，可有钙化，有时可见充满血液的小囊。

由于脑脊液循环受阻及脑脊液分泌增多，颅压增高特点突出。肿瘤血管丰富，可发生蛛网膜下腔出血。肿瘤发生在小脑，脑积水引起头颅变形。

（一）CT

平扫为等密度或轻微高密度，肿瘤位于脑室内完全被脑脊液包围。可见不同程度钙化，囊变罕见。肿瘤位于三角部，可以伴有邻近脑组织密度减低。

增强扫描，肿瘤密度升高明显而且均匀，与脑膜瘤相似。由于肿瘤密度显著增高，使肿瘤与周围的脑脊液和脑组织的界限更清楚。常表现为结节状。

（二）MRI

幕上肿瘤位于第三脑室及侧脑室三角部。肿瘤信号在 T_1WI 上为低信号，介于脑实质与脑脊液之间，T_2WI 为高信号。肿瘤轮廓不规则，有钙化，对比增强明显。肿瘤可使脉络丛移位，邻近脑组织水肿，脑积水重。

（三）X 线检查

平片显示颅内高压征象。脑室充气造影显示脑室内孤立性结节，伴以交通性脑积水。血管造影可见肿瘤循环，发生于侧脑室的肿瘤，可见脉络膜前动脉扩大、迂曲。

(四)诊断要点

(1)多见于小儿和青年人;颅高压征象突出;可伴有蛛网膜下腔出血。

(2)CT 平扫显示脑室内肿瘤,结节状,等密度或高密度,强化明显,脑积水。

(3)MRI 显示脑室内肿瘤,T_1WI 信号低,T_2WI 信号高。

(4)脑室充气造影显示脑室内孤立性结节,伴有交通性脑积水。

(五)鉴别诊断

脑室内脑膜瘤,室管膜下巨细胞星形细胞瘤,室管膜瘤,幕下星形细胞瘤,血管网状细胞瘤。

(六)诊断价值比较

CT 和 MRI 及脑室造影均有诊断价值。但前二者为非损伤性检查,患者无痛苦,易于接受。

九、髓母细胞瘤

髓母细胞瘤是一种极度恶性的肿瘤,占颅内肿瘤的 1.84%～6.54%。发病年龄多在 20 岁以内,男女发病比例 2：1～3：1。

主要发生在小脑蚓部,容易突入第四脑室。少数病例发生在小脑半球,此瘤最好发生脑脊液转移,并广泛种植于脑室系统、蛛网膜下腔和椎管。肿瘤质脆软似果酱,这是由于肿瘤富于细胞和血管。肿瘤呈浸润生长,边界不清楚,但有时有假包膜,而边界清楚。肿瘤囊变、钙化、出血均少见。根据肿瘤的细胞类型,可分为促纤维增生型髓母细胞瘤和髓母肌母细胞瘤。

临床常见躯体平衡障碍,共济运动差;高颅压征象;神经根受刺激引起斜颈。

(一)CT

(1)肿瘤常位于小脑蚓部,突入第四脑室,边界清楚。

(2)平扫肿瘤大多数为轻度高密度,少数为等密度,低密度很少。

(3)46%的肿瘤周围有水肿。

(4)增强扫描,肿瘤呈均匀性增强,CT 值增加 10～20Hu。增强时,肿瘤密度上升快,下降也快。

(5)肿瘤阻塞第四脑室,第三脑室及侧脑室扩大。

(6)肿瘤可通过脑脊液循环转移至幕上脑凸面或脑室系统,增强扫描肿瘤同样出现强化。

(二)MRI

肿瘤在 T1WI 图像上为低信号,T2WI 图像为等信号或者高信号。用 Gd－DTPA 强化及其他征象与 CT 显示相似。

(三)平片及脑血管造影

平片显示颅内压增高的征象,偶有钙化。

可选用椎动脉造影。肿瘤位于小脑上蚓部,可见小脑上动脉的上蚓支向上移位,小脑前中央静脉向前或前上移位。肿瘤位于下蚓部,可见小脑后下动脉的脉络弓前移,内侧支牵直和向外移,扁桃体上支下移。肿瘤位于小脑半球,可见小脑上动脉、小脑后下动脉受压移位。有些病例有轻微的病理血管及毛细血管染色。

(四)诊断价值比较

CT 和 MRI 对髓母细胞瘤定位及定性诊断都有很高的价值。当肿瘤过大时,并难以区分肿瘤是脑干内还是脑干外时,可选 MRI 冠状面鉴别。

血管造影虽有一定的诊断价值,但操作复杂,很少应用。平片对诊断有提示意义。核素检查同其他的 $^{99m}TcO_4^-$ 脑显像可显示病灶浓聚位置和范围,超声检查帮助不大。

总之,髓母细胞瘤用 CT 或者 MRI 均可诊断。鉴别肿瘤与脑干关系,MRI 优于 CT。

十、脑膜瘤

脑膜瘤是颅内最常见的肿瘤之一,占颅内肿瘤的 14.59%～23.76%。

肿瘤常单发,偶为多发。大小不一,形态可随发生部位不同而异。大脑镰旁的如哑铃状;脑室者为梨形;颅底的呈扁平状;蝶骨嵴的呈马鞍状等。

肿瘤包膜完整,多为结节或颗粒状,质坚韧,可有钙化或骨化,很少有囊变(占 1.2%～2.2%)、坏死和出血。肿瘤长大,可嵌入脑内,脑皮质受压,除恶变者外,一般不浸润至脑实质内。

肿瘤接受颈外和颈内(或椎动脉)动脉双重供血,血供丰富。肿瘤中心区以动脉为主,并有大量毛细血管和动脉网,而肿瘤外表富于静脉,汇集为几条大的静脉直接导入邻近静脉窦。

颅骨骨质因肿瘤的刺激和压迫,可增厚、破坏或变薄,甚至穿破颅骨向外生长,使头部局部隆起。

肿瘤生长缓慢,又居脑外,特别是在"静区",定位征象可以不明显。高颅压征象出现缓慢。脑膜瘤在功能区,可有不同程度的神经功能障碍。

(一)CT

1.典型 CT 表现

(1)肿瘤以宽基靠近颅骨或者硬脑膜;可有颅骨的增厚、破坏或变薄等脑外肿瘤的征象。肿瘤亦可位于脑室内。

(2)平扫大部分(74.4%)为高密度,少数(14.4%)为等密度,低密度和混合密度很少。而且密度均匀,边界清楚。

(3)大部分肿瘤(61.3%)有瘤周围水肿。瘤内钙化占 10%～20%。出血、坏死和囊变少见。

(4)增强扫描,肿瘤有均匀一致的强化,密度升高明显,边界锐利。

2.非典型 CT 表现

脑膜瘤非典型征象,占 2%～14.1%,其表现有:

(1)全瘤以囊性为主。

(2)肿瘤内有各种形态的不均匀密度。

(3)环形增强。

(4)壁结节。

(5)全瘤密度低,并有不均匀强化。

(6)瘤内出血。

(7)肿瘤完全钙化。

(8)骨化性脑膜瘤。

(9)瘤周低密度区。

(10)酷似脑内的肿瘤。

(11)多发性脑膜瘤。

肿瘤内的密度异常,可以表现为囊变,密度不均,环形增强和壁结节。这些征象,可能与肿瘤生长快,或者瘤内出血,肿瘤血供不足,坏死有关;也可以由瘤内纤维化所致。

肿瘤血管变性,液体外漏,这样可形成肿瘤的囊变。全瘤低密度,并出现不均匀强化,见于脂肪型脑膜瘤,肿瘤由大量成熟脂肪细胞与脑膜瘤共同构成。

瘤周低密度,其病理基础有:脑水肿;扩大的蛛网膜腔;蛛网膜囊肿;脑组织软化和脱髓鞘改变。

肿瘤生长过程中,可引起脑皮层局部缺血性坏死,肿瘤凸入到白质内;肿瘤过大;特殊部位等原因,使脑膜瘤生长酷似脑内肿瘤。

蝶骨嵴脑膜瘤可以显示成骨性生长,引起蝶骨显著骨质增生,称骨化型脑膜瘤。

(二)MRI 表现

脑膜瘤在 T_1WI 图像上,多数为等信号,少数为低信号;在 T_2WI 图像上,肿瘤可表现为高信号、等信号或者低信号。脑膜瘤内部信号不均匀,表现为颗粒状、斑点状,有时呈轮辐状,这些与肿瘤内血管、钙化、囊变、砂粒体和肿瘤内纤维分隔有关。

脑膜瘤周围水肿,T_1WI 为低信号,T_2WI 为高信号。其水肿的有无及程度,与肿瘤大小及组织学类型相关性差。

脑膜瘤钙化在 MRI 上无信号,它与富血管所造成的流空效应不一样,后者存在偶回波增强,所以,它在 T_2WI 第二个回波反呈高信号。

脑膜瘤周围低信号环,介于肿瘤与水肿之间,称为肿瘤包膜。它是由肿瘤周围的小血管、薄层脑脊液、神经胶质及萎缩的皮层构成。

注射 Gd－DTPA,肿瘤出现明显强化。增强持续时间可达 1 小时。Gd－DTPA 对脑膜瘤强化,可以与碘造影剂一致,也可不一致。

脑膜瘤所致的骨改变,MRI 亦显示清楚。正常颅骨在 MRI 上显示为低信号的内、外板和高信号的板障。脑膜瘤侵及颅骨时,其三层结构消失,原规整弧形的骨结构变得不规则。

(三)X 线检查

平片显示颅内压增高征象;颅骨局限性增生、破坏或二者并存。血管压迹影增多粗大;少数肿瘤发生钙化;松果体钙斑移位。

脑血管造影,不同部位肿瘤引起脑血管移位之外,动脉期显示"抱球状",静脉期出现"雪球状"肿瘤染色。另外,还显示脑外供血。

(四)核医学

口服过氯酸钾 400mg 封闭脉络丛后 20～30 分钟,再口服$^{99m}TcO_4^-$ 370～555mBq(10～75mCi),脑平面或断层显像,表现为病灶区高浓聚影,呈"帽状"或局部板障沿脑膜走行条状增厚的特征性影像,阳性率100%。但需与硬膜外出血鉴别。

(五)诊断要点

(1)神经系统受损的表现不定;高颅压征象出现晚。

(2)CT平扫肿瘤大部分为密度均匀的高密度,少部分为等密度,增强扫描,肿瘤有均匀一致的显著强化,边界清楚。脑膜瘤为典型脑外肿瘤的特征。

(3)MRI:T_1WI肿瘤为等或低信号,T_2WI为高、等、低信号。增强扫描,强化明显,并能显示肿瘤骨及相邻血管。

(4)X线平片可有局限性颅骨改变。血管造影显示血管移位、肿瘤血供和脑外供血。

(六)鉴别诊断

(1)脑凸面和大脑镰:转移瘤,恶性淋巴瘤,间变性星形细胞瘤。

(2)鞍上区和颅前窝:垂体腺瘤,星形细胞瘤,颈动脉瘤,脊索瘤,软骨瘤,转移瘤,恶性淋巴瘤。

(3)颅中窝:三叉神经鞘瘤,神经节细胞瘤,星形细胞瘤,颈内动脉动脉瘤,软骨瘤。

(4)颅后窝:听神经瘤,转移瘤,血管网状细胞瘤(实性),恶性淋巴瘤,动脉瘤,血管球瘤,脊索瘤。

(5)脑室:脉络丛乳头瘤,胶样囊肿。

(七)诊断价值比较

MRI和CT对脑膜瘤显示都有很好的效果。显示肿瘤与相邻结构和大血管的关系;颅底扁平状脑膜瘤;枕骨大孔大脑膜瘤MRI优于CT。了解肿瘤血供及肿瘤与大血管的细致关系,既可以做MRA,也可以做脑血管造影,但脑血管造影更好。在不宜做其他检查的患者,选用核医学显像是有价值的。

十一、听神经鞘瘤

听神经鞘瘤也是颅内常见的肿瘤,占颅内肿瘤5.97%~10.64%。男女发病比例为1.14:1。好发于中年人,10岁以下很少见(0.12%)。听神经由桥延沟至内耳门长约1cm,称近侧段;在内耳道内长约1cm,称远侧段。听神经鞘瘤3/4发生在远侧段,1/4在近侧段。

肿瘤呈圆形或椭圆形,有完整包膜。肿瘤血运有的丰富,有的不丰富。肿瘤长大可退变或脂肪性变,亦可形成囊肿。肿瘤周围可形成蛛网膜粘连或囊肿。可有内听道扩大。亦可压迫脑干和小脑,使其移位,产生阻塞性脑积水。

主要表现为脑桥小脑角综合征,即病侧听神经、面神经和三叉神经受损,以及小脑受损症状。肿瘤占位及压迫第四脑室形成颅压高。

(一)CT

1.平扫

肿瘤居岩骨后缘,以内听道为中心。多数与岩骨相交呈锐角,少数为钝角。肿瘤多为类圆形,少数为半月形。等密度占50%~80%,其余为低密度、高密度和混合密度。

肿瘤周围水肿轻,出现率不足1/2。PCA(桥小脑角)池闭塞,而相邻脑池扩大。这是由于脑外肿瘤,将脑干及小脑挤开之故。

50%~85%的病例可显示内听道呈漏斗状扩大,有的有骨质破坏。肿瘤增大可压迫脑干及小脑,使其变形移位;压迫第四脑室,使其变形闭塞,形成阻塞性脑积水。

2.增强扫描

注射造影剂 2 分钟后,肿瘤密度迅速升高达到最大。

50%～80%的肿瘤有增强,表现为均匀或者不均匀,也可为单环或者多环。未强化区,可以是囊变坏死,也可以是瘤内脂肪变性。

3.气体 CT 脑池造影

(1)方法:患者侧卧 CT 床上,患侧朝上,经腰穿向蛛网膜下腔注气(空气、氧或二氧化碳选其中一种)4～6mL。然后拔针,患者侧卧并半坐位,使体轴与台面成 45°角,患者头再倾斜 45°角,以使头矢状面与台面平行。这时患者耳后或眶后出现轻度的胀痛感,系脑膜被牵张所致,说明气体已进入 PCA 池。2～3 分钟后,患者恢复到侧卧位,头矢状面与床面成一定角度。以眶耳线为基线,层厚 2mm 扫描,必要时重叠扫描。该检查后部分患者有头痛,须卧床休息 1～2 天。

(2)正常 PCA 池气体 CT 造影表现:PCA 池呈三角形,前外侧边是岩骨后缘和内耳道,内侧边是脑桥,后边是小脑,顶为小脑幕。显示面、听神经自脑干穿池至内耳道,有时可见小脑前下动脉。充气的内听道也显示清楚。在听神经稍上方层面,可见粗大的三叉神经自脑桥侧缘向前上方穿桥池至岩尖美克氏腔,它作为 PCA 池和桥池的分界线。冠状扫描,清楚显示 PCA 池,向内其与桥池交通,向上与环池交通。

(3)听神经鞘瘤的气体 CT 脑池造影表现:内耳道部分充气提示小的内耳道内听神经鞘瘤。

内耳道不充气而 PCA 充气,可诊断为内耳道内听神经鞘瘤。

内耳道不充气及 PCA 部分充气,可诊断为突出内耳道外几毫米小的听神经鞘瘤。

气体充满内耳道并清楚显示神经血管束和池内段的面、听神经,可有把握地排除听神经鞘瘤的存在。

然而,少数非肿瘤性病例也可出现内耳道内不充气。假阳性的因素有:小脑前小动脉袢凸入内听道;蛛网膜炎、粘连;解剖上小内耳道和粗大的神经血管束;神经血管束炎症、肿胀;硬膜向内耳道内衬里不全;对侧肿瘤转移脑干致内耳门闭塞;扫描层面过厚;气体量少。Robertson 报告,气体-脑脊液界面的新月效应可能是最常见的原因,内耳道内液体新月面可类似一个小听神经鞘瘤的气体 CT 脑池造影表现。但重复检查,可以使内耳道充气,必要时可行 MRI 检查。

(二)MRI

在 T_1WI 图像上肿瘤呈略低信号或等信号,T_2WI 则表现为明显高信号。肿瘤信号可均匀一致,亦可部分囊变。少数情况下可伴发肿瘤内出血。在注射 Gd-DTPA 后,肿瘤实性部分信号明显升高,囊性部分不变。

MRI 能较好地显示内听道扩大;脑池的闭塞和增宽;与肿瘤相邻的脑组织水肿;第四脑室和脑干移位等脑外肿瘤的征象。

(三)X 线检查

平片显示内听道改变;内听道上壁骨吸收。内听道内口扩大,岩锥尖骨破坏。

椎动脉造影可见小脑上动脉和大脑后动脉的近段向上、向内移,基底动脉位置正常或稍向后移。

（四）诊断要点

（1）中年后缓慢起病。

（2）单侧耳鸣、耳聋渐至 PCA 综合征，最后脑干和小脑受损及颅压高。

（3）CT 平扫：显示 PCA 等密度或其他密度的肿块，内听道扩大，第四脑室和脑干受压移位。肿瘤强化明显。

（4）MRI：T_1WI 肿瘤为略低信号或等信号，T_2WI 为高信号。增强扫描，肿瘤强化明显。伴有其他脑外肿瘤征象。

（五）鉴别诊断

脑膜瘤，表皮样囊肿，室管膜瘤，三叉神经鞘瘤，脊索瘤，颈静脉球瘤，血管网状细胞瘤，动脉瘤，基底动脉扩张，小脑脓肿，小脑肉瘤。

（六）诊断价值比较

MRI 和脑池气体造影、CT 扫描，对听神经鞘瘤的确诊率可达 100%，由于 MRI 无创伤，易为患者接受。<1cm 听神经鞘瘤横断 CT 难以显示。观察肿瘤与基底动脉的关系，MRA 或者血管造影有帮助。

十二、表皮样囊肿

此瘤来源于异位的外胚层，是胚胎发育时期将表皮带入的结果。

表皮样囊肿常位于中线外侧。可位于脑内，如第四脑室和侧脑室或脑实质内；也可位于脑外，如脑桥小脑角等。

肿瘤 2～10cm，有完整薄的包膜，可钙化，表面所附血管不向深部延伸。囊内被覆鳞状上皮，上皮不断增生角化，积聚物如豆腐渣，含有三酸甘油酯胆固醇等。病程长（长者达 10 年之久），症状不典型。肿瘤位置不同，症状亦多种多样。肿瘤位于脑桥小脑角，可有第 7、第 8、第 9 对颅神经受损的表现。

（一）CT

CT 平扫肿瘤为圆形或椭圆形；肿瘤具有沿裂隙、脑池生长的特点，因此常表现为形态不规则。

肿瘤有一光滑包膜，一般为等密度或稍高密度，部分可发生弧形或壳状钙化。典型的表皮样囊肿表现为一低密度病灶，其内有散在、点状的钙化，低密度区 CT 值-30～25Hu。少数表现为高密度，类似脑膜瘤，其内多含有陈旧的出血及角蛋白。

增强扫描，肿瘤内容物及包膜无强化。偶有部分囊壁轻微增强，可能与瘤周血管延伸与结缔组织增加有关。

肿瘤邻近颅骨，可以压迫颅骨而出现骨质吸收、变薄。

表皮样囊肿自发破裂后，脂类物质浮于脑脊液之上，出现"脂肪－脑脊液"液平，并常伴有脑积水。

上皮样囊肿位于脑室、脑池，且体积不大时，CT 诊断可有困难。但其所在部位解剖形态的改变，如鞍上池的多角消失，外侧裂两侧不对称，相邻脑沟受压和脑积水等征象可提示诊断。诊断有困难时，可行水溶性造影剂脑池（室）造影。它不仅能显示表皮样囊肿的形状和确切范围，而且造影剂进入肿瘤裂隙，可作为表皮样囊肿定性的诊断征象。

(二)MRI

MRI 在 T_1WI 图像上,病变为低信号,因其内胆固醇以结晶形式存在,分子大,不缩短 T_1 弛豫时间。T_2 为高信号,高于周围脑组织和脑脊液。钙化在 T_1 及 T_2WI 均为低信号。其生长特性见 CT 表现。

(三)X 线检查

较大的病变,有颅压高征象,局部颅骨变形、吸收。气脑造影,显示不规则零星片条气影。

(四)诊断要点

(1)中青年发病,起病缓慢,可有脑桥小脑角征及视力障碍等。

(2)CT 平扫为低密度囊性病变,无明显强化。位于中线之外,可位于脑内,亦可位于脑外。

(3)MRI 显示沿脑池、裂隙生长的占位病变,T_1WI 信号低,T_2WI 信号高。

(五)鉴别诊断

蛛网膜囊肿,脑脓肿,血管网状细胞瘤,听神经瘤囊变,颅咽管瘤,皮样囊肿。

小脑症状,走路不稳,共济失调等。

出血时,有脑膜刺激征。

可伴有身体他处畸形和肿瘤,如肾、肝囊肿,肾上腺瘤等。

可伴有红细胞增多症。

十三、颅咽管瘤

(一)概述

颅咽管瘤是颅内常见肿瘤,国内统计占颅内肿瘤 2.81%～6.16%,国外占 1.9%～7.25%。从新生儿至老年均可发生,20 岁以前发病接近半数。

(二)组织发生

普遍接受的是胚胎剩余学说。垂体由二种截然不同的组织成分构成。前叶(腺垂体)由原始口腔顶部的黏膜向上嵌而成。后叶(神经垂体)是第三脑室底漏斗部的神经组织向下突出而成。原始口腔顶向上逐渐嵌入时,形成一个盲囊,名为拉司克囊。此囊前壁构成垂体前叶前部,后壁形成垂体中间部。拉司克囊与原始口腔连接的细长管道称颅咽管。此管在胚胎发育中逐渐退化消失。同时由于蝶骨形成将垂体与口腔分开。颅咽管在退化过程中的残留上皮细胞,是颅咽管瘤的起源。

后来的研究,对颅咽管瘤的发生,又提出了化生学说,认为是由垂体腺细胞的鳞状上皮化生而来。

(三)发生部位

颅咽管瘤可沿鼻咽后壁、蝶窦、鞍内、鞍上至第三脑室前部发生,但以鞍上多见。

(四)病理

肿瘤小如蚕豆,大如鹅卵。可为球形或不规则形。

肿瘤大多数为囊性或部分囊性。囊壁光滑、厚薄不等,薄者如蛋壳内膜,厚者坚韧,可有散在钙化。囊内可为单房或多房,囊液黄褐色并漂浮胆固醇结晶。

肿瘤小部分为实性。个小、质硬钙化多,与周围粘连较紧。

囊壁和肿瘤实性部分多有钙化。肿瘤主要由复层鳞状上皮细胞构成,部分上皮近似牙釉质瘤细胞。

(五)临床表现

(1)视力视野障碍。

(2)内分泌症状:垂体受压出现侏儒症,尿崩等。

(3)颅高压症状。

(4)其他如精神异常,偏瘫等。

儿童以发育障碍,颅压增高为主;成人以视力、视野障碍,精神异常及垂体功能低下为主。

(六)CT

CT 平扫肿瘤以囊性和部分囊性为多,形态是圆形或类圆形,少数呈分叶状。CT 值变动范围大,含胆固醇多则 CT 值低,相反含钙质或蛋白质多则 CT 值高。

大多数病例在实体部分与囊壁可出现钙化。钙化形态不一,可沿囊壁壳状钙化;实体肿瘤内点状或不规则形钙化;亦可堆积至粟子大的团块钙化。

增强扫描 2/3 的病例密度增加,肿瘤实性部分可呈均匀或不均匀的强化,囊壁亦可出现强化。

肿瘤一般无脑水肿,室间孔阻塞出现脑积水。

(七)MRI

颅咽管瘤 MRI 表现变化多。T_1WI 成像可以是高信号、等信号、低信号或者混杂信号。这与病灶内的蛋白、胆固醇、正铁血红蛋白、钙质及散在骨小梁的含量多少有关。T_2WI 以高信号多见。但钙质、骨小梁结构可为低信号。实性肿瘤,T_1 为等信号,T_2 为高信号。注射Gd－DTPA 后,在 T_1WI 图像上为肿瘤实质部分呈现均匀或不均匀增强,囊性部分呈壳状增强。

其他占位征象与 CT 相似。

(八)X 线检查

平片常显示鞍区钙化;蝶鞍异常(床突消失,扩大等);颅高压征象等。

脑血管造影除见脑积水征外,还可见鞍上占位病变,使颈内动脉床突上段伸直抬高,脉络膜前动脉池段及后交通动脉横行段常上移。

(九)诊断要点

(1)儿童多发。高颅压,视力视野及内分泌功能紊乱方面的改变。

(2)CT 平扫显示鞍区囊性病变,可有各种形态的钙化,肿瘤囊壁及实性部分可强化。

(3)MRI 可显示各种信号强度的鞍区占位病变。

(十)鉴别诊断

(1)颅咽管瘤呈囊性,需要与下列病变鉴别:上皮样囊肿,皮样囊肿,畸胎瘤,蛛网膜囊肿。

(2)颅咽管瘤呈实性,需要与下列病变鉴别:生殖细胞瘤,星形细胞瘤,错构瘤,巨大动脉瘤,血管网状细胞瘤。

(十一)诊断价值比较

X 线平片和脑血管造影均有较好的诊断价值,但不能完整地显示肿瘤范围。CT 和 MRI 对肿瘤定位及定性诊断均较准确,相比 MRI 更优于 CT。

十四、颅内脊索瘤

(一)发病部位

脊索瘤发生部位,颅底约占 35％,骶尾部约占 55％,其余各段脊柱约占 10％。

颅底脊索瘤多起自斜坡中线部位,位于硬膜外。

本节主要讨论颅底和颅内脊索瘤。

(二)病理

脊索瘤为低度恶性肿瘤,生长缓慢。

肿瘤可有或无纤维包膜,早期常有一定界限,晚期界限不清,并浸润破坏邻近的脑神经和脑实质。

肿瘤呈胶冻状,中间有与包膜相连的间隔,将肿瘤分割为大小不等的多叶状。瘤内可有出血、囊变和钙化。

颅底部的肿瘤起于骨内,均有骨质破坏,如斜坡、鞍背、蝶骨等。偶有鞍内脊索瘤而无骨破坏的报告。

瘤细胞呈立方形、长方形、多角形或圆形。多数细胞胞浆内含有黏液呈空泡状,即所谓囊泡状细胞为其特征。

(三)临床表现

(1)中、青年多见。

(2)起病慢,病史长。

(3)早期以头痛为主;继之,出现脑神经和脑干受损的表现;颅高压征象出现晚。

(四)CT

平扫在斜坡、鞍区、中颅窝底部显示略高密度块影,其间有散在性钙化或骨质破坏残余的点、片状高密度影。

平扫肿瘤亦可呈低密度或混杂密度。

斜坡的肿瘤,该区常有骨质破坏;肿瘤将脑干挤向背侧,而脑干没有水肿,显示髓外肿瘤的征象。

注射造影剂后,肿瘤可以显示均匀或者不均匀的强化,反之也可以不强化。

(五)MRI

MRI 矢状面能很好地显示斜坡脊索瘤的范围及相邻结构的关系。T_1WI 影像肿瘤信号不均匀,常低于脑组织,T_2WI 为高信号。肿瘤出血时,T_1 和 T_2 均为高信号。颅骨破坏及占位征象 MRI 表现与 CT 相同。

(六)X 线检查

平片显示蝶骨体和斜坡骨质破坏,常伴有不规则骨质硬化。肿瘤向下生长,可见光滑软组织块影突至咽部气道。

(七)诊断要点

起病慢,病史长;可有颅神经受损及脑干受损的表现。

CT 平扫斜坡等显示略高密度影,中间有点状更高密度影,强化可有可无,伴有该区骨质破坏。

MRI 显示脑干腹侧斜坡区肿瘤,T_1WI 信号不均匀,T_2 为高信号。斜坡骨质破坏,脑干向后移位。

(八)鉴别诊断

颅底软骨瘤,转移瘤,鼻咽癌,脑膜瘤,神经瘤,颈静脉球瘤,上皮样囊肿。

(九)诊断价值比较

显示斜坡区的脊索瘤,MRI 优于 CT。仅从横断面 CT 像观察,对髓内与髓外鉴别有时尚有一定难度,而 MRI 矢状面显示直观。骨质破坏 MRI 显示也很清楚。

十五、垂体腺瘤

(一)垂体微细结构与功能

(二)正常蝶鞍的 CT 表现

1.垂体密度

CT 平扫垂体呈均匀等密度或略高密度,增强扫描其密度基本均匀,局限性低密度区小于 3mm 属正常。

低密度有可能提示微腺瘤。评价低密度区要注意以下几点:①除外伪影,小灶低密度须在同一层面第二次扫描时再现或连续二个层面显示;②局灶低密度应>3mm;③在腺体和颈动脉间的低密度区呈对称性又较小可能没有意义;④低密度有环状强化很有意义;⑤垂体内低密度区接近一半是腺瘤,其余的可能是囊肿、转移瘤、梗死或脓肿。

2.垂体高度

CT 测量垂体高度国外报道甚多,结果也不完全一致。一般认为男性应<7mm,女性<9mm。

垂体高度以女性年轻期最高,随年龄增大而下降。男性一生变化不明显。

3.垂体上缘

正常垂体上缘形状有三种,平直占半数以上(51%~55%),其次为下凹,再次为上凸占 13%。

垂体微腺瘤是引起垂体上缘上凸常见原因。垂体上缘上凸时,也可见两侧颈动脉内聚,挤压垂体。

4.垂体柄

冠状扫描可显示垂体柄的整个行程,位置居中。Nakagawa 报告正常垂体柄下端可倾斜 $1.5° \pm 1.2°$。垂体柄偏移常为垂体微腺瘤的早期征象。横断面扫描,90%垂体柄与基底动脉在同一平面上显示,其大小一般不应超过基底动脉。

5.鞍底

需冠状面观察。正常鞍底骨皮质呈一条白线,是连续的。如出现中断或者突然凹陷时,要注意有否异常。根据鞍底异常征象可较好地估计肿瘤的范围。约 1/4 的正常人鞍底不是水平状,可一边倾斜,大多在 5° 以内,最大 8°,是由于蝶窦发育不对称所致。倾斜高度超过 2mm 应为异常。

6.海绵窦

正常海绵窦大小和形状较对称,边界清楚,外缘平直。老年人窦外缘稍凸与颈内动脉迂曲有关。窦内外径 5～7mm，垂直径 5～8mm，前后径 10～15mm，CT 平扫为等密度。

出现下列三个 CT 征象，应考虑海绵窦异常：①大小不对称；②形状不对称，尤其是外侧壁；③窦内局限性异常密度区。

(三)检查方法

直接冠状面扫描，层厚 1.0～2.0mm，必要时可重叠扫描。患者必须增强扫描(60％泛影葡胺 60～100mL，一次静脉推注)，必要时可加平扫(识别出血钙化)或动态扫描。观察鞍底骨质结构，选用窗宽和窗位要合适。

(四)临床表现

(1)压迫症状，如视力障碍；垂体功能低下，如阳痿头痛等。

(2)内分泌亢进的症状：PRL 腺瘤出现闭经、泌乳；HGH 腺瘤出现肢端肥大；ACTH 腺瘤出现库欣综合征等。

(五)CT

1.垂体微腺瘤的 CT 表现

(1)垂体高度异常：垂体腺瘤 40.0％～81.5％有垂体高度增加。但是，垂体正常高度(男＜7mm，女＜9mm)这一标准难以被普遍接受。因为正常高度的垂体内发现微腺瘤也并不少见。

(2)垂体内密度改变：快速注射造影剂后迅速扫描，肿瘤为低密度，延迟扫描肿瘤为等密度或高密度。这是因为垂体无血脑屏障，注射造影剂后，造影剂进得快、去得快，而肿瘤的血供不如垂体丰富，故造影剂进得慢，去得也慢。肿瘤低密度也可由肿瘤液化、坏死和纤维化所致。低密度肿瘤多见于 PRL(泌乳素)腺瘤。而 HGH(生长激素)腺瘤和 ACTH(促肾上腺皮质激素)腺瘤多为等密度。

鞍内垂体腺瘤的强化形式包括有均匀强化；不均匀强化；局限低密度；未见异常密度。

(3)垂体上缘膨隆：垂体微腺瘤，78.3％～84.2％的病例可出现垂体上缘膨隆。冠状扫描，膨隆可以居中，偏侧更有意义。少数病例垂体上缘平坦。

(4)垂体柄偏移：冠状面可以观察垂体柄左右偏移。偏侧的肿瘤可以将垂体柄挤向对侧，占 18.4％～31.7％。居蝶鞍中部的肿瘤，可以使垂体柄变短。垂体柄的前后移位，在矢状或冠状面上才能显示。但有些病例在 CT 扫描时，垂体柄显示不清楚。

(5)鞍底骨质改变：垂体腺瘤冠状面扫描，可以显示鞍底骨质变薄，凹陷或侵蚀，占 57.9％～63.3％。但少数病例，肿瘤与骨质改变之间存有一段距离。

(6)血管丛征(Tuft 征)：动态 CT 扫描观察，垂体腺瘤使垂体内毛细血管床受压、移位称血管丛征(Tuft 征)。

垂体毛细血管床在造影剂达到颈内动脉床突上段后 10s 出现，表现为圆形血管丛，位于中线，垂体柄前，直径 3～4mm，有的分散在垂体上面，表现为一平行的带状影。在颈内动脉最佳显影后 20 秒或开始注药后 40 秒血管床密度最高(CT 值＞1.0Hu)，以后有规律的下降，约在开始注药后 80 秒，垂体均匀强化，血管床消失。

(7)治疗效果：溴隐停治疗后 75％PRL 腺瘤可缩小，CT 值可上升。

2.垂体大腺瘤的 CT 表现

肿瘤呈圆形，也可呈分叶或不规则形。冠状扫描显示肿瘤呈哑铃状，这是由于肿瘤伸于鞍上,受鞍隔束缚之故。

平扫大多数为等密度(63%),略高密度(26%),低密度或囊变(7%)。

肿瘤从鞍内延伸至鞍上 1/3,两侧不对称。

肿瘤向上压迫室间孔;向旁侧压迫海绵窦延伸至颅中窝;向后可压迫脑干;向下可突入蝶窦。

垂体瘤钙化很少见,占 1%~14.7%。呈分散点状亦可呈块状,多见于放疗后。

垂体卒中包括肿瘤出血、梗死等。急性出血为高密度。梗死和出血后期均为低密度。

蝶鞍扩大几乎都有出现。还可有鞍底骨质破坏。如有鞍上肿块和蝶鞍正常,几乎可除外垂体腺瘤。

增强扫描,大腺瘤与微腺瘤不一样,但大多数强化,CT 值增加 12~34Hu(平均 16Hu)。多数均匀,少部分不均匀。坏死、液化可不强化。极少数呈环形强化。肿瘤向鞍旁生长,可将明显强化的颈内动脉推移向外甚至包裹,偶尔可引起颈内动脉闭塞:

(六)MRI

1.垂体微腺瘤的 MRI 表现

垂体微腺瘤一般用冠状面和矢状面薄层(<3mm)检查,要做 T_1WI 和 T_2WI 图像。

T_1WI 微腺瘤呈低信号,多位于垂体一侧,伴出血时为高信号。PRL 瘤边界清楚,HGH 和 ACTH 瘤边界多不清楚。T_2WI 微腺瘤呈高信号或等信号。另外,还有垂体高度增加,上缘膨隆,垂体柄偏斜与 CT 所见相同。用 Gd—DTPA 后,肿瘤信号早期低于垂体,后期(55 分钟后)高于垂体。

2.垂体大腺瘤的 MRI 表现

T_1 和 T_2WI 图像显示鞍内肿瘤向鞍上生长,信号强度与脑灰质相似或略低。垂体多被完全破坏而不能显示。肿瘤出现坏死囊变,T_1WI 信号略高于脑脊液;肿瘤出血,T_1WI 为高信号。

肿瘤向鞍隔上生长,冠状面呈葫芦状,是因鞍隔束缚肿瘤之故。鞍上池亦可受压变形、闭塞。肿瘤还可向鞍旁生长。

(七)X 线检查

平片显示蝶鞍扩大;前后床突骨质吸收、破坏;鞍底下陷;偶尔可见鞍内钙化(<6%)。部分病例可见颅高压征象及颅骨增厚等。

(八)鉴别

1.微腺瘤需与下列病变鉴别

垂体囊肿,转移瘤,垂体脓肿,垂体梗死。

2.大腺瘤需与下列病变鉴别

颅咽管瘤,脑膜瘤,表皮样囊肿,蛛网膜囊肿,星形细胞瘤,动脉瘤,空蝶鞍。

(九)诊断价值比较

平片对大腺瘤的诊断有作用,但不能显示肿瘤范围与相邻结构的详细关系。对微腺瘤的诊断少有帮助。

CT 和 MRI 对垂体腺的定位和定性诊断价值均高。目前由于 MRI 机器的发展,显示肿瘤与大血管和相邻结构的关系，MRI 已胜过 CT。

十六、颅内转移瘤

(一)概述

颅内转移瘤以往统计占颅内肿瘤的 3.19%～12.92%。实际发病率却远高于此数。

高峰发病年龄 40～60 岁，与原发癌肿是一致的。

(二)转移途径

1.血行转移

常见有肺癌(27.4%)、乳腺癌(21.1%)、肾癌(9.5%)、胃肠癌(6.8%)、黑色素瘤(4.7%)，其他肿瘤较少见。国内赵以成和薛庆澄报道的 65 例脑转移瘤，肺癌占 72.7%。

2.直接浸润

鼻咽、耳部及圆柱瘤侵入颅内；视网膜母细胞瘤通过视神经孔或视神经鞘膜蔓延到颅内；颈静脉球瘤可直接侵入。

3.淋巴途径转移学说

中枢神经系统虽无淋巴系统，但却有淋巴系统转移之学说。可能由于：①椎间孔血管周围的淋巴管；②颅神经内、外衣中的淋巴管；③已有颈淋巴结转移癌的颈淋巴管。

(三)病理

1.结节性

幕上大脑中动脉供血区的脑实质内多见，小脑少见，脑干更少。较大肿瘤中间有出血、坏死；肿瘤周围水肿广泛，肿瘤界限清楚，但镜下观察，肿瘤沿血管间隙蔓延。

2.脑膜弥散性

肿瘤沿脑脊液播散广泛转移，位于脑膜、室管膜，使其增厚或呈颗粒状，以颅底多见。位于软膜者称癌性脑膜炎或弥漫性软脑膜癌。硬脑膜癌转移罕见。

(四)临床表现特点

1.原发癌症状

多有原发瘤的表现，但 30% 的患者以颅脑症状为首发症状，其中以肺癌为多。

2.脑转移症状

颅高压，精神障碍，神经定位体征，脑膜炎等。

(五)脑内转移瘤的 CT 表现

平扫 60%～70% 的病例为多发，肿瘤小者为实性结节，大者中间多有坏死，呈不规则环状。

平扫肿瘤密度不等，高、等、低、混杂密度均有。87% 的病例有脑水肿，Ⅱ～Ⅲ度水肿占57%。然而很小的肿瘤却有很大的水肿。所以，小肿瘤大水肿为转移瘤的特征。

增强扫描，94.4% 的病例均有增强。坏死、出血不强化。肺癌多为环形增强(42.5%)。乳腺癌多为结节状强化(66%)。肾上腺癌为实性病灶中间有小坏死为其特征。黑色素瘤也是实性病灶，1/3 有出血。绒毛膜癌脑出血也常见。

男性脑转移癌多来自肺(63%)，女性多来自乳腺癌(51%)。结节性转移 64% 为乳腺癌转移。大块肿瘤中间无坏死，提示恶性程度低，反之亦然。

(六)癌性脑膜炎的 CT 表现

平扫仅见脑池、脑沟增宽,也可以有脑室扩大。注射造影剂后扫描,可见脑膜或室管膜强化,小脑幕也可呈不规则强化。有时还可见模糊的肿块。有些患者,仅表现为脑积水。

(七)MRI

肿瘤在 T_1WI 图像为低信号,T_2WI 为高信号,由于病理情况复杂,肿瘤信号变化较多。肿瘤周围水肿广泛,占位效应明显,注射 Gd-DTPA 后,肿瘤有明显强化,转移瘤强化形态多种多样,如结节状、环形、花环状,有时内部还有不规则小结节。

在 T_2WI 肿瘤表现为低信号或等信号,多半是结肠癌、骨肉瘤、黑色素瘤;有出血的转移瘤,提示来自黑色素瘤、绒癌、甲状腺癌和肺癌等。

(八)核医学

颅内转移瘤破坏血脑屏障,用 $^{99m}TcO_4^-$ 显像时,颅内脑实质区出现多个高浓聚灶。$^{99m}Tc-$ECD(^{99m} 锝-双巯乙胺酸)脑血流灌注显像,颅内脑实质区多处血流减低灶。断层显像时,可测量肿瘤的大小范围,以 $^{99m}TcO_4^-$ 显像为常用。

(九)诊断要点及鉴别诊断

(1)很小的肿瘤周围有广泛的水肿,首先应该怀疑转移瘤。特别是对提示诊断的原发肿瘤不明确时,单个颅内转移瘤和原发性脑肿瘤两者的鉴别很困难,CT 和 MRI 很难提供对原发性肿瘤组织学类型的诊断。

(2)当怀疑转移瘤时,应特别注意颅后窝,因为小脑的转移瘤 CT 上常为等密度。同样的原因,顶叶皮层病变也要注意。

(3)当怀疑转移瘤时,CT 扫描不用对比剂是不恰当的。

(4)CT 和 MRI 扫描显示单个肿瘤时,不能排除多发性转移瘤的可能。

(5)多发性颅内占位病变,不一定就是转移瘤,因为多灶性胶质母细胞瘤,脑脓肿,原发性脑恶性淋巴瘤也可以有同样的影像学表现。

(6)当一个有恶性肿瘤的患者,发现颅内有占位性病变,这个病灶不一定就是转移瘤。

(十)诊断价值比较

MRI 优于 CT,特别是对颅底、颅顶以及幕下脑干和小脑病灶的显示。显示 1cm 以下的小病灶,MRI 也优于 CT。核医学检查也较简单、安全。

第六节　颅脑外伤

颅脑损伤是神经外科的常见病,多系暴力直接作用的结果,主要由交通事故、工业外伤所致。在交通事故死亡病例中,颅脑损伤占 80%。对颅脑损伤者而言,及时做出正确诊断,尽快清除血肿,可显著改善患者的预后,影像学检查是明确诊断最主要的手段,在颅脑外伤的诊治中发挥至关重要的作用。

一、概述

(一)病理生理

根据颅腔与外界是否相通,可将颅脑损伤分为闭合性和开放性两种,前者硬脑膜完整,而后者的硬脑膜破裂。依据脑损伤出现的时间顺序,还可将颅脑损伤分为原发性和继发性。原发性颅脑损伤是指与外伤同时发生的损伤(如穿通伤或剪切伤);继发性颅脑损伤是指外伤时,头部并未与任何物体相撞,但是因惯性作用导致脑灰白质发生的剪切损伤。原发性脑损伤主要包括脑挫裂伤、脑出血、脑血管损伤、脑实质剪切伤,以及弥漫性轴索损伤。继发性脑损伤主要有:脑水肿、脑梗死、脑疝和穿通伤引起的颅内感染等。

(二)临床表现

目前,多数颅脑外伤由车祸所致,其中以酒后驾车更为常见。这些伤者的病史不可靠或者因神志不清无法获得病史,伤者通常不配合体格检查,经常很难判断其临床表现是外伤所致,还是由神经系统疾病(如脑卒中、癫痫等)发作而导致的继发损伤。因此,外伤的神经系统影像学检查至关重要。

由于脑组织位于一个密闭的骨性颅腔之中,自由活动度很小,所以,脑损伤的病理生理改变具有与其他部位不同的特殊之处。脑损伤所致的脑出血、水肿和肿胀,均使患者的颅内压不断升高,进而引起毛细血管外压力升高,造成脑血流灌注减少,后者又使脑组织损伤进一步加重,颅内压继续升高,形成恶性循环。因此,治疗颅脑损伤的关键是及时有效地解除脑组织受压。临床通常进行开颅手术(如对急性血肿者行颅骨钻孔引流术)以降低颅内压。其次,还可配合内科治疗,例如,注射肝素增加血管内渗透压、减少液体从毛细血管渗出,采用过度通气造成低碳酸血症等,均有利于降低充血性脑肿胀。

脑充血、水肿引起的弥漫性脑肿胀和颅内血肿均可导致脑组织受压,颅内压升高。当一侧半球病变严重时,则引起同侧侧脑室消失,脑组织向对侧移位,严重者可引发大脑镰下疝,即同侧大脑从大脑镰下穿过,进入对侧;若幕上颅内压过高,则可引起脑钩回疝.即内颞叶的钩回向脑中线、向下移动,压迫动眼神经、大脑后动脉和中脑,分别引起动眼神经麻痹、失明、瞳孔扩大、甚至死亡;颅内压增高明显,可导致枕大孔疝,使小脑扁桃体、甚至小脑半球向下疝入椎管,压迫生命中枢,引起患者死亡。

(三)影像学表现

在怀疑或已知急性头外伤时,首选 CT 检查,以显示急性脑出血及骨折等情况。因为脑挫裂伤一般无须手术治疗,而颅内血肿则应尽早实施开颅手术加以清除,CT 扫描可直接显示颅内血肿和脑挫裂伤的部位、范围和数目,所以,能指导临床制定正确的治疗方案。CT 检查简便易行,扫描室内能放置监护与抢救所必需的设备,适用于危重颅脑损伤抢救。

应该注意,对颅脑损伤者,头颅 CT 除常规观察软组织窗外,还必须进行骨窗观察,以便显示颅骨(尤其是颅底)的骨折。如果应用多排螺旋 CT,应该进行三维重建,以免漏诊与扫描层面平行、无错位的骨折。

颅骨常规 X 线平片能清楚显示颅骨骨折(尤其非凹陷性颅骨骨折),如果条件有限不能进行 CT 检查,也可以选择进行头颅 X 线平片摄影检查。

MRI 检查时间较长,检查室难以放置监护和抢救设备,所以,通常急性颅脑损伤患者不适于进行急诊 MRI 检查。但是,由于 MRI 显示脑实质损伤病灶更清楚,更敏感,尤其对弥漫性轴索损伤有独到之处,因此,在伤者病情稳定的情况下,必要时也可选择进行 MRI 检查。

需要对哪些外伤患者进行中枢神经系统的影像学检查是神经外科医师经常需要面对的问题。原则上对神经系统出现阳性体征、意识丧失、或严重创伤者应及时进行抢救。对病情稳定,因年老或饮酒不能提供病史,所提供的病史与外伤不符合,病史不可靠,或因饮酒或癫痫导致外伤而体格检查结果不可靠的患者,应该选择进行 CT 扫描。在 CT 检查前,如果外伤的范围较大,应先拍摄颈椎正侧位 X 线平片,以除外椎体不稳或脱位。若可疑颈髓损伤,则应立即进行颈段脊髓 MRI 扫描,以评估颈髓损伤的情况。下面简单讨论几种最常见、也是非常重要的急性头外伤。

二、硬膜下血肿

年轻人患硬膜下血肿多见于车祸后,而老年人摔倒后容易发生本病。无论闭合性还是开放性外伤都可导致颅内硬膜下血肿,病变多位于额极、颞极和眶面。

(一)病理生理

硬膜下血肿位于硬脑膜与蛛网膜之间的潜在间隙,脑挫裂伤是出血的主要来源,在不伴有严重脑挫裂伤时,出血多因静脉窦或静脉窦旁桥静脉撕裂所致,由于硬脑膜与蛛网膜间的张力较低,血肿不易局限,可沿脑凸面扩展,多数病变范围较广泛,占据额顶颞区大部。由于颅缝仅覆盖在硬脑膜之上,硬膜下血肿不受颅缝的限制。在伤后 3 周,由于血肿液化,血红蛋白分解,血肿内渗透压增高,吸收周围水分,可使血肿体积增大,成为新月形或半月形,但慢性硬膜下血肿在形成机制与形态上均与急性硬膜外血肿不同。

(二)临床表现

急性硬膜下血肿继发严重脑挫裂伤时,伤者的原发性意识障碍较重,昏迷常进行性加深,颅内压增高、脑组织受压和脑疝症状均较早出现,患者常有逐渐加重的头痛、恶心、呕吐。无局限性神经系统的定位体征。慢性硬膜下血肿患者,可在外伤后较长时间无任何临床症状,或者仅出现轻微头痛、头晕,2～3 个月后才出现恶心、呕吐、轻度偏瘫及视盘水肿等症状。

(三)影像学表现

1.CT

急性期(3 天内),CT 平扫显示血肿常呈新月形或半月形高密度;亚急性期(4 天～3 周)硬膜下血肿可以表现为等密度;慢性期血肿(3 周以上)的 CT 诊断为低密度。因为 CT 显示血肿的密度与急性期渗出血液中红细胞的聚集程度相关,因此,红细胞数目少(如贫血)或血液稀释(如果蛛网膜破裂,血肿中混入脑脊液)可以使急性硬膜下血肿为等密度,导致 CT 平扫容易漏诊,此时(包括亚急性期血肿)应该注意颅内中线结构是否移位,有无占位效应等征象,对拟诊硬膜下血肿的病例进行 CT 增强扫描,通过血肿壁强化可以清楚显示血肿形态,或者直接进行 MRI 扫描。

显示位于右侧额颞顶部颅板下方的新月形高密度血肿,脑组织受压右大脑半球及中线结构向对侧显著移位显示右侧额顶部颅板下的新月形血肿呈等密度,邻近脑组织受压内移,同侧侧脑室消失,中线向对侧移位。

2.MRI

MRI 显示急性硬膜下血肿的形态与 CT 相同,血肿的信号强度及其演变规律与脑内出血相同。超急性期(出血 24 小时之内)血肿在 T_1 加权像为等信号,T_2 加权像呈显著低信号。急性期血肿在 T_1 加权像和质子密度加权像上呈略低信号、或周围高信号中心低信号,在 T_2 加权像上为低信号或极低信号。亚急性血肿在 T_1 加权像和 T_2 加权像上均呈高信号,慢性期血肿在 T_1 加权像上呈低信号和 T_2 加权像呈高信号。

三、硬膜外血肿

硬膜外血肿为硬脑膜与颅骨内板之间的潜在腔隙,有脑膜动脉走行其间,硬膜静脉窦也与硬膜外腔相邻。硬脑膜与颅底骨附着紧密,而与穹隆骨附着相对疏松。约 90% 的硬膜外血肿是由颞骨骨折引起脑膜中动脉或静脉撕裂所致。硬膜外血肿位于硬脑膜与颅骨内板之间,因为颅缝处硬膜与颅骨内板粘连紧密,硬膜外血肿不会跨越骨缝,呈梭形。

(一)病理生理

急性硬膜外血肿主要由头部外伤引起,占各种外伤引起血肿的 1/3。由于颅骨骨折或外力,致使脑膜动脉血管破裂,具有压力的动脉血液进入硬膜外间隙,使硬脑膜与颅骨内膜互相剥离而形成硬膜外血肿。脑膜中动脉分支出血是急性硬膜外血肿的最常见原因,其次为脑膜前动脉、脑膜中静脉或静脉窦出血。急性硬膜外血肿多位于颞区及额顶区。由于硬脑膜与颅骨附着相对紧密,血肿被局限,内部压力相对较高,故血肿呈梭形或双凸透镜形。硬膜外血肿也可双侧同时发生,但由于硬脑膜在颅缝处与颅骨附着牢固,故通常不越过颅缝,极少数跨越中线至对侧。

(二)临床表现

硬膜外血肿的典型临床表现为,外伤初期出现短暂意识障碍,然后临床症状好转,出现中间清醒期,或者意识状态较受伤初期好,最后出现迟发型意识障碍。中间清醒期的长短与出血的程有关。

(三)影像学表现

1.CT

颅骨骨折常伴发急性硬膜外血肿,即使是小血管破裂引起的小硬膜外血肿也会在短时间内迅速增大,因此,对确定颅骨骨折,疑有硬膜外血肿临床症状者,应在头外伤后 6h 内复查头颅 CT。

硬膜外血肿的特征性表现为颅骨内板下梭形高密度影。多位于骨折局部或对冲部位。因血肿内侧为硬膜,故其内缘光滑锐利。急性期血肿呈均匀高密度影,CT 值在 50~70Hu 之间。随后血肿内血液凝固、血块收缩而使 CT 值升高。若并发硬膜下积气,则血肿内可见气体密度影。由于血肿位于硬膜外,因此中线结构移位较轻,但也可并发脑挫伤或脑水肿。如果病变邻近硬脑膜静脉窦,或者位于小脑幕上、下,则应该进行冠状位扫描或重建。

显示左侧颞顶部有梭形高密度血肿,脑组织受压向对侧移位。

2.MRI

MRI 检查可清楚显示硬膜外血肿,其信号演变规律与硬膜外血肿相同。出血的急性期表现为 T_2 加权像上呈低信号,而 T_1 加权像等信号。亚急性期血肿在 T_1 加权像上开始出现高信号,一般由血肿的周边开始。T_2加权像信号逐渐升高、慢性期血肿周边出现含铁血黄素沉积,在T_2加权像上呈现低信号环。MRI显示脑挫裂伤、脑水肿、脑实质移位等继发性改变比CT更敏感。

MRI适用于显示亚急性期硬膜外和硬膜下血肿,以及脑实质的继发病变。

四、脑挫伤和脑内血肿

(一)病理生理

脑挫伤是指包括脑质表层或深层散在的小出血灶、静脉淤血、脑水肿及脑肿胀,如果有脑实质、柔脑膜和血管断裂,则为脑裂伤,两者常同时发生即称之为脑挫裂伤。前、中颅窝底骨质结构有很多突出的骨嵴,因此,外伤(尤其枕部外伤)时大脑的额极、颞极,以及额叶眶面易发生挫裂伤。与直接受力部位相比,外伤对冲部位脑组织相对颅底的位移更大,更易发生脑挫裂伤。

脑内血肿多发生于大脑额、颞叶,在受力或对冲部位,若合并其他部位血肿,则称为复合性血肿。外伤性血肿系脑血管损伤所致,常为多发,易累及脑皮质,伴发脑挫裂伤、脑水肿、脑外血肿和蛛网膜下隙出血等。与高血压脑内出血好发于基底节、丘脑区不同,外伤性脑内出血多在脑表面,以大脑颞极、额极和枕极多见。

(二)临床表现

外伤后患者可较长时间意识障碍,甚至持续性昏迷。按受损部位的不同,可出现相应的临床症状和体征,额叶底部损伤者可有嗅觉减退,前颅凹底骨折者可出现鼻漏。患者还可出现颅内压明显增高的症状,如果血肿破入脑室,则意识障碍更加明显。但是颞叶前部血肿多无明显的局部神经系统症状。

(三)影像学表现

1.CT

脑挫伤表现为低密度脑水肿区中混杂有多发散在的斑点状高密度出血灶,病灶分布比较弥散,多数血肿位置比较表浅,表现为脑实质内的局限性、边界清楚的类圆形高密度影,外形通常不规则,可伴发不同程度的蛛网膜下隙出血。外伤初期较小的脑挫裂伤可发展为广泛的脑水肿,出现明显的占位征象,小出血灶可融合为脑内血肿。随病程进展,血肿的高密度逐渐演变为等密度、低密度,最终成为脑软化灶。因血肿大小的不同,周围脑实质可见不同程度的脑水肿改变。

2.MRI

脑挫裂伤早期主要表现为脑组织明显水肿性改变,即T_1加权像上呈低信号、T_2加权像为高信号。MRI显示急性期出血灶以GE脉冲序列最佳,表现为低信号;在T_2加权像上,出血表现为在水肿高信号区内的灶状低信号。亚急性期出血在T_1加权像和T_2加权像均呈高信号,由于脑挫裂伤多个小出血灶中间可有水肿、坏死或正常组织,因此外伤性血肿病灶的信号通常不均匀,尤其T_1加权像表现为低信号病灶内散在的高信号区。与脑实质内血肿相比较,脑挫裂伤血肿周围脑实质受压和水肿表现更为明显。病程进展至慢性期时,血肿病灶逐步转化为软化灶。由于软化灶内的含铁血黄素沉积,T_2加权像高信号病灶内逐渐出现散在的低信号区。MRI显示后颅凹和无出血的脑挫裂伤病灶优于CT。

五、弥漫性轴索损伤

弥漫性轴索损伤是头外伤患者预后差的主要原因,虽然伤者可能没有头颅骨折或颅内较大血肿,但是受多角度旋转外力的剪切作用,可造成轴突纤维的破裂。由于灰质比相对坚硬的白质更具弹性和伸缩性,因此,本病尤其好发于大脑灰白质交界区,可产生多发小血肿或水肿区。

(一)病理生理

脑灰质和白质的坚韧性不同,在加速度的作用下,可造成脑白质的剪切性损伤,使轴索断裂。弥漫性轴索损伤常见于邻近灰质的脑白质、胼胝体和脑干部背侧面,尤其是小脑上脚和内侧丘系。大脑额叶、颞叶和胼胝体受累常见,顶叶、枕叶和小脑受累少见。外伤数周后,患者可发生脑萎缩。这种弥漫性轴索损害不易恢复,通常引起重症伤残,植物状态乃至死亡。

(二)临床表现

患者的主要临床表现是意识丧失和显著神经损害,轻者表现为注意力不集中、记忆力下降、头痛或失去平衡;重者可有谵妄、遗忘、定向力障碍、深昏迷、双侧伸肌僵直和脑干病理反射等。

(三)影像学表现

1.MRI

MRI 显示轻微(特别是非出血性)轴索损伤病灶敏感,由于轴索撕裂后,局部脑组织水肿、轴浆外溢和细胞间液增多,非出血性病灶在 T_1 加权像上呈点片状等信号,T_2 加权像为点片状高信号。病灶通常多发,散在于大脑灰白质交界处、胼胝体、基底节、脑干和小脑,病灶大小不一,直径多为 5～15mm,呈卵圆形,其长轴与脑白质纤维走行方向平行,但边界不清。MRI 显示病灶数目的多少与病情轻重直接相关。此外,MRI 还能显示出血性病灶,主要位于大脑额颞叶白质、灰白质交界处、胼胝体、小脑等处。急性期出血性病灶在 T_2 加权像上呈低信号,周围有高信号水肿区,而在 T_1 加权像上表现为低或等信号。

2.CT

由于大多数(81%)轴索损伤病灶为非出血性,CT 扫描通常无异常所见,或者显示位于放射冠和内囊、直径大于 15mm 的较大病灶,有轻微脑水肿和散在斑片状小出血灶。CT 在评价轴索损伤方面的价值有限,而且 CT 所见与患者病情的严重程度常不致。对弥漫性轴索损伤而言,CT 可见脑白质广泛密度减低,双侧侧脑室和脑池受压变窄、甚至消失,胼胝体及其周围区域有偏心和不对称性出血灶,脑室和脑池积血,后期见脑室扩大和脑白质密度减低等脑萎缩改变。

第七节 颅内感染性疾病

根据感染源分为细菌性(化脓性)感染、真菌感染、寄生虫感染、病毒感染。

根据感染位置分为:①脑膜炎,软脑膜或蛛网膜下隙和(或)硬脑膜或蛛网膜;②积脓症,硬膜外或硬膜下;③脑炎,脑实质内,脓肿形成早期;④脑室炎。

一、细菌性感染

(一)细菌性脑膜炎

1.常见病因

(1)新生儿:B组链球菌、埃希大肠杆菌、李斯特菌属。

(2)儿童:百日咳、埃希大肠杆菌、脑膜炎球菌。

(3)成人:肺炎链球菌、脑膜炎球菌。

脑膜炎可分为:柔脑膜炎(占多数)、蛛网膜及软脑膜累及;硬脑膜炎、硬脑膜及外层蛛网膜受累。

诱因:鼻窦炎、慢性肺部感染、法洛四联征、大血管转位、其他发绀型心脏病。

2.影像学表现

(1)脑膜对比增强:最初CT检查多是正常的;继而出现大脑凸面增强;仅有基底部脑膜强化,更常见于肉芽肿性脑膜炎。

(2)新生儿细菌性脑膜炎经颅骨超声检查:①敏感的表现为:异常脑实质回声;②脑沟回声均质40%;③脑外液体聚集;④脑室扩张;⑤70%~90%的细菌性脑膜炎发生脑室炎:正常薄的脑室壁增厚,脑室壁回声增强,脑脊液回声内可见碎屑。

(3)并发症:①硬膜下扩散,发生积脓,多见于婴儿和儿童;②脑实质内扩散,脓肿和脑炎;③脑室炎;④脑积水(交通性>非交通性);⑤继发于静脉性栓子的静脉性梗死。

(二)结核性脑膜炎

脑膜炎是脑内结核球最常继发于中枢神经系统结核的表现形式,通常来自肺内结核血行传播。慢性肉芽肿过程中基底部脑膜受累会导致脑神经麻痹。影像学表现如下。

1.基底部脑膜炎

基底部脑膜明显强化(CT,MRI);垂体和蝶鞍旁受累;垂体或下丘脑轴受累;脑膜T_2信号减低;晚期可发生钙化。

2.脓肿(结核性)

少见,除非免疫缺陷或地方性(印度);常单发;非特异性瘤样强化;大脑半球和基础神经中枢;粟粒状改变:脑实质内多发小病灶。

(三)积脓

积脓是指感染的液体聚集在硬膜下(常见)或硬膜外(不常见)。积脓属神经外科急症。

1.病因

鼻窦炎(最常见),耳炎,外伤,颅骨切开术后。

2.影像学表现

硬膜下或硬膜外低密度液体聚集伴邻近脑组织强化;静脉性梗死≥水肿≥占位效应≥中线移位;积脓厚壁弧形强化;相应鼻窦炎、耳炎表现。

(四)脑脓肿

1.常见病因

(1)儿童:葡萄球菌(尤其外伤后),链球菌,肺炎球菌。

(2)成人:需氧菌及厌氧菌混合感染。

(3)免疫抑制:弓形体,隐球菌,念珠菌,曲真菌,那卡氏菌病,毛真菌(糖尿病),结核,不典型分枝杆菌。

2.机制

(1)血行播散(最常见):滥用静脉内给药,脓血症。

(2)直接蔓延:鼻窦炎,耳炎,乳突炎,开放性损伤(穿透伤,手术)。

(3)先天性。

3.影像学表现

(1)位置:①血行播散:灰质(GM)/白质(WM)交界区多发病灶。②穿透伤或鼻窦炎:病变位于入口周围。

(2)形态学改变:①占位效应(脓腔,水肿)。②环形或壁强化,90%。③7~14天内形成包裹;白质区壁要薄于灰质区,因为白质区灌注低于灰质区。由于壁薄,中间区域可发现子病变(脑室断裂),T2加权像壁呈低信号,内壁通常光滑,如果用激素治疗,囊壁形成可能较晚。④继发于脑室内传播的脑室炎:脑脊液密度增加(蛋白含量增高),室管膜强化,可引起脑室内分隔和脑积水。

二、真菌感染

(一)病因

(1)免疫抑制患者:球孢子菌病、组织胞浆菌病、牙生菌病。

(2)免疫抑制患者:艾滋病、化疗、激素、移植后患者。

(3)诺卡菌病、曲真菌病、念珠菌病、隐球菌病、毛真菌病。

(二)影像学表现

1.基底部脑膜炎

基底部脑膜强化(类似结核)。

2.脓肿

早期,肉芽肿;晚期,脓肿伴环形强化,中心坏死。

3.诊断参考

(1)真菌感染。血管侵犯所致出血性梗死,常合并鼻旁窦疾患,且由后者蔓延侵及CNS,T_2呈等/低信号肿块样病变。

(2)毛真菌病。不易与真菌感染区分。

(3)球孢子菌病。不易与结核区分。

(4)隐球菌病。基底节区的囊样病变(继发于蔓延至Virchow-Robin间隙的假囊肿)。

三、寄生虫感染

脑囊虫病:由猪绦虫所致。食入污染的水或猪肉,食入的虫卵进入小肠,随血行播散进入肌肉、脑和眼组织,囊内幼虫最终死亡,导致炎症(可强化)和钙化。75%的患者累及中枢神经系统。最常表现为癫痫发作。

治疗:吡喹酮类、阿苯达唑类;梗阻性脑积水者行脑室腹膜引流术。

(一)病变发展转归

(1)无强化囊肿(活的幼虫)。

(2)环状强化病变:死亡幼虫所致炎症反应。

(3)钙化:陈旧病变。

(二)影像学表现

1.典型囊肿表现

多发囊性水样密度病变,幼虫(头节)在 T2WI 像可呈不同信号强度,环状强化(幼虫死亡时所致炎性反应)。

2.好发部位

脑实质内(最常见),脑室内(会致梗阻),蛛网膜下隙。

3.其他

脑积水,慢性脑膜炎,骨骼肌钙化。

四、病毒感染

(一)单纯疱疹病毒脑炎(HSV)

1.按疱疹病毒分为 2 型

(1)HSV-2 型,生殖器疱疹:新生儿 TORCH 感染;分娩时感染;生后数周出现;表现为弥漫性脑炎(非灶性)。

(2)HSV-1 型,口腔疱疹:儿童和成人;通常由潜伏在三叉神经节的病毒再次感染;精神状态改变;突然起病;侵犯边缘系统;通常双侧发病,但不对称。

2.影像学表现

(1)早期 CT、MRI 无异常。

(2)首选 MRI,最早可于起病 2～3 天发现病变。

(3)分布:边缘系统、颞叶高于扣带回、额叶下部。

(4)急性期表现脑回水肿(T_1 低信号、T_2 高信号)。

(5)亚急性期:水肿较前明显;双侧不对称受累;脑回样强化,常见出血。

(二)先天性感染

先天 CNS 感染可致脑发育畸形,组织破坏和(或)营养不良性钙化。CNS 征象可以由特异性病原直接造成,或影响胎儿发育所致。

1.病原学

(1)TORCH:弓形体、风疹病毒、巨细胞病毒(最常见)(CMV)、单纯疱疹病毒。

(2)其他:HIV、梅毒、水痘病毒。

2.影像学表现

(1)巨细胞病毒:脑室周围钙化;神经元移行异常尤其多见,表现为多小脑回。

(2)先天性弓形体病:基底节和脑室周围钙化(弥漫)、脑积水、脉络膜视网膜炎。

(3)风疹病毒:小头畸形、基底节和脑实质钙化。

(4)HSV-2:多灶性灰白质受累、出血性梗死。

(5)先天性 HIV 感染(原发性 HIV 脑炎):弥漫性萎缩、1 年后基底节可见钙化。

(三)艾滋病(AIDS)

HIV 是一亲神经病毒,直接侵犯 CNS,为 TORCH 最常见 CNS 病原。

HIV 相关感染包括:HIV 脑病(最常见)、弓形体病造成最常见的 CNS 机会感染、隐球菌病、进行性多灶性脑白质病、结核、梅毒、水痘、巨细胞病毒。

(四)HIV 脑病

继发于 HIV 病毒感染的进行性、皮层下痴呆。最终可见于 60% 的 AIDS 患者。

影像学表现:脑萎缩最常见;额叶、枕叶和脑室周围白质 T2WI 高信号病灶(神经胶质增生,脱髓鞘);白质病灶无强化。

(五)弓形体病

弓形体病为最常见的 AIDS 患者 CNS 感染,由弓形体所致(宿主为猫)。

1.分类

(1)先天性:脑膜炎、脑积水、钙化;脑软化、萎缩;脉络膜视网膜炎。

(2)免疫力正常的成人:系统感染合并淋巴结肿大、发热;CNS 不受累(与 AIDS 相反)。

(3)免疫力低下的患者:暴发 CNS 感染,易发于基底节和皮髓质交界处。

2.影像学表现

(1)单发或多发环状强化病灶并在周围发现明显水肿。

(2)常见靶样病灶。

(3)治疗后病灶可钙化或出血。

(4)主要与 CNS 淋巴瘤鉴别:位于脑室周围并向室管膜下蔓延的病灶倾向于淋巴瘤;经验性抗病原治疗病灶的变化有助于二者鉴别。

(5)SPECT 显像:淋巴瘤表现为热灶,而弓形体病表现为冷灶。

(六)隐球菌病

表现为脑膜炎(较常见)和实质内病灶。最常见脑实质内病灶表现为基底节、中脑多发强化程度不同的 T2WI 高信号灶(隐球菌脑炎)。

(七)进行性多灶性脑白质病(PML)

为 Takob－Creutzfeldt 乳头多瘤空病毒感染所致脱髓鞘疾病。再生的病毒感染并破坏少突胶质细胞。

影像学表现:半卵圆中心后部为其最好发部位;双侧发病,不对称;始于皮质下脑白质,蔓及深部白质;T2WI 高信号(顶枕叶)、无强化(与感染和肿瘤的主要鉴别点)、可跨越胼胝体;无占位效应。

第八节 脱髓鞘疾病

一、脱髓鞘疾病的定义和分类

脱髓鞘疾病是指一组原因尚未明确的中枢及周围神经轴索的正常髓鞘脱失的疾病,可为原发性或继发性。原发性依据发病时髓鞘发育是否成熟可分为髓鞘发育正常的脱髓鞘疾病和髓鞘发育不良的脱髓鞘疾病。继发性是由于神经系统疾病如感染、中毒、退行性变、外伤后、梗死、营养缺乏等引起的脱髓鞘变化的继发表现。本节主要讨论原发性脱髓鞘病变。

CT 和 MRI 检查多能发现较小病变，并能作出定位、定量及初步定性诊断。MRI 优于CT，有时定性诊断需结合临床。

二、多发性硬化

多发性硬化(MS)是中枢神经系统脱髓鞘疾病中最常见的一种类型。病因迄今未明，可能与病毒感染所致的自身免疫有关。以病灶多发、病程缓解与复发交替为特征。好发于中青年，女性稍多。

(一)病理与临床表现

病变位于大脑、小脑、脑干、视神经、脊髓的白质内，尤以双侧脑室周围白质明显。本病以髓鞘脱失和胶质增生为特征，常有脑萎缩改变，病灶呈对称性及多发性，新旧不一。

临床表现复杂多变，常为缓解与复发交替。常有癫痫、感觉或运动障碍及精神症状等，视神经损害可以是早期症状之一。激素治疗有一定效果。脑脊液化验免疫球蛋白 IgG 增高可提示该病。

(二)影像学表现

1.CT

平扫显示脑白质区内多发或单发、大小不等、边缘清或不清的低密度灶，称为多发性硬化斑，简称 MS 斑，尤以侧脑室周围明显。复发期低密度灶可增多。急性期与恶化期病灶可呈斑点、片状或环状强化。经激素治疗后，可因血脑屏障功能恢复而不强化，稳定期病灶不强化。晚期 MS 斑呈边界清楚的多发低密度灶，不强化，常伴有脑萎缩。另外，由于具有病变缓解与复发可同时存在的特点，故各期 CT 表现可以在同一患者的不同部位同时看到。

2.MRI

MS 斑主要位于侧脑室周围，呈圆形、类圆形或融合性斑块。冠状面呈条状，可垂直于侧脑室，T1WI 为低信号，T2WI 为高信号。活动期的 MS 斑块有明显异常增强表现。同一患者可有边缘清楚的陈旧 MS 斑和边缘模糊的溶解 MS 斑，往往与脑萎缩同时存在。

(三)诊断与鉴别诊断

结合临床症状反复发作及影像学表现可诊断。有时需和皮层下动脉硬化性脑病、老年性脑白质改变、多发性脑梗死、脑炎及其他脱髓鞘疾病鉴别，MRI 在 MS 早期即可显示病变，敏感性、特异性高于 CT。

第九节　先天性颅脑畸形

一、先天性颅脑畸形分类

参照 Demeyer 的分类。

二、脑膜膨出和脑膜脑膨出

(一)概述

脑膜膨出和脑膜脑膨出是由于颅骨先天缺损,颅内容物自缺损处膨出。

发生率约占新生儿 1/1000。原因不明,可能与胚胎时期神经管发育不良,中胚叶发育停滞,使颅骨、脑膜形成缺陷有关。还可伴有颅脑其他发育异常,如脑小畸形、胼胝体发育不良等。

(二)发病部位

通常好发于中线部位,少数偏于一侧。颅顶各部均可发生,但以枕部多见;颅底可自鼻根、鼻腔、鼻咽腔或眼眶等部位膨出,以鼻根部多见。

(三)病理

1.脑膜膨出

膨出囊由软膜和蛛网膜组成,硬膜常缺如。囊内充满脑脊液,不含脑组织。

2.脑膜脑膨出

膨出囊内含有脑组织、软膜和蛛网膜,有时尚包含有部分扩张的脑室,脑组织受压变薄。

(四)临床表现

膨出包块呈圆形或椭圆形,皮肤覆盖,偶见皮肤缺损而脑组织外露。膨出包块大者如头大。患儿头颅相应缩小。

一般无明显神经系统症状,也可表现智力低下、抽搐及脑损害表现。

(五)CT 及 MRI

CT 可显示颅骨缺损的大小与形态。膨出的包块呈圆形或椭圆形,基底部可宽可窄。其内容物可为脑脊液密度,也可为脑组织密度。脑室可受牵拉变形、移位。

MRI 对颅骨缺损的分辨不如 CT,但对膨出内容物分辨力较高,观察蛛网膜下腔、脑实质、脑室的形态均优于 CT。

三、积水性无脑畸形

(一)概述

积水性无脑畸形是一种极少见的先天性脑畸形。国内报道一组 CT 诊断的 5 例,患者年龄最小 7 个月,最大 13 岁。男性 1 例,女性 4 例。

(二)病因

病因不明。可能由于胚胎时期颈内动脉发育不良,使大脑前、中动脉供血的幕上半球发育障碍,而形成一个大囊。也可能与母体感染、照射放射线、缺氧有关。

(三)病理

在大脑半球形成一个囊,囊壁由软脑膜组成,其内衬以神经胶质组织,而不是室管膜。颅骨及脑膜发育正常。

(四)临床表现

出生后数周或数月后逐渐出现症状,头颅迅速增大。吞咽困难,眼球运动失调,深反射亢进等。颅骨透光试验阳性。多数在一岁内死亡,个别可存活 6 岁以上,国内报道 1 例已 13 岁。

(五)CT 及 MRI

幕上大脑半球区为低密度,CT 值为脑脊液密度。额叶、顶叶、颞叶脑实质几乎完全消失或残留极少。部分枕叶、基底节及丘脑保存。小脑和脑干发育一般正常,第四脑室位置、形态无异常改变。所有病例中均可见到正常的大脑镰结构。

MRI 显示幕上为水样信号,T_1WI 为低信号,T_2WI 为高信号。显示大脑镰、基底节、小脑及脑干结构,MRI 更清楚。

(六)鉴别诊断

1.重度脑积水

重度脑积水时,由于脑室极度扩张,脑实质极度变薄,因此仍可见脑室的轮廓,但枕叶实质也变薄。而积水性无脑畸形,大脑结构几乎完全消失,无脑室残留征象,而枕叶一般相对完整。

2.慢性双侧性巨大硬膜下血肿或水瘤

脑表面为极度扩张的硬膜下腔,内充满脑脊液。脑实质内移,脑室受压变窄,向中线内聚。

3.脑严重缺氧

严重脑缺氧可出现脑组织广泛变性,CT 平扫脑组织密度低,但高于脑脊液的密度,脑室轮廓基本保持。

四、胼胝体发育不全

(一)病理

胼胝体发育不全是胚胎时期背部中线发育不良的一种形式。可以部分缺如,也可以全部缺如。胼胝体发育不全时,两侧侧脑室分离,第三脑室上移。

胼胝体发育不全常合并其他脑发育异常,小脑回、异常脑裂和脑积水等。

(二)临床表现

许多患者无明显症状。有些仅有轻度视觉障碍,交叉触觉定位障碍而智力正常。

严重者精神发育迟缓和癫痫,可发生脑积水及颅高压表现,呈痉挛状态和锥体束受损的表现。

五、CT 及 MRI

两侧侧脑室明显分离,侧脑室后角扩张,形成典型的"蝙蝠翼状"侧脑室外形。第三脑室扩大上移,插入双侧侧脑室体部之间。

MRI 在 T_1WI 矢状面显示胼胝体发育不全最清楚,可见大脑半球内侧面的脑沟随上移的第三脑室顶部呈放射状排列。横断及冠状面 T_1WI 像,显示双侧侧脑室分离,后角大而前角小,第三脑室抬高。常合并脂肪瘤。

六、小脑扁桃体下疝畸形

(一)概述

小脑扁桃体下疝畸形又名 Arnold—Chiari 畸形。为小脑扁桃体下疝入椎管内,延髓和第四脑室延长并部分地向椎管内移位。

一般认为,小脑扁桃体低于枕骨大孔 3mm 属正常;3~5mm 为可疑;5mm 为下疝。

(二)分型

Ⅰ型:小脑扁桃体疝出枕骨大孔以下,第四脑室正常。

Ⅱ型:小脑扁桃体和蚓部疝出枕骨大孔以下,第Ⅳ脑室部分或全部进入椎管。

Ⅲ型:全小脑和第Ⅳ脑室疝出枕骨大孔以下。

上述各型,常伴有脊髓空洞,脑积水和脑脊膜膨出。

Ⅳ型:伴有小脑发育不良。

(三)临床表现

主要有脑积水和脊髓受压的表现。

(四)CT

CT平扫显示幕上脑积水。

小脑幕切迹增宽。

小脑向前外侧延伸,进入脑桥小脑角。

脑干向下牵拉,前后径变窄。

延髓—颈髓结合部呈典型折曲状。

第四脑室变窄并向下移位。

20%～90%合并脊髓空洞或中央管积水。

CT重建矢状象和MRI矢状象。均可直接显示下移的结构。

(五)MRI

斜坡下端与枕骨大孔后下缘之间作一连线,小脑扁桃体下端在正常情况下不低于上述连线之下3mm,小脑扁桃体下端钝圆。枕骨大孔正常时其前后径37mm。

轻者主要表现为:小脑扁桃体下移。小脑扁桃体变得尖削,下端位于枕大孔连线之下5mm,枕大孔前后径达40mm。1/2者伴有脊髓空洞。

重者除延髓、小脑向下移位之外,第四脑室形态位置亦有改变,枕骨大孔前后径达43mm。小脑扁桃体及下蚓疝入椎管,位于低位的延髓及颈髓之后,第四脑室腔亦位于枕骨大孔之外。

(六)诊断价值比较

MRI优于CT。

七、Dandy—Walker 综合征

(一)概述

又称第四脑室中、侧孔先天性闭塞或后颅凹囊性畸形。

它是由于小脑发育畸形和第四脑室中、侧孔闭锁,引起第四脑室囊性扩大和继发梗阻性脑积水。

(二)病理

第四脑室的正中孔缺如,侧孔发育不良,第四脑室囊性扩张。

小脑蚓部发育不全或缺失,小脑半球向上移位。

第四脑室、第三脑室及双侧侧脑室扩大。

(三)临床表现

小孩发育迟缓,出现病理反射及共济失调。头颅扩大,以前后径增长为特点,枕部尤为显著。颅骨后部透光试验呈三角形透光区。

（四）CT 和 MRI

后颅凹扩大，枕骨变薄。直窦与窦汇上移至"人"字缝以上。

小脑半球体积小，蚓部缺如或缩小。第四脑室向后扩大，形成小脑后囊肿。脑干前移，桥前池及脑桥小脑角池消失。

常合并幕上畸形，脑积水（75％），胼胝体发育不全（25％），枕部脑膨出（5％），神经元移行异常（5％～10％）。

MRI 亦能更清楚地显示后颅凹增大，其内为液体信号，直窦与窦汇上移至"人"字缝以上。小脑发育不全等，MRI 显示优于 CT。

八、结节性硬化病

（一）概述

结节性硬化病又名 Bourneville 病。系常染色体显性遗传，亦可散发。男性发病比女性高2～3 倍。

（二）病理

病理特征主要为皮层结节、白质内异位细胞团和脑室内的小结节。

皮层结节以额叶为多，也可发生在丘脑、基底节、小脑和脑干。结节可一至数十个，大小不等，大者可超过 3cm。结节内含致密的细胶原纤维，奇异的胶质细胞或不典型的神经元，结节内可有钙盐沉积，偶有囊变。

白质内异位细胞团也是由胶质细胞和神经节细胞所组成。分布在脑室壁和皮层结节之间。

脑室室管膜下的小结节如蜡烛油淌下所凝成，最易钙化。自时可阻塞脑脊液通路而形成脑积水。

易伴发室管膜下巨细胞型星形细胞瘤。

亦可伴有视网膜的胶质瘤及其他内脏肿瘤。

皮脂腺瘤由皮脂腺、增生的结缔组织与血管组成，常见于面部皮肤。

（三）临床表现

（1）皮肤损害：80％～100％的病例有皮脂腺瘤，分布于双颊、鼻梁及前额，为针头大小的肉红色或稍白的丘疹结节，左右对称。20％的病例在背部与腰骶区有鲤鱼皮斑或其他脱色斑、咖啡斑、色素痣或皮肤纤维瘤。

（2）智力减退。

（3）癫痫发作。

（4）其他病变：如视网膜的胶质瘤，肾肿瘤等。

（四）CT

结节性硬化病的小结节和钙化，可由 CT 显示，并具有下列特点。

（1）结节或钙化居室管膜下与脑室周围，高密度呈类圆形或不规则形，病灶为双侧多发。增强扫描，结节则更清楚。钙化无强化，亦无占位效应。

（2）皮层或白质内有时见多发小结节状钙化，其密度比脑室壁钙化低，边界不清楚。

（3）如发生在小脑，可呈广泛结节状钙化。

（4）阻塞脑脊液通道，可出现脑积水。

（5）部分病例有脑室扩大及脑萎缩。

（6）少数病例可合并有室管膜下巨细胞星形细胞瘤。

（五）MRI

早期表现为脑皮质形态不正常，以后出现皮髓质界限不清，此为结节在皮层出现之故。较大的结节在 T_1WI 是等信号或低信号，T_2WI 呈高信号。有时结节周围有厚薄不一的高信号环包绕。脑积水、脑萎缩征象与 CT 所见一致。

（六）诊断要点

（1）多见于儿童，面部有皮脂腺瘤，智力减退及癫痫发作三联征。常有家族史。并可有其他损害。平片可见颅内钙化。

（2）CT 平扫可见结节或钙化居室管膜下与脑室周围。增强扫描，结节更清楚。可有脑积水、脑萎缩或肿瘤表现。

（3）MRI 显示皮髓质界限清楚。结节在 T_1WI 是等信号或低信号，T_2WI 是高信号。

第十节　脑 积 水

一、脑积水分类

（一）按压力分类

代偿性脑积水，高压性脑积水（阻塞性脑积水，交通性脑积水），正常压力脑积水。

（二）按形成时间分类

先天性脑积水、后天性脑积水。

（三）按发展速度分类

急性脑积水、慢性脑积水。

（四）按脑积水程度分类

轻度脑积水、中度脑积水、重度脑积水。

二、代偿性脑积水

脑脊液含量增加而压力正常。脑脊液过多是脑萎缩的一种代偿形式。见于先天性大脑发育不全及后天性脑萎缩。

CT 及 MRI 表现为脑室呈对称性扩大，脑沟、脑池增宽征象。脑回变窄，脑实质体积缩小。

三、阻塞性脑积水

（一）概述

阻塞性脑积水是指脑室系统或第四脑室的出口处有阻塞，导致脑脊液流至蛛网膜下腔或脑池发生障碍，出现阻塞部位平面以上的脑室系统显著扩大。

（二）病因

（1）先天畸形：室间孔及导水管闭塞、狭窄或瓣膜形成；正中孔及侧孔闭锁；小脑扁桃体下疝畸形等。

（2）炎症后粘连。

（3）外伤后出血粘连及阻塞室间孔。

（4）颅内占位性病变。

（三）临床表现

（1）颅高压症状。

（2）神经功能障碍、表情呆滞、智力减退等。

（3）平片颅腔增大、颅缝分离、蝶鞍加深扩大。

（四）CT 及 MRI

（1）阻塞近端的脑室扩大，远端正常或缩小。室间孔阻塞侧脑室扩大；导水管阻塞其第三脑室和侧脑室均扩大；正中孔和侧孔阻塞致使各脑室均有扩大。

（2）脑实质变薄，继发性脑萎缩。

（3）CT 显示脑室周围密度减低。由于脑室内压力升高，室管膜受压力的作用，其细胞间连接受损，出现小裂隙，水分子进入脑室周围的组织内之故。首先从侧脑室前角开始，逐渐向后发展。CT 显示的低密度区，MRI：T_2WI 为高信号，T_1WI 为低信号。

（4）透明隔消失。这是由于脑室扩大，压力增高，最终撕破透明隔之故。

（5）后期有小脑幕裂孔疝或小脑扁桃体疝的 CT 征象。

（6）有时可在梗阻平面见到占位病变，如肿瘤、血肿等。

四、交通性脑积水

（一）概述

交通性脑积水是由于脑脊液产生过多，或者吸收障碍而形成的脑积水，特点是脑室与蛛网膜下腔之间仍然通畅。

（二）病因

（1）脑脊液产生过多，如脉络丛乳头状瘤、脉络丛增生等。

（2）脑脊液吸收障碍，如脑膜炎、蛛网膜下腔出血、先天性脑池发育不全等。

（3）静脉窦（上矢状窦、乙状窦等）阻塞、脑脊液回流障碍。

（三）CT 及 MRI

（1）脑室系统普遍扩大，但第四脑室扩大出现较晚。

（2）脑沟正常或者消失，灰白质界限仍然清楚。

（3）阻塞前部的脑池改变。

环池、基底池受阻，幕下脑干及小脑周围的脑池扩大；同时还可见环池、基底池模糊及异常强化。蛛网膜颗粒吸收障碍，可由炎症、出血引起。侧裂池、基底池可以扩张。静脉窦阻塞，出现脑室扩大。还可伴有全脑弥漫性肿胀。

（4）CT 检查脑室周围出现低密度；MRI 图像上 T_2WI 为高信号者不到 1/2。长期的脑积水，颅高压导致室管膜受损，胶质增生形成瘢痕，并阻止脑脊液漏入脑实质，所以不出现脑室周围的异常改变。

(四)交通性脑积水与脑萎缩的鉴别

两者均有脑室扩大。而脑萎缩则同时伴有皮层萎缩,出现脑沟、脑池扩大。而交通性脑积水则脑沟正常或变平。交通性脑积水脑室周围可以有低密度区,而单纯性脑萎缩者则不出现。两者具有不同的病因。交通性脑积水可由炎症、外伤、出血、肿瘤等引起。而脑萎缩却多见于老年人。

Gado 采用评分法诊断交通性脑积水。脑室扩大分轻、中、重三度,分别记为 1、2、3 分;第三脑室分正常和扩大,分别记为 0 和 2 分;脑沟正常或扩大者减 2 分。如果分数相加≥3 分,则提示交通性脑积水。

五、正常压力脑积水

(一)概述

指颅内压不超过 $1.77\sim1.96\mathrm{kPa}(180\sim200\mathrm{mmHg})$ 的交通性脑积水。

多发生于慢性交通性脑积水基础上,脑脊液分泌与吸收形成新的平衡。此时虽有脑室系统明显扩大,但脑脊液压力仍趋正常。

有人曾对患者 24 小时脑脊液压力进行监测,发现颅压呈间歇性地升高,故提出间歇性高颅压脑积水之称。

(二)临床特点

(1)有三联症,痴呆、步态不稳、二便失禁。

(2)脑脊液压力正常,脑室气体造影显示脑室扩大,大脑凸面的蛛网膜下腔没有空气到达。

(3)核素脑池、脑室显像(或造影),核素 6～24 小时内出现于脑室内,并停留 48～72 小时,显影延迟,消失迟缓。

(三)CT 及 MRI

主要表现为脑室系统扩大。其他征象与交通性脑积水表现相似。

第十一节　脊　髓　外　伤

脊髓外伤是非常严重的损伤,往往同时累及脊椎与脊髓,构成联合性损伤,亦可单独累及其中一部分。

(一)病理与临床表现

病理上按损伤轻重程度分为脊髓震荡、脊髓挫裂伤、脊髓压迫或横断和椎管内血肿。损伤后期可有脊髓软化、囊性变、蛛网膜粘连和脊髓萎缩等。脊髓损伤的早期阶段出现脊髓休克,损伤平面以下功能丧失,肢体呈弛缓性瘫痪,感觉、反射和括约肌功能部分或全部丧失,轻者如脊髓震荡短期内可恢复,脊髓挫伤可不完全恢复,完全横断时其损伤平面以下的运动和感觉均消失。

(二)影像学表现

1.X 线

脊髓平片可观察椎体及附件有无骨折或脱位,椎管内有无碎骨片等。

2.CT

可清楚显示椎体及附件骨折、滑脱等。脊髓震荡多无阳性发现,挫裂伤表现为脊髓膨大,边缘模糊,其内密度不均,有时出现点状高密度区。脊髓内血肿呈高密度,髓外血肿常使相应脊髓受压移位。

3.MRI

脊髓挫裂伤时,脊髓膨大,T_1WI 可见低信号水肿区,T_2WI 呈不均匀高信号。合并出血时,信号的演变规律和脑内出血相同。脊髓完全或不完全断裂时,矢状位可见脊髓与硬膜囊部分或完全断裂。脊髓软化及囊肿形成时可见 T_1WI 及 T_2WI 延长信号,边界清晰。

(三)诊断与鉴别诊断

根据外伤史及典型 X 线、CT 及 MRI 表现,诊断不难。对骨折及滑脱的显示,X 线和 CT 的效果优于 MRI,对脊髓损伤的显示 MRI 有明显优越性。

第十二节　椎管内肿瘤

一、髓内肿瘤

(一)概述

室管膜瘤和星形细胞瘤最为常见。而重的髓内肿瘤多是星形细胞瘤,成人的髓内肿瘤则以室管膜瘤为多。室管膜瘤起源于中央管的室管膜细胞或终丝部位的室管膜残存物,多发于脊髓两端。星形细胞瘤多发生于胸段和颈段,在脊髓内浸润生长。

(二)影像学表现

髓内肿瘤的主要影像学特点就是脊髓增粗。X 线椎管造影只能显示脊髓的外形改变,无法观察到脊髓内部的密度变化。CT 椎管造影虽然是断层扫描,没有遮挡,但是骨性伪影阻碍了对脊髓内部密度改变的观察。MRI 不仅能够显示脊髓的外形改变,而且可以显示脊髓内部的信号改变,髓内胶质瘤除了导致脊髓局限性增粗外,在 T_1WI 上瘤体表现为不均质低信号,边界欠清晰;T2WI 上表现为不均质高信号。增强扫描对于脊髓肿瘤是非常必要的,肿瘤的实体部分大多都有明显强化。

(三)诊断要点、鉴别诊断及检查方法的比较

1.诊断要点

(1)脊髓节段性增粗,外形不规则。

(2)MRI:T_1WI 上瘤体表现为不均质低信号,边界欠清晰;T_2WI 上表现为不均质高信号。

(3)增强扫描,瘤体明显强化。

2.鉴别诊断

与肿瘤相比,脊髓炎不会导致脊髓明显增粗,增强扫描无明显强化的结节。

3.检查方法的比较

MRI 是目前观察髓内肿瘤的最佳方法。

二、髓外肿瘤

(一)脊膜瘤

1.概述

脊膜瘤起源于蛛网膜细胞,也可以起源于蛛网膜和硬膜的间质成分。大多呈圆形或卵圆形,实质性,质地硬,肿瘤的宽基底与硬膜连接紧密。

2.影像学表现

(1)CT 表现:CT 椎管造影可见脊髓受压变形,向对侧移位,瘤体上下方的蛛网膜下隙增宽。由于骨性伪影的影响,CT 显肿瘤不是十分满意。

(2)MRI 表现:矢状和冠状图像最适合显示脊膜瘤的特征性表现。瘤体呈圆形或椭圆形,信号均质,T_1WI 上肿瘤表现为与脊髓相近的均质等信号,边界清晰,T_2WI 上大部分肿瘤表现为均质等信号,少部分呈略高信号,由于脑脊液高信号的衬托,脊髓受压变形和移位显示得更加清楚;增强后的 T_1WI 上肿瘤明显均质强化,相应的切线位上可以见到肿瘤的宽基底与硬膜相连,这是特征性的表现。

3.诊断要点、鉴别诊断及检查方法的比较

(1)诊断要点:①MRI 可见椎管内肿块,推压脊髓,导致脊髓变形移位;②T_1WI 上肿瘤表现为均质等信号,T_2WI 上为均质等信号,边界清晰;③增强后的 T_1WI 上肿瘤明显均质强化,宽基底附着在硬膜上。

(2)鉴别诊断:主要是与神经源性肿瘤鉴别。

(3)检查方法的比较:MRI 软组织分辨率高,无骨性伪影,是最佳选择。

(二)神经源性肿瘤

1.概述

椎管内的神经源性肿瘤包括神经鞘瘤和神经纤维瘤。神经鞘瘤起源于神经鞘膜的神经膜细胞,神经纤维瘤起源于神经母细胞,与神经鞘瘤在病理上常常混合存在。20～40 岁多发,发病率无性别差异。

2.影像学表现

(1)X 线表现:主要征象就是相应椎间孔的扩大,椎弓根的骨质吸收。

(2)CT 表现:可以看到椎间孔扩大,呈哑铃状的肿瘤两端分别位于椎管内和椎间孔内,密度略高于脊髓,CT 可见脊髓受压变形并且向对侧移位。增强扫描可以明显强化,瘤体内部常见到不强化的囊变部分。

(3)MRI 表现:是目前最能显示神经源性肿瘤的特性的影像学检查方法。肿瘤呈结节状或哑铃状,突进椎间孔内。T_1WI 上呈等或略低信号。T_2WI 上呈明显高信号,增强扫描呈明显强化,囊变部分不强化,肿瘤边缘光整。脊髓受压并有压迹存在,较大的肿瘤可见脊髓受压变细,并且向对侧移位。

3.诊断要点、鉴别诊断及检查方法的比较

(1)诊断要点:①肿瘤位于椎管内和椎间孔内,呈哑铃状,相应椎间孔扩大;②T_1WI 上呈等或略低信号,T_2WI 上呈明显高信号;③增强扫描呈明显强化,常见不强化的囊变部分。

（2）鉴别诊断：主要与脊膜瘤鉴别。

（3）检查方法的比较：MRI软组织分辨率高，无骨性伪影，是目前最适合显示椎管内肿瘤的影像学检查方法。

第七章 呼吸系统常见疾病影像诊断

第一节 检 查 方 法

一、X 线检查方法

(一)透视

任意角度观察;动态(包括呼吸运动)检查;空间分辨率低;不能保留影像资料;射线量相对较大。

(二)摄片

体格检查的首选,对肺、纵隔、气管、骨均可显示;静态检查;二维图像,重叠结构多,解剖信息丢失多。

(三)体层摄影

仅清楚显示支点平面影像;用于支气管及肺内病灶的观察;渐被 CT 取代。

(四)支气管造影

有创检查;用于支气管疾病(支扩、肿瘤等)的诊断;渐被 CT 取代。

(五)支气管动脉造影

咯血患者发现出血血管并行栓塞治疗。

二、CT 检查

(一)平扫

空间分辨率高;调节窗宽窗位后,对肺、纵隔结构、气管、骨均可显示。

(二)高分辨扫描(HRCT)

空间分辨率进一步提高;用于肺内微小病灶(<2cm)、支扩、肺内弥漫性病变的观察;图像存储量大。

(三)增强扫描

空间分辨率高;用于肺内结节病灶、肺门及纵隔淋巴结、血管的观察。

(四)三维重建

观察支气管病变;可进行任意角度观察;新的软件辅助小结节诊断。

三、MRI 检查

对肺血管性疾病、纵隔及肺门病变的观察和诊断有较高价值。对肺组织显示能力较差。

第二节 解剖学基础

一、气管

气管起自环状软骨下缘,经颈部进入胸腔。在胸椎 5～6 平面分为左、右主支气管。气管由多个 C 形的软骨环经纤维组织连接而成管状。C 形的开口朝后,亦为纤维组织连接处,称为膜部。气管呈纵行的带状透亮影,位于胸廓的中央,但其下 1/3 可稍向右侧偏移。气管的宽度为 1.5～2.0cm,平均长 10～13cm,均匀一致。体层片上,气管壁可呈浅波浪状,其稍凸出的密度较高影像为 C 形软骨的横断面。气管的气柱与右肺之间是一纵行的细带状密度增高影,称为右侧气管旁带,正常宽度不超过 4mm。若增宽多提示纵隔淋巴结增大。侧位上,气管自前上轻度向后下方向斜行,与身体长轴呈 15°～20°角。侧位宽度与正位上一致。气管的气柱之后缘与肺之间显示一线状密度增高影,称为气管后带,其宽度不超过 3mm。吸气时,气管拉长,管径增宽,呼气时则变短约 20%,宽度缩小约 10%。

二、支气管

左、右主支气管(一级)分别进入左、右肺,其分歧角称为隆突角,为 60°～80°。吸气时该角度变小,呼气时则变大,相差 10°～15°。右侧主支气管近似于气管的延续,与气管延长线呈 20°～30°角。宽度较宽而长度较短,约 2.5cm。右侧气管分为三支,分别进入上、中、下三个肺叶,称为肺叶支气管(二级)。右侧主支气管发出肺叶支气管后,直至中叶开口的一段支气管为中间支气管;左侧主支气管与气管的延长线呈 40°～50°角,较细,但较长,约 5cm。左侧主支气管分为二支,分别进入上、下肺叶。有时舌叶单独分支也成三支。肺叶支气管再分支为肺段支气管(三级)。以后逐次分支为肺亚段支气管、肺小叶支气管、末梢细支气管、呼吸细支气管等。除呼吸细支气管具有呼吸功能外,其他支气管均为气体之通道。

日常工作中,X 线上最常显示的是气管,只有条件适当或高 KV 及体层摄片时方能显示支气管,但也只限于肺叶及部分肺段支气管。其先天性变异主要为分支异常,平片难以显示,需支气管造影证实。

三、肺实质与肺间质

肺实质包括肺泡、肺泡囊、肺泡管及 1～3 级呼吸性细支气管。主要功能为储存气体和气体交换;肺间质包括支气管、血管、淋巴管及其周围和小叶间隔的疏松结缔组织、支气管、血管、淋巴管及肺泡壁的胶原纤维,弹力纤维及嗜银纤维等。它无气体交换功能,只起支持作用。X线上不能将两者截然分开。即使有炎症时,也是以其中一种炎症为主,两者亦难截然分开。

四、肺野

胸片上含气的肺泡所显示的透过度高的区域统称为肺野。肺野的透过度与肺泡的含气量成正比,与胸壁软组织的厚度成反比。为叙述方便,通常将第一肋圈内的部分称为肺尖。接近膈肌的部分称为肺底。以第二与第四前肋下缘分别画一条横线,将肺野分成三部分为上、中、下三个肺野。依胸廓形状将一侧肺野纵行分成三等分,由内向外为内、中、外三带。

五、肺叶

肺叶是被脏层胸膜分隔的解剖单位。肺叶与肺叶之间的胸膜裂隙为叶间裂。右侧肺有上、中、下三叶。上叶与中叶间之裂隙为小裂，也称横裂。下叶与上、中叶间之裂隙为大裂，也称斜裂。左侧肺有上、下两叶，只有斜裂。正位上、右肺上、中叶与下叶之间，左肺上叶与下叶之间前后大部分重叠。多能显示横裂，斜裂很少显示。

每个肺叶由50～80个肺小叶组成。肺小叶间由结缔组织、血管、淋巴管及神经纤维相隔，称为小叶间隔。每个肺小叶近呈锥形。底部直径约1cm，高1～3cm。愈靠近肺表面，高度愈高。每支肺小叶支气管分出3～5支末梢细支气管。由呼吸性细支气管至肺泡构成的单位为肺腺泡或呼吸小叶，直径4～6mm。远侧细支气管与肺泡间有小管相通，肺泡间也有孔相通。前者称为Lambert小管，后者称为Kohn孔。它们即可以防止发生肺不张，但又是炎症扩散的通道。

肺的先天性变异最常见的是副叶。所谓副叶是被副裂分隔开来的肺的一部分。下副叶最常见，即下副裂环绕着下叶的内基底段，与其他肺段分隔开。X线上能显示的为下副裂，它呈一细线状密度增高影，起自半侧膈肌的内份，斜向内上方达到肺门。两侧均可见到，但右侧较左侧易于显示。右侧的发现率约为5%，奇叶较下副叶少见，系奇静脉的位置异常所致。X线上，其叶裂在右肺上野的内侧带呈一倒置的逗点状密度增高影，其尾部呈弧线形密度增高影斜向外上方达肺尖。被叶裂围绕的部分为奇叶。后副叶也称为背叶。以上副裂将下叶背段与其他各基底段分隔开。正位上，上副裂与横裂在同一平面上或稍低。侧位上，横裂由斜裂向后延伸到后背，多轻度向下倾斜。左舌叶，为左侧的横裂分隔左舌段与上叶的其他部分。它与右侧的横裂相似，但有些病例仅能在侧位上见到。常见副叶。副叶和副裂均无特殊病理意义，但在发生突变时，易造成解释上的错误。

六、肺门

肺门是肺动脉、静脉、淋巴组织、支气管及神经的复合影。以肺动脉占主要成分。两侧肺门常不等高，左侧比右侧高1～2cm。一般认为，肺门应在第2～4前肋水平之间。右侧肺门分上、下两部分。上部约占1/3，由上肺静脉，动脉等构成。下部约占2/3，由右下肺动脉构成。上部的下后静脉干与下部的右下肺动脉交叉形成的夹角为肺门角。该角应锐利，有时也可圆钝，但不应封闭及外凸。

左侧肺门也可分上、下两部分。上部由左肺动脉弓及其分支和上肺静脉构成。下部由左肺下动脉及其分支构成。左侧肺门的下部往往被心脏所掩盖。两侧肺门区常可见到2～3mm大小，周围密度高、中间透亮的环状影，系支气管的轴位投影。与其伴行的为大小近似密度高的点状影，边缘清楚，为血管的轴位投影。侧位上，肺门呈一上、下径长、前后径短的逗点状密度增高影，位于主动脉弓稍下方。椭圆形影为右上肺静脉干，密度均匀，前缘多光滑整齐。后缘由于支气管及气管的重叠多不甚清晰。在该影偏后方，沿气管、支气管走行区内常可见到呈轻度上前、下后排列的环状透亮影，两者相距1～2cm。上方者为右上叶支气管开口的轴位，下方者为左上叶，是气管开口的轴位。在气管支气管后方为逗点的尾，由前上向后下方向斜行，为左肺动脉弓及其分支。在后上肺静脉干影的下方见一与左肺动脉走行近似的带状密度增高影，为右肺动脉及其分支。侧位片上，中间段支气管后壁常可显示。起自右上叶支气管开口轴位的后壁,呈直线状或稍呈浅弧线状的密度增高影,垂直下行或稍有偏斜。该线多穿行左上叶支气管开口轴位而过。其宽度不超过 3mm。

七、肺纹理

肺纹理是由肺动脉、静脉、支气管及淋巴管等构成,其中肺动脉及其分支为主要成分。肺纹理以肺为中心向外围呈树枝状分布,愈靠近肺门区愈粗大,愈靠近外围愈纤细。一般,肺野的外侧肺纹理已观察不清。肺纹理的评价,缺乏确切的客观指标,变化轻微者识别更为困难。而且易受患者的体型及投照条件等多种因素的影响。正常者,右侧心膈角区常较左侧肺纹理明显,勿误诊为肺内炎症。

八、纵隔

纵隔是两侧闭合的胸膜腔之间的区域。前为胸骨,后为胸椎,上为胸腔入口,下为膈肌。纵隔由心脏、大血管、气管、支气管、食管、胸腺、淋巴组织、神经及脂肪等器官、组织构成。除气管及支气管可以辨认外,其他组织器官间无明显对比。正位上,呈一宽带状密度增高影,其边缘为心脏大血管的外缘。

为确定纵隔肿块的来源及其性质和叙述的方便,常将纵隔人为地分区。目前,常用的为九分区法。在侧位上将纵隔分为前、中、后及上、中、下九区。以气管前壁向下、沿升主动脉前缘及心脏前缘划一曲线,此线前方至胸骨的倒三角形之狭长区域为前纵隔。以食管唇壁为界划线,该线后为后纵隔。两条线之间的区域为中纵隔。以第四胸椎下缘为点与胸骨角连接成线,其线上为上纵隔。以肺门下方,相当于第八胸椎下缘画一横线,该线上方为中纵隔,下方为下纵隔。该法较为实用,特别是前、中、后纵隔的分区对确定纵隔肿瘤的来源有帮助。纵隔的长度和宽度受生理因素的影响。吸气状态,无力体型及立位时,纵隔影长而窄;呼气状态、矮胖体型及仰卧位时,其影短而宽。另外,小儿的胸腺常使纵隔向一侧或两侧增宽,勿误认为纵隔肿瘤。

九、膈肌

膈肌为介于胸、腹腔之间的薄的肌腱膜。分左、右两叶,呈凸面向上的圆顶状。中央部分与心脏相连接。膈肌与侧胸壁形成的角称肋膈角,呈锐角。膈肌与心脏边缘形成的角称心膈角,亦呈锐角。但在左侧,特别是体胖者,其密度常较高、角度可以变钝,为心包脂肪垫所致,勿误认为病变。侧位上,膈肌呈前部高、后部低的凸面上的曲线状,与前、后胸壁形成肋膈角,立位时,后肋膈角位置最低,是少量胸腔积液的汇集区域。前肋膈角由于心包脂肪垫的影响可不甚锐利及清晰,勿误认为胸膜病变。

两侧膈肌的位置常不等高,右侧较左侧高 1～2cm。一般,右侧膈肌位于第六前肋与第十后肋水平。但有作者提到,约 5％的患者,右膈高于左膈超过 2.5cm。或两侧膈肌等高甚或左膈略高。膈肌受生理因素影响,位置可有变化。吸气状态、无力体型及立位时,膈肌位置低;而呼气状态、体胖、卧位或妊娠后期,则膈肌位置高。吸气时,膈下降;呼气时,膈肌上升。两侧运动方向一致。一般认为,平静呼吸动度 1～3cm;深呼吸动度 3～6cm。两侧膈肌动度相等或近似,两侧之动度差不超过 1cm。有时,膈肌的内 1/3 呈向上的局限性隆凸,边缘光滑整齐,为局限性膈膨出。右侧较左侧多见,无病理意义。应与肝脏的局限性隆凸相区别。区别困难时,行气腹检查有帮助。有时,膈肌为 3～4 个浅弧形向上隆凸的影形成,呈波浪状,称为波状膈,无病理意义。

第三节　正常影像学表现

一、X 线表现

正常胸部 X 线影像是胸腔内、外各种组织和器官重叠的复合投影。应熟悉后前位及侧位片上各种影像的正常及变异表现,才能识别胸部异常征象。

(一)胸廓

胸廓由软组织和骨骼组成,前者包括皮肤、脂肪和肌肉等。

1.软组织

(1)胸锁乳突肌及锁骨上皮肤皱褶:胸锁乳突肌在两肺尖内侧形成外缘锐利、均匀的影像。如投照位置不正或因头部歪斜均可使左右不对称,勿误认为肺尖部病变。锁骨上皮肤皱褶为锁骨上皮肤和皮下组织的投影与锁骨上缘相平行,宽度为 3～5mm。该阴影与胸锁乳突肌影相连。如锁骨上窝处淋巴结肿大或有肿块时,此阴影变模糊或消失。

(2)胸大肌:两侧胸大肌影重叠于两肺中野外带,可形成扇形的均匀致密影,其外下缘境界较清楚,向外上伸延至腋窝,一般右侧较明显,不可误认为病变。

(3)女性乳房及乳头:女性乳房常在两肺下野形成下缘清楚的半圆形密度增高的阴影。一般两侧对称。一侧手术切除后勿把对侧乳房影误认为肺内病变。乳头在两肺下野大致相当于第 5 肋间处呈边缘清楚的小圆形致密影,年龄较大的妇女多见,有时亦见于男性。两侧对称为其特点。有时一侧不明显或手术切除,容易把对侧误认为肺内结节性病灶,须在透视下确定。

2.骨骼

(1)肋骨:肋骨起于胸椎两侧,后段呈水平向外下方走行,密度较高,清晰,前段自外上向内下倾斜走行与肋软骨相连,形成肋弓。肋骨前后端不在同一水平,一般第 6 肋骨前端相当于第 10 肋骨后端的高度。前段较薄,密度较小。因肋软骨不显影,故 X 线片上肋骨前段游离。约于 25 岁以后第 1 对肋软骨开始钙化。其余肋软骨随年龄的增大自下而上地逐渐钙化,表现为断续或连续的片状、条状或颗粒状钙化影,勿误认为肺内的病变。肋骨的先天变异较为多见,常见的有:①颈肋,可发生于一侧或两侧,从第 7 颈椎处发出,常表现为发育不完全的短小较直的小肋骨;②叉状肋,常发生于第 3 或第 4 肋骨的前段,肋骨远端呈叉状,同时伴有增宽或缩短变形;③肋骨联合,多见于第 5、6 后肋,表现为相应的两条肋骨局部呈骨性联合,勿误认为肺内病变。

(2)肩胛骨:肩胛骨内缘可与肺野外带相重叠,勿误认为胸膜增厚。发育期间的肩胛骨下角可出现二次骨化中心,不可误认为骨折。

(3)锁骨:在标准后前位胸片上两侧胸锁关节到中线距离应相等,否则为投照位置不正。锁骨的内端下缘有时呈半月形凹陷,两侧可不对称,称为锁骨"菱形窝",为菱形韧带附着处,有时边缘不规则,勿误认为骨质破坏。

(4)胸骨:胸骨由胸骨柄、体及剑突构成,在后前位片上与纵隔影重叠,只有胸骨柄两侧外上角可突出于纵隔影之外,勿误认为纵隔病变。

(5)胸椎:胸椎的横突可突出于纵隔影之外,似纵隔内肿大的淋巴结,应注意鉴别。

(二)纵隔

纵隔位于胸骨之后,胸椎之前,介于两肺之间。其主要结构有心脏、大血管、气管、食管、淋巴组织、胸腺、神经、脂肪及结缔组织。

纵隔的分区在推测纵隔肿块的来源和性质上有重要意义。纵隔的划区现多采用九分区法,即在侧位片上将纵隔分为前、中、后及上、中、下纵隔。前纵隔系胸骨之后,心脏、升主动脉和气管之前狭长的倒置三角形区。心脏、主动脉弓、气管和肺门所占据的范围为中纵隔。食管以后及胸椎旁区为后纵隔。自第4胸椎下缘与胸骨柄、体交界处之间的连线以上为上纵隔,其下至第8胸椎下缘(相当于肺门下缘)水平线之间为中纵隔,肺门下缘至膈面之间为下纵隔。

纵隔内容为软组织结构,其宽度受体位和呼吸的影响。卧位及呼气时变为宽而短,立位及吸气时窄而长,尤以小儿为显著。婴幼儿的胸腺可致纵隔自一侧或两侧增宽,呈帆形影。正常纵隔居中,当一侧压力增高时,纵隔可被推向健侧,一侧压力减弱或肺萎陷性疾病时,纵隔可被牵向患侧。纵隔可因炎症、肿瘤、肿大淋巴结、主动脉瘤、食管极度扩张及椎旁脓肿等而呈普遍性或局限性增宽。

(三)膈

膈位于胸腹之间,呈圆顶状,两侧附着于肋骨、胸骨和腰椎,其上、下面各为胸膜和腹膜所覆盖。膈在外侧及前后方与胸壁相交形成肋膈角,在内侧与心脏形成心膈角。膈顶最高点偏内前方,后肋膈角为胸腔最低点。右膈顶较左膈顶高1~2cm。位于第9或第10后肋水平,相当于第6前肋间隙。呼吸时两侧膈上下对称运动,平静呼吸时运动范围为1~3cm,深呼吸时可达3~6cm。

膈的局部可发育较薄,向上可局限性半圆形隆起,吸气时明显,称局限性膈膨升,为正常变异,多发生于右侧。有时深吸气时,膈顶可呈波浪状,称波浪膈,系因膈附着于各肋骨前端,在深吸气时受肋骨牵拉所致,勿误认为胸膜粘连。

胸腔及腹腔压力的改变以及不同的体位可影响膈的位置。胸腔压力减低如肺不张、肺纤维性变,腹腔压力增高,如妊娠、腹腔积液、腹部巨大肿块等均可使膈肌升高。反之胸腔压力升高,如肺气肿、气胸及胸腔积液等可使膈降低。一侧膈发育不良,因膈张力减弱而升高,称膈膨升。膈神经麻痹时,膈也升高。膈膨升及膈神经麻痹时,由于膈的运动功能减弱或丧失,可出现两侧膈的矛盾运动,即吸气时正常侧下降而患侧上升,呼气时反之。

(四)胸膜

胸膜分为壁层和脏层,衬于胸壁内面、膈面与纵隔面的为壁层,包绕于肺脏表面的一层为脏层,并在肺叶间反折形成叶间裂。两层胸膜间有潜在间隙称胸膜腔。胸膜腔内呈负压,以保持肺脏呈膨胀状态。正常时胸膜腔内有少量液体,起润滑作用。正常胸膜菲薄,在X线上一般不显影,只有在胸膜反折处X线与胸膜走行方向平行时才能显影,为薄层状或线状致密影,见于肺尖胸膜反折及叶间裂反折。

(五)气管、支气管

在胸部CT片上气管、支气管观察满意,特别在多层CT三维后处理显示清楚。气管起于环状软骨下缘,长11~13cm,宽1.5~2.0cm,在第5、6胸椎水平分为左、右主支气管。气管分叉部下壁形成隆嵴,分叉角为 60°~85°。两侧主支气管与气管长轴的角度不同,右侧为 20°~30°,左侧为 30°~45°。两侧主支气管分别分为肺叶支气管,肺叶支气管又分出肺段支气管,经多次分支,最后与肺泡相连。

两侧支气管分支形式的不同:①右主支气管分为上、中、下三支肺叶支气管,左主支气管分为上、下两支肺叶支气管;②右上叶支气管直接分为肺段支气管,而左上叶支气管先分为上部及下(舌)部支气管,然后再分出肺段支气管;③右上叶支气管分为尖、后、前三支肺段支气管,左上叶支气管分为尖后支及前支两支肺段支气管;④右侧主支气管分出上叶支气管,后至中叶支气管开口前的一段称为中间支气管,左侧无中间支气管;⑤右下叶支气管共分为背、内、前、外、后五支肺段支气管,左下叶支气管则分为背、前内、外、后四支肺段支气管。

(六)肺

肺的各解剖部分的投影在 X 线上表现为肺野、肺门及肺纹理。

1.肺野

肺野是含气的肺组织在 X 线片上所显示的透亮区域,两侧肺野的透亮度相同。当肺组织发生病变时,该处肺野的透亮度发生改变。为了便于标明病变位置,人为地将一侧肺野划分为九个区域,即沿胸廓自内向外纵行分为三等份,称为内、中、外带,又分别在第 2、4 肋骨前端下缘各画一水平线,又将其分为上、中、下野。上野中的第 1 肋间内的部分称为肺尖。

2.肺门及肺纹理

肺门影系肺根部投影,由肺动脉、肺静脉、支气管及淋巴组织所构成,其中肺动脉和肺静脉的大分支为其主要组成部分。肺门位于两肺中野内带 2~4 前肋间处,左侧比右侧高 1~2cm。右肺门分上、下两部,上部由上肺静脉、上肺动脉及下肺动脉干后回归支所组成,下部由右下肺动脉干构成,其内侧有含气的中间支气管衬托,轮廓清晰,正常成人宽度不超过 15mm。肺门上下两部之间的夹角称肺门角,该角的顶点有时可较圆钝,但不应有半圆的向外突出阴影。左肺门主要由左肺动脉及其分支和上肺静脉及其分支所构成。左肺动脉弓位于左主支气管和上叶支气管之间,呈边缘光滑的半圆形影,易被误认为肿块。下部由左下肺动脉及其分支构成,由于左心缘的掩盖,只能见到一部分。侧位时两侧肺门影大部重叠,形似尾巴拖长的"逗号",其尾部由两下肺动脉干构成。在椭圆形肺门阴影内,有 2 个圆形透亮区系右和左上叶支气管起始部的轴位投影。

多种疾病可引起肺门大小、位置和密度的改变。肺门血管的扩张,肺门淋巴结的肿大和支气管腔内或腔外的肿瘤可导致肺门影增大。肺门缩小则见于肺门血管的变细。肺门移位见于肺叶不张,上叶肺不张可使肺门上移,下叶肺不张可使肺门下移。

肺纹理由肺血管、支气管和淋巴管等组成,主要成分是肺动脉分支,自肺门区向肺野中、外带呈放射状分布的树枝状影。正常时肺下野纹理较肺上野粗,特别右肺下野中内带处更为明显。其正常粗细和多少并无明确标准,应密切结合临床综合分析确定其诊断意义。

3.肺叶、肺段和肺小叶

(1)肺叶:肺叶属解剖学范畴。右肺有上、中、下三叶,左肺有上、下两叶。各肺叶由叶间裂分隔。右肺有斜裂与水平裂两个叶间裂。斜裂将上、中叶与下叶分开,起自第 4 胸椎水平,向前下斜行达距前肋膈角 2~3cm 处与膈相交。斜裂之后方为下叶。水平裂起自斜裂的中部,向前稍向下达前胸壁,正位像位于肺门中部呈水平线状影,细如毛发,将上、中两叶分开。左肺只有斜裂,其起点较右侧略高,其前上方为上叶,后下方为下叶。左肺上叶相当于右肺上、中两叶。肺叶在正位像上互相重叠,在确定病变的部位时应结合侧位胸片,根据叶间裂的位置,可辨别病变位于哪个肺叶或肺段。

(2)肺段:肺叶由2~5个肺段组成,各有其单独的支气管。正常情况下X线检查不能显示肺段的界线,在病理情况下形成肺段的实变或不张时,才能看到肺段的轮廓。肺段多呈圆锥形,尖端指向肺门,底部向着肺的外围。肺段的名称与相应的支气管一致。

(3)肺小叶:每个肺段由许多肺小叶组成,其直径约1cm,其间有疏松的结缔组织间隔称小叶间隔。每支小叶支气管分出3~5末梢细支气管,每支末梢细支气管所支配的范围称呼吸小叶即腺泡,其直径约6mm,为肺部病理改变的基本单位。末梢细支气管继续分出呼吸细支气管、肺泡管、肺泡囊,最后为肺泡。

二、CT 表现

CT图像上肺组织及纵隔有较大的密度差别。在一幅图像上不可能清楚显示肺野又同时清楚显示纵隔内结构。因此在观察胸部CT时至少需采用两种不同的窗宽和窗位,以便分别观察肺野与纵隔。一种是肺窗,其窗位约为-700Hu,窗宽约为1000Hu,适宜观察肺实质。另一种是纵隔窗,其窗位为30~60Hu,窗宽为300~500Hu,适宜观察纵隔。胸部CT图像是胸部不同层面的横断面图像,因而必须在熟悉冠状面及矢状面的解剖基础上掌握胸部不同层面的横断面解剖。

(一)纵隔

与X线影像纵隔的划区多采用九分区法不同,CT纵隔分区现采用六分区的方法。即将纵隔纵分为前、中、后三区,再以主动脉弓为界将纵隔分为主动脉弓上区及主动脉弓下区。前纵隔位于心脏、大血管之前与胸骨后方;中纵隔即心脏、主动脉及气管所占据的部位;后纵隔为胸椎前及椎旁沟与食管前缘之间的空间。多数成年人纵隔内均含有较多的脂肪,在低密度脂肪组织的对比下可清晰显示各结构的轮廓。增强扫描可更清楚显示纵隔内的大血管等结构。

(二)肺野和肺门

为观察肺门及肺野结构需采用肺窗。两肺野内可以看到由中心向外围走行的肺血管分支,由粗渐细,上下走行或斜行的血管则表现为圆形或椭圆形的断面影。两肺下叶后部血管纹理较粗,为正常表现,系因患者仰卧位扫描时肺血的坠积效应所致,勿误认为异常。正常肺门主要为支气管与肺动、静脉的轴位影像。肺叶肺段支气管与肺门血管特别是肺动脉的相对位置、伴行关系以及管径的大小较为恒定。通常肺动脉的管径与伴行的支气管管径相近。

右肺门的上界为尖段支气管的起始部及伴随的肺动脉。左肺门的上界为尖后段支气管的起始部及伴随的肺动脉。两肺门的下界为下叶肺段支气管的起始部及伴随的肺动脉。内界为纵隔胸膜,外界为肺段支气管起始部及伴随的肺动脉。

(三)肺叶及肺段

叶间裂是识别肺叶的标志,常规CT图像上叶间裂处表现为无血管结构的透明带。由于叶间裂处实际是其两侧相邻肺叶的边缘部分,血管、支气管等结构已不能显示,所以表现为透明带。当叶间裂走行与扫描平面接近垂直或略倾斜时,则可显示为细线状影。在高分辨力

CT 扫描时,叶间裂可清楚显示为线状影。

　　肺段与所属支气管同名。右肺有 10 个肺段,左肺有 8 个肺段。肺段的基本形态为尖端指向肺门的锥体状。CT 图像上不能显示肺段之间的界限,只能根据肺段支气管及血管的走行定位。当肺段内发生肺段范围内的病变时,则可显示肺段的形态。

三、MRI 表现

　　正常胸部 MRI 图像与 CT 图像类似。MRI 的冠状位图像易于观察纵隔、纵向气管及支气管等结构。由于血流的流空效应,纵隔内的大血管结构易于辨认。可用于纵隔大血管与淋巴结的初步鉴别诊断。

第四节　气管、支气管疾病

一、先天性气管、支气管狭窄

　　先天性气管狭窄是因气管软骨环发育异常所致,可能与前肠分隔气管和食管不均有关。先天性气管、支气管狭窄可合并肺发育不良等畸形。本病可分为两型。①局限性狭窄:狭窄段短,为环形或新月形隔膜,也可为纤维索带,其余部分管腔正常。②弥漫性狭窄:气管狭窄从气管上端开始至分叉部并逐渐变重,气管分叉部比正常人低,主支气管呈接近水平位置。出生后呼吸困难,有喘鸣音,上呼吸道反复感染。

(一)X 线

　　胸部平片表现为两肺气肿、透过度加大、肋间隙宽、膈肌低平,有时肺内有斑片状炎性实变阴影;在侧位胸片气管狭窄可显示。气管断层显示狭窄最为理想,可显示狭窄形态程度和部位,局限性气管狭窄多发生在气管下段。

(二)CT

　　CT 显示管腔变小,一般为环形狭窄。CT 连续扫描或者矢(冠)状面重建,可显示气管狭窄的范围;能区别气管狭窄的原因,如软骨缺如、钙化、肉芽组织等;显示管外有无压迫。

(三)核医学

　　ECT 通气显像可见气管粗细不均,肺泡显影不均匀。可诊断有无气道阻塞。

二、慢性支气管炎

　　气管、支气管黏膜及其周围组织慢性非特异性炎症,慢性进行性咳嗽连续两年以上,每年连续咳嗽、咳痰 3 个月,需除外全身及肺部其他疾病。发病率约 4%,尤以老年人多见,50 岁以上者可高达 15%。

　　支气管黏膜杯状细胞增生,腺体肥大,分泌物增多、黏稠,黏膜水肿、充血、上皮细胞萎缩,脱落,鳞状上皮化生。弹力纤维破坏,管腔相对变细。本病常合并肺炎症、肺气肿、肺大泡,继发性肺心病。

　　咳、痰、喘为主要症状,咯血少见。冬季发病较多,有并发症时症状加重。

(一)X线

早期往往无异常,随着病变的进展,大多有肺纹理增多、变粗、扭曲变形和中断现象。肺纹理增多、变粗虽为普遍性,但以双侧肺门周围及两下肺野较为显著,其中有颗粒状或斑点状致密影,中等大小的支气管壁增厚时,可见有形如车轨的两条平行线条状影像与血管纹理交叉或平行走向。由于广泛的间质纤维化,两肺中下部可看到精细或粗乱的网状影像。当合并肺气肿时,则肺野外围纹理常较稀少,肺野透过度增高、横膈平坦而低位。呼吸运动幅度降低。

如需观察有无支气管扩张等改变,可考虑做选择性支气管造影,表现为支气管管壁内缘不整齐、管腔粗细不均,有刺状或憩室状突起。支气管扭曲变形、分叉处狭窄,支气管末端不充盈,呈突然中断现象,有的病例可见到支气管软骨环征(即支气管呈防毒面具的软管状)。

(二)核医学

ECT呼吸道纤毛运动显像其速度变慢。

三、支气管哮喘

是机体对抗原性或非抗原性刺激引起一种气管支气管反应性过度增高疾病。患病率2%～5.3%,成人患病率男女大致相仿,20%患者有家族史,但半数以上在12岁前发病。

病因和发病机制:尚未完全明了,大致分为外源性和内源性两大类。外源性常于幼年发病,有明显、多种过敏源变态反应史。内源性常于成人发病,由呼吸道感染、寒冷空气、刺激性气体等非抗原性因素引起。两者引起支气管平滑肌收缩,黏膜充血、分泌物增多,小气道狭窄。

发作性伴哮喘音的呼气性呼吸困难,持续数分钟至数小时或更长。可自行或经治疗后缓解。

(一)X线

一般单纯支气管哮喘的X线检查无特异性发现。仅于发作时呈过度充气状态。反复发作的患者由于肺泡内压力升高,肺泡扩大、肺泡壁萎缩及破裂,最后导致肺气肿改变。照片显示肺野透亮度增高,往往以肺野外围或下肺野更为明显。如合并肺大泡,则大泡部位透亮也较明显,肺纹理一般减少。有的病例因合并肺间质纤维化,可显肺纹理增多。胸廓显示增宽、肋骨变平、肺尖部变圆。侧位照片显示胸椎向后弯曲、胸骨前凸、胸部前后径明显增加呈"桶状胸"。膈肌位置低而平,肋膈角增大、膈肌运动减弱。心脏可能变得狭长,垂直及逆时钟方向旋转。当合并有肺炎,肺不张、气胸或肺源性心脏病时,则有相应的表现。

(二)核医学

ECT通气显像可见肺叶或肺段的放射性减低或缺损,轻者用扩张剂后重复显像可恢复正常,可显示支气管痉挛的部位、范围以及观察治疗效果。纤毛运动显像其速度变慢。

四、支气管扩张症

指支气管内径的异常增宽,为空腔性病变;少数为先天性,多数为后天性。先天性包括Katagener综合征、免疫球蛋白缺乏、肺囊性纤维化等先天性异常因素。后天性继发于肺结核、慢性肺炎、肺间质纤维化、胸膜增厚等。好发于两肺下叶、左舌叶和右中叶。

先天性的有管壁平滑肌、腺体和软骨减少或缺如。继发性的有上皮脱落、管壁炎细胞浸润、肿胀,周围有纤维组织增生。

咳嗽、咯多量臭味的脓痰和痰中带血到大量成百毫升的咯血为三大主要症状。伴感染时可发热。

(一)X 线

胸部平片常显示一侧或双侧下肺野纹理明显增多、紊乱、边缘模糊。是由于支气管周围纤维化和支气管内被分泌物填塞所致。在增多的纹理中可有管状透亮区,为管壁明显增厚的支气管影,称为"轨道征"。肺纹理常密集而聚拢、提示有肺膨胀不全。严重病例肺纹理可呈网状,其内看透亮区、类似蜂窝状、代表被纤维组织包围的肺气肿病变。部分扩张的支气管内因有分泌物潴留而呈杵状增粗影。囊状支气管扩张较为特征性的改变为卷发样影像、表现为多个圆形或卵圆形的薄壁透亮区,有时囊底有小液平。继发感染时引起肺实质炎症,表现为多数小片状或斑片状模糊影,或呈大片状致密影像,一般局限于扩张部位。支气管扩张与肺不张常同时存在,且互为因果,因此平片可显示肺段或肺叶萎陷不张的征象。心脏可向患侧移位,左下叶肺不张常被心影遮盖,须照斜位或侧位方能显示。接邻的胸膜有增厚的改变,邻近的肺可呈代偿性的肺气肿改变。

有的病例胸部平片可以无明显异常,支气管碘油造影可以确定支气管扩张的存在、病变的部位、程度和范围,也是考虑是否手术和手术范围不可缺少的资料。有病变的支气管呈现柱状、囊状或混合型扩张改变,管壁内缘不整齐,管腔粗细不均、支气管扭曲变形、聚拢。远端不充盈、呈突然中断现象。

囊状支气管扩张应同先天性囊肿鉴别,后者囊壁薄,周围无炎性浸润、造影剂不能进入囊腔内。此外在诊断支气管扩张时,应注意它是否发生在某些先天性疾病的基础上,如免疫缺陷性疾病,胰腺囊性纤维化等。

(二)CT

对于较明显的支气管扩张,CT 检查绝大部分能够明确诊断,定位也比较准确,符合率可达 95% 以上,基本可以取代支气管造影。对于末梢较小支气管的扩张,如陈旧肺结核或间质纤维化等慢性炎性病变牵拉引起的小支气管扩张,支气管造影常难以显示,普及型 CT 机的常规扫描效果也不能令人满意。而高分辨率 CT 可以明确诊断。

(三)核医学

ECT 肺灌注显像可协助临床了解肺血流受影响的程度和范围,纤毛运动显像其速度变慢。

(四)评价

胸部平片对本病诊断有一定限度,如临床有咯血和反复肺部感染疑有本病时,应做支气管造影确定诊断。CT 诊断价值也很大。核医学有参考价值。

五、肺气肿

肺气肿是指全肺或部分肺的空气含量过多伴肺膨大。是支气管和肺疾病时常见的并发症。但亦包括气体异常进入肺间质。根据发病原因,病变性质和分布范围,分为慢性普遍性阻塞性肺气肿;局限性阻塞性肺气肿;代偿性肺气肿;肺大泡和肺气囊间质性肺气肿。较严重的是慢性普遍性阻塞性肺气肿。

(一)X 线

1.一般表现

胸廓桶状,前后径增大,肋间隙宽,膈肌下降变平,动度差。肺野透过度增加。肺野外带纹理细直,分支少,内带纹理粗。心影居中狭长形。

2.局限阻塞性肺气肿

肺局部透过度增加,范围取决于支气管阻塞部位。深呼吸透视更易显示。病变范围大者可有胸廓和膈肌改变。

3.代偿性肺气肿

属局限性非阻塞性气肿,代偿肺透过度增加,膈肌低平,胸间隙宽,纵隔向对侧移位,纵隔疝。肺纹理一般无明显改变。

4.肺大泡性肺气肿

以上肺表面多见。边缘细薄线的透亮区,常为圆形或椭圆形,大小不一,可为单个或多个。一般不与支气管相通,造影剂不能进入。破裂时引起自发性气胸。

5.间质性肺气肿

一般肺内无改变,纵隔、心脏和大血管外缘窄带状透亮影,颈部或胸壁皮下小泡状透光区,可有肌间隙透光线增宽。

(二)核医学

若需进一步了解肺功能,可行 ECT 通气灌注显像。

六、气管支气管异物

气管、支气管异物以 5 岁以下幼儿最为多见,较大异物停留于喉或气管,较小异物停留于支气管。下叶较上叶多见、右侧较左侧多见。异物可为透 X 线的植物性花生米、果核、豆粒等。也可以是不透 X 线的金属性钉、针、硬币、纽扣等。

呼吸道的完全性阻塞或活瓣性阻塞(呼气性或吸气性),异物对气管、支气管黏膜刺激、损伤引起的充血、水肿、溃疡、肉芽组织增生或纤维组织增生。

剧烈刺激性咳嗽,胸痛,呼吸困难和青紫甚至窒息。X 线表现如下。

1.直接征象

为金属性异物。胸片上可显示异物大小、形态和停留部位,并根据形态判断为何种异物。密度较低异物可通过高干伏正位、斜位摄片或断层显示气柱的不连续。

2.间接征象

(1)阻塞性肺气肿:见于活瓣性阻塞,两肺、一侧肺或肺叶透过度增加,肺纹理变细、分散。气管异物活瓣阻塞,吸气时心影增大,膈肌升高,呼气时心影变小、膈肌下降。这种改变与正常呼吸的心、膈影变化相反。

(2)纵隔摆动:呼气性活瓣阻塞,呼气时纵隔向健侧移位,吸气时恢复正常位置。吸气性活瓣阻塞,吸气时纵隔向病侧移位,呼气时纵隔恢复正常位置。

(3)阻塞性肺炎:阻塞时间较短,表现为斑片状阴影及肺纹理增粗、集拢和模糊。

(4)阻塞性肺不张:阻塞时间较长,见肺体积缩小,呈密度均匀增高的阴影。

第五节　肺部炎症

一、支气管扩张

(一)病因病理

支气管扩张是指部分支气管树、管壁组织破坏造成的局限性的、不可逆性扩张,主要病因为支气管的反复感染与阻塞。发病机制为支气管阻塞、管壁损伤和肺纤维化牵张。多数患者在童年有麻疹、百日咳或支气管肺炎等反复发作或迁延不愈的呼吸道感染病史。先天及遗传因素引起的支扩较少见。

肺段和亚段以下的小支气管管壁支架组织薄弱,管径小,易发生痰液潴留和阻塞,导致支扩。扩张的支气管壁由于不同程度破坏及纤维组织增生可呈明显增厚,管腔内常有黏液充塞、黏膜明显炎症及溃疡。镜下可见支气管黏膜呈鳞状上皮化生,支气管壁淋巴细胞、中性粒细胞浸润或淋巴样结节,周围肺组织常有纤维化、萎陷或肺炎等改变。支气管动脉也可肥厚、扩张,支气管动脉及肺动脉间的吻合支明显增多。病变进展严重时,肺泡毛细血管广泛破坏,肺循环阻力增加,甚至可并发肺源性心脏病、心力衰竭。

(二)临床表现

典型症状为慢性咳嗽伴大量脓痰和反复咯血。咯血可反复发生,程度不等,咯血量与病情严重程度有时不一致。炎症扩展到病变周围的肺组织,可出现高热、食欲缺乏、盗汗、消瘦和贫血等症状,约1/3患者伴有杵状指(趾)。查体可于病灶部位闻及大小不等、持久存在的湿性啰音。

(三)影像学表现

1.X 线

本病好发于右下叶、右中叶、左下叶及舌段。轻症多无异常发现,重症病变区肺纹理增多、增粗、排列紊乱,有时可见支气管壁增厚,呈柱状增粗或"轨道征",典型者呈蜂窝状或卷发状阴影(卷发征),其间夹有液平面的囊区。胸片对支扩的诊断敏感性不高,不能作出可靠诊断。

2.CT

CT 目前已经取代支气管造影成为支扩的首选检查方法,诊断敏感性为 96%,特异性为93%,同时有助于观察周围肺组织改变。诊断标准为:①某一支气管远端大于或等于近端;②胸壁下 1.0cm 内见到支气管;③支气管内径(以短径为准)超过伴行肺动脉的 1.5 倍(印戒征)。支扩的 CT 表现主要有囊状扩张、柱状扩张和混合性扩张。由于扫描层面与扩张的支气管的角度不同,可呈双轨状、椭圆形、圆形和囊状透光区。除上述典型表现外,还可表现为支气管壁增厚,支气管内黏液嵌顿,支气管周围纤维化瘢痕和肺炎性实变等。

CT 检查示左肺上叶、右肺中叶支气管明显扩张呈大小不等的囊状,管壁增厚。

3.核素扫描

用于拟行手术治疗的患者,了解双肺血流灌注情况,对决定式式及估计预后有帮助。

(四)诊断与鉴别诊断要点

(1)弥漫性肺纤维化引起的牵张性改变可致支气管扩张,但无相似症状。

(2)组织细胞增生症 X 有时可见类似支扩的囊状改变,多代表空洞性肉芽肿,多位于上叶和中叶,伴有结节。

(3)肺泡癌和卡氏肺囊虫肺炎也可呈多囊性改变,但无连续性,有助于鉴别。

二、肺炎

肺炎可由多种病原体(细菌、病毒、支原体等)感染引起,以急性肺炎多见。根据影像表现不同可分为大叶性肺炎、支气管肺炎(小叶性肺炎)和间质性肺炎。影像学表现无法按照病原菌及病因进行分类,但可在一定程度上提示所感染病原菌的类型,如大叶性肺炎病原菌多为肺炎链球菌,支气管肺炎的病原菌多为金黄色葡萄球菌,病毒和支原体感染引起的肺炎多表现为间质性肺炎。

(一)大叶性肺炎

1.病因病理

大叶性肺炎是细菌性肺炎中最常见者,90%以上由肺炎链球菌引起,以 3 型肺炎链球菌毒力最强。金黄色葡萄球菌、肺炎克雷白杆菌、溶血性链球菌和流感嗜血杆菌引起的肺炎也可呈大叶性肺炎表现。病理改变以纤维素渗出为主,一般为单侧肺,以左肺下叶多见,按发展过程分为充血水肿期(病变早期)、红色肝样变期(1～2 天后)、灰色肝样变期(3～4 天后)和溶解消散期(5～10 天后)。

2.临床表现

本病多为青壮年急性起病,突发高热、寒战、咳嗽和咯铁锈色痰。病变早期(充血水肿期)可有高热、咳嗽等症状。听诊出现捻发音和湿啰音,实变期由于肺泡腔内的红细胞破坏、崩解,形成变性的血红蛋白而使痰呈铁锈色。消散期由于渗出物液化,听诊可闻及湿啰音。病变多于两周内吸收,临床症状的减轻多较病变吸收早,少数可延迟至 1～2 个月吸收,也可迁延不愈,演变为机化性肺炎。

3.影像学表现

大叶性肺炎的影像表现可一定程度反映其病理变化。

(1)X 线:充血期 X 线检查呈肺纹理增强、透明度减低或可见淡薄而均匀的阴影,也可无异常发现。实变期可见大片致密阴影(肺实变)累及整个或大部分肺叶,可见空气支气管征。病变的形状与所在肺叶的解剖形状有关。消散期病变区阴影密度逐渐减低,透亮度增加,病变吸收的不均匀致此期多表现为散在斑片状阴影。

(2)CT:充血期可见边缘模糊的片状磨玻璃密度阴影;实变期可见叶、段分布的大片致密阴影,空气支气管征较胸片更明显,强化可见其内灶性坏死;消散期病变吸收,呈散在、大小不等的斑片状阴影。各期均可见胸膜反应性增厚或胸腔积液。

4.诊断与鉴别诊断要点

青壮年急性起病,突发高热、寒战、咳嗽和咯铁锈色痰,胸片或 CT 示病变累及整个肺叶或肺段,提示本病可能。大叶性肺炎实变期须与肺结核、中央型肺癌所致阻塞性肺不张及肺炎型肺癌鉴别,消散期应与浸润型肺结核鉴别。依据临床表现和 X 线检查可确诊,CT 检查多用于鉴别诊断。细菌学检查有助于确定病原菌,选择敏感药物治疗。

(二)支气管肺炎

1.病因病理

支气管肺炎又称"小叶性肺炎",可由细菌或病毒感染引起,以葡萄球菌、肺炎双球菌和肺炎链球菌感染多见。病毒感染以呼吸道合胞病毒、腺病毒、流感病毒和副流感病毒为多见。按病理形态的改变分为一般支气管肺炎和间质性支气管肺炎两类。前者多由细菌所致,后者则以病毒为主。多数支气管肺炎在病毒感染的基础上可发生细菌感染,为混合感染。

病理改变以肺泡炎症为主,支气管壁与肺泡间质炎性病变较轻。病理基础为小支气管壁充血水肿、肺间质内炎性浸润和肺小叶渗出和实变的混合病变。病变可通过肺泡间通道和细支气管向邻近组织蔓延,呈小片状的灶性炎症,可互相融合扩大。当小支气管、毛细支气管发生炎症时,使管腔更加狭窄导致管腔部分或完全阻塞,可引起肺气肿或小叶性肺不张。病毒性肺炎时,支气管和毛细支气管壁及肺泡间隔均有水肿,管壁内有黏液及被破坏的细胞堆积。肺泡及肺泡导管、间质可见单核细胞浸润。

2.临床表现

支气管肺炎多见于婴幼儿,为小儿最常见的肺炎,此外还多见于老年和体弱者,大多起病较急。典型的支气管肺炎常有发热、咳嗽、咳泡沫黏液脓性痰、气促、呼吸困难,病变部位可闻及固定的细湿啰音,新生儿、早产儿、重度营养不良儿身体极度衰弱者表现可不典型。轻症主要累及呼吸系统,重症可累及其他系统(循环、消化、神经系统)而出现相应的临床表现。

3.影像学表现

(1)X线:病变多发生在两肺中下野的内中带。支气管及周围间质的病变表现为肺纹理增多、增粗和模糊。小叶性渗出与实变则表现为沿肺纹分布的斑片状模糊致密影,密度不均。密集的病变可融合成较大的片状,病变广泛者可累及多个肺叶。小儿患者常见肺门影增大、模糊并常伴有局限性肺气肿。

(2)CT:两肺中部、下部支气管血管束增粗、模糊,周边散在大小不等的斑片状、结节状阴影,一般为 1～2cm,边缘模糊,有时可见其周围由小叶支气管阻塞所致的局限性过度充气,呈 1～2cm 大小的泡状透亮影。

4.诊断与鉴别诊断要点

婴幼儿或年老体弱者,急性发病,高热、咳嗽、咯泡沫或脓性痰;胸片示两肺中下野内中带多发小斑片状阴影,应考虑本病,一般胸片即可诊断。年老、症状不典型者应与肺癌引起的阻塞性肺炎鉴别。CT检查多用于鉴别诊断。

(三)支原体肺炎

1.病因病理

支原体肺炎是由肺炎支原体感染引起的呼吸道和肺部的急性炎症。为社区获得性肺炎常见的感染。病理基础为细小支气管壁、肺泡壁与其周围的浆液性渗出和炎细胞浸润,由于细小支气管黏膜的充血水肿致狭窄阻塞,导致肺气肿或肺不张。炎症可沿淋巴管扩展引起淋巴管炎和淋巴结炎。

2.临床表现

本病秋冬时期多见,儿童和青壮年发病率高,潜伏期为 1～2 周,起病缓慢,有时有咳嗽,多为干咳,伴有黏痰,或为顽固而剧烈的咳嗽,偶有血痰、胸痛。有时表现为肌肉酸痛或恶心、呕吐、食欲缺乏等消化道症状。约 1/3 患者无明显症状。

冷凝集试验和链球菌 MG 凝集对本病诊断有帮助。一般于发病 7～10 天后血清凝集素效价升高,凝集价高于 1：32 或动态观察升高 4 倍以上有意义。

3.影像学表现

(1)X 线:早期病变呈间质炎性改变,表现为肺纹理增粗及网状阴影,病变发展可于数日后出现片絮状阴影,密度较淡,边缘模糊,多发于中下肺野。

(2)CT:表现为网状阴影,支气管血管束增粗,可见小斑片状模糊影沿增粗的支气管血管束分布,边缘模糊,雾状或磨玻璃状。较小的腺泡阴影和小叶阴影可逐渐融合成片状阴影。病变于 1～2 周开始吸收,一般于 2～4 周,最迟 6 周可完全吸收,不留痕迹。

4.诊断及鉴别诊断要点

(1)支原体肺炎以间质病变为主,一般不伴有白细胞计数增高。本病应注意与细菌性肺炎、过敏性肺炎和浸润性肺结核鉴别。

(2)细菌性肺炎以实质病变为主,伴有高热和白细胞计数增高。

(3)发生于上叶的支原体肺炎不易与浸润性肺结核鉴别,可于治疗后动态观察,肺结核在数周内一般无明显变化。

(4)过敏性肺炎有致敏物质接触史,阴影更为淡薄,吸收更快,可伴有嗜酸性粒细胞升高。

(四)肺脓肿

1.病因病理

由肺部化脓菌感染引起的化脓性肺炎致细支气管阻塞,小血管炎性栓塞,继发肺组织坏死液化形成。吸入性肺脓肿的致病菌多为口腔厌氧菌,血源性肺脓肿的致病菌多为金葡菌。还可由附近器官感染直接蔓延而来,如胸壁感染、膈下脓肿或肝脓肿可直接蔓延累及肺部,最常见的病原菌为葡萄球菌、链球菌、肺炎球菌等。急性肺脓肿常呈空洞表现,急性期空洞壁由坏死肺组织和肺实变组成,内有较多脓液;亚急性期主要由增生的肉芽组织构成,周围伴有一定程度的肺实变或肺泡水肿;慢性期洞壁肉芽组织逐渐被纤维组织替代,壁变薄,内容物排出,边界清楚。若支气管引流不畅,坏死组织残留在脓腔内,炎症持续存在,则转为慢性肺脓肿。脓腔周围纤维组织增生,脓腔壁增厚,周围的细支气管受累,致变形或扩张。

2.临床表现

急性特征表现为高热、寒战、胸痛、咳大量脓臭痰。痰性状对判断病原菌类型有一定帮助。慢性肺脓肿可有咳嗽、咳脓痰或血痰,发热呈不规则形,贫血,消瘦和杵状指等。

3.影像学表现

(1)X 线:根据类型、病期、支气管的引流是否通畅以及有无胸膜并发症而有所不同。原发吸入性化脓性肺炎起病后短期内即可在肺内出现炎性浸润,呈密度高、边缘模糊的云絮状影。病变范围可以是小叶、肺段或大叶,并可在一日内扩展为两肺广泛的炎性浸润。在病变区无一般肺炎所能见到的支气管气象。病变发展,可在炎性浸润中出现脓肿,表现为含有液面的空洞。同时也可在不同部位出现大小不等的类圆形薄壁空腔,即肺气囊。一般肺气囊内无液平,但也可有少量液体。肺气囊变化快,一日内可变大或变小,一般随炎症的吸收而消散,偶可迟至数月后消失。本病易发生胸腔积液及脓胸,近胸膜的肺气囊穿破后可形成脓气胸。

继发血源性化脓性肺炎,由细菌栓子形成的腐败性肺梗死多分布在两肺的外围部分。X线表现为大小不一的球形病变,小者直径为数毫米,大者可为 1～4cm,边缘较清楚;也可呈大小不一的片状致密影。病变中心可出现空洞及液平面。并发脓胸者,患侧胸部呈大片浓密阴影;若伴发气胸则可见液平面。

(2)CT:多呈类圆形的厚壁脓腔,脓腔内可有液平面出现,脓腔内壁常表现为不规则状,周围有模糊炎性影。脓腔壁为软组织密度,增强扫描明显强化。

4.诊断与鉴别诊断要点

急性起病,高热伴咯脓臭痰患者肺部表现为厚壁空洞,含有液平,应首先考虑本病。肺脓肿应与以下疾病相鉴别。

(1)细菌性肺炎:早期肺脓肿与细菌性肺炎在症状及 X 线表现上很相似。细菌性肺炎中肺炎球菌肺炎最常见,常有口唇疱疹、铁锈色痰而无大量黄脓痰。胸部 X 线片示肺叶或段实变或呈片状淡薄炎性病变,边缘模糊不清,但无脓腔形成。其他有化脓性倾向的为葡萄球菌肺炎、肺炎杆菌肺炎等。痰或血的细菌分离可作出鉴别。

(2)空洞性肺结核:发病缓慢,病程长,常伴有结核毒性症状,如午后低热、乏力、盗汗、长期咳嗽、咯血等。胸部 X 线片示空洞壁较厚,其周围可见结核浸润病灶,或伴有斑点、结节状病变,空洞内一般无液平面,有时伴有同侧或对侧的结核播散病灶。痰中可找到结核杆菌。继发感染时,亦可有多量黄脓痰,应结合继往史,在治疗继发感染的同时,反复查痰可确诊。

(3)支气管肺癌:远端阻塞性肺炎呈肺叶、肺段分布。癌灶坏死液化形成癌性空洞。发病较慢,常无或仅有低度毒性症状。胸部 X 线片示空洞常呈偏心、壁较厚、内壁凹凸不平,一般无液平面,空洞周围无炎症反应。由于癌肿经常发生转移,故常见到肺门淋巴结大。CT、痰脱落细胞检查和纤维支气管镜检查一般可确诊。

(4)肺囊肿继发感染:肺囊肿呈圆形,腔壁薄而光滑,常伴有液平面,周围无炎性反应。患者常无明显的毒性症状或咳嗽。

(五)肺部真菌感染

1.病因病理

肺部真菌感染较少见,通常发生于免疫功能低下、长期应用激素和抗生素或经常接触发霉物质者。常见的致病菌有放线菌、奴卡菌、白色念珠菌、隐球菌和组织胞浆菌。感染途径有内源性,如白色念珠菌;外源性,如奴卡菌和隐球菌;继发性,如放线菌。病理基础为炎性渗出、坏死、化脓、结节性肉芽肿和真菌球形成。

2.临床表现

临床上有发热、咳嗽、咳痰、咯血、胸痛和呼吸困难等症状。

3.影像学表现

真菌病的影像表现具有多样性,可表现为支气管炎、支气管肺炎、大叶性肺炎甚至肿块和空洞影,形态多变且可互相转化。不同菌种所致感染表现各异,同一菌种在不同条件下及感染的不同时期表现也不同。

X 线及 CT 表现在急性期多以斑片状阴影为主,以中下肺野多见,边缘模糊。病变进展可呈肺脓肿样改变,形成厚壁空洞。病灶周围可伴有条索状影、胸膜肥厚粘连、肺门淋巴结肿大和胸腔积液等。慢性期呈慢性炎症或肺内结节改变。

4.诊断与鉴别诊断要点

肺真菌感染需反复多次培养出致病菌方可确诊,但由于正常情况下呼吸道内即可存在真菌,所以真菌培养诊断亦很困难,需通过临床表现、实验室检查、影像学检查和疗效等做出综合诊断。

三、肺结核

(一)病因病理

结核病是由结核杆菌引起的慢性传染病,主要通过呼吸道传播,可累及全身多个器官,但以肺结核最常见。传染源是排菌的肺结核患者,也可通过消化道、皮肤等途径传播。目前我国结核病具有高感染率、高患病率、高死亡率、高耐药率和低递降率等特点。结核病的病变过程复杂,基本病变有渗出、增生、变质。

1.增殖性病变

是感染结核杆菌菌量少、毒力低,机体具有一定免疫力的表现。典型表现为结核结节,由类上皮细胞、郎罕氏巨细胞和淋巴细胞浸润构成。主要成分是类上皮细胞,在诊断上具有特异性。

2.渗出性病变

机体遇到菌量大、毒力强的感染时,处于变态反应状态或病变在急性发展阶段,血管通透性增高,形成渗出性病变。表现为组织充血,浆液、中性粒细胞、淋巴细胞和单核细胞渗出。继之巨噬细胞出现,并可有纤维蛋白渗出。有时还可见到大量淋巴细胞堆集成淋巴细胞结节,但并非结核的特异性改变。当机体抵抗力强时,渗出性病变可完全被吸收,或转变成增殖性病变。如机体抵抗力弱时,可转变为变质性病变。

3.变质性病变

渗出性和增殖性病变均可发生坏死。结核性坏死为干酪性坏死,仅见残留的原器官的组织支架及无结构的颗粒状物。干酪坏死物质在一定条件下亦可液化,坏死物质沿支气管排出或播散到其他肺叶,造成支气管播散,或经支气管引流排出形成空洞。此时空洞内壁含有大量生长旺盛、代谢活跃的结核杆菌,成为结核病的传染源。

由于感染的结核杆菌量、毒力、感染方式、机体免疫力和治疗措施的不同,结核病的性质和转归也有所不同。当机体抵抗力强或经恰当治疗后,病变可吸收好转;当机体抵抗力低或未经及时、恰当治疗后,病灶可进展恶化:①原发病灶扩大,干酪样坏死或液化,产生空洞;②局部或沿淋巴引流蔓延致支气管淋巴结周围炎,形成淋巴结支气管瘘,导致支气管内膜结核或干酪性肺炎;③结核性胸膜炎;④支气管淋巴结肿大,造成肺不张或阻塞性肺气肿;⑤血行播散,导致急性粟粒性肺结核、肺外结核或全身性粟粒性结核病。

(二)临床表现

1.呼吸系统症状

咳嗽、咳痰,尤以空洞形成者排痰量多,可伴有咯血、胸痛、呼吸困难等症状。1/3～1/2的患者有不同程度的咯血,咯血后持续高热常提示支气管播散。胸壁刺痛提示炎症波及相应壁层胸膜,一般不剧烈,随呼吸和咳嗽而加重。慢性重症肺结核可出现呼吸困难。

2.全身症状

发热,长期午后低热为主,病变进展播散时可出现高热,此外还有盗汗、乏力、食欲降低、体重减轻,女性可有月经失调。

3.结核变态反应

结节性红斑、泡性结膜炎和结核风湿症(Poncet病)等。

4.结核菌素试验

以强阳性作为临床诊断结核病的参考指征。阳性对接种卡介苗者意义不大,但对未接种儿童则提示已受结核杆菌感染或体内有活动性结核。

5.肺部体征

常不明显,病变较广泛时可有相应体征,有明显空洞或并发支气管扩张时可闻及中小水泡音。此外,约有 20% 的活动肺结核患者无或仅有轻微症状。

(三)影像学表现

并非所有肺结核都可得到细菌学证实,影像学检查对于肺结核的早期诊断治疗有重要意义。

1.原发性肺结核

原发性肺结核多见于儿童,也可见于成人,婴幼儿发病较急,可伴有高热,包括原发复合征和胸内淋巴结结核。肺的原发病灶、淋巴管炎和肺门淋巴结结核称为原发复合征,X 线呈哑铃状阴影。

(1)X 线:原发灶多为急性渗出性病变,位于肺中部近胸膜处,表现为边缘模糊的片絮状阴影。肺内原发灶大小不一,病变沿淋巴管引流至肺门,可引起淋巴管和肺门、纵隔淋巴结炎。纵隔增宽一般提示纵隔淋巴结肿大,肿大的淋巴结有时可压迫支气管引起相应部位肺不张。淋巴管结核表现为肺部原发灶和肺门肿大的淋巴结之间条索状阴影。局部炎性淋巴结相对较大而肺部的病灶相对较小是原病性肺结核的特征。婴幼儿原发病灶范围较广,可占据一肺段甚至一肺叶,年长儿或成人病灶周围炎症较轻,阴影范围不大,多呈小圆形或小片状影,部分病例可见局部胸膜病变。小儿原发性肺结核在 X 线胸片上呈现典型哑铃状者已少见。

原发病灶治疗后易于吸收,而胸内淋巴结炎常有不同程度干酪样坏死,愈合较慢。胸内淋巴结结核为原发病灶吸收后的表现。少数原发病灶因治疗不及时可致干酪样变或坏死形成空洞,通过支气管或血行播散,引起相应改变。

(2)CT:可以更为清晰地显示原发病灶,淋巴管炎,尤其是肺门和纵隔淋巴结肿大。原发病灶表现为片状致密影,边缘模糊,如有干酪样坏死则表现为相对低密度,增强扫描无强化。

2.血行播散型肺结核

根据结核杆菌进入血液循环的数量、次数和机体的反应,分为急性粟粒型肺结核和慢性血行播散型肺结核。急性粟粒型肺结核为大量结核杆菌一次或短期内多次入血，播散至肺部所致。慢性血行播散型肺结核为少量结核杆菌或较长时间内分多次入血，播散至肺部所致。

(1)X线：急性粟粒型肺结核表现为满布肺野的 1.5～2mm 大小、密度一致、随机分布的粟粒形病灶，正常肺纹理多不能显示。病灶治疗后可吸收，偶尔以纤维化或钙化愈合，病变进展则可增大融合成大小不等的片状阴影，并可形成空洞。

亚急性或慢性血行播散型肺结核表现为大小不等、密度不同和分布不均的粟粒状或结节状影，主要分布于两肺中上野，下野较少。由于病程较长，病灶新旧不一，纤维化或钙化的旧病灶可与增殖性新病灶共存，旧病灶一般在上，新病灶在下。治疗后新病灶可吸收，旧病灶多以纤维化或钙化愈合。

(2)CT：表现与 X 线相似，但观察病变更清楚，可早于胸片作出诊断。急性粟粒型肺结核表现为两肺随机分布的 1～2mm 大小的点状阴影，密度一致、边界清楚、分布均匀，与支气管走行无关。亚急性或慢性血行播散型肺结核表现为大小不等的点状、结节状影，上部多于下部，部分病灶可有钙化。

3.继发性肺结核

这是成年人结核最多见的类型。病变多从肺尖开始；一般局限在肺内，不易经血道、淋巴道播散，以支气管播散为主；病程长，病变复杂。以往的局灶型肺结核、浸润型肺结核、慢性纤维空洞型肺结核、结核球和干酪样肺炎都被归为此类。按病灶有无活动性可将继发性肺结核分为活动性和非活动性(陈旧性)结核。浸润型肺结核、慢性纤维空洞型肺结核和干酪样肺炎属活动性肺结核。

(1)X线：局灶型肺结核表现为肺尖部单个或多个境界清楚的结节状阴影。病灶多数经纤维化、钙化而痊愈。患者常无自觉症状，属无活动性肺结核一类。浸润型肺结核是继发性肺结核最常见的类型。病灶多位于上叶尖后段和下叶背段，呈边缘模糊的云雾状阴影，也可伴有纤维化、钙化或表现为空洞、结核球。浸润型肺结核恶化进展可形成干酪性肺炎，表现为片状阴影，可累及整个肺叶，伴有无壁空洞形成。慢性纤维空洞型肺结核为晚期大量纤维化形成，伴有纤维空洞及支气管播散。

(2)CT：对于结核活动性的评估有重要意义。磨玻璃影、小叶中心结节、小叶实变、小叶间隔增厚和空洞形成等均为判定结核具有活动性的重要征象；纤维化、支气管血管变形、支气管扩张、肺气肿和淋巴结钙化则为非活动性结核的重要征象。CT 对于支气管内膜结核的显示较好，表现为支气管狭窄、梗阻与管壁增厚，管腔内息肉样隆起。

4.结核性胸膜炎

结核性胸膜炎是由结核杆菌感染而引起的胸膜炎症。临床上常分为干性胸膜炎、渗出性胸膜炎、结核性脓胸三种类型。

(1)X线：干性胸膜炎患侧仅肋膈角变钝，渗出性胸膜炎中等量以上积液可见大片均匀致密影，其上缘呈从外上向内下的弧形，肋膈角消失，膈影及心影不清。大量积液时纵隔向健侧移位，肋间隙变宽，膈肌下降。

(2)B超：可了解胸腔积液数量，确定胸腔穿刺部位，鉴别胸腔积液与胸膜肥厚。

(3)CT：表现为胸膜增厚、结节、胸腔积液。

(四)诊断和鉴别诊断要点

1.诊断

肺结核的胸部 X 线表现并无特征性改变,但下列特点可帮助诊断:多发生在上叶尖后段、下叶背段或后基底段。可局限也可多肺段侵犯。X 线影像可同时呈现渗出、增殖、纤维化、干酪性病变和钙化等多形态表现。病灶易形成空洞,可伴有支气管播散灶、胸腔积液、胸膜增厚与粘连。呈球形病灶时(结核球)直径多在 3cm 以内,周围可有卫星病灶,内侧端可有引流支气管征。病变吸收慢(1 个月以内变化较小)。

CT 可充分显示空洞、钙化、支气管狭窄或扩张、卫星灶、支气管播散灶等结核的病理特点,有助于与肺癌及炎症鉴别。但对部分不典型肺结核的定性诊断较局限,须结合痰检、穿刺活检、纤维支气管镜检查。

2.鉴别诊断

(1)肺癌:中心型肺癌在肺门处有结节影或有肺门纵隔淋巴结转移,须与淋巴结核鉴别;周围型肺癌在肺周围有小片浸润、结节,须与结核球或结核浸润性病灶鉴别。肺癌多为 40 岁以上,中心型以鳞癌为主,一般不发热,可有呼吸困难或胸闷、胸痛逐渐加重,常刺激性咳嗽,有痰血,进行性消瘦,有锁骨上转移者可触及质硬淋巴结,某些患者可有骨关节肥大征。X 线检查,结节可有分叶毛刺,无卫星灶,一般无钙化,可有空泡征;外周型可见胸膜凹陷征。

(2)肺炎:肺部非细菌性(支原体、病毒、过敏)常显示斑片影,与早期浸润性肺结核的表现相似,而细菌性肺炎出现大叶性病变时需要与结核性干酪肺炎鉴别。支原体肺炎常症状轻而 X 线重,2～3 周自行消失;过敏性肺炎者血中嗜酸细胞增多,肺内阴影游走性,各有特点,易于鉴别。症状、细菌学检查及抗感染治疗等方法可帮助鉴别。

(3)肺脓肿:浸润型肺结核如有空洞常需与肺脓肿鉴别,尤其是下叶尖段结核空洞须与急性肺脓肿鉴别,慢性纤维空洞型须与慢性肺脓肿鉴别。

第六节　肺　结　核

由人型或牛型结核杆菌引起的肺部慢性传染病,为常见病,肺部病变可能为身体多个脏器病变的一个部分。

一、肺结核的大体病理形态

肺结核的大体病理形态是肺结核阴影形态的基础。相同形态阴影,基本病变性质可不同;不同形态阴影,基本病变性质可相同。

(一)小叶、肺段和大叶实变

可有以下六种病变性质:①以渗出为主的浆液性或纤维素性肺泡炎,病变中央可有较小的干酪样坏死区。②干酪性肺炎,可为小叶性、肺段性或大叶性,可形成急性空洞。③多数小结节病灶与慢性非特异性炎症并存时,可呈肺段或肺叶实变。④广泛的纤维化和纤维空洞形成,并合并支气管扩张时,可呈肺段或大叶实变。⑤肺的广泛纤维化而形成肺段或肺叶实变,甚至一侧肺实变。⑥由于淋巴结压迫或支气管内膜结核引起肺段或肺叶不张时呈肺段或肺叶实变。

(二)小结节

指肺内直径在1cm以下的结节病灶。常为多发。其中直径在5mm以上者多为干酪样病灶;直径在5mm以下者增生性病灶居多(由多个结核结节构成),亦可为干酪性或纤维性病灶。

(三)球形或肿块病灶

这种病灶的直径在1cm以上,多由渗出性或增生性病灶产生较多干酪样坏死构成。干酪样坏死的周围可被纤维组织所包绕。有人把直径在2cm以上的孤立的有纤维包裹的干酪样坏死灶称为结核瘤。在病理上也有人认为这类病灶直径超过1cm时,即可称为结核瘤。

(四)空洞

空洞是干酪样坏死物液化排出后所形成的,分急性空洞和慢性空洞两种。急性空洞的壁可不完整,在坏死区的外围有薄层的结核性肉芽组织包绕;慢性空洞的壁可分三层:内层为干酪样坏死物,中层为结核性肉芽组织,外层为纤维组织。以肉芽组织和纤维组织为主者称纤维性空洞。干酪性空洞呈圆形或椭圆形,壁较厚;纤维性空洞形状不规则,壁较薄,洞的周围可有不规则的条索状纤维性病变。如果空洞壁内的肉芽组织逐渐转变为瘢痕组织,邻近支气管上皮向洞内延伸并被覆于空洞内面,使得空洞壁与肺囊肿相似,可称为净化空洞。

(五)纤维化和钙化

纤维化病灶形状不规则,可呈索条状或星芒状。广泛的纤维化呈大片状,称肺硬化。纤维化区可合并支气管扩张。钙化灶多呈结节状,质硬,切面呈白垩样。

临床有咳嗽、咯血、胸痛、发热、疲乏、食欲减退及消瘦等症状。分为五种类型。①原发型(Ⅰ型);②血行播散型(Ⅱ型);③浸润型(Ⅲ型);④慢性纤维空洞型(Ⅳ型);⑤胸膜炎型(Ⅴ型)。

分三个病期。①进展期:新发活动病灶,病灶增大增多,新发空洞或空洞增大,痰菌阳性。②好转期:病灶有吸收,空洞缩小,痰菌连续3个月阴性。③稳定期:病灶无活动性,空洞闭合,痰菌阴性连续半年以上;有空洞,痰菌阴性连续1年以上。

二、X线

(一)原发型(Ⅰ)

为初次感染结核,多见于儿童或青年。包括原发复合征和胸内淋巴结结核。结核杆菌经呼吸道到达肺泡,在胸膜下形成1~2个急性纤维素性肺泡炎,即原发病灶。病变沿淋巴管向肺门或纵隔淋巴结蔓延。引起淋巴管和淋巴结炎。

1.原发复合征

大多发生于儿童。结核杆菌经呼吸道吸入后,经支气管、细支气管、肺泡管到肺泡,在胸膜下形成病灶。这种病灶多为1个,偶为2~3个。初期病灶为浆液性或纤维素性肺泡炎,在X射线片上表现为圆形、椭圆形或斑片状的边缘模糊的阴影,也可表现为肺段或肺叶阴影。病变多位于上叶的下部或下叶的上部。值得注意的是用青霉素和链霉素治疗可使患者的临床症状得到改善,因此易误诊为肺炎,但此时进行X射线检查可发现病灶并无明显的动态变化。一般来说结核性病变吸收缓慢,经抗结核治疗3～9个月可吸收,而急性肺炎、双球菌肺炎经治疗3～4周后即可吸收。

由于患者系初染结核,机体缺乏对结核杆菌的免疫能力,故结核杆菌很快侵入淋巴管,并经淋巴管进入局部淋巴结,于是引起结核性淋巴管炎和淋巴结炎,此时在X射线片上可见原发病灶、增大的肺门淋巴结以及两者之间淋巴管炎所致的条索状阴影。人们将原发病灶、淋巴管炎和肺门淋巴结增大称为原发复合征。据统计,在原发性肺结核中90％有淋巴结增大,可累及纵隔、支气管及所属的支气管淋巴结,以右侧气管旁淋巴结最为常见。在淋巴结增大的病例中有40％在痰中可查到结核菌。

2.胸内淋巴结结核

原发复合征的原发病灶吸收而仅有胸内淋巴结增大者称为支气管淋巴结结核。在X射线上把淋巴结增大状如肿块、边缘光滑者称为肿瘤型,而把增大淋巴结周围的肺组织发生渗出性炎症,致使增大淋巴结边缘模糊者称为炎症型。肿瘤型和炎症型都不是固定的,可以互相转化。

绝大多数(98％)的原发性肺结核可以自愈。尸检证明,20％钙化的原发病灶中可分离出结核杆菌。当机体因某种原因而抵抗力下降时,肺内病灶及增大淋巴结可继续发展,还可引起血行或支气管播散。10％的原发性肺结核伴有胸膜炎,多发生在原发性肺结核的同侧。

(二)血行播散型(Ⅱ)

结核杆菌来源于原发型肺结核或身体其他器官结核病变,结核杆菌进入血循环播散至两肺。菌量大,一次或短期内多次侵入而引起急性粟粒性肺结核;菌量少,在较长时间内多次侵入引起亚急性或慢性血行播散性肺结核。可有低热、盗汗、咳嗽、咯血、乏力和消瘦。

1.急性粟粒性肺结核

(1)X线表现出现晚于临床症状。

(2)早期两肺野呈磨玻璃样密度增高。

(3)两肺从肺尖至肺底均匀分布、密度相似、大小一致的粟粒样结节;即"三均匀"特征。

(4)结节边缘较清楚,如结节为渗出性或结节融合时边缘可模糊。

(5)正常肺纹理被密集结节遮盖而不能显示。

(6)可有肺门或纵隔淋巴结增大。

2.亚急性或慢性血行播散性肺结核

起病不明显,多见于成年人。病灶多以增殖为主。

(1)病灶主要分布于两肺上中肺野。分布不均匀,锁骨下区病灶较多;有时以一侧上中肺野为主。

(2)病灶结节大小极不一致,粟粒、粗结节或腺泡样结节同时混合存在。

(3)结节密度不均匀,肺尖、锁骨下区结节密度高,边缘清楚,可有部分纤维化或钙化;其下方可见增殖性病灶或斑片状渗出性病灶。

(4)病变恶化时,结节融合扩大,溶解播散,形成空洞,发展成为慢性纤维空洞型肺结核。

(三)浸润型肺结核(Ⅲ)

此型肺结核属继发性结核,成年人结核中最常见的类型。好发于上叶尖后段和下叶背段,其他部位少见。病菌来自外界吸入肺部或原发性肺部病灶复发和播散。基本病理改变为渗出、增殖和干酪性坏死。三种病变可同时存在,但往往以一种病变为主。临床表现轻重不一,主要与病理性质、病变范围和机体抵抗力有关。可有低热、面部潮红、盗汗、咳嗽、咯血、胸痛、乏力和消瘦。

X线表现如下。

(1)病变常位于一侧或双侧肺尖和锁骨下区,其次为下叶背段;双侧肺尖和锁骨下区病变为浸润型结核的典型表现。

(2)病变的时间长短不同,病灶的表现可多种多样。可为斑片状或大片状模糊阴影,亦可为斑片状模糊阴影伴少量边缘较清的增殖小结节或增殖性小结节伴纤维索条状影和小钙化灶。常有两种以上不同表现的病灶同时存在。

(3)部分病例可见空洞形成,同侧或对侧肺野可见斑片状播散病灶。

(4)部分病例可见结核球形成,2~4cm大小;边缘较清楚、整齐,较大者边缘可呈波浪状;其内密度较高且均匀,亦可有点状钙化;结核球周围有"卫星病灶"。

(5)大片干酪性坏死称干酪性肺炎,密度高,内有虫蚀样空洞。

(6)胸膜增厚或粘连。

(四)慢性纤维空洞型肺结核(Ⅳ)

此型肺结核由浸润型或血行播散型肺结核发展而来,是肺结核的晚期类型。以多个或单个纤维厚壁空洞、较广泛的纤维性病变及新旧不一的支气管播散病灶同时存在为病理特征。临床表现为慢性咳嗽、咳痰、咯血、气短、胸痛、痰菌阳性。

X线表现如下。

(1)单侧或双侧锁骨下区有多个或单个纤维厚壁空洞。洞内缘光滑,一般无液平面。

(2)空洞的周围有较广泛的纤维索条状病灶,亦可伴有增殖性小结节病灶。

(3)同侧或对侧肺野可见斑片状或小结节状播散性病灶。

(4)病侧肺门上移、下肺纹理牵直呈"垂柳状";局部肋间隙变窄,气管向病侧移位。

(5)胸膜增厚,粘连多见。

(6)可伴肺气肿和肺心病。

(五)胸膜炎型(Ⅴ)

结核性胸膜炎可为胸膜本身病变或与其他类型肺结核同时存在;是结核菌经淋巴管逆流至胸膜和肺实质结核直接侵犯胸膜所致。①结核性干性胸膜炎,有少量纤维素性渗出而无胸腔积液。发热、胸部剧烈疼痛、深呼吸和咳嗽时加剧。听诊可有胸膜摩擦音。②结核性渗出性胸膜炎。多为单侧,渗出液多为浆液性,偶为血性。可有发热、胸痛,积液量多时可有气急。

X线表现如下。

(1)少量胸腔积液时见肋膈角变钝或消失,透视下改变体位或深呼吸可见液体移动。

(2)中至大量胸腔积液时见肺野呈大片致密阴影,其上部密度略淡,并见外高内低的弧线状上界边缘。胸廓不窄或略增宽,心脏可向对侧移位,冒泡可向下移位。

(3)叶间裂积液时见边缘清楚梭形阴影,阴影两端有线条状胸膜影相连。

(4)包裹积液时见边缘清楚的半球形阴影突向肺野。宽底面与胸壁连接。

三、CT

(一)CT适应证

肺结核的诊断中,传统X线仍占主要地位,CT检查可用于下列情况。

(1)结核瘤与周围型肺癌的鉴别。

(2)肺门及纵隔淋巴结增大者。

(3)多发胸膜肿块或积液不能除外肿瘤者。

(4)咯血患者,胸片正常者。

(5)胸片有可疑的空洞阴影,需进一步定性者。

(二)肺结核的基本CT表现

1.小叶及腺泡实性病灶

小叶及腺泡的渗出、增殖及干酪性病变是肺结核的基本病理改变。CT表现相当小叶大小的10~25mm高密度病灶,腺泡病灶多呈6~8mm结节病灶。

2.空洞形成

结核进一步发展,病灶融合形成空洞,并有播散病灶,CT显示空洞准确。

3.病灶内钙化

钙化多位于病灶中央部位的高密度影,呈点状或斑片状。

4.支气管内膜结核

见于段以上支气管,以右上叶前段常见。支气管阻塞常引起肺不张或干酪性肺炎。CT表现为支气管狭窄,其周围出现密度不均匀实性阴影,其内有不规则多发低密度区。

5.淋巴结增大

见于肺门或纵隔淋巴结增大。

6.胸腔积液

胸腔积液可形成包裹、钙化。

第七节　肺　不　张

肺不张是肺萎陷、内部无气体的状态,肺不张的范围可以从1个亚肺段到全肺不等。如果肺不张影响到肺的总气体交换,患者就出现呼吸困难症状。密度增高和肺体积缩小是肺不张的两个基本X线特征,根据这两个基本征象即可以做出肺叶以上肺不张的诊断,但是小范围的肺不张很难与渗出性病变相鉴别。

一、X线平片基本特征

1个或多个叶间裂发生移位,是诊断肺叶以上较大范围肺不张最可靠的X线征象,表现为叶间裂向不张的肺叶侧凹陷或者移向不张的肺叶,同时肺血管随之移位。例如,下叶不张时,叶间肺动脉向内下方移位。此外,肺不张还可出现同侧膈肌升高,心脏和气管等纵隔结构向患侧移位等表现。由于不张肺组织的密度增高,而其他未受累的肺组织因代偿性膨胀而透过度增加,因此,两者的密度对比明显。

在 X 线胸片一侧或两侧肺底区域,经常可见呈水平走行或斜行的条索状阴影(在 CT 图像上表现为扁片或盘状阴影),主要由盘状肺不张或者瘢痕所致,随访观察或者与既往 X 线胸部平片对比有助于两者的鉴别。若这种条索影为新发病变或在随访中消失,即可诊断为盘状肺不张;若条索影已经存在数年或在随访中无变化,则可确认其为瘢痕。通常认为:膈肌活动受限使下叶肺组织活动减弱,导致支气管内部的分泌物不易排出,阻塞局部小支气管是形成盘状肺不张的主要因素。而引起膈肌活动受限的主要原因是膈下病变,以炎症最为常见。这些膈下病变所致的疼痛,使患者腹式呼吸减弱,进而引发了膈肌活动的减弱。根据临床观察,随引起疼痛因素的消失,患者的膈肌运动幅度恢复正常后,其盘状肺不张随之消失。但是如果病程持续时间较长,不张的肺组织可能继发炎症导致永久损害,而遗留条索状瘢痕。

正位 X 线胸片可见右肺下野出现横行条索状高密度影,膈肌位置抬高。

按照解剖部位,可以将肺不张分为 5 种类型。

(一)右上叶肺不张

在正位 X 线胸片上,右上叶肺不张表现为右肺上野密度均匀的片状影,下缘呈弧形,境界清楚,凸面向上,该征象由右肺上叶体积缩小、水平裂上移所致。右上叶肺不张的 X 线表现具有特性,通常无须侧位片即可明确诊断;但其侧位片表现也比较典型,可见水平裂和斜裂上段呈弧形移向萎陷的上叶。右上叶肺不张患者,其右肺门上半部的血管影与不张的上叶不能区分,表现为右肺门影缩小(这一原理同样适用于其他肺叶的肺不张)。此时,中、下肺叶发生代偿性膨胀,以部分取代不张上叶失去的空间,但是,不论正位、还是侧位像都不能在正常水平裂的位置显示水平裂。

肺癌引起的右上叶肺不张,水平裂的肺门一侧常受肿块推挤,形成与肺不张弧度相反的外凸表现,称反 S 征,具有诊断特征性。因右上叶支气管扩张造成的肺不张,在阴影内部可见增粗的含气支气管影。

(二)左上叶肺不张

与右肺不同,左肺没有水平裂,故左上叶肺不张在正位 X 线胸片上见不到由水平裂所致境界清楚、边缘锐利的下缘,由于不能根据水平裂移位来判断肺体积缩小,所以容易将肺不张误诊为肺内渗出性病变。为了更好地理解左上叶肺不张在正位 X 线胸片上的表现,我们先讨论侧位 X 线胸片上所见。在侧位 X 线胸片上,不张的左上叶向前方移位,体积缩小,其上下径亦缩小,表现为贴在前胸壁、上宽下窄的楔形阴影。而左下叶则代偿性张,占据左胸的大部分空间,甚至占据肺尖和前肋膈角等部位。因此,从正位 X 线胸片观察,左上叶肺不张患者的左肺尖、肺底及肺野外带均透过度增加,为过度膨胀的左下叶所致;而不张的左上叶向左肺门回缩,密度增高。此时,左肺门亦因左上叶萎陷而向左牵拉移位。故在正位 X 线胸片上,左上叶肺不张表现为围绕左肺门的片状阴影,由于后方有膨胀的左下叶相重叠,阴影的密度为半透明或毛玻璃样;因不张的肺呈楔形,内侧较厚,外围逐渐变薄,所以,阴影从肺门向周围逐渐变淡;受不张肺叶的牵拉,左肺门动脉向左肺内突出,上纵隔亦向左侧轻度移位。这些表现与发生于该区域的渗出性炎症有明显区别。因此,拍摄侧位 X 线胸片,对左上叶肺不张与渗出性病变的鉴别诊断至关重要。

（三）右中叶肺不张

对比分析正侧位 X 线胸片的表现，在大多数情况下很容易做出中叶肺不张的鉴别诊断，尤其当侧位 X 线胸片清晰显示中叶由三角形收缩为 1 个窄条状致密影时。但是如果仅拍摄 1 张正位 X 线胸片，而中叶完全肺不张时，就很容易漏诊。万幸的是，中叶完全肺不张的临床意义不大。如果在正位 X 线胸片上发现右心缘模糊，应该仔细观察水平裂是否存在，若水平裂消失，则应高度怀疑中叶肺不张，应补拍右侧位 X 线胸片以证实诊断。

X 线胸片正位观察心脏右缘下段外出现三角形致密影，侧位可见水平裂向下后方向移位。

（四）下叶肺不张

两肺下叶不张的表现类似，由于下叶肺不张时肺叶向后向内萎缩，因此，在正位 X 线胸片上表现为位于肺门水平以下、脊柱旁的三角形阴影，以右肺下叶更为明显，病变位于右心缘的心膈角区，尖端朝上，但透过阴影仍然可见右心缘的弧形轮廓，这与中叶肺不张不同，提示病变位于心脏的后方。左下叶肺不张在正位 X 线胸片上位于心影的后面，若摄影条件较低，则可能被心影遮掩而观察不到，但是即使摄影条件适当，经验不足或粗心的医师也可能漏诊。对左下叶肺不张而言，经验加细心是避免漏诊的关键。与右上叶肺不张类似，左肺门变小，较粗大的下叶肺动脉消失，是左下叶肺不张的重要 X 线征象。其他肺叶也发生代偿性扩张，表现为肺野透过度增加，肺纹理分散。在侧位 X 线胸片上辨认下叶肺不张，需要与正位 X 线胸片做对照，仔细观察两侧膈肌，会发现病侧膈顶后部模糊或境界消失，而其前半部和另外一侧膈顶仍保持境界清楚、边缘锐利的正常形态。此外，可出现后肋膈角密度增高，无明确边界的表现。由于后肋膈角区有脊柱阴影重叠，有时还有增粗扭曲的主动脉突入，对经验不足的影像科医师而言，辨认下叶肺不张的侧位 X 线征象有一定难度。

（五）中下叶肺不张

从右主支气管上叶气管开口至中叶支气管之间的支气管称中间段支气管，该部位的梗阻将引起右中下肺叶联合不张。在正位 X 线胸片上，联合肺不张的表现与下叶肺不张类似，但是在三角形阴影内部见不到右心缘和膈肌轮廓，水平裂消失，肺门更小，为其不同于单纯下叶不张之处。联合肺不张在侧位 X 线胸片上表现为尖端位于肺门、以膈肌为底地帐篷状阴影。对右肺而言，在理论上不可能出现因 1 个部位的梗阻，造成上叶和中叶联合肺不张（下叶幸免）或上叶和下叶联合肺不张（中叶幸免）的情况。

三、病理生理学分类

（一）吸收性肺不张

吸收性肺不张亦称阻塞性肺不张，是指支气管梗阻远端的肺实质萎陷。对成年人而言，引起支气管梗阻的重要原因是痰液栓子和肿瘤，后者以支气管肺癌最多见。痰液栓子常见于阻塞性呼吸道疾病（多见于支气管哮喘和慢性支气管炎）和因不能咳嗽（如使用呼吸机）所致的肺通气功能受损者。不论造成吸收性肺不张的梗阻原因是什么，只要呼吸道完全梗阻，其远端肺实质就无法膨胀。在梗阻发生几分钟至数小时内，受累肺泡内的气体就被肺毛细血管完全吸收，因血红蛋白具有高度氧合力，空气中的氧气被很快吸收，而氮气不易溶于血浆，吸收得较慢。伴随肺泡内的气体吸收，肺泡呈进行性缩小，甚至完全萎陷。如果此时给患者呼吸纯氧，可在数分钟之内加速形成完全性肺不张。对气管插管的患者而言,因插管位置不当(如插管先端未在气管,而误入右侧主支气管时,左肺因不能通气而发生萎缩)是导致吸收性肺不张的另外1个常见原因。

(二)被动性肺不张

胸膜腔内(肺表面与胸壁之间)的占位性病变,可引起被动性肺不张,病因以胸腔积液和气胸最为常见,其次为胸膜肿瘤。例如,恶性胸膜间皮瘤能包裹整个肺脏,引起被动性肺不张。这些病变均使脏层胸膜背离胸壁,向肺门方向回缩移位,导致肺体积缩小,肺通气量减少。

肺内占位病变也能引起被动性肺不张,其以巨大肺大疱(张力性肺大疱)最为常见。对这类患者,经胸肺大疱切除术和肺复原手术是恢复其肺扩张功能的重要方法。体积较大的肺内肿瘤也是引起压迫性肺不张的原因之一。

(三)粘连性肺不张

由Ⅱ型肺表皮细胞产生的肺表面活性物质缺乏可引起粘连性肺不张。衬在肺泡表面的水分子具有相互吸引的作用,即表面张力。肺表面活性物质能降低水分子的表面张力,以保持肺泡的膨胀状态。新生儿呼吸窘迫综合征(亦称肺透明膜病)是说明肺表面活性物质功能的典型示例。该病患儿出生时肺尚未发育成熟,还不能产生足够数量的肺表面活性物质,而导致粘连性肺不张。肺栓塞致局部肺表面活性物质缺乏引起的肺不张,亦可归类于粘连性肺不张。此外,好发于肺底的盘状肺不张也是一种最常见的粘连性肺不张。

(四)瘢痕性肺不张

瘢痕性肺不张是指肺组织因瘢痕收缩引起的肺体积缩小。其主要病因是感染后瘢痕形成,以肺结核和坏死性肺炎最为常见,其次为放射治疗后。临床上常对纵隔霍奇金病和肺癌(尤其是小细胞癌)进行大剂量放射治疗。在放射治疗后,通常在纵隔旁出现与放射窗平行的特性肺不张和瘢痕。在放射性损伤的急性期,由于Ⅱ型肺泡上皮细胞的损伤,常导致被动性肺不张。但随时间延长,放射治疗在损伤毛细血管内皮后,导致肺瘢痕形成并引发瘢痕性肺不张。因此,放射治疗至少可导致被动性和瘢痕性2种类型的肺不张。

第八节　肺肿瘤

一、肺癌

(一)病因病理

支气管肺癌(肺癌)是最常见的肺原发恶性肿瘤,绝大多数来自支气管黏膜或腺上皮。确切病因还不明确,目前公认与吸烟、空气污染、职业因素及机体免疫状况有关。近几十年来,全球发病率急剧增加。肺癌大多起源于支气管黏膜上皮,包括细支气管和肺泡上皮,少数起源于大支气管的腺体上皮。病理学可分为鳞状细胞癌、腺癌、小细胞癌和大细胞癌。

1.鳞癌

鳞癌占肺癌的1/3以上,与吸烟关系密切。长期烟雾刺激可导致支气管黏膜上皮鳞状化生,细胞极性消失,异常分裂,形成原位癌,并逐渐破坏基膜,发展成为侵犯性癌。镜下可见鳞状细胞分化,角化珠和细胞间桥。多数肺浸润性鳞癌为中到低分化,高分化者不常见。鳞癌多起源于段支气管或亚段支气管分叉部,50%以上发生于大支气管(主支气管到段支气管),肿瘤在管腔内生长并向支气管周围的肺实质和附近淋巴结浸润性生长。

2.腺癌

腺癌占肺癌的 25%～30%,日本和某些亚洲国家常见,发病与吸烟无关,男女比例约为2∶1。就诊患者年龄普遍低于鳞癌。病因尚不完全清楚,有小部分来自黏膜或黏膜下的支气管黏液腺,也有人认为与 K－ras 突变有关。腺癌多发生于肺周围部,镜下可见滤泡样或腺管样结构,可有腔内乳头状结构或见黏液分泌,基质纤维组织增生,多数源于周围肺组织,少数来源于支气管黏膜或其下方的黏膜腺。低分化性腺癌常穿透胸膜,引起胸腔积液,肺内转移在各型肺癌中最高。细支气管肺泡癌为腺癌的一种特殊类型,肿瘤细胞于肺泡表面生长蔓延,但无支气管壁和肺泡间隔的破坏。

3.大细胞癌

大细胞癌占肺癌的 15%,发病男女比介于腺癌与鳞癌之间,为 4∶1～5∶1。好发于肺周围部分。镜下特点为多角形细胞排列成实性细胞巢,核空泡状,核仁明显,胞浆中等度丰富,细胞边界清楚,纤维血管间质相对较少,细胞排列可紧密或松散,后者可见淋巴细胞和中性粒细胞浸润。

4.小细胞癌

目前认为癌细胞来源于支气管黏膜的基底细胞或储备细胞,长期大量吸烟亦与本病有关。小细胞癌占肺癌的 20%～30%,男女比例为 3∶1～5∶1。大支气管及肺周边部均可发生,主要为主支气管、叶支气管、段支气管。镜下可见肿瘤细胞小,核富染色质,核仁不明显,核膜薄,胞浆少而浅染,有时呈细颗粒状,细胞境界不清细颗粒状。小细胞癌生长快,转移发生早。

(二)临床表现

肺癌早期多无症状。症状与肿瘤的部位、类型、大小、病程阶段、有无并发症或转移等密切相关。局部症状有咳嗽、咯血或血痰、胸闷、喘鸣、胸痛及气急等。全身症状可有发热、消瘦和恶病质。胸膜侵犯或转移表现为胸痛,伴有或不伴胸腔积液,胸腔积液常为血性。肿瘤压迫或侵犯其他结构可引起相应症状。如阻塞支气管可致呼吸困难;压迫喉返神经出现声音嘶哑;肿瘤直接侵犯或纵隔转移淋巴结压迫上腔静脉和奇静脉,致上腔静脉静脉综合征;心包受侵或转移,产生心包积液而出现气急;臂丛神经受压出现同侧上肢烧灼性放射性疼痛和局部感觉异常;颈交感神经丛受累出现 Horner 综合征;纵隔淋巴结肿大压迫,可出现吞咽困难、食管气管瘘等;侵犯膈神经,横膈位置上抬,产生矛盾运动。

(三)影像学表现

影像学无法确定肺癌的病理类型,仅按病变的部位分为中央型肺癌(肺门型)、周围型肺癌和弥漫性肺癌。

1.中央型肺癌

(1)X 线:肺门增大、肿块影或肺门结构不清,远端肺不张或阻塞性肺炎、肺气肿。

(2)CT:①直接征象:为支气管改变和肺门肿块。支气管改变表现为管壁增厚,管腔狭窄或闭塞,管壁破坏或管腔内软组织密度影。肺门肿块表现为肺门部软组织密度肿块,边缘不规则,可有分叶;增强扫描可有强化,强化后观察肿块密度一般较实变高,而较肺不张低。②阻塞征象:受累支气管阻塞可伴有远端肺组织的继发改变,如阻塞性肺炎、阻塞性肺不张、阻塞性肺气肿、阻塞性支扩等。肿块和内侧肺不张常形成横 S 征,为中央型肺癌的晚期征象。③转移征象:淋巴转移可见纵隔内肿大的淋巴结,血行转移可见肺内及远隔部位的病灶,胸膜转移可有胸腔积液。

2.周围型肺癌

(1)X 线:肺周围部肿块影,分叶状,可有坏死空洞形成,肿块周围有短细的毛刺。

(2)CT:肺周边部结节或肿块影,边界清楚,常有分叶,密度均匀。较大者可发生坏死、液化,经支气管引流后形成空洞,空洞壁厚薄不均,有壁结节。瘤内可见钙化,多呈细沙砾状。增强扫描有强化(坏死区无强化)。病变及与肺实质交界部的一些征象有助于周围型肺癌的诊断,比较重要的有棘突征、毛刺征、胸膜凹陷征、空泡征、脐凹征、血管集束征等。

左肺下叶可见一偏心厚壁空洞,内壁凹凸不平,结节感,增强扫描轻度不均质强化,远端可见阻塞性肺炎。

3.弥漫性肺癌

肿瘤呈弥漫性生长,但不导致支气管闭塞,以往认为是细支气管肺泡癌的一种特殊表现,故称"肺泡癌"或"肺炎型肺癌",但其他病理类型如高分化鳞癌也可有此种表现,因此以弥漫性肺癌命名较妥。临床多无明显症状,可有胸闷、咳嗽、咳痰等症状。

CT 表现为弥漫性肺癌主要表现为多发结节型、实变型和磨玻璃样改变,也可以同时出现以上几种表现。通常进展缓慢,可伴有或不伴有肺门及纵隔淋巴结肿大。①多发结节型:表现为肺内弥漫分布的多发小结节影,结节大小不等,部分结节可融合。②肺实变:为肿瘤细胞及分泌物填充肺泡腔所致,由于肿瘤细胞多分泌黏液性物质,细支气管肺泡癌的实变密度略低,支气管一般不受累,可见空气支气管征,也可被黏液填充形成黏液栓。增强扫描肿瘤实变区轻度强化,可见实变区内对比剂增强血管影,称"CT 血管造影征",有文献报道其特异性可达90%以上。③磨玻璃样改变:为弥漫性肺癌常见表现之一,可为单发周围型磨玻璃样结节或多发磨玻璃样片状改变,也可伴随实性结节影和肺实变存在。通常进展缓慢。

(四)诊断与鉴别诊断要点

以往强调的"分叶、毛刺、胸膜凹陷征"等在诊断肺癌上无绝对特异性,而空气支气管征等也并非仅见于良性病变,须根据各方面的表现综合判断,必要时可通过动态随访、抗感染治疗和穿刺活检等帮助诊断。

1.肺门型肺癌与发生于大支气管的良性肿瘤鉴别

良性肿瘤一般无管壁破坏、浸润性生长和转移。

2.空洞型肺癌应与结核空洞、肺脓肿、曲球菌病鉴别

良性空洞一般壁薄均匀;结核空洞一般壁薄光滑,可单发或多发,可有钙化,周围可见卫星灶;新月形空洞,薄层状钙化有助于曲球菌病的诊断。

3.与周围型肺良性肿瘤鉴别

良性肿瘤边缘清楚、光滑,可有分叶,一般无胸膜凹陷、脐凹等征象。

4.与结核球鉴别

结核球常发生于上叶尖后段或下叶背段,轮廓光整,密度常均匀,内有钙化,病灶附近常有散在卫星灶,局部胸膜多增厚。

5.与炎性假瘤鉴别

炎性假瘤呈圆形、椭圆形肿块,边缘光滑,密度均匀,轮廓清楚,周围多有假性包膜和炎性渗出。

6.弥漫性癌须与肺部感染鉴别

实变型主要与炎性实变鉴别,一般炎性实变密度较高,增强后实变区明显强化。表现为磨玻璃样改变的弥漫性肺癌与肺炎鉴别困难,由于其进展缓慢,短期随访观察亦对鉴别诊断帮助不大,应结合病史和临床表现综合判断,必要时穿刺活检获得病理诊断。弥漫结节型须与肺转移瘤和亚急性结核播散鉴别。

二、转移瘤

(一)病因病理

肺是恶性肿瘤最常见的转移部位之一,主要由于:①肺是体循环血流必经的脏器;②肺循环是低压系统,血流比较缓慢;③肺血的凝固纤维溶解活性高,利于瘤细胞停滞和着床;④肺血来源丰富,接受肺动脉和支气管动脉的双重血液供应。原发于消化系统和女性生殖器官恶性肿瘤的转移概率最高,可占一半以上。其次为呼吸系统本身恶性肿瘤、原发于骨关节及软组织恶性肿瘤、男性泌尿生殖系统恶性肿瘤和内分泌系统恶性肿瘤。肺转移瘤的病理组织类型与原发肿瘤相同,转移途径有血行转移、淋巴转移、支气管播散和直接蔓延。

(二)临床表现

大部分肺转移灶常不引起明显临床症状,一般表现为咳嗽、咳痰、咯血和胸痛等。绝大多数患者有原发肿瘤病史,极少数以肺转移瘤为首发。

(三)影像表现

1.X线

肺周边部单发或多发结节影或肿块影,边缘光滑,密度均匀。

2.CT

(1)血行转移:肺内单发或多发的软组织密度结节或肿块影,多为多发,以中下肺野常见,大小不等,多为球形,边缘光滑,呈棉团状,有时可见"晕轮征",表现为略高密度影环绕结节,使病变边缘模糊,由肿瘤出血或浸润所致。

左肺上叶单发类圆形软组织密度肿块,分叶状,边缘清楚,轻度强化。

(2)淋巴转移:表现为两肺弥漫分布或局限性支气管血管束增粗,并有结节,小叶间隔呈串珠状改变,小叶中心结节灶,并有胸膜下结节。局限型以中下肺多见,常合并胸腔积液,可伴有纵隔及肺门淋巴结肿大。

(四)诊断及鉴别诊断要点

有明确病史的多发血行转移和淋巴转移一般容易诊断,对于单发或先于原发病灶发现的转移瘤,诊断较困难,须与肺原发良性及恶性肿瘤、肺结核等鉴别,必要时应行穿刺活检。

三、肺良性肿瘤

肺良性肿瘤主要有错构瘤、肺腺瘤和纤维瘤,以错构瘤最为常见。下面简述一下肺错构瘤。

(一)病因病理

肺错构瘤的发病率在肺部良性肿瘤中占第一位。一般为单发,多发者极为罕见。肺错构瘤多呈圆形或椭圆形肿块,有完整的薄层纤维包膜,境界清楚,有时可见浅分叶,直径以 2～4cm 居多。肿块常位于肺的周边部近胸膜或叶间胸膜处。肿瘤成分以软骨为主,此外可以含有腺腔、脂肪、平滑肌、纤维及上皮组织,钙化和骨化也较常见。

(二)临床表现

患者多无症状,常在体检时偶然发现。若肿瘤位于支气管或气管内,可引起阻塞症状。

(三)影像表现

肺错构瘤通常表现为单发孤立的肺内结节,边缘光滑,可有不同程度钙化。

1.X 线

肺内孤立结节影,圆形或椭圆形,病灶直径多数小于 2.5cm,边界清晰,轮廓光滑,分叶少见,爆米花样钙化为特征性征象。

2.CT

中央型错构瘤 CT 表现为主支气管或叶支气管内软组织样密度结节,边缘光滑,结节附着处的支气管壁无增厚,肺段支气管的错构瘤仅表现为支气管截断。病变支气管远端肺组织内有阻塞性肺炎或肺不张形成的肺组织实变影。周围型多位于段以下支气管(其中以胸膜下多见),肺内孤立结节,肿块呈圆形或椭圆形,病灶直径多数小于 2.5cm。病灶边界清晰,轮廓光滑,很少分叶,也可有轻度凹凸不平状或不规则状。瘤内可见点状、斑片状钙化和(或)脂肪密度。

(四)诊断和鉴别诊断要点

错构瘤的特征表现为单发肿块,边缘光滑,软骨成分为主,多种组织成分并存。瘤内钙化呈典型爆米花样者并不常见。对于既无钙化又无脂肪组织的错构瘤,鉴别诊断较为困难。

第九节 尘肺病

尘肺病是由于吸入的无机颗粒物沉积在肺部并使肺呼吸道失去正常的生理功能的疾病。良性尘肺病:没有症状或轻微症状(未纤维化)时,X 线能够显示异常。锡→锡尘肺,钡→钡尘肺,铁→铁尘肺。能导致肺纤维化的尘肺(有症状表现):硅→硅肺病,石棉→石棉肺,煤矿工尘肺病。

一、硅肺病

致病源是来自石英、方石英、鳞石英中的二氧化硅(SiO_2)。硅肺病严重程度与吸入物总量有关,因较大颗粒能被上呼吸道清除,所以吸入物颗粒直径小于 $5\mu m$。治疗:隔绝含硅尘空气。硅肺病不同于煤矿工尘肺,停止接触硅尘后仍然可以发展。异烟肼可预防。多为如下职业接触史(只有超过 20 年接触史中 5% 的患者能发展为复杂尘肺病):采矿(金、锡、铜、云母),采石(石英),喷沙。

(一)病理

硅被肺吞噬细胞所吞噬,细胞毒素反应导致肉芽肿形成,肉芽肿发展为硅结节(直径为 $2\sim3mm$),肺组织纤维化与结节连接。

(二)临床表现

1.慢性硅肺病

(1)20～40 年接触史。

(2)主要影响上部肺叶。

(3)罕见发展成大面积纤维化。

2.加速发展硅肺病

(1)5～15 年较重接触史。

(2)影响中部及下部肺叶。

(3)并发症:肺结核,25%;胶原血管性疾病,10%;硬皮病,RA;系统性红斑狼疮病;Caplan综合征。

3.急性硅肺病

(1)少于 3 年接触史。

(2)爆发性过程。

(3)肺结核,25%。

4.Caplan 综合征

(1)风湿性关节炎。

(2)肺部疾病:硅肺病(少见)或煤矿工肺病(多见),风湿结节。

(三)X 线表现特征

1.结节样改变(通常特征)

结节 1～10mm;钙化结节,20%;上部肺叶＞下部肺叶;合并结节导致部分肺实质模糊。

2.网格样变

可以先于或同时伴随结节样变。

3.肺门增大

普通;蛋壳样钙化,5%。

4.进一步发展为大面积纤维化(PMF)

结节合并增厚(＞1cm),后期肺上叶出现块状影,通常双侧出现,肺门缩小。并发症:肿瘤,肺结核,感染。

二、煤矿工人尘肺病(CWP)

尘肺病的发生与吸入的煤炭颗粒种类有关:无烟煤(尘肺病发生概率占 50%)＞含沥青煤

尘＞褐煤(10％)。

病理:煤炭颗粒聚集在细支气管内。

X线表现:①X线表现与硅肺病表现无区别;②单纯(出现网状结节)尘肺病:多发于中上肺叶,结节大小1~5mm,结节周围有中心性气肿;③复杂尘肺病伴有渐发展的大面积纤维化:通常由简单煤尘肺病发展而来,病灶直径＞1cm。

三、石棉肺

吸入石棉粉尘导致的一系列胸部疾病表现。

胸膜:①胸膜斑块(胶原质透明样变);②弥散性增厚;③轻度胸腔积液;④胸膜钙化。

肺:①纤维空洞(石棉沉滞症);②肺膨胀不全;③纤维聚集。

恶变:①恶性间皮瘤;②支气管癌变;③咽喉癌变;④胃肠道恶变。

纤维致病程度:青石棉(南非)＞贵橄榄石(加拿大)。

风险职业:①建筑、拆迁工人;②绝缘材料生产工人;③管道安装工、造船工人;④石棉矿工。

(一)与石棉相关的胸膜疾病

1.局部胸膜斑

胸膜壁层胶原质透明样变。

(1)部分胸膜增厚:①胸膜斑不具有正常胸膜功能;②石棉接触者多具有共同表现特征;③好发部位:侧方,胸后外侧中、稍下部;④只有15％的胸膜斑胸部平片可见。

(2)弥漫性胸膜增厚:①较局部胸膜斑发生概率少;②与局部胸膜斑不同的是,弥漫性胸膜增厚可以引起呼吸症状;③叶间裂增厚;④可能导致肺膨胀不全。

2.胸膜钙化

(1)胸膜钙化。

(2)胸膜斑中心可形成钙化。

(3)包含未被包裹的石棉纤维但未形成石棉小体。

(4)通常是超过20年发病史。

3.良性胸腔积液

与石棉相关疾病的早期症状,是无菌渗出液,诊断应区别其他以下胸膜积液:①恶性间皮瘤;②支气管癌;③肺结核。

4.圆形肺不张

圆形肺膨胀不全伴有胸膜增厚。但是圆形肺膨胀不全不是石棉肺特有的,凡胸膜增厚和石棉肺患者都具有此征象。大多位于肺后下部。

X线表现:①肺外围圆形团块;②胸膜增厚(与石棉有关的疾病);③团块周边高密度;④团块不会完全被肺组织包绕;⑤肺膨胀不全部分与胸膜成锐角;⑥彗尾征:支气管和血管向团块聚拢;⑦部分肺组织消失,被裂隙取代。

(二)石棉肺

(1)特指由石棉引起的肺部纤维空洞。

(2)X线表现类似于IPF:①网状、线状;②首先发于胸膜下;③从底部向顶端发展;④后期出现蜂窝样变;⑤无肺门淋巴结肿大。

(三)与石棉有关疾病的恶变

7000 倍增加为间皮瘤(一生中患病风险 10%,潜伏期>30 年),7 倍为支气管癌,3 倍为消化道瘤。

第十节 纵 隔 疾 病

一、纵隔肿瘤和囊肿

纵隔常见肿瘤是神经源性肿瘤、淋巴瘤、畸胎瘤、胸腺瘤、甲状腺肿、支气管囊肿,且多有一定的发病部位。其他各种组织类型的肿瘤较少见,散发于纵隔各处。

纵隔肿瘤以各种压迫症状为主,如上腔静脉压迫、肺静脉受压、心脏受压、动脉受压、气管受压、食管受压和神经受压等,腔静脉和神经受压多提示恶性肿瘤。

(一)胸内甲状腺肿

1.临床、病理、实验室

胸内甲状腺肿是常见的纵隔肿瘤之一,包括胸骨后甲状腺肿和迷走甲状腺肿,后者较少见。

病理上甲状腺肿可分为甲状腺增生、甲状腺囊肿、甲状腺瘤、甲状腺癌。肿瘤较大时压迫邻近结构而出现相关症状。

2.影像学表现

(1)X 线:①上纵隔增宽、密度增高。②上纵隔软组织肿块向外侧突出。③肿块与颈部肿块阴影相连。④肿块可随吞咽活动上下移动。⑤肿块内可见片状钙化。⑥气管明显受压移位、变形。

(2)CT:①气管前方及侧方软组织肿块,邻近结构受压、移位。②肿块与颈部甲状腺组织相连续。③肿块密度稍高而不均匀,可见囊变、出血及钙化。④增强扫描时肿块实质强化明显并持续较长时间。

上纵隔气管右侧见块状影,密度高于周围组织,气管右侧受压。

(3)MRI:①肿块呈长 T_1、长 T_2 信号。②肿块内部信号不均。③增强扫描后实质明显强化。

3.诊断与鉴别诊断

上纵隔肿块与颈部相连,并随吞咽上下移动,CT 及 MRI 增强时明显强化,则可确定胸内甲状腺肿的诊断。右上纵隔肿块有时可为无名动脉迂曲或动脉瘤,但其透视时可见明显搏动。

(二)胸腺瘤

1.临床、病理、实验室

胸腺瘤起源于未退化的胸腺组织。病理上分为上皮细胞型、淋巴细胞型、混合型。包膜完整者为非侵袭性、包膜不完整者为侵袭性,大体标本可为实性或囊性。是前纵隔最常见的肿瘤。

临床除一般性压迫症状外,与重症肌无力关系密切。

2.影像学表现

(1)X线:①正位可见纵隔增宽。②侧位显示前纵隔中上部、心脏底部之上的肿块。③肿块可呈上窄下宽状(病变呈囊性时)或外缘波浪状。

(2)CT:①前纵隔中部类似圆形肿块。②肿块向中线一侧或双侧突出。③部分组织可以囊变和钙化。④增强时实质近似均匀强化。⑤肿块边缘不规则、侵及周围结构时边界模糊,多为侵袭性胸腺瘤。

前上纵隔肿块,密度较均匀,边缘不规则,向左侧胸腔突出。

(3)MRI:①肿块 T_1WI 低信号,T_2WI 呈高信号。②放疗后 T_2WI 肿瘤为高信号,而纤维化组织呈低信号,可以区分是否有肿瘤残余或复发。

3.诊断与鉴别诊断

胸腺瘤应与胸腺增生鉴别,后者体积增大、形态正常、密度较高而均匀。

(三)畸胎瘤

畸胎瘤多为胚胎时期部分多潜能组织随心血管发育进入纵隔所致。囊性畸胎瘤(皮样囊肿)含外、中胚层组织,实性畸胎瘤含内、中、外三个胚层组织。

本病多在成年后发现。肿瘤较大可产生压迫症状,发生支气管瘘时可出现咳嗽、咯血,咳出毛发、骨骼或脂溢性物质为特征性表现。

1.影像学表现

(1)X线:①肿瘤多位于前纵隔心脏与大血管交界处。②肿块呈类圆形,可有分叶。③肿瘤内出现成型钙化具有诊断价值。

(2)CT、MRI:①前纵隔厚壁囊肿。②肿块内有骨骼或脂肪成分(CT 值 $-50\sim-25$Hu)。③肿块内囊实性混杂密度,增强时不均匀强化。④增强时一过性显著强化提示为侵袭性。⑤MRI对脂肪的显示极具特异性,T_1WI 和 T_2WI 均呈高信号。

2.诊断与鉴别诊断

前纵隔中部混合性肿块,内含脂肪或成形钙化是畸胎瘤的典型表现。浸润性生长和增强时一过性显著强化提示为恶性或恶变。

(四)淋巴瘤

1.临床、病理、实验室

淋巴瘤是起源于淋巴组织的恶性肿瘤。病理上霍奇金淋巴瘤可发现 R−S 细胞,以侵犯淋巴结为主,颈部先发;而非霍奇金淋巴瘤无 R−S 细胞,容易出现多器官受累,病变呈跳跃式发展。

临床上本病多发于青少年,主要表现为淋巴结肿大,晚期可有发热、疲劳、消瘦、压迫症状。

2.影像学表现

(1)X线:①中上纵隔增宽。②增宽的纵隔边缘呈波浪状。

(2)CT:①前纵隔、支气管旁组和气管支气管组、隆突下组淋巴结增大。②肿大淋巴结独立或融合。③增强扫描时轻度强化。④可出现胸膜、心脏和肺组织浸润病灶。⑤腹膜后可见淋巴结增大。

(3)MRI:增大淋巴结 T1WI 为等信号,T2WI 为中高信号。MRI 平扫借助流空效应可明确肿大淋巴结的分布。

3.诊断与鉴别诊断

患者出现表浅淋巴结增大、发热,影像检查发现前纵隔及中纵隔淋巴结增大,一般诊断不难。鉴别诊断需考虑以下几种情况。

(1)结节病:症状轻微而影像表现重,肺门淋巴结增大为主。

(2)淋巴结核:单侧出现,容易发生干酪样坏死,肺部有结核灶。

(3)纵隔转移:有原发灶,偏侧性肿大,老年人多见。

(五)神经源性肿瘤

1.临床、病理、实验室

神经源性肿瘤是最常见的纵隔肿瘤,病理上包括交感神经来源的节神经瘤、交感神经母细胞和周围神经来源的神经鞘瘤、神经纤维瘤、恶性神经鞘瘤等。除个别患者出现压迫症状外,本类疾病多为偶然发现。

2.影像学表现

(1)X 线:①肿块位于后纵隔脊柱旁。②肿块呈类圆形或哑铃形。③邻近骨质结构压迫吸收,椎间孔扩大。

(2)CT:①脊柱旁沟类圆形肿块。②密度均匀而略低于肌肉。③相邻骨结构压迫吸收。④跨越椎间孔生长时呈哑铃状。

(3)MRI:①后纵隔长 T_1、长 T_2 信号,囊变后更显著。②增强时瘤体明显强化。③更清楚地显示脊髓是否受压。

3.诊断与鉴别诊断

年龄较小的患者,后纵隔脊柱旁沟内软组织肿块合并相邻骨质压迫或破坏,则容易诊断,鉴别诊断如下。

(1)椎旁脓肿:多为梭形,中心坏死液化,相邻骨质破坏,椎间隙狭窄。

(2)脊膜膨出:脊椎骨质结构畸形,其内为液体成分。

(六)其他纵隔肿瘤或囊肿的特点

1.支气管囊肿

中纵隔中上部紧邻气管支气管的类圆形肿块,囊性,靠近支气管一侧较平直,增强时不强化。

2.食管囊肿

中后纵隔食管走行区域椭圆形影,边界光滑,CT 值 10～15Hu。

3.淋巴管瘤

症状轻微而体征明显,前纵隔上部囊性肿块,可与颈部相连,水样密度。

4.间皮囊肿

紧邻右侧心膈角的水滴状囊状病变,改变体位形态可变但不缩小。

5.脂肪瘤

纵隔内肿块,脂肪密度(CT 值在－30Hu 以下或脂肪信号)。

6.神经性肠囊肿

后纵隔脊柱旁类圆形囊影,局部脊柱畸形,可与肠管相通而含有气体。

二、纵隔非肿瘤性病变

(一)纵隔气肿

1.临床、病理、实验室

纵隔气肿是纵隔内气体异常聚集。可为纵隔穿透伤、肋骨骨折、气管食管破裂、颈胸部手术、肺空洞性病变破裂和纵隔穿刺等引起。

临床表现为突发胸骨后闷胀、疼痛、向颈部放射,气急、发绀、颈部粗胀、声嘶、吞咽困难,体检颈胸部皮下饱满、捻发音。

2.影像学表现

X 线、CT:①正位显示纵隔内条状透亮气体影。②侧位显示胸骨后透亮区。③纵隔内部分结构边界异常清晰,如胸腺帆状影、动脉周围环状影、双重支气管征等。④颈部和胸壁可见皮下气肿。⑤大量气肿可出现膈肌连续征。

前纵隔内气体密度影。

3.诊断与鉴别诊断

胸片发现纵隔内气体即可诊断。少许气体可被漏诊,必要时 CT 检查。

(二)纵隔血肿

1.临床、病理、实验室

纵隔血肿可因外伤、异常主动脉结构破裂、凝血功能障碍所致,也可因其他部位出血蔓延而致。少量血肿常无症状,严重者出现胸痛、气急、颈静脉怒张、休克。

2.影像学表现

(1)X 线:①少量出血无异常发现。②纵隔局限性增宽,外缘平直。③合并胸腔积液和肺淤血。

(2)CT、MRI:①明确血肿存在和范围。②可确定出血是否为大血管病变所致。

3.诊断与鉴别诊断

有外伤史和出血性体质患者,纵隔内异常血液积聚即可诊断,CT、MRI 尚可确诊造成出血的主动脉疾患。

第十一节　肺炎性假瘤

一、概述

肺炎性假瘤一般认为是非特异性炎症局限化形成的一种瘤样炎性增生性疾患,是由多种细胞、新生的毛细血管和纤维结缔组织构成的肺内炎性肉芽肿,故称之为肺炎性假瘤。

二、临床与病理

多数患者可无症状,于胸部摄片或透视时偶然发现。如肿块位于大的支气管附近,可刺激支气管引起咳嗽、咳痰和痰中带血丝,少数患者可有咯血。位于肺表面的炎性假瘤累及胸膜,可引起胸痛,肿块位于支气管腔内者可导致肺炎或肺不张的相应症状。

炎性假瘤是成纤维细胞、淋巴细胞、浆细胞、异物巨细胞、组织细胞及泡沫细胞等组成的肉芽肿。大体形态呈肿瘤样,为圆形或椭圆形。炎性假瘤与肺的境界是否清楚取决于病变周围的病理变化。境界清楚者在炎性假瘤周围多有假性包膜;而无假性包膜的炎性假瘤周围可有增殖性炎症和轻微的渗出性炎症,因而病变与肺之间无明显分界。

根据炎性假瘤的组织成分将其分为组织细胞增生型、乳头增生型、硬化血管瘤型、淋巴细胞型和浆细胞型。

三、影像学常规检查

一般应以 X 线胸片作首选,诊断困难时应进一步行 CT 检查,必要时行介入穿刺活检确诊。

(一)X 线表现

肺炎性假瘤胸片上表现为团块状影,其形态多种多样,可呈圆形、椭圆形或三角形,密度均匀,边缘较清晰,病灶边缘有少量纤维条状影像向周围肺野伸展。大块病灶轮廓可不规则,有时呈多角形,小病灶轮廓较光整,少数病例可显示空洞。病灶分布可为大灶性、节段性或肺叶性,或有跨段及跨叶现象。当邻近胸膜增厚遮盖病灶时,近胸膜处的病灶边缘模糊不清。

(二)CT 表现

多表现为圆形、类圆形软组织肿块影,密度均匀,可有浅分叶边缘光滑。部分病灶边缘部分可见尖角状突起,且与附近胸膜相延续。部分病灶边缘模糊不清,形态不规则。平扫病变 CT 值在 30~40Hu 之间。增强 CT 扫描,病变可出现边缘强化或均匀强化。随访观察,病灶多无明显变化。有时肿块与肺门、胸膜之间可见粗长纤维条状致密影。

(三)MRI

肿块于 T_1WI 呈中等信号,T_2WI 呈高信号。

(四)超声

实质性非均匀肿块,内可有小液化无回声区,无包膜回声,后方回声稍增强;彩色多普勒超声血流显像(CDFI)肿块内有丰富血流,呈动脉型频谱,血流速度为高速高阻型。

四、诊断常规

(一)诊断要点

临床症状多不典型,部分患者有肺炎史,影像学表现对大部分炎性假瘤可确诊,但部分病例有赖于病理检查。

(二)鉴别诊断

影像学表现缺乏特异性,与结核瘤、周围型肺癌、急性球形肺炎鉴别;除动态观察及结合临床外,鉴别有困难时,及时行穿刺活检。

第八章　心血管系统常见疾病影像诊断

第一节　解剖学基础

血管是运输血液和进行物质交换的器官。血管系统是由心脏、动脉、静脉和毛细血管组成。心脏为中空的肌性器官,是血管系统的中枢。动脉是指从心室发出的血管,其内血流方向是离心的。静脉是指回心血液所流经的血管。

一、心脏的血管

心脏本身的血液供应包括动脉(来自升主动脉的左、右冠状动脉)和静脉(大部分静脉通过冠状窦返回右心房),心的血液循环称为冠脉循环。

(一)冠状动脉

营养心脏的动脉通常为左、右冠状动脉。

1.右冠状动脉

自主动脉起始部的右主动脉窦发出,经肺动脉和右心耳之间,在冠状沟的右侧转至膈面,最后沿后室间沟下行,终止于心尖处。右冠状动脉主要分布到右半心脏和室中隔,也延伸到左心室的膈面。

其主要分支如下。

(1)右室支分4支:①右圆锥动脉分布在动脉圆锥前面,末支与左冠状动脉的左圆锥动脉吻合,称为 VieUSSEns 环。圆锥动脉是左右冠状动脉间的重要侧支循环。②右室前支1~5个分支。③右缘支沿心下缘向左至心尖部。④右室后支分布于右室膈面。

(2)后降支为右冠状动脉终支分布至左右心室后壁和室间隔后1/3部分。

(3)右房支分前支、中间支和后支。其中右房前支较大,自右冠状动脉近侧端分支至右房前壁。

2.左冠状动脉

自主动脉起始部的左主动脉窦发出,在肺动脉和左心耳之间行走后,立即分为前降支和旋支。前降支沿前室间沟下降直达心尖,转向后与右冠状动脉分支吻合。旋支沿冠状沟向左行走,在左心耳的下方绕行到心脏的后面。左冠状动脉的分支主要是分布到左半心脏和室中隔,也有延伸到右心室前面的分支。

其主要分支如下。

(1)前降支(前室间支)常被认为是左冠状动脉的延续:①左室前支(外侧支)向左分3~5支,向心左缘和心尖斜行,分布于左室前壁。②右室前支较细小,分布于右室前壁的前室间沟附近,其第一分支称左圆锥动脉。③室间隔支(穿隔支)营养室间隔的前2/3区域。

(2)旋支多终于心左缘与房室交点之间的左室膈面:①左室前支2~3支分布于左室前壁。

②左缘支位心左缘或左室的后外侧面,分布于左室左壁。③左室后支有数支,分布于左室后外侧壁。④左房支常较细小,分前支、中支和后支。其左房前支较恒定,常供应窦房结,又称窦房结支。

(3)对角支(正中支)由前降支和旋支的夹角处发出或起自前降支始段的动脉。

副冠状动脉:与左、右冠状动脉相似,是直接起自主动脉窦的细小动脉,当冠状动脉阻塞时,具有重要的代偿作用。左右冠状动脉的分支在心壁内也有很多的吻合。

(二)冠状静脉

心壁的静脉绝大多数汇成几条较粗的静脉,与冠状动脉的分支伴行,注入冠状窦入右心房,只有一些细小的静脉(包括心最小静脉、心前静脉)直接注入心房和心室。

心的静脉包括浅静脉和深静脉两个系统:①浅静脉起自心肌各部,在心外膜下汇合成网、干,最后大部分汇流到心冠状窦。②深静脉从心肌层起始,直接流入各个心腔,以回流至右心房者最多。

冠状窦:长 3.5cm,以横位居于心后面的冠状沟之左后部,即左心房后面与左心室后面之间,周围包有心肌。左端接心大静脉,向右以冠状窦口通向右心房。冠状窦与心大静脉的连接部,约相当于左心房后面的中央处。

心大静脉:起于心尖,在前纵沟中伴随左冠状动脉的前室间支上行,再沿冠状沟转向后,汇入冠状窦。心大静脉收集左、右心室壁、左房及室间隔的静脉血,主要收集左心室壁的静脉血。

心中静脉:起于心尖,伴随右冠状动脉沿后纵沟上升,汇入冠状窦。收集左、右室后壁的静脉血。

心小静脉:行于冠状沟右部的后面,自右向左汇入冠状窦。收集右房及右室壁的静脉血。

二、肺循环

肺循环又称小循环。

(一)肺循环的动脉

肺动脉是肺循环的主干,短而粗,由右心室动脉圆锥发出,在主动脉起始部的前方上升,然后转向右后方。在主动脉弓之下,平第 4 胸椎体处,形成肺动脉,又分为左、右肺动脉。

1.左肺动脉

较短。其在左主支气管远端的前方进入左肺门,立即从支气管的外上方绕向后下方至斜裂处发出分支到舌叶,再沿支气管的后方下降,经舌叶支气管的后方降入左肺下叶,发出分支到左肺下叶各基底段。

2.右肺动脉

较长,横行向右。其在升主动脉与上腔静脉后方、肺门前方发出前支进入右肺上叶,主要分布于尖、前段。然后向右下方降行即叶间动脉,在叶间裂处分出右中叶和下叶的动脉。在分出终末支之前,有时发出 1～3 条较小的分支(叶间支或升支),经后基底段支气管的后方,分布于后基底段或前基底段。

左、右肺动脉各自分支并在肺实质内多次分支,动脉分支与支气管的分支并行,最后到肺泡壁上,形成稠密的毛细血管网。

(二)肺循环的静脉

肺静脉其属支是始于肺泡周围的毛细血管网,细小静脉汇合成较大的静脉,最后每个肺叶集合成一支肺静脉,即右肺上静脉、右肺下静脉,左肺上静脉、左肺下静脉。肺静脉的每侧各有两条,将从肺泡毛细血管网内运回含氧较多的动脉血注入左心房。两个肺的较大肺静脉与动脉和支气管相伴行。右侧上肺静脉较长,行于右肺动脉下方、上腔静脉及右心房后方。两下肺较大的肺静脉走行常与下肺动脉的走行有交叉。

三、体循环

体循环又称大循环。

(一)体循环的动脉

主动脉是体循环的主干,全长可分为升主动脉、主动脉弓和降主动脉三段。全身各级动脉均直接或间接发自主动脉。

升主动脉位于中纵隔,长 5cm,起自左心室主动脉口,根部膨大称为主动脉窦。相当于主动脉瓣的位置发出左、右冠状动脉。升主动脉向右前上方斜升到右侧第二胸肋关节处移行于主动脉弓。

主动脉弓为升主动脉的延续,位于胸腔上纵隔,胸骨柄的后面。全长 5～6cm,作弓状弯向左后方,至第四胸椎的水平移行到降主动脉。

降主动脉为主动脉干中最长的部分,以主动脉裂孔之上下分为胸主动脉和腹主动脉。胸主动脉是降主动脉的胸腔段,起始于第四胸椎的左侧下降到第十二胸椎的前方,穿过膈肌的主动脉裂孔入腹腔续于腹主动脉。腹主动脉继续沿着脊柱下降,至第四腰椎的水平分出左、右髂总动脉。

1.主动脉弓的分支

在主动脉弓的凸侧自右前方至左后方依次发出:头臂动脉、左颈总动脉及左锁骨下动脉。在弓的凹侧发出支气管动脉至支气管。

(1)头臂动脉:又称无名动脉,是主动脉弓最大的分支。起自主动脉弓,向右上方行至右侧胸锁关节的后方分为右颈总动脉与右锁骨下动脉。

(2)颈总动脉:右侧起于头臂动脉,左侧直接起于主动脉弓。各经过左、右胸锁关节的后方沿气管及喉的两侧上行,到甲状软骨上缘水平分为颈内动脉和颈外动脉。

1)颈外动脉:在甲状软骨上缘水平从颈总动脉发出并上行,经下颌支后缘于下颌骨髁状突的后下方分为两终支,即继续上升的颞浅动脉和进入下颌支深面的上颌动脉。

颈外动脉的主要分支有:①甲状腺上动脉起自颈外动脉起始部,向前下方分布于甲状腺和喉等器官。②舌动脉在舌骨大角水平处起自颈外动脉,在舌骨舌肌后缘的深面进入舌内。③面动脉在舌骨上方起自颈外动脉,终于眼的内侧角。开始上升至下颌下腺的深面,继而在咬肌前缘处绕下颌骨的下缘至面部,为了适应下颌关节的运动,面动脉呈显著的弯曲。④上颌动脉在下颌骨髁状突后方进入颞下窝,经过翼外肌的表面进入翼腭窝。分支中较重要和较粗的一支是脑膜中动脉,它沿着翼外肌的深面上行,穿过棘孔进入颅腔分布于硬脑膜。脑膜中动脉的分支有:神经节支分布到三叉神经节和三叉神经根;岩支;鼓室上动脉;颞支;眶支。⑤颞浅动脉为颈外动脉的直接延续,在耳郭的前方上行,穿过腮腺与颧弓根至颞浅部。

2)颈内动脉:从颈总动脉在第四颈椎水平分出后,向上穿过颅底进入颅腔,然后向后上方弯曲(虹吸部)分出眼动脉后,再分成几支营养大脑的动脉。

眼动脉发自颈内动脉的虹吸部,出颅底经视神经管入眶,由视神经外下方向上内跨过视神经,行于眼眶的上内份,在眼球后方分出视网膜中央动脉。

(3)锁骨下动脉:左、右锁骨下动脉的起始部不同。右锁骨下动脉在右侧胸锁关节上缘起于头臂动脉。左锁骨下动脉较右侧长,直接起于主动脉弓。左、右锁骨下动脉出胸廓上口,行于颈根部前斜角肌与中斜角肌之间,至第一肋骨外侧缘续于腋动脉。

锁骨下动脉的主要分支如下。

1)椎动脉:是锁骨下动脉最大的分支。其向上穿过第六到第一颈椎的横突孔,沿途发出小分支进入椎管营养脊髓。左、右椎动脉经枕骨大孔进入颅腔后,至脑桥下缘与对侧椎动脉汇合构成基底动脉,参与组成脑底动脉环,又称大脑动脉环(Willis 氏环)。

椎动脉分 4 段:①椎前部　自锁骨下动脉的起始部至进入颈椎横突孔之前。②横突部穿经颈椎横突孔的部分。③环椎部位于枕下三角的部分。④颅内部　椎动脉进入颅腔的部分。

2)胸廓内动脉:又称为乳房内动脉。其起点与椎动脉相对应,经过锁骨内侧端的后方,沿胸骨外缘约 1cm 处下降至腹直肌深面改名为腹壁上动脉。

3)甲状颈干:位于椎动脉的外侧。本干很短,分为几支,其中较重要的是甲状腺下动脉,进入甲状腺侧叶。

(4)腋动脉:是锁骨下动脉的直接延续。锁骨下动脉经腋窝及背阔肌外侧缘后改名为腋动脉。

主要分支如下。

1)胸上动脉多分布至第一、二肋间隙。

2)胸肩峰动脉短干,分出肩峰支、三角肌支、胸肌支、锁骨支。

3)胸外侧动脉

4)肩胛下动脉在肩胛下缘处沿肩胛下肌向下行,又分成旋肩胛动脉,弯向后行及胸背动脉直接延续。

5)旋肱前动脉及旋肱后动脉

(5)肱动脉:是腋动脉的直接延续,在臂的近侧部位于肱骨的内侧,沿肱二头肌内侧沟下降至肘窝中点分为桡动脉和尺动脉。

1)肱动脉的分支。

①肱深动脉为肱动脉的最大分支,自肱动脉的后内侧壁起始,伴随桡神经进入肱骨肌管,主要分支有:a.肌支;b.升支沿肱三头肌长头与外侧头之间上升;c.肱骨滋养动脉在小结节嵴的下端以下,穿滋养孔入骨内;e.中副动脉与肘肌的神经伴行,经肱三头肌的内外侧头之间,继而穿内侧头沿骨面下降至肘关节;f.桡侧副动脉为肱深动脉终末支,

伴桡神经下行分为掌侧支和背侧支。

②尺侧上副动脉:肱深动脉稍下方从肱动脉的内侧壁发出,伴尺神经沿其背侧面下降。

③尺侧下副动脉:沿肱肌前面内行,继而向下分为前、后两支。

④肌支:在肱动脉经过中沿途发肌支至附近诸肌肉。

2)肱动脉的终支

①桡动脉:肱动脉的终支之一,比尺动脉稍细。由肘窝开始向下走在前臂近桡侧缘的肌肉间达到腕部,再经桡骨茎突下方转向手背,最后穿第一掌骨间隙返回掌面,与尺动脉的掌深支吻合,构成掌深弓。

分支有:a.桡侧返动脉;b.肌支;c.腕掌支及腕背支;d.掌浅支;e.第一掌背动脉;f.拇主要动脉;g.食指桡侧动脉。

②尺动脉:肱动脉的终支之一,稍粗。尺动脉斜越肘窝,下行于近前臂尺侧缘的肌肉间,经豌豆骨的外侧入手掌,分为浅动脉和深动脉二条终支。

分支有:a.尺侧返动脉;b.骨间总动脉;c.肌支;e.腕掌支及腕背支;f.掌深支。

2.胸主动脉的分支

胸主动脉是降主动脉的胸段,位于后纵隔下段胸椎的左前方,上接主动脉弓,下至第十二胸椎下缘处,穿过膈的主动脉裂孔移行于腹主动脉。

胸主动脉分壁支和脏支如下。

(1)壁支:主要壁支有肋间动脉和膈上动脉。

1)肋间动脉共有十对,上九对走在第三到第十一肋间隙内,最后一对为肋下动脉,行走在第十二肋的下方。肋间动脉在肋骨下头处分为前支和后支。前支是主干,在肋间肌内沿着肋沟向前营养胸壁。后支分布于背部及椎管内的结构。

2)膈上动脉起自胸主动脉的下部,至膈面的后上部与肌膈动脉和心包膈动脉吻合。

(2)脏支:主要有支气管动脉和食管动脉。

1)支气管动脉起自胸主动脉起始部。左支气管动脉沿左主支气管后壁或上壁经肺门入肺。右支气管动脉沿右主支气管后壁或下壁经肺门入肺。入肺后支气管动脉分支至各肺叶为肺叶支气管动脉。分支的支数和起源常有变异,左右侧均为1~4支。支气管动脉在肺门处形成广泛的交通网。

2)食管动脉有数小支发自胸主动脉的不同高度,在食管壁上互相吻合。

3.腹主动脉的分支

腹主动脉是降主动脉腹段。从膈的主动脉裂孔起始至第四腰椎体下缘处分为左、右髂总动脉。分支有壁支和脏支,但脏支大于壁支,与胸主动脉的情况相反。脏支分布至腹腔内的各器官。

(1)壁支:①膈下动脉成对。起自腹主动脉最上部的前面或腹腔动脉,分布于膈的下面。②腰动脉共四对。由腹主动脉的后壁发出,分别贴着腰椎体向外后进行,分布于腹壁肌肉,并发小支营养脊髓与马尾。③骶正中动脉仅一条细支。从腹主动脉分成左右髂总动脉的分叉处发出,向下走行于第五腰椎及骶骨之前方,终于尾骨,营养骶骨及邻近的肌肉。

(2)不成对的脏支

1)腹腔动脉在主动脉裂孔处稍下方,平第一腰椎水平,发自腹主动脉的前壁,短于,在胰腺的上缘附近即分为三支。腹腔动脉营养肝、胰、胆囊、食管下段、胃及十二指肠,其分支向上与食管动脉吻合,向下与肠系膜上动脉的分支吻合。

①胃左动脉先向左上方行至胃的贲门处发出分支到食管,而后沿着胃小弯下行,分支营养

胃小弯区域。②肝总动脉稍粗,进入小网膜游离缘内,在分出胃十二指肠动脉后,转向右上称为肝固有动脉。a.胃十二指肠动脉沿幽门后方下降,发出分支胰十二指肠上动脉营养十二指肠和胰,主干沿胃大弯转往左成为胃网膜右动脉,分支营养胃和大网膜。b.肝固有动脉向右上行于小网膜的肝十二指肠韧带内,与胆总管、肝管和门静脉伴行,至肝门附近分为左、右肝动脉。肝右动脉在入肝门之前发出胆囊动脉,分布于胆囊。肝固有动脉还发出胃右动脉,至幽门上缘,沿胃小弯向左与胃左动脉吻合。③脾动脉是腹腔动脉最大的分支,沿胰上缘向左行至脾门,分为5～6小支入脾内。进脾门前又分出数支至胃底,另分胃网膜左动脉,沿胃大弯向右行,与胃网膜右动脉吻合。脾动脉分支有:a.胰支;b.胃短动脉;c.胃网膜左动脉;d.胃后动脉;e.脾支。

2)肠系膜上动脉在腹腔动脉下1cm左右发自腹主动脉的前壁,肠系膜上动脉经胰体后方与十二指肠水平部的前方进入肠系膜根部。主干向左发出分支到小肠,向右发出分支到盲肠、阑尾和升、横结肠,约在结肠左曲与肠系膜下动脉的分支吻合。

肠系膜上动脉的分支有:①胰十二指肠下动脉;②空肠和回肠的动脉;③中结肠动脉;④右结肠动脉;⑤回结肠动脉。

3)肠系膜下动脉比肠系膜上动脉细小。在平第三腰椎水平处,从腹主动脉的前壁发出,向左下方行走,发出分支到结肠左曲、降结肠和乙状结肠,其终末支为直肠上动脉,在骶岬前方向下行于直肠的后面,营养直肠的上中部,并与髂内动脉的直肠下动脉吻合。肠系膜下动脉的分支有:①左结肠动脉;②乙状结肠动脉;③乙状结肠直肠动脉;④直肠上动脉。

(3)成对的脏支。

1)肾上腺动脉成对,在平第一腰椎水平处发出,营养肾上腺。

2)肾动脉成对,在约平第一、二腰椎间水平处与主动脉呈直角发出,较粗大,在入肾以前分支到达肾上腺及输尿管,最后由肾门进入肾实质内。

肾动脉的分支有:①肾上腺下动脉;②肾囊动脉;③肾前支和肾后支。

3)睾丸动脉成对,细长。在肾动脉的下方起于腹主动脉的前壁,营养睾丸。女子则为卵巢动脉,营养卵巢。

4.髂总动脉

髂总动脉主要分布到骨盆和下肢。在第四腰椎的前面,自腹主动脉分叉后即沿腰大肌的内侧向下外方斜降,到骶髂关节的前面,分为髂内动脉及髂外动脉。

(1)髂内动脉短而粗,直入小骨盆腔内,在坐骨大孔附近发出较多分支。主要分为脏支和壁支。

1)主要脏支有:①子宫动脉为女子所特有。子宫动脉沿盆壁下降,向内跨过输尿管到达子宫颈旁,再沿子宫侧缘上升至子宫底。其末梢支可达输卵管及卵巢与卵巢动脉吻合。子宫动脉营养子宫、输卵管及阴道等结构。②直肠下动脉分布到直肠下部和前列腺等。并与直肠上动脉吻合。③脐动脉在膀胱两旁沿骨盆侧壁上行到腹前壁再行至脐区。出生后脐动脉的远段变成脐动脉索而封闭。其近侧段仍有管腔,并发出膀胱动脉分布于膀胱。④阴部内动脉出坐骨大孔,绕坐骨棘的背面,进坐骨小孔至会阴部的坐骨直肠窝。再沿窝的外侧壁分支到肛门周围及外生殖器。⑤膀胱下动脉。

2)主要壁支有:①臀上动脉是髂内动脉后干的终支,经梨状肌上缘出盆腔到臀部,分布于臀部诸肌。②臀下动脉为髂内动脉前干的分支。经梨状肌下缘出盆腔,营养臀肌。③闭孔动脉髂内动脉前干的分支,沿小骨盆侧壁向前,和闭孔神经共穿闭膜管到股部,分布于股内侧部上份的肌肉。④髂腰动脉与腰动脉相当。

(2)髂外动脉:髂外动脉为髂总动脉的直接延续。在腹膜后沿腰大肌内侧下降,经腹股沟韧带下方,移行为股动脉。

髂外动脉的分支有:①腹壁下动脉自腹股沟韧带的直上发出,到达腹直肌深面与腹壁上动脉吻合。②旋髂深动脉。

(3)股动脉:股动脉是髂外动脉的直接延续。由腹股沟韧带中点的下方,进入股三角。股动脉继续往下,经股三角的下角,穿内收肌腱裂孔,转入腘窝易名为腘动脉。

股动脉的分支有:①股深动脉为股动脉的最大分支,又分旋股内侧动脉、旋股外侧动脉、穿动脉等。为营养大腿各部肌肉的主要血管。②腹壁浅动脉。③旋髂浅动脉。④阴部外动脉。⑤腹股沟支。

(4)腘动脉:腘动脉是股动脉的延续,干短位较深,与膝关节囊后面接触,下行至比目鱼肌上缘处分为胫前动脉及胫后动脉。腘动脉在腘窝内发出分支营养膝关节囊及附近的肌肉。

腘动脉的分支有:①肌支腓肠动脉是最粗大的肌支。②关节支膝中动脉、膝上内侧动脉、膝下内侧动脉、膝上外侧动脉和膝下外侧动脉。

(5)胫后动脉:胫后动脉是腘动脉的延续,位于比目鱼肌的深面,下降时逐渐偏向胫侧,约在内踝后下方,分为二支布于足底。为小腿后部和外侧部的营养动脉。

胫后动脉的分支有:①旋腓骨支。②腓动脉从胫后动脉的上段分出一根较大的分支,沿腓骨后面下行。③胫骨滋养动脉由胫后动脉的起始部发出。④内踝支。⑤足底内侧动脉、足底外侧动脉。

(6)胫前动脉:胫前动脉略比胫后动脉小。它自腘动脉发出后即穿过小腿骨间膜的最上部,在胫骨前群肌间、骨间膜的前面下降至足背,易名足背动脉。胫前动脉营养小腿前部。

胫前动脉的分支有:①胫前返动脉、胫后返动脉。②外踝前动脉。③内踝前动脉。④肌支及穿支。

(7)足背动脉:足背动脉是胫前动脉的直接延续。沿拇长伸肌腱外侧行至第一跖骨间隙的近端,转向足底。营养足背肌肉和足趾。

足背动脉的分支有:跗内侧动脉、跗外侧动脉、弓状动脉、第一背动脉和足底深动脉。

(二)体循环的静脉

由上腔静脉系、下腔静脉系(包括门静脉系)和心静脉系组成。

1.上腔静脉系

(1)上腔静脉粗短,宽1.5～2.0cm,长6～8cm。起于右侧第一肋软骨水平,由左、右无名静脉汇合而成,并有奇静脉汇入。接收头、颈、上肢和胸壁的静脉血。在纵隔内沿升主动脉右缘垂直下降,汇入右心房。

(2)头臂静脉:又称无名静脉。左右各一。左头臂静脉较长,横过主动脉弓分支的前方,斜向右下,与较短的右头臂静脉在右侧第一肋软骨与胸骨结合的后方汇合而成上腔静脉。头臂静脉由锁骨下静脉和颈内静脉在锁骨侧端汇合而成,汇合交界之角称为静脉角。

1)颈内静脉:较粗大,为颅腔内的硬脑膜静脉窦的延续。颈内静脉向下与颈总动脉伴行共同包在颈血管鞘内,沿途收集颅顶部、面部和颈部的血液。面前静脉与面动脉伴行,收集面前部的静脉血,在内眦处通过眼眶内的静脉与颅腔内的海绵窦交通,是颅内外静脉的重要吻合路径,所以当面部有炎症时常可由此蔓延到颅内。

2)锁骨下静脉:是腋静脉的延续,由第一肋外侧缘汇至静脉角。

3)颈外静脉:是颈部最大的浅静脉。起始于耳郭的下方,沿胸锁乳突肌表面斜行下降,汇入锁骨下静脉或静脉角。

(3)上肢静脉:上肢静脉是由深静脉和浅静脉组成。

1)上肢的深静脉:行程与伴行动脉相同,在前臂及上臂都是成对的并行静脉。两条肱静脉在胸大肌的下缘汇合成腋静脉,腋静脉上升至第一肋骨外侧缘移行于锁骨下静脉。

2)上肢的浅静脉:手部的浅静脉全部流到手背形成手背静脉网。由此汇出两大浅静脉。①头静脉起于手背静脉网的桡侧,在腕部以上转到前臂的屈侧,沿前臂的外侧上升,在肘窝借肘正中静脉与贵要静脉吻合。而后沿肱二头肌外侧上行,在三角肌和胸大肌之间,穿深筋膜汇入腋静脉。②贵要静脉起于手背静脉网的尺侧向上行,渐由背侧转到前臂的腹侧,在肘窝稍上接受肘正中静脉。而后向上沿着肱二头肌内侧沟上行,约在上臂中点穿深筋膜到深部,汇入肱静脉。

肘正中静脉为头静脉与贵要静脉间的连接支,在肘窝斜向上内汇入贵要静脉。部分肘正中静脉接受由前臂中线上升的前臂正中静脉。浅静脉在肘部常与深静脉有较粗大的血管交通。

(4)奇静脉:起自腰部,沿胸椎体前右侧上行,在第四或第五胸椎水平,向前行走绕右侧肺根上方汇入上腔静脉。奇静脉在胸部直接和间接的收集两侧肋间静脉和食管静脉,在腰部与腰静脉吻合,使奇静脉成为上下腔静脉间的纵行交通。

(5)椎静脉丛:椎管内外有细密的静脉丛。静脉丛除与椎体内部的静脉结合外,尚在颈、胸、腰、骶部与上、下腔静脉系分布于体壁的属支互相吻合,组成了上、下腔静脉间的交通。

2.下腔静脉系

(1)下腔静脉:下腔静脉是人体中最大的静脉干,由左右髂总静脉在第五腰椎水平汇合而成。在腹主动脉的右侧上行,经肝的下腔静脉窝,穿过膈的腔静脉孔进入胸腔,开口于右心房。收集内脏、盆壁和下肢的静脉血流回心脏。

(2)髂总静脉:髂总静脉短而粗,由髂内静脉和髂外静脉在骶髂关节水平汇合而成。其位于髂总动脉的背内侧。

1)髂内静脉位于小骨盆侧壁髂内动脉的后方。

属支有壁支和脏支;壁支收集臀部及大腿内侧的静脉血。脏支在各脏器周围构成很发达的静脉丛。主要有:①直肠丛位于下部直肠后方及两侧;②膀胱丛男性为膀胱前列腺丛,女性为膀胱阴道丛;③子宫阴道丛女性独有。

2)髂外静脉是股静脉的直接延续,收集下肢所有浅、深静脉的血液,属支与同名动脉伴行。

3)下肢的静脉:由浅静脉和深静脉组成。

①浅静脉:a.足背静脉弓由趾背静脉汇成,横于跖骨远侧端。弓两端沿足的两侧缘上行,外侧续于小隐静脉,内侧续于大隐静脉。b.小隐静脉经外踝后方,沿小腿后面上行,过腓肠肌内外两头间到腘窝汇入腘静脉。c.大隐静脉是全身最大的皮下静脉。在足内侧起自足背静脉弓,在内踝前面沿小腿及大腿内侧上行,至卵圆窝处汇入股静脉。大小隐静脉沿途均与深静脉有交通。

②深静脉:多瓣膜。属支与动脉伴行。足和小腿的动脉均有两条伴行静脉,在腘窝汇合并续于腘静脉。a.腘静脉与腘动脉伴行,收集足至膝关节的深静脉及小隐静脉的静脉血。腘静脉上行至大腿时续于股静脉。b.股静脉伴股动脉上行,沿途收集与股动脉分支并行的静脉及大隐静脉等。股静脉在腹股沟韧带下方,位于股动脉内侧,上行经腹股沟韧带深方续于髂外静脉。

（3）下腔静脉的属支

壁支:收集膈及腰部体壁的静脉血,向上续于奇静脉系。

脏支:①睾丸静脉有数条起自睾丸,如葡萄蔓缠绕动脉,又称蔓状静脉丛。其向上逐渐汇合,右侧的睾丸静脉以锐角入下腔静脉,左侧的睾丸静脉以直角汇入肾静脉。女性称卵巢静脉,起自卵巢,与卵巢动脉伴行。②肾静脉从肾门起有3～5支汇合成粗短的静脉干,左侧稍长。肾静脉位于肾动脉前面水平向内行,汇入下腔静脉。③肾上腺静脉左右各一支,左侧汇入肾静脉,右侧汇入下腔静脉。④肝静脉2～3支,从肝的窦状隙收集肝动脉和门静脉进入肝内的全部血液。在下腔静脉窝内汇入下腔静脉。

（4）门静脉系:门静脉收集腹腔内不成对脏器如脾、胰、胆囊、胃、小肠和大肠的静脉血进入肝脏。门静脉起自各脏器的毛细血管,终于肝内的窦状隙（毛细血管）。血管内无瓣膜,所以血液可以顺流,亦可逆流。

门静脉短而粗,主要由肠系膜上静脉和脾静脉在胰头后方汇合而成。经十二指肠上部后方,在胆总管及肝动脉的后面,经小网膜游离缘至肝门,分为左右两支进入肝左叶和肝右叶。门静脉各支在肝实质内分成无数小支,逐渐移行于窦状隙而后汇成小静脉,最后汇成肝静脉进入下腔静脉。

由于门静脉的高压或介入手术,可使门静脉与上腔静脉或下腔静脉之间,产生侧支循环或由于支架置入而使门腔静脉吻合。

门静脉的主要属支有:①肠系膜上静脉收集肠系膜上动脉分布区域的静脉血及胃十二指肠动脉分布区域的静脉血。②脾静脉自脾门起沿胰背侧向右行,在胰头后方与肠系膜上静脉汇合成门静脉。③肠系膜下静脉其远段不与肠系膜下动脉伴行,而经十二指肠曲左侧上行,在胰腺背侧汇入脾静脉或肠系膜上静脉。收集肠系膜下动脉的静脉血。④胃冠状静脉收受胃小弯区域的血液回流到幽门后方汇入门静脉,在贲门附近与食管静脉交通。⑤附脐静脉收受脐四周的浅静脉的静脉血,与肝圆韧带伴行汇入门静脉。

3.心静脉系

见心脏的血管。

第二节　正常影像学表现

一、X线表现

(一)心脏大血管的正常 X 线投影

心脏是一个不规则的几何体,各心房、心室和大血管相互重叠。在 X 线上都投影在一个平面上,无法从单一位置上全部显示出来。因此,必须从不同位置投照,才能使各个房室及大血管的边缘显示出来。

1.后前位

正常心脏和大血管投影于胸廓正中稍偏左,分为左、右两个边缘。

(1)心右缘分为上、下两个弧段,上段为上腔静脉和升主动脉的复合影,下段为右心房的投影,右心缘与膈顶相交成一锐角,为右心膈角。该处有时可见到斜向外下方的三角形阴影,为下腔静脉或肝静脉的投影。

(2)心左缘分为上、中、下三个弧段。上段为主动脉弓降部的投影,呈半圆形外凸,称主动脉结。中段内凹或平直为肺动脉段,亦称心腰,是肺动脉主干和左肺动脉起始部的投影。下段是左心室的边缘,呈一明显向左凸出的弧形阴影,最远端称心尖。左心室的上方为左心耳,正常时与左心室分不开。左心室与肺动脉段的搏动方向相反,两者的交点称为相反搏动点。在左心膈角区可见到较淡薄的阴影,为心包脂肪垫,以肥胖体型者较明显。

2.右前斜位

心影位于胸骨与脊柱之间,分前、后两缘。

(1)心前缘与胸壁之间有一尖端向下的透亮区,称心前间隙。心前缘分为三段。上段为升主动脉投影,中段为肺动脉段和右心室漏斗部的投影,下段向前下方斜行,为右心室的投影。

(2)心后缘分为两段。上段为左心房,下段为右心房,两者之间重叠无明确界限。左心房后方紧贴食管,因此,投照时应服钡剂,根据左房段食管是否受压移位来判断左心房是否增大及增大的程度。正常时,该处食管可见到浅弧形压迹。

3.左前斜位

此位置几乎将心脏左、右平分。右心在前,左心在后。心房在上,心室在下。可使升主动脉、主动脉弓与部分降主动脉基本展开,呈一拱形投影,其拱形下方透亮区,称主动脉窗。在窗内可见到气管分叉、主支气管和肺动脉。心前缘分为上、下两段。上段为右心房,下段为右心室的投影。心后缘上段为左心房,下段弧形外凸的为左心室的投影。正常时,左心室应与脊柱分开。在左心室下部与膈肌和脊柱之间构成的三角形透亮区,称为心后三角间隙。

4.左侧位

心脏、大血管位于纵隔的前半部,分前、后两缘。心前缘自上而下为升主动脉、肺动脉段和右心室的投影。它们与胸壁之间呈一尖端向下的三角形透亮区,称胸骨后间隙。心后缘上部为左心房,下部为左心室。其边缘斜向前下方与膈形成锐角。心后缘最下段与膈上食管前之间有一小的三角形透亮区,称为心后食管前间隙。

(二)心脏形态

在后前位上,根据心脏纵轴与水平线夹角的大小,正常心脏分为三种形态。

1.横位心

心脏纵轴与水平面的夹角小于45°时,称横位心,见于矮胖体型者。胸廓宽而短,膈肌位置高,心影横径大,心膈接触面延长,心胸比率常大于0.5。

2.斜位心

心脏纵轴与水平面的夹角约为45°,心膈接触面适中,心胸比率约为0.5,心腰平直。见于身材匀称型,也是最常见的心型。

3.垂位心

心脏纵轴与水平面的夹角大于45°,心膈接触面小,心胸比率小于0.5。见于瘦长体型者,肺动脉段较长而稍凸。胸廓狭长,膈肌位置低,心影狭小呈垂位型改变。

(三)心脏大小

测量心胸比率是确定心脏有无增大最简单的方法,即心脏最大横径与胸廓最大横径之比。正常成人心胸比率等于或小于0.5。

二、心血管造影表现

心血管造影不但可显示心脏、大血管的内腔解剖结构,还可以了解心功能的变化、血流动力学的改变及有无异常通道等。正常造影表现如下。

(一)腔静脉与右心房

正位时,上腔静脉位于上纵隔右侧,几乎垂直向下进入右心房上部,二者之间没有明显分界。侧位时,上腔静脉居中略偏前,位于气管前方。下腔静脉较短,位于后心膈角处,穿过膈肌后即进入右心房下部。右心房是一个椭圆形的心腔,位于脊柱的右缘。正位时右心缘下段完全由右心房所构成。侧位时,右心房位于心影中下方略偏后,居于右心室和左心房之间,右心房的后缘和上、下腔静脉连成一线。

(二)右心室与肺动脉

右心室在侧位居心脏前下方,与右心房部分重叠。正位时,居于中间,略呈直立的三角形。其右侧以三尖瓣与右心房相连,底部左侧为右心室的心尖部,两者之间即右心室流入道。自右心室尖部向上至肺动脉瓣,即右心室流出道。该段上部近肺动脉瓣区略呈锥管形,为右心室漏斗部,位于中线稍偏左侧。肺动脉主干起自右心室漏斗部上端,两者之间分界为肺动脉瓣。肺动脉主干向左上斜行,其左缘构成左心缘第二弓,即肺动脉段。其上端于脊柱左缘分成左、右肺动脉。侧位片,右心室漏斗部与肺动脉主干位于心前缘上部,呈弧形偏向后方略呈水平走行。左、右肺动脉近端相互重叠。

(三)肺静脉与左心房

近肺门处,两侧肺静脉汇合成较大的上、下肺静脉与左心房相连。右侧下肺静脉近端,多呈水平走行引入左心房。左心房在正位片上位于心脏上部,略偏左侧,呈横置的椭圆形,大部分位于心影内,仅左心耳向左前方凸出。侧位片,左心房位于心影后上部,呈椭圆形,前下方与左心室相延续。

（四）左心室与主动脉

左心室在心脏中是最大的腔,壁最厚,前后位呈斜置的椭圆形,位于心影的左半部,下端指向左下方,形成左心缘的心尖部。左心室上端有主动脉瓣附着于主动脉的起始部。自二尖瓣至心尖为左心室的流入道。自心尖至主动脉瓣为左心室的流出道,呈圆筒状,边缘光滑。侧位片,左心室位于左心房的下方,略呈三角形。主动脉起自左心室流出道上端,两者之间有主动脉瓣相隔,在瓣叶相对的主动脉根部有 3 个半圆形膨大,为主动脉窦。

（五）冠状动脉

正常时分左、右冠状动脉及其分支。左冠状动脉起自左冠状窦外侧壁,主干变化较大,长度从数毫米到 5cm,大多为 1~2cm,分前降支和回旋支,主要向左心室供血。右冠状动脉起自右冠状窦外侧壁,主干较长,分右圆锥支、心室支、心房支及后降支等。正常冠状动脉及其分支在造影片上自近端向远端缓慢移行变细,走行自然,轮廓光滑整齐。

三、CT 表现

（一）心脏标准体位

1.横轴位

是最常用的标准体位,它清楚显示心脏和大血管结构。

2.短轴位

垂直于二尖瓣到心尖连线的层面。它清楚显示左心室各壁心肌情况。

3.长轴位

平行于室间隔和二尖瓣到心尖连线的层面。主要观察瓣膜(主动脉瓣和二尖瓣)、左心室流出道和心尖部情况。

（二）冠状动脉

正常冠状动脉分为左、右两支,起于主动脉窦,分布在心外膜下和心肌壁内、外并将血液运输到心脏毛细血管床的血管。冠状动脉检查常用三维容积重建、曲面重建、最大密度投影等后处理重建技术,观察血管的形态和解剖关系。

1.左冠状动脉（LCA）

走行于肺动脉干与左心耳之间,它的主干即左主干很短,0.5~2.0cm。左冠状动脉一般分为前降支和左回旋支,两支间也可发出中间支。前降支向前下走行,旋支沿房室沟环绕向后。前降支(LAD)沿途又可发出对角支、右心室前支、左圆锥支和前间隔支,供应部分左心室、右心室前壁及室间隔前 2/3 的血液。左回旋支(LCX)沿途发出钝缘支、左心室前支、左心室后支、左心房支、房间隔前支,供应左心房壁、左心室外侧壁、部分左心室前后壁。

2.右冠状动脉（RCA）

右冠状动脉走行于肺动脉主干根部和右心耳之间,通过心脏右缘至心脏膈面,在后室间沟与房室沟的交叉点附近分为左心室后支和后降支,右冠状动脉沿途发出后降支、左室后支、锐缘支、右圆锥支、右室前支、右房动脉,右冠状供应右心房、右心室后壁与心脏膈面的大部分心肌。

四、MRI 表现

心脏检查与 CT 检查体位相同,有横轴位、长轴位、短轴位。

(一)心肌

在自旋回波序列中,呈中等信号。右室壁较左室壁薄,厚度约左室壁的1/3。正常左室壁厚度在收缩期比舒张期至少增加30%。

(二)心内膜

呈细线状,心内膜较心肌信号略高。

(三)瓣膜

呈中等信号,在电影序列上清楚显示形态和功能。

(四)心包

在自旋回波序列中,呈线样低信号,厚度不超过4mm。

(五)冠状动脉

由于MRI空间分辨率低,冠脉显示尚不理想。

五、USG表现

(一)M型超声心动图常见波群与曲线

1.心底波群

主动脉前后壁位于图像中央,呈两条平行的回声反射,其内可见主动脉瓣开放与关闭的纤细回声。心前区胸骨左缘第3肋间可探及此波群,自前至后依次为胸壁、右室流出道、主动脉根部及左房。在此图像上可清晰显示右室流出道有无增宽或狭窄,确定主动脉宽度,观察心房大小。

2.二尖瓣波群

在胸骨左缘第3~4肋间探测,正常人二尖瓣前叶曲线呈双峰,依次称A、B、C、D、E、F、G。A、E两峰位于心电图P及T波之后,分别表示心室缓慢充盈期(心房收缩所致的心室被动充盈期)和快速充盈期(心室舒张所致的心室主动充盈期),C点位于第一心音处,表示二尖瓣关闭。D在第二心音后等长舒张期之末,二尖瓣由此时起开放。

3.心室波群

一般在第4肋间探及,自前至后依次为胸壁、右室前壁、室间隔、左心室腔与左心室后壁。该波群为测量左心室腔内径、室间隔和左心室后壁厚度的标准区。

4.三尖瓣波群

胸骨左缘第3~4肋间探头声束向内偏斜可见此波群,呈双峰曲线,与二尖瓣相似,依次见胸壁、右心室前壁、三尖瓣、右心房。

5.肺动脉瓣波群

在胸骨左缘第2~3肋间可见,通常为后瓣曲线,收缩期开放,曲线向后;舒张期关闭,曲线向前。

(二)二维超声心动图常用的基本切面图像

1.胸骨旁左心长轴观

此图能清晰显示右心室、左心室、左心房、室间隔、主动脉、主动脉瓣与二尖瓣等。

2.胸骨旁短轴观

根据检查平面的不同高度,在心底短轴观,可显示主动脉根部及其瓣叶、左心房及左心耳、右心房、三尖瓣、右心室、肺动脉瓣、肺动脉近端、肺房沟及左冠状动脉主干等。在二尖瓣水平短轴观,可见左、右心室腔,室间隔与二尖瓣及瓣口等。对观察二尖瓣的形态、厚度、开放面积有重要作用。在乳头肌水平短轴观,可观察左心室、右心室大小,心壁活动与乳头肌状态等。

3.心尖四腔观

在图像上室间隔起于心尖,向远端伸延。见房间隔,十字交叉位于中心处,向两侧伸出二尖瓣前叶和三尖瓣叶。二尖瓣口及三尖瓣口均可显示。由于室间隔、房间隔连线与二尖瓣、三尖瓣连线呈十字形交叉,将左、右心室,左、右心房清晰地分成四个腔室,故称四腔观。

4.剑突下四腔观

此图所显示的房间隔光带与声束方向垂直,回声失落少,对诊断房间隔缺损的准确性较高。

5.主动脉弓长轴观

探头位于胸骨上窝,可显示主动脉弓及其主要分支和右肺动脉等。

(三)频谱多普勒超声心动图检查

在进行检查时不同部位可记录多种有规律的频谱曲线。曲线横轴代表时间,纵轴代表频移大小或血流速度。从频谱曲线上可了解血流性质、方向、流速、测量血流容量、估测压力差、测量狭窄瓣口面积以及判断反流和分流等。

1.主动脉瓣口血流频谱

频谱出现于收缩期,位于基线下方,速度峰值位于频谱前半。

2.肺动脉瓣口血流频谱

其形态与主动脉瓣口血流频谱类似,但其速度峰值位于频谱中央。

3.二尖瓣口血流频谱

频谱出现于舒张期,呈双峰,位于基线上方。前一峰位于舒张早期,为左心室快速充盈期;后一峰位于舒张晚期,由心房收缩而产生。

4.三尖瓣口血流频谱

与二尖瓣口者类似,只是速度偏低。

(四)彩色多普勒超声心动图

用彩色编码红、蓝、绿三基色显示血液频移信号。朝向探头的正向血流以红色代表,背离探头的负向血流以蓝色代表,湍流方向复杂多变,以绿色代表。速度愈快者色彩愈鲜亮,速度缓慢者色彩较暗淡,彩色多普勒血流成像不仅能清楚显示心脏大血管的形态结构与活动情况,而且能直观和形象地显示心内血流的方向、速度、范围、有无血流紊乱及异常通路等,故有人称之为非损伤性心血管造影法,正常二尖瓣口和三尖瓣口血流在心尖四腔位观和左心长轴观上显示,为舒张期朝向探头的红色血流信号,而左心室流出道和主动脉瓣口的血流显示,为收缩期背离探头的蓝色血液信号。肺动脉瓣口血流在心底短轴观上显示,为收缩期背离探头的蓝色血流信号。

第三节　不同成像技术的临床应用

一、X线检查

(一)普通X线检查

从目前的临床应用上X线平片可以粗略判断心脏大小、外形的改变,观察心脏的搏动和肺血的改变。

1.透视

透视可以观察心脏和大血管的位置、形态、轮廓及搏动情况。

2.心脏摄片

常规投照分为后前位(患者前胸壁紧贴暗盒,X线通过人体是从后到前的顺序,因此称后前位)、右前斜位、左前斜位和左侧位,从不同角度观察心脏各房室和大血管的改变,目前应用较少,多采用超声进行观察。

(二)心血管造影检查

心血管造影是指将造影剂注入心脏、大血管内,以观察心脏解剖结构、运动和血流状态及大血管病变的X线检查方法。造影同时常进行介入治疗。

二、CT检查

心脏检查对CT设备要求高,目前应用的主要设备有多层螺旋CT(MDCT)和电子束CT(EBCT)。

(一)CT设备

(1)MDCT是1998年开始生产,随着64排CT的普及,冠脉的图像质量和检查成功率明显提高。目前已经得到临床认可,越来越多的患者接受这种无创性的冠脉CTA检查。多层螺旋CT、冠脉CTA是应用容积数据扫描、回顾性心电门控和CT增强扫描技术获取心脏的高分辨率图像数据,并通过相应的后处理软件对数据进行分析处理,以获取高分辨率的心脏和冠脉图像。对获得的原始信息进行三维容积再现、曲面重组和最大密度投影等图像重建。

(2)电子束CT又称超高速CT(UFCT)和电影CT(cineCT)它具有较高的时间分辨率(50～100ms),因为空间分辨率较低,造价昂贵,故尚未被广泛采用。

(二)MDCT检查方法

包括平扫和增强扫描,平扫常用于检查冠脉钙化,增强扫描用于心脏和冠脉的检查。其主要检查步骤如下。

(1)检查前控制心律,心律一般以50～70次/min为宜,心律过快,可以服用β受体阻滞药(美托洛尔25～50mg),使用心电门控。心律失常影响图像质量,出现血管模糊、中断、阶梯状伪影。

(2)扫描前进行呼吸训练,按照呼吸指令,扫描过程中屏气同时胸壁保持不动。

(3)使用高压注射器,根据不同设备、患者体重,确定造影剂量和流速。

(4)扫描:一般先平扫,以进行冠脉钙化情况(钙化积分),然后采用造影剂示踪技术或小剂量测试法确定延迟时间。扫描后根据需要,进行不同参数的图像重建,以便于后处理。

(三)MDCT 在心血管疾病中的应用

主要应用于心脏冠状动脉系统疾病的诊断,评估心脏功能和心肌灌注情况,观察心脏瓣膜的运动和室壁的运动情况及全身血管的检查等。

三、MRI 检查

随着 MRI 硬件和序列等技术的发展,在心脏 MRI 检查方面得到迅速发展,其主要优势有一次 MRI 检查可以得到心脏形态、功能、灌注等多方面信息,可对心脏进行综合评价。

(一)检查序列

心脏 MRI 的基本检查序列可分为两大类,自旋回波(SE)序列及梯度回波(GRE)序列,根据图像中血流的信号特点,又分为黑血序列和亮血序列。黑血序列应用于心脏结构的检查,而亮血序列常应用于心脏功能、心肌灌注和心肌活性检查。

(二)成像方位

根据体轴,分横轴位、冠状位、矢状位;根据心轴,分短轴位、长轴位,包括两腔心和四腔心。

(三)心肌灌注成像

通过首过法和延迟法,观察造影剂通过心脏时的心肌信号强度变化,细胞内外间隙分布情况,判断心肌有无缺血和心肌活性。

四、USG 检查

超声心动图是一种既可观察心脏大血管的大小、形态和结构,了解心脏的收缩舒张功能和瓣膜的启闭活动,又能实时显示心血管内血流状态的检查方法。该方法包括 M 型超声心动图、二维超声心动图、频谱多普勒超声心动图和彩色多普勒超声心动图。M 型超声心动图有较好的时间分辨力,能精确地辨别瓣膜及室壁运动的时相。二维超声心动图有较好的空间分辨力,能清晰、直观、实时显示心脏各结构的空间位置、连接关系等,是超声心动图基本检查方法。多普勒超声心动图应用多普勒效应实现对心脏和血管内血流的时相、方向、速度和状态进行检测。对于某些先天性心脏病和后天性瓣膜病,超声检查可取代有创性心血管造影检查,直接指导临床治疗方法的选择。超声心动图检查除上述常规的检查方法外,还有以下一些特殊的检查方法。

(一)经食管超声心动图

该方法对评价左侧心瓣膜的形态与功能、诊断房间隔缺损、显示左心房及左心耳血栓与肿瘤、瓣膜赘生物、主动脉夹层等方面均优于常规经胸壁超声检查。

(二)心脏声学造影

根据造影途径、造影剂种类以及检查目的的不同分为右心声学造影、左心声学造影和心肌声学造影。右心声学造影是经周围静脉注入造影剂,用于心脏解剖结构的识别,确定先天性心脏病有无右向左分流以及分流的部位,如诊断左位上腔静脉、肺动静脉瘘、右向左分流的房间隔缺损等。左心声学造影是经外周动脉导管插入到左心腔或主动脉,确定先天性心脏病有无左向右分流以及分流的部位,如房间隔缺损、室间隔缺损、动脉导管未闭等。心肌声学造影是经周围静脉注入造影剂,此类造影剂能够通过肺循环到左心,进入心肌微循环,帮助了解心肌的灌注情况,以判别心肌缺血、心肌梗死以及缺血心肌的存活性。右心和左心声学造影常用的声学造影剂有过氧化氢溶液、二氧化碳、生理盐水、声振葡萄糖等。心肌声学造影目前常用的是声诺维。

(三)心脏功能测定

主要用于左心收缩功能和舒张功能的测定。左心收缩功能的评价指标大致可归纳为流量指标、时间指标和泵功能指标,主要包括 SV、EF、FS、LVET、ICT 等。测量左心泵血功能时主要根据左心室内径的测值来推算左心室容量,再根据容量的变化求出心排血量,继而计算出射血分数。二维超声心动图能显示左心室的断面,多个断面进行综合分析,可以对左心室功能做出比较全面的评价。多普勒超声方法可以计算各瓣口的血流速度,如乘以二维超声心动图测量的瓣口面积,可得到各瓣口的血流量。许多心脏疾病的早期主要表现为舒张功能障碍,超声心动图尤其是脉冲多普勒超声心功图可以无创的评价左心室舒张功能,评价指标可归纳为时间指标、速度指标和充盈分数,主要包括 E 峰加速时间、E 峰减速时间、E 峰峰值速度、A 峰峰值速度以及 E/A 等。

(四)介入性超声心动图

是指在超声引导下对某些心脏疾病进行检查、诊断和治疗。该方法包括心包穿刺及置管引流、心包活检及心包开窗术、心内膜心肌活检术、漂浮导管球囊定位、经皮球囊导管二尖瓣分离术等。

(五)血管内超声

是指将尖端带有微型超声探头的导管插入血管内直接显示血管病变的检查方法。可用于了解血管壁的厚度及其病理特征、显示动脉粥样硬化斑块、血管壁上的血栓、评价冠状动脉成形术的治疗效果等。

第四节　先天性心脏病

先天性心脏病是心脏和大血管在胚胎时,由于发育不正常所形成的畸形。造成畸形的确切原因尚不明,但在妊娠期间病毒感染及使用某些药物,与畸形的形成有一定的关系。特别在心脏发育的第 2～8 周,影响最大,是儿童中比较常见的心脏疾患。按其血流动力学的改变,从病理生理角度将先天性心脏病分为:左向右分流;右向左分流;无分流三类。根据临床表现,则将其分为:发绀型;无发绀型二类。在 X 线上则根据肺血管纹理的改变分为:肺血减少;肺血增多;肺血变化不明显三类。

对于常见的先天性心脏病,通过普通 X 线检查,再结合临床病史、体征、心电图等,一般多能做出较正确诊断。对于较疑难或较复杂的心血管畸形,利用一般 X 线检查明确诊断常受到一定的限制,应选择其他影像学检查可对心血管畸形的部位、类型、程度及血流动力学改变的程度做出精确的判断。

一、房间隔缺损

(一)概述

是临床上最常见的先天性心脏病,是由于胚胎发育时构成心房间隔的组织发育不全所致。

房间隔缺损的临床症状与缺损的大小、分流量的多少及分流的方向有密切的关系。缺损小,分流量少,临床症状不明显,一般无发绀。多数在青年期才出现症状而被发现,常见的症状有劳累后气促、心悸、乏力、易患呼吸道感染。缺损大,分流量多者可影响发育。晚期发生肺动脉高压及心力衰竭时,可有发绀。体检见心尖区隆起,胸骨左缘2～3肋间可闻及收缩期杂音,无震颤。肺动脉瓣第二心音亢进、分裂。

(二)影像学表现

(1)X线:心脏大血管形态及大小随房间隔缺损的大小及分流量的多少而不同。①肺血增多:除少数病例肺血改变不明显,大多数病例肺动脉自主干向远侧普遍扩张,肺门血管增宽,肺血管纹理增粗、增多,并延伸到肺野外带,边缘清晰。②心脏增大:当发生肺动脉高压时,心影呈二尖瓣型,肺动脉段隆凸,心脏呈不同程度增大,以右心房增大较明显,右心室亦示增大,心尖圆隆且位于膈上。③心脏及大血管搏动增强:特别是肺门血管及肺动脉段,肺门血管搏动增强称为"肺门舞蹈",表示肺血流量增大。

(2)心血管造影:左心房造影时,可见左心房充盈后右心房立即显影。根据右心房显影的密度、分流造影剂柱的部位及大小,可判断分流量的多少及缺损的解剖部位。

(3)CT:可见右房室增大,肺动脉扩张。缺损的直接征象是房间隔中断或无房间隔显示,增强CT扫描见房间隔有交通。动态增强CT扫描右心房内出现二次造影剂浓度峰值。

(4)MRI:垂直于室间隔的心脏长轴位可清楚地区分房间隔缺损的类型,观察房、室间隔及与房室瓣的关系。第二孔型房间隔缺损的MRI特征为缺损边缘房间隔组织缺损与房室瓣间有房间隔组织残留。房间隔缺损的诊断标准是两层以上的MRI图像均显示房间隔中断征象。

(5)USG:①右心房、右心室扩大和右心室流出道增宽,室间隔与左心室后壁呈同向运动;②房间隔中部或上部连续性中断;③彩色多普勒影显像可见分流血流束自左心房经缺损流向右心房。

(三)鉴别诊断

房间隔缺损的典型X线表现为肺血增多,搏动增强,右房、室增大,应与高位室间隔缺损、肺动脉瓣狭窄、原发性肺动脉高压、二尖瓣狭窄等相鉴别。

二、室间隔缺损

(一)概述

室间隔缺损是临床上常见先天性心脏病之一,可单独存在亦可是多发畸形的一部分,女性多于男性。按其缺损部位不同可分为高位膜部和低位肌部室间隔缺损。以膜部缺损较多见,且缺损较大,多为1～3cm。肌部缺损多较小,常为0.5cm左右。

临床症状的轻重取决于室间隔缺损的大小和血液分流量的多少。缺损小,分流量少者,临床上可无自觉症状,仅于胸骨左缘第3、4肋间听到响亮而粗糙的吹风样收缩期杂音,并可扪及震颤。而缺损大,分流量多者则可有心悸、气短、咳嗽、乏力及易患呼吸道感染等症状,患者发育差。活动后可出现发绀。重型者可出现肺动脉高压及心力衰竭。

（二）影像学表现

（1）X 线：与缺损的大小、血液分流量的多少及肺动脉压力的高低有密切的关系。因缺损小而分流量少者，心脏大小和形态多无明显改变，有时仅表现肺动脉段延长或轻微隆凸，左心室稍增大，肺血管纹理稍多。此种小缺损的心肺改变在 X 线上很难与正常者区别，诊断主要靠临床体征及其他辅助检查；因缺损大、血液分流量多者，引起右心室收缩压增高，左右心腔呈轻度到中度增大，肺动脉段隆凸，心影呈二尖瓣型改变，左心缘圆隆并延伸至膈下。肺血增多，肺门及肺野血管扩张、搏动增强；当合并肺动脉高压者，出现双相分流或右往左分流，临床上出现发绀，为"艾森曼格综合征"。两肺中外带肺纹理扭曲变细，肺动脉段与肺动脉大分支扩张，严重者肺门出现"截断"现象，右心室增大明显。

（2）CT：①直接征象是室间隔中断，不连续；②间接征象：分流量小者，除室间隔中断直接征象外，余心肺所见可无异常。分流量大者可见左心室、右心室增大，肺血管纹理增多增粗，如有肺动脉高压，主肺动脉及左右肺动脉可有不同程度增粗，动脉分支扭曲，右心室增大显著。

（3）MRI：通常可见到缺损所致血液复杂流动而形成的低信号影，主要表现在缺损边缘，缺损中央区仍可呈白色高信号影。采用最大强度投影法（MIP）重建后的血管图像及原始图像上也可清楚显示室间隔缺损的部位和大小，缺损边缘区常见到低信号影改变。

（4）USG：①切面超声心动图：室间隔连续性中断是室间隔缺损的直接征象。中等以上的缺损可发现右心室、左心房、左心室增大，室间隔与左心室后壁同向运动，肺动脉扩张等改变；②声学造影：可在右心室内发现负性造影区，右心室内无造影剂回声；左心声学造影则可发现造影剂直接从左心室经过缺损处进入右心室内；③多普勒超声心动图：室间隔右心室面出现分流信号，呈高速双峰充填频谱，当肺动脉高压形成、右心室内压升高时可出现双向的分流信号或右向左的分流信号。

（三）鉴别诊断

室间隔缺损的典型 X 线表现为肺血增多，心影呈二尖瓣型改变。应与低位房间隔缺损、二尖瓣关闭不全及伴发复合畸形、动脉导管未闭及不典型的法洛四联症相鉴别。

三、动脉导管未闭

（一）概述

动脉导管未闭是先天性心脏病中较常见的一种疾病，其发病率仅次于房间隔缺损。女性多于男性，为 2∶1～5∶1。动脉导管是胎儿血液循环的通道，位于肺动脉分叉与主动脉弓之内侧。胎儿出生后肺循环建立，导管平滑肌收缩、变短，管壁增厚，管腔闭塞，成为功能性的废用器质性关闭。形成纤维索条及完全关闭，约 80％要半年时间完成，95％在 1 年内完成。如在 1 岁以后导管仍未闭合者，即形成本病。

未闭的动脉导管长短粗细不一，病理解剖上可将其分为三型。①圆柱形（管形）：即主－肺动脉之间有一粗细大致相等的未闭导管相连接。②漏斗形：即主－肺动脉之间未闭导管近主动脉端较粗，而近肺动脉端较细，呈漏斗状改变。③缺损形（窗形）：即主－肺动脉之间无明显导管相连，两者之间紧密相贴，呈窗孔样缺损。以圆柱形最多见，约占 80％以上。缺损形极少见。

临床症状的轻重取决于未闭动脉导管的粗细及血液分流量的大小。导管细，血液分流量小者,临床症状可不明显,常在查体时发现;中等粗细未闭动脉导管,临床症状轻,可有活动后心悸、气急、疲劳;粗大的未闭动脉导管,出生后即可出现症状,发育迟缓、呼吸急促、反复发作呼吸道感染及心力衰竭;典型的体征是胸骨左缘第二肋间可听到响亮的连续性机器样杂音,伴有震颤。舒张压降低,脉压增宽。如出现肺动脉高压血液右往左分流时,可出现"分界性"下半身发绀。

(二)影像学表现

(1)X线:未闭动脉导管小而分流量少者,心肺无明显改变,或仅有轻微左心室增大;未闭导管中等大小时,心脏呈梨形,左心室轻到中度增大,左心室段延长,心尖圆隆,肺动脉段轻凸,主动脉弓稍宽;导管较粗大者,肺血流量增多,肺动脉段隆凸及肺门血管增多增粗,心脏呈二尖瓣型,左心室增大明显,心尖向左下延伸;导管附着点近端主动脉弓增宽,降主动脉因血液分流而减少变细,使主动脉弓、降部呈漏斗状隆凸、亦称"漏斗征";当动脉导管未闭继发肺动脉高压时,肺外带血管纹理变细、稀少,肺野清晰,肺动脉段及大血管分支扩张,右心室增大。

(2)CT:①直接征象:主动脉弓下水平见一条增强的血管与主、肺动脉的左肺动脉侧相连,主动脉端膨大,肺动脉端相对细小;②间接征象:小的未闭动脉导管可无明显的心肺改变。较大的未闭动脉导管,可见左心室增大。

(3)MRI:①可显示未闭动脉导管所致湍流管状低信号影;②CinemRI可清楚显示未闭动脉导管内是否存在双向分流,表现为未闭动脉导管内低信号改变;③采用常规心电门控正交层面SE序列一般仅能显示未闭动脉导管的间接征象,如导管附着处主动脉的局部扩张,较大主动脉弓和左心房室增大等。

(4)USG:①肺动脉长轴切面中显示肺动脉远端与降主动脉之间有一通道相连,可为管状或漏斗状,或直接相连。肺动脉内径增大、搏动增强,甚至呈瘤样扩张。右心室扩大、室壁肥厚、搏动增强,左心房增大;②多普勒频谱显示主肺动脉内出现收缩期和舒张期连续的反向频谱,起源于主动脉远端,流速较快;③CDFI在右心流出道长轴上显示主动脉内血流经动脉导管进入肺动脉内,血流速度较快,常形成多色镶嵌的图像;④肺动脉高压出现双向分流时可在动脉导管内显示红蓝色彩交替出现的血流图像。

(三)鉴别诊断

动脉导管未闭的典型X线表现为肺血增多,左心室增大,主动脉弓、降部呈漏斗状改变。应与房、室间隔缺损、主-肺动脉间隔缺损等相鉴别。

四、法洛四联症

(一)概述

是发绀型先天性心脏病中最常见的一种复合畸形。包括室间隔缺损、主动脉骑跨、肺动脉狭窄和右心室肥厚四种畸形。其中肺动脉狭窄和室间隔缺损为主要畸形。其发病主要原因为胚胎发育过程中的障碍所致。

法洛四联症的突出表现为发绀,且出现较早,以出生后4~6个月常见,常见的症状为气急、缺氧后晕厥。患者一般活动能力差,喜蹲踞,呈杵状指(趾)改变。患者多矮小,发育迟缓,但智力多正常。查体胸骨左缘第2~4肋间可闻及响亮的收缩期杂音,多可触及震颤,肺动脉第二心音减弱或消失。

(二)影像学表现

(1)X线:法洛四联症的X线表现,与肺动脉狭窄的程度及类型、室间隔缺损的大小及血液分流的多少、主动脉骑跨的程度和位置及有无合并其他畸形均有密切的关系。根据X线的形态不同将其分为轻型、常见型和重症型三种类型。①轻型:又称不典型法洛四联症,这类心脏病多属肺动脉狭窄程度较轻,室间隔缺损小,右心室压力增高不明显,一般不出现右往左分流或在哭闹、活动后才出现,但分流量很小,临床上发绀常不明显。X线上变异较大。血管纹理可正常或轻度减少,肺动脉段平直或轻凹,右心室示轻度增大。对轻型法洛四联症用普通X线检查、诊断较困难,常需配合其他辅助检查或心导管造影才能做出诊断。②常见型:肺动脉狭窄较重,室间隔缺损较大,临床上发绀较明显且出现较早,心脏大小正常或轻度增大,以右心室增大明显,心尖圆钝上翘,心腰凹陷,典型者呈靴型,部分患者心腰平直或微凸,呈二尖瓣型。主动脉增宽,并向前向右移位。肺血减少,肺门血管缩小清晰,肺野血管纹理稀疏、细小,肺野透亮度增高。③重症型:此型肺动脉高度狭窄或闭锁,室间隔缺损较大,全部为右向左分流,患者生后即出现发绀,心脏呈中度以上增大,以右心室为主,心腰凹陷,心尖圆钝上翘,主动脉增宽,肺门明显缩小甚至无肺动脉干影,两肺野网状纹理显著增多,为支气管动脉侧支循环形成所致。

(2)CT:①常规CT扫描可见主动脉位于主、肺动脉右后方,主动脉扩张,肺动脉变细;②纵隔窗上可见左、右肺动脉有不同程度的变细或狭窄;③肺窗上可见肺内血管分支纤细、稀疏。

(3)MRI:①横断面成像可满意显示膜部室间隔缺损、主动脉和肺动脉的排列关系及管径大小;②左前斜位像可清楚显示右心室的心壁肥厚和心腔扩大;③矢状面成像可显示右心室流出道狭窄及主动脉骑跨程度。

(4)USG:①右心室前壁增厚,可达1cm以上,右心室流出道变窄;②主动脉明显增宽,前壁与室间隔失去正常的连续性而且向前移位,形成主动脉腔的骑跨征象;③在不同的切面上均可显示室间隔缺损,范围常较大;④肺动脉狭窄多起始于漏斗部,向远端延续,或为瓣膜部狭窄。左心房、左心室正常或稍小、右心室增大;⑤频谱多普勒可观察到心室水平以右向左为主的双向分流;右心室流出道及肺动脉呈五彩镶嵌的高速花色血流。

(三)鉴别诊断

法洛四联症的典型X线表现为肺血减少,心脏呈靴形改变,应与继发性法洛四联症、三尖瓣闭锁、法洛三联症相鉴别。

第五节　其他获得性心脏病

一、高血压性心脏病

由于高级神经活动紊乱,引起小血管痉挛和狭窄,造成周围血流阻力增大,长期持续的动脉血压升高,使左室负荷增加,室壁肥厚,心脏扩大,当左室代偿功能不全时,发生高血压性心脏病。

本病发病率约占 5％，大多数高血压性心脏病发生在 40 岁以上。舒张压一般高于 12.0kPa（90mmHg）。患者有头痛、头晕、耳鸣。发生左心衰竭时出现呼吸困难、心悸、肺水肿等。心尖区收缩期杂音，心电图左心室肥大并劳损，心电轴左偏，心律失常。

（一）X 线平片

（1）长期持续血压高者，可出现左心室肥厚，心尖变圆隆。

（2）主动脉扩张，纤曲，延长，主动脉结突出。

（3）左心功能代偿不全时，左室扩张，心影明显增大，左房亦可增大，心影呈主动脉普大型，可伴肺淤血及间质性肺水肿，严重者出现肺泡性肺水肿。

（4）左心室显著增大，可继发相对性二尖瓣关闭不全。

（二）超声

（1）高血压早期可有或仅有左房增大及室壁搏幅增大。

（2）左室壁与室间隔呈向心性肥厚，左室肌肉增厚是高血压Ⅱ期的表现。

（3）左房、左室均扩大，心功能减损为Ⅲ期高血压表现。

（三）评价

平片检查对高血压性心脏病的诊断、心肺演变情况及病变的分期有很大帮助。超声心动图检查有提示意义，但难以与非对称性室间隔肥厚并存高血压鉴别。核医学显像可对心功能作出估价，对心肌供血情况作出判断。但无定性诊断意义。

二、慢性肺源性心脏病

慢性肺源性心脏病（简称肺心病）是慢性肺、肺血管、胸腔及胸廓疾患引起的心脏病。好发于北方及西南部寒冷地区，发病年龄多在 40 岁以上。占各类器质性心脏病的 15％～35％。

本病的致病因素很多，但常见的是由于慢性阻塞性肺气肿和肺广泛纤维化，广泛胸膜肥厚，严重胸廓畸形，肺小动脉栓塞、痉挛造成肺循环阻力增加，肺动脉高压，右心室肥厚，最终出现右心衰竭。

临床上有咳嗽咳痰、气短、心悸、呼吸衰竭或心力衰竭时有呼吸困难、心慌、发绀、颈静脉怒张及肝大等。肺动脉第二心音亢进。心电图有肺性 P 波，右室肥厚，顺钟向转位等。

（一）X 线平片

（1）胸片显示明确的肺部、支气管、胸膜或胸廓畸形等相关病变。

（2）右下肺动脉扩张，直径 15mm，肺门部动脉增粗、外围分支细少，形成肺门"残根"征象。

（3）肺动脉段凸出。

（4）心脏呈垂直者，横径一般不增大，有心力衰竭时心脏增大。

（5）右心室增大，心尖圆隆上抬，亦可有左右心室同时增大。

（二）超声

（1）右室流出道增宽，内径常＞35mm。

（2）右室流出道内径与左房前后径比值增大，当比值达到 1.4∶1 时，对肺心病有诊断意义。

（3）右心室增大，右室腔失去正常的三角形或新月形而呈半月球形。

（4）右室前壁厚度增加，室间隔中部厚度≥13mm，心室收缩时，室间隔与左室后壁呈同向运动。

(5)肺动脉增粗,肺主动脉的舒张末内径＞20mm,右肺动脉内径≥18mm。

(6)脉冲多普勒于三尖瓣处录得 E/A 降低。彩色多普勒可见肺动脉瓣及三尖瓣反流。

(三)核医学

核素门控心血池显像,首次通过法右室峰到左室峰时间延长;平衡法右室 EF 值下降,收缩时间延长。

(四)评价

平片对肺心病的诊断有重要价值,同时还能作出病因诊断。超声心动图有实用价值,在一定情况下,其敏感性高于 X 线和心电图。核素检查有助于诊断和功能判断。

三、贫血性心脏病

慢性严重贫血,血红蛋白降至 5～7g 以下,持续三个月以上者,可引起心排血量增加,心脏负荷加重,心肌供氧不足,可诱发心绞痛,甚至引起心肌变性,以至心肌松弛。

临床上患者有疲劳感、心悸、呼吸困难或心前区疼痛。检查有心动过速,脉压加大,心前区可听到轻度收缩期杂音,在慢性严重贫血患者,可有充血性心衰表现。

(一)X 线

(1)心影普遍性增大。

(2)透视或记波摄影心脏搏动增强,加速。

(3)肺动脉段凸出,肺血正常或轻度肺多血。

(4)贫血纠正后,心脏增大可恢复正常。

(5)镰状细胞性贫血者,可因肺小动脉栓塞引起肺动脉高压改变。

(二)超声

各心腔对称性扩大,室间隔及左室后壁收缩期活动幅度增大但射血分数正常。

四、甲状腺功能亢进性心脏病

甲状腺功能亢进,使基础代谢和氧的消耗量增加,引起心率和血流速度加快,心排血量增多,心脏负荷加重。同时甲状腺素可直接损害心肌,从而更进一步加重了心脏的负担。

甲状腺功能亢进好发于青年女性,甲亢性心脏病一般发生于 40 岁以上的患者。临床上有心悸、胸闷、心率加速等。查体有突眼、手抖,心脏可向两侧扩大,听诊心尖及肺动脉瓣区可闻及收缩期杂音。心电图有心房颤动,心动过速等。

(一)X 线

(1)无心衰及心房颤动者,心脏不增大。

(2)肺动脉段凸出,心影呈"二尖瓣型",心脏搏动增强,轻度肺淤血。

(3)严重病例有心脏增大,左右心室及左房均可增大,以左室为著,伴有心衰时心脏普遍增大。

(4)随甲亢的治愈,心脏变化可恢复正常。

(二)核医学

门控心血池显像,早期心搏出量增加,每搏量小于正常人;有心衰时 EF 值下降。

$^{99m}TcO_4^-$甲状腺显像,$^{99m}TcO_4^-$可对原发病(甲状腺功能亢进症)提出有意义的指标,甲状腺增大,显影迅速,甲状腺摄取迅速快,浓聚量大于唾液腺,单位时间、单位面积平均摄取指

数＞10。对"甲亢心"诊断有意义。

五、冠心病

冠状动脉粥样硬化性心脏病,简称冠心病。是由于冠状动脉内膜下脂质沉着,向腔内凸出的斑块使管腔狭窄或闭塞,影响冠状动脉血液循环,引起冠状血流和心肌需求之间不平衡而导致的心肌损害。其发病率为 7.0%,好发于 40 岁以上的男性。

冠状动脉粥样硬化以主干及大分支,如前降支近心段,左旋支最常见。冠状动脉狭窄和阻塞引起心肌缺血、坏死及其后遗症。临床上冠心病可分为五型,即隐性冠心病、心绞痛、心肌梗死、心肌硬化及猝死。心肌缺血较轻者,可无明显血流动力学改变,急性心肌梗死与大面积心肌缺血者,可出现左室功能障碍。

临床上有发作性胸骨后疼痛,呈压迫压榨感,放射至上肢、肩部,心绞痛持续时间长,伴有气急、出汗、恶心,严重者服用硝酸甘油不缓解,为急性心肌梗死。心电图有 ST 段抬高,T 波倒置,异常 Q 波。

(一)X 线平片

(1)隐性心绞痛者,心影一般无改变。

(2)少数患者记波摄影或透视观察左心缘有局限性搏动减弱或消失。

(3)急性心肌梗死,可有左心室增大或以左室增大为主的全心增大,并出现梗死合并左心衰竭的系列变化:①肺静脉高压征象,上肺野血管纹理增粗,肺门影增大、模糊,肺透明度减低;②间质性肺水肿,中下肺野呈网状结构阴影,有的出现少量胸腔积液及叶间积液;③可伴肺泡性肺水肿。

(4)心肌梗死后综合征:在梗死后数日发生,可反复发作,表现为心包炎、肺炎和胸膜炎。

(5)心室壁瘤,左室壁局限性凸起或左室缘不规则,透视搏动异常,局部有反向运动,心室缘可出现钙化或心室缘纵隔心包粘连。

(6)室间隔穿孔:在肺淤血的基础上出现肺多血征象,心脏逐渐增大,肺动脉段有膨出。

(7)冠状动脉钙化。

(二)选择性冠状动脉造影

(1)冠状动脉狭窄,可单支或多支病变。

(2)冠状动脉狭窄的程度分级:轻度(＜50%),中度(50%～74%),重度(75%～99%)及完全闭塞(100%)。

(3)冠状动脉不规则或串珠状充盈缺损或扩张。

(4)侧支循环形成,常发生于较大分支的严重狭窄或阻塞。

(5)狭窄近端血流缓慢,远端显影与排空时间延迟。

左室造影:

(1)局限性运动减弱、消失或运动失调(收缩时间不一致或反向运动)。

(2)局限性无收缩或矛盾运动。

(3)左室增大,射血功能降低。

（三）超声

1.急性心肌梗死

局部室壁运动减弱、消失或有反向运动，室壁回声减弱，主动脉瓣及二尖瓣开放幅度变小，左室形态异常。

2.陈旧性心肌梗死

梗死区室壁变薄，回声增强，运动减弱，瘢痕区与正常心肌界线清楚。

3.室壁瘤形成

"瘤体"局部膨凸，室壁变薄，回声强，与正常心肌界线清楚。

（四）CT

增强扫描梗死区为低密度区；室壁瘤行增强扫描显示室壁菲薄，心室轮廓变形。

（五）核医学

（1）急性心肌梗死 $^{99m}Tc-PYP$ （过磷酸盐）显像，急性梗死部位出现高浓聚影，尤其是 6～8 小时阳性率最高。

（2）$^{99m}Tc-MIBI$ 或 ^{201}Tl （201铊）心肌血流灌注断层显像，可判定有无心肌缺血或供血不良，可判定病变位置、大小和程度。观察冠脉搭桥，PTCA 及药物疗效和评价。

（3）心肌血流灌注断层，配合运动和静息两种方法检查，$^{99m}Tc-MIBI$ 配合 $^{18}F-FDG$ （18氟－脱氧葡萄糖）PET 心肌代谢显像可协助分析梗死心肌内"存活心肌"的多少（可逆性或不可逆性梗死的判断）。

（4）可发现冠状动脉造影所不能发现的小支病变。

（5）门控血池显像可判断心功能，判断心肌梗死的预后、心肌传导、室壁瘤等诊断。

（6）MIBG（间碘苄胍）心肌显像可分析心肌神经异常所致的疾病。

（7）应用 PET 显像可研究和分析心肌代谢与疾病的关系。

（六）MRI

（1）急性心肌梗死 T_2WI 呈现高信号，增强扫描可区分可逆性或不可逆性心肌损害。

（2）慢性或陈旧性心肌梗死，病变室壁变薄，T_2 信号强度下降，节段性室壁运动异常。心肌钙化表现为低信号。

（2）室壁瘤，室壁变薄，信号强度降低，局限性膨凸，呈反向或无运动。

（七）评价

超声心动图及核医学显像对冠心病的诊断有重要价值，为首选的检查方法。核素显像可提供心肌细胞受累的范围和程度。MRI 及 CT 有利于明确诊断。平片有参考价值。选择性冠脉造影是确定病变严重程度的"金指标"。

第六节　心脏瓣膜病

心脏瓣膜病分为先天性与后天性两大类，后者明显多于前者，而且多以风湿性心脏瓣膜病为主。但是由于近十几年来诊断技术的提高，尤其是彩色多普勒超声心动图的广泛临床应用，对以往认为少见的先天性主动脉瓣二尖瓣狭窄、瓣膜脱垂及老年性退行性心脏瓣膜钙化等疾病，也成为心脏瓣膜病的重要原因，冠心病、心肌梗死和细菌性心内膜炎引起的急性瓣膜病变也逐渐增多。

心脏瓣膜病的诊断方法有了长足的发展，特别是彩色多普勒超声心动图的应用，对绝大多数心脏瓣膜病不仅可做出定性诊断，而且还能进行定量诊断，不仅对治疗方法的选择起到重要作用，而且能与 X 线配合指导和观察手术治疗过程及治疗效果，有无并发症，即表明影像学不仅用于诊断，而且可用于治疗。

临床上风湿性心脏瓣膜病中二尖瓣病变率为 95%～98%，其中 20%～30% 有主动脉瓣病变，约 5% 有三尖瓣病变，肺动脉瓣病变不到 1%。

一、二尖瓣狭窄

心脏瓣膜病中以二尖瓣狭窄(MS)最常见，主要的病因有风湿性、先天性发育异常、老年性退行性病变等。风湿性最常见，女性多于男性。一般来说，从风湿热至瓣膜狭窄形成的时间为 2～10 年。

(一)病理与临床表现

1.病理

正常二尖瓣质地柔软，瓣口面积 4cm²，休息时通过瓣口的血流量 5L/min。严重的机械性循环障碍，大都发生在瓣口面积缩小到只有正常值的 1/4，瓣口狭窄程度达到正常直径的一半时，临床才有症状。主要病理改变为瓣叶在交界处互相粘连、融合，以及瓣膜增厚、粗糙、硬化、腱索缩短、粘连。按病变程度与性质，可分为两型。①隔膜型:前叶无病变或病变轻，活动尚佳。②漏斗型:前后叶明显增厚及纤维化，瓣活动消失，腱索乳头肌明显粘连及缩短，整个瓣膜形成漏斗状，常伴明显的关闭不全。

瓣口狭窄使左房血流充盈左室受限，导致左房压升高，左房扩张，肺静脉压和毛细血管压也同时升高，逐渐导致右心室肥厚及扩张。

2.临床表现

(1)症状早期可无症状，或仅表现为劳力性呼吸困难，严重者常有夜间阵发性呼吸困难，可伴有咳嗽、咳痰、咯血，多有心悸、胸痛、食欲缺乏、乏力、腹胀等症状，主、肺动脉扩张和巨大左心房压迫喉返神经可引起声音嘶哑。

(2)体征二尖瓣面容，心前区隆起，可见抬举性搏动，心尖区扪诊有舒张期震颤，叩诊时心浊音界在胸骨左缘三、四肋间向左扩大，听诊于心尖区可闻及局限、低调、隆隆样、先递减后渐增强的舒张中、晚期杂音。心尖区第一心音亢进，呈拍击样，说明二尖瓣前叶弹性及活动度良好;肺动脉瓣第二音亢进并轻度分裂，系肺动脉高压所致，严重时可闻及肺动脉瓣及三尖瓣关闭不全的杂音。

(二)影像学检查方法的比较与选择

超声检查，包括 M 超、2DE、CDFI、PW、CW、TEE 等对本病的诊断有重要价值，不仅定性，而且可进行定量诊断，估测瓣口面积及肺动脉高压程度，X 线平片可辅助诊断。

(三)影像学表现

1.超声表现

(1)确定诊断依据:①2DE 在胸骨旁左室长轴、二尖瓣短轴切面及四腔心切面,均可探及二尖瓣结构增厚、增强,尤其瓣尖部分明显,交界处粘连,瓣下结构如腱索、乳头肌增厚、缩短、瓣尖增厚及活动受限,使其呈斑块状、团块状回声,前叶瓣尖在舒张期呈钩形或圆拱形改变,后瓣僵硬,舒张期与前瓣同向运动。对照 M 超可见二尖瓣前叶呈"城墙样"改变,前后叶呈同向运动;②CDFI 于舒张期可见起自狭窄二尖瓣口的快速射流束,呈五彩血流,PW 及 Cw 可探及通过瓣口的湍流频谱;③TEE 对左心房内血栓尤其左心耳部血栓敏感性高,几乎达 100%。

(2)辅助诊断:依据左房、右室扩大,右室流出道和肺动脉可增宽,部分可合并左房血栓。

(3)定量诊断:①瓣膜增厚、纤维化程度分为三度:Ⅰ°瓣膜回声稍强于正常瓣膜的强度,厚度 2~3mm;Ⅱ°瓣膜回声强度相当于主动脉后壁的回声强度,厚度 3~6mm;Ⅲ°瓣膜回声强度相当于房室交界处的回声强度,并明显增厚。②瓣膜钙化按程度分为三度:Ⅰ°呈局灶性亮线或亮点;Ⅱ°为多层回声或有条索状宽 2~3mm 强回声亮线;Ⅲ°瓣膜明显增厚,强弱不均,M 超可见粗糙的多条回声带,宽度 4~10mm。③根据瓣孔直径分为:轻度狭窄,瓣孔直径>1.2cm;中度狭窄,瓣孔直径 1.2~0.8cm;重度狭窄,瓣孔直径<0.8cm。④根据 2DE 二尖瓣口短轴切面沿瓣口的周径内径直接测量分为:最轻度狭窄,瓣口面积≥2.5cm²;轻度狭窄,瓣口面积 2.0~2.4cm²;轻—中度狭窄,瓣口面积 1.5~1.9cm2;中度狭窄,瓣口面积 1.0~1.4cm2;重度狭窄,瓣口面积 0.5~1.0cm²;最重度狭窄,瓣口面积<0.5cm²。⑤压差降半时间(PHT)测瓣口有效面积:单纯二尖瓣狭窄时,可根据 Hade 等的经验公式,220/PHT 可计算出血流通过瓣口的有效面积。

(4)并发症:①心房纤颤:发生率为 40%~50%,病程长,左房扩大明显的患者更易发生。用 M 超二尖瓣回声图像观察房颤最清晰,表现为 EF 的间距宽窄不等,A 波消失。②左房血栓:发生率约为 25%,2DE 易检出较新的血栓,TEE 检出率高,可达 100%。

2.X 线平片

心影呈二尖瓣型,左心缘见左心耳凸出,肺动脉段平直或凸出,主动脉结小,右心缘中段有凸出的双重心影轮廓;左心房、右心室增大,心影轻至中度增大;两肺淤血征象,肺纹理增粗、增多、模糊,肺门影增宽;较严重者,肺血流呈现再分配影像,即上肺野血管扩张,下肺血管变细,上半肺门影增浓增大;间质性肺水肿征:肋膈角区可出现 KerleyB 线,少量胸腔积液及叶间胸膜增厚;二尖瓣叶钙化,呈不规则形,星状或小斑块状致密影;有的肺部出现含铁血黄素沉着或骨化结节影。

(四)诊断要点

临床有心悸、胸痛、呼吸困难、咳嗽、咯血等症状,有二尖瓣面容,心尖区隆隆样舒张期杂音,S_1 亢进,P_2 亢进分裂;2DE 见二尖瓣及瓣下结构增厚、增强,瓣口开放受限,M 超呈城墙样改变,且前后叶同向运动;CDFI 可探及通过狭窄二尖瓣口的射流束,PW 探及湍流频谱;X 线平片心影呈二尖瓣型,左房、右室影增大,肺动脉段平直或凸出,两肺有淤血征象,合并肺水肿时可出现 KerleyB 线。

(五)治疗方法的比较与选择

(1)单纯二尖瓣狭窄(瓣口面积 0.7~1.5cm²),瓣叶柔软有弹性,或轻度钙化者,有开瓣音不伴或伴有轻度二尖瓣或主动脉瓣关闭不全左室不大者,年龄不超过 50 岁,无风湿活动,心房内无血栓,或二尖瓣分离术后再狭窄者,或合并重度肺动脉高压不宜做外科手术者,适合于行经皮球囊二尖瓣扩张成形术。

(2)瓣膜轻、中度钙化、粘连,没有腱索融合缩短,或合并中度二尖瓣关闭不全,或伴左房血栓时,可行手术直视分离术。并做二尖瓣瓣膜修补或瓣环成形术。

(3)瓣膜钙化严重或合并重度二尖瓣反流,或联合瓣膜病者适用于手术换瓣治疗。

(4)有房颤者可用洋地黄制剂或电复律。

二、二尖瓣关闭不全

二尖瓣关闭不全(MI)分为慢性或急性,慢性多由于风湿性及老年性退行性变引起。急性多由于腱索断裂、感染性心内膜炎所致的瓣膜破裂或穿孔、缺血性心脏病的乳头肌功能不全或断裂以及人工瓣膜置换术后产生的急性瓣周漏或生物瓣老化破裂。

(一)病理与临床表现

1.病理

(1)病理解剖主要病理改变是二尖瓣瓣叶、腱索、乳头肌和瓣环的纤维化、钙化、黏液性变性、挛缩导致二尖瓣的结构异常。明显的左室扩张后二尖瓣环扩张也能引起相对性二尖瓣关闭不全。

(2)病理生理急性二尖瓣关闭不全导致左心的容量负荷骤增,由于左室的急性扩张能力有限,左室舒张末压急速上升,导致左房压力随之急速升高。引起肺淤血、肺水肿、肺动脉压力增高和右心衰竭。慢性二尖瓣关闭不全表现为左室代偿性舒张末期容量增加。离心性肥厚。左房扩大进行代偿,短期不出现肺淤血。持续的严重左心过度负荷导致左室心肌功能衰竭,左室舒张末压和左房压明显增高。出现肺淤血、肺动脉高压和右心衰竭。

2.临床表现

轻度无症状,中、重度主要有左心衰竭症状,表现为劳力性呼吸困难,听诊心尖区可闻及3/6 级以上高调、粗糙的吹风样全收缩期杂音,向左腋下传导,当出现右心衰竭时,表现为颈静脉怒张、肝大、下肢水肿等。

(二)影像学检查方法的比较与选择

超声多普勒技术是目前检出二尖瓣反流的最敏感的技术,有肯定的诊断价值,是唯一的无创性二尖瓣反流的定量或确定反流程度的方法。X 线平片、MRI 可提示诊断。

(三)影像学表现

1.超声表现

(1)确定诊断依据:轻度时 2DE 可无明显关闭不全征象,可仅有稍增强增厚,随着病情发展,瓣叶增厚、增强,关闭时有缝隙,或由于腱索断裂时可见瓣叶与腱索连续中断,使二尖瓣脱垂。CDFI 于收缩期左房内可探及来自二尖瓣的蓝色为主的五彩反流束,亦可有多个孔洞。PW 和 CW 可探及负向、单峰、内部充填、基底和频谱宽度均增宽的湍流频谱。

(2)辅助诊断依据:左房内径增大,M 超声心电图舒张期二尖瓣 ct 段明显下凹,呈吊床样改变。

（3）定量诊断：①二尖瓣反流程度的半定量诊断。根据异常反流束分布范围分为 4 种。极轻度：异常分流束分布在二尖瓣的左房侧。轻度：分布在二尖瓣的左房侧及左房内一部分。中度：分布在左房的 1/2 区域。重度：分布在整个左房区。用心尖四腔切面和胸骨旁左室长轴切面检查，根据异常反流束的长度分为 4 级：反流束＜15mm 为轻度；反流束 15～30mm 为中度，反流束 31～49mm 为中重度，50mm 以上为重度。②反流量的计算：用多普勒频谱测量主动脉血流量（AF），二尖瓣口血流量（MF），用下式可算出二尖瓣反流量分数（MRF）。MRF＝1－AF/MF。轻度反流时，MRF 为 21%±3%；中度反流时，MRF 为 34%±4%；重度反流时，MRF 为 49%±13%。③跨瓣压差及左房压的计算：用 CW 技术测出最大反流速度，用简化的伯努利方程可以计算出狭窄瓣口的跨瓣压差，用肱动脉收缩压减去跨瓣压差即为左房压。

2.X 线平片

心脏呈二尖瓣型，心影增大程度较二尖瓣狭窄显著，左心房、室增大，右室亦增大，肺淤血征象较轻。透视及记波摄影：左心房及左心室搏动增强，左房有心室收缩期扩张性搏动。

（四）诊断要点

临床表现为劳力性呼吸困难、疲乏、无力、水肿，心尖区可闻及高调粗糙的吹风样全收缩期杂音，并向左腋下传导，颈静脉怒张，肝大、下肢水肿等。超声表现为收缩期二尖瓣对合不严，可有二尖瓣脱垂，CDFI 可见蓝色为主的五彩反流束，PW 和 CW 探及反流频谱。X 线平片见心影明显增大，呈二尖瓣型，左房室增大，透视下可见左房有心室收缩期扩张性搏动。

（五）治疗方法的比较与选择

对有风湿热征象的患者（年龄小于 35 岁），应推荐使用抗生素预防性治疗；对有快速心房纤颤者，应给予洋地黄制剂控制心率，对有慢性房颤者应给予抗凝治疗，对有心衰者应采取抗心衰治疗；对二尖瓣关闭不全患者往往内科治疗不满意或无效，心功能Ⅲ级、Ⅳ级者或伴有急性左心功能不全者，瓣膜钙化严重，腱索增厚，瓣叶变形者，应行人工瓣膜替换术，2DE 测定左心室舒张末期内径大于 60mm 可作为瓣膜修补术的指征。如瓣膜无或轻度钙化，瓣叶变形不明显而二尖瓣环扩大者可行瓣环成形术，缝补瓣环或安装人工瓣环。

三、主动脉瓣关闭不全

单纯主动脉瓣病变少见，只占慢性风湿性心脏病总数的 3%～5%。关闭不全多同时伴有狭窄，且关闭不全的发生早于狭窄，但严重的关闭不全多无明显的瓣口狭窄。

（一）病理与临床表现

1.病理

主要由于风湿性、先天性主动脉瓣畸形、主动脉根部扩张，老年人瓣膜退行性改变、感染性心内膜炎、人工瓣膜撕裂等使瓣膜增厚、硬化、缩短及畸形，或在主动脉瓣关闭线上有细小赘生物等。主要病理生理表现为左室容量负荷过重，左室增大，左室收缩末压增高，左房压随之增高，出现急性或慢性肺淤血，肺水肿。

2.临床表现

急性损害多表现呼吸困难、胸痛、咳吐粉红色泡沫样痰等，慢性损害多表现为心悸、头晕、左心衰竭症状等。听诊在主动脉区听到在第二心音后立即开始的高调递减型吹风样舒张期杂音,风湿病者因动脉管腔狭小,杂音在胸骨左缘第三、四肋间最响,并向左心尖区传导。梅毒及动脉粥样硬化性病变者因主动脉扩大明显,杂音在胸骨右缘第二肋间最响,向上传到胸骨右缘第一肋间。严重反流可在心尖区听到 AustinFlint 杂音,并可出现周围血管征,如脉压大、大动脉枪击音、水冲脉、明显的颈动脉搏动及甲床毛细血管搏动。

(二)影像学检查方法的比较与选择

超声心动图检查,对本病的定性及定量诊断有重要价值,且优于 MRI 及 X 线平片等影像诊断。

(三)影像学表现

1.超声表现

(1)确定诊断依据:①2DE 可表现主动脉瓣增厚、回声增强、挛缩变形、畸形或主动脉瓣环扩张,瓣叶脱垂或瓣上赘生物附着时,使主动脉关闭时对合不良,出现缝隙。②彩色多普勒可探及起自主动脉瓣的红色为主的五彩血流束于舒张期反流入左室流出道及左室内。PW 和 CW 可探及湍流频谱,峰值速度常大于 4m/s。

(2)辅助诊断依据:左室增大,主动脉可增宽,二尖瓣前叶由于反流束的冲击,活动幅度减低,M 超可见二尖瓣前叶舒张期有扑动现象。

(3)定量诊断①反流分数(RF)的测定:用多普勒测量二尖瓣口血流量(MVF)或肺动脉瓣口血流量(PVF)及主动脉瓣每搏排出量(AVF),则 $RF = 1 - MVF/AVF = 1 - PVF/AVF$。②左室流出道反流指数:从胸骨旁左室长轴图检测出主动脉瓣下、左室流出道内反流分布的范围(长×高),从胸骨旁二尖瓣口短轴图检测出反流在左室流出道内分布范围(宽),LVOTRI:反流血流分布的长×高×宽。③主动脉瓣口反流面积与主动脉瓣口的比值(RAVA/AVOA):用胸骨旁主动脉短轴图,在主动脉瓣口(AVOA)范围内检测反流血流分布范围(RAVA),计算其比值 RAVA/AVOA,比值愈大,说明反流量愈大。④主动脉瓣反流束最近端宽度与对应处左室流出道宽度的比值(IW/LVOTW)测定:心尖五腔心切面测量反流束的宽度(IW)及对应处左室流出道的宽度(LVOTW)求其比值,比值愈大,说明反流量愈大。

2.X 线平片

左心室扩张,心尖部向左下延伸,心脏呈"主动脉型",急性主动脉瓣关闭不全尽管有心力衰竭伴明显肺静脉充血和肺水肿,但心影大小正常。升主动脉扩张呈"蛋壳型"钙化为梅毒性主动脉炎的特点,主动脉弓及降主动脉钙化为老年性动脉粥样硬化的特征。

(四)诊断要点

(1)临床上有心悸或心绞痛,主动脉瓣区听到第二心音后立即开始高调递减型吹风样舒张期杂音,伴有周围血管征。

(2)超声可表现为主动脉瓣舒张期对合有缝隙,CDFI 可探及起自主动脉瓣的五彩反流束,PW 和 CW 于左室流出道内探及舒张期湍流频谱。

(3)X 线平片呈主动脉型心脏,升主动脉可扩张或钙化。

(五)治疗方法的比较与选择

临床无症状的患者手术前可预防性应用抗生素,适当限制体力劳动,控制或治疗诱发心力衰竭的一切可能因素。当有急性左心功能不全时,用洋地黄制剂、利尿剂和血管扩张剂等治疗,有心律失常时应纠正。急性主动脉瓣关闭不全,如主动脉夹层分离使瓣膜撕裂者或感染性心内膜炎使主动脉瓣严重关闭不全的患者,以人工瓣膜置换术最为有效。对慢性主动脉瓣关闭不全,心脏明显增大,EF<50%,收缩末期容积大于 55mL,或有明显呼吸困难及出现心力衰竭时,应考虑行瓣膜置换术。早期手术比晚期(如心肌纤维化)手术效果要好得多。

四、主动脉瓣狭窄

单纯主动脉瓣狭窄(AS)的病因是风湿性心肌炎的占 10%～20%,其余多是由于老年性退行性变引起,少数为先天性畸形引起。

(一)病理与临床表现

1.病理

主要表现为瓣叶交界处粘连、融合、不同程度的钙化和纤维化,瓣叶僵硬,挛缩畸形,多伴有关闭不全,升主动脉常出现狭窄后扩张,偶见主动脉瓣先天性发育畸形、感染性心内膜炎赘生物阻塞瓣口等。病理生理主要是左室排血量受阻,导致左室后负荷过重,心肌向心性肥厚,早期心室腔不扩大,晚期出现左心功能不全时,左室腔扩大,左房增大,当伴有主动脉瓣反流或左心衰竭时,左室腔扩大,可出现心包积液。

2.临床表现

轻度者可无症状,重度者可有明显胸痛、晕厥、心悸、呼吸困难,甚至猝死。听诊在主动脉瓣区闻及收缩期粗糙的喷射性杂音,伴收缩期震颤,老年人主动脉瓣钙化时,杂音呈高调。S_1正常,S_2逆分裂,并可听到收缩期喀喇音。

(二)影像学检查方法的比较与选择

超声心动图检查对本病可做出定性和定量诊断,具有重要价值,X线平片可辅助诊断。

(三)影像学表现

1.超声表现

(1)确定诊断依据:①2DE 可表现为主动脉瓣叶增厚、回声增强,常有明显的钙化和纤维化,瓣叶交界处粘连,融合。瓣叶活动弹性减低,僵硬感,收缩期开放明显受限,小于 15mm。②CDFI 在心尖五腔心切面显示五彩高速射流束,从主动脉瓣口向升主动脉延伸。PW 和 CW 在主动脉瓣上方可检测到高速射流频谱,峰值速度可在 4m/s。

(2)辅助诊断依据:左室壁向心性肥厚,后期也扩张,升主动脉显示狭窄后扩张。

(3)定量诊断:①主动脉瓣狭窄程度的测定。连续方程法:AVA=5.6×VTimv/VTIAo,DopplerRatio=VTILVOT/VTIAo,此比值如接近 1,提示有很轻的狭窄,比值 0.5 提示瓣口面积为正常的 1/2,比值为 0.25 提示瓣口面积减少到正常的 1/4。②跨瓣压差与主动脉瓣狭窄的严重程度成正比,平均压差(MPG)定量意义较大。MPG:2.4(Vmax)²,MPG 为 0.67～4.0kPa(5～30mmHg) 时,表示轻度狭窄,4～8kPa(30～60mmHg) 为中度狭窄,8kPa(60mmHg)为重度狭窄。③左室收缩压(LVSP)明显升高,可与跨瓣压差联合应用判断狭窄严重程度。④瓣口狭窄性射流的加速时间(AT)与射血时间(ET)的比值,正常时 AT/ET 为0.26～0.40,比值增大至 0.45～0.5 时为轻度狭窄,0.5～0.55 时为中度狭窄,大于 0.55 时为重度狭窄。

2.X 线平片

轻度狭窄心影可正常,中重度狭窄左室可增大。由于狭窄引起左室后负荷过重,呈向心性肥厚,左室腔常无明显扩大,故左室影多为轻度扩大。晚期发生左心衰竭,后期左室可扩大,出现主动脉钙化阴影(40 岁以上患者),左心房扩大,但左心房过度扩大时,要考虑伴有二尖瓣狭窄,重度狭窄可有肺淤血和右心扩大征象。

(四)诊断要点

临床上有胸痛、晕厥、呼吸困难、心悸等症状,听诊在主动脉瓣区听到收缩期粗糙的喷射性杂音伴收缩期震颤,脉压变小。超声可发现主动脉瓣增厚增强,开放受限,CDFI 可见通过狭窄瓣口的收缩期五彩射流束,PW 和 CW 于升主动脉内探及射流频谱。左心向心性肥厚。

(五)治疗方法的比较与选择

(1)对无症状者可适当限制体力劳动,定期随访,在口腔等手术前预防性应用抗生素;对伴有左心衰竭或心律失常患者应积极治疗。

(2)对有明显主动脉瓣狭窄伴有心力衰竭、心绞痛及晕厥症状等应立即做人工瓣膜置换术,但应先纠正心力衰竭,因低射血分数和低跨瓣压力梯度者手术死亡率高。

(3)对有明显狭窄、变形、钙化严重伴关闭不全时,应择期做瓣膜替换术。

(4)对老年患者有左心室肥大,跨瓣压差超过 6.7kPa(50mmHg),可行主动脉瓣球囊瓣膜成形术、粘连处切开或瓣膜置换术。

五、三尖瓣狭窄

单纯三尖瓣狭窄(FS)甚少见,临床报道其发病率只有 1.7%。女性多于男性,发病多在青年期。

(一)病理与临床表现

1.病理

多由于风湿性原因引起,少数为先天性发育异常,主要病理表现为三尖瓣膜及瓣下结构粘连、增厚、钙化、腱索缩短并伴有关闭不全。由于右室充盈受阻,右心排血量减低,右房及腔静脉、门静脉等因血液淤积而扩大及压力升高,表现为体循环淤血征象。

2.临床表现

患者有乏力、疲劳、心悸、呼吸困难等,听诊于胸骨左下缘或三尖瓣区闻及舒张期隆隆样杂音随吸气而增强,晚期可有肝大、腹腔积液、下肢水肿等。

(二)影像学检查方法的比较与选择

选用心脏超声能明确诊断,并能判断狭窄程度及有无合并其他瓣膜疾病及关闭不全等,X线平片可辅助诊断。

(三)影像学表现

1.超声表现

(1)确定诊断依据:2DE 表现为三尖瓣回声增厚、增强,开放受限,舒张期前瓣和隔瓣呈圆顶状向右室凸出。CDFI 在右室流入道内于舒张期可检出源于狭窄三尖瓣口的五彩射流束。PW 和 CW 于右室流入道内探及湍流频谱。

(2)辅助诊断依据:可有右房增大,肺动脉段正常,腔静脉、门静脉、肝静脉等扩张。

（3）定量诊断：①三尖瓣口面积的测量：用压差降半时间计算三尖瓣口面积。②跨瓣压差（PPG）增大，轻症时 PPG 为 0.27～0.8kPa（2～6mmHg），中度狭窄时 PPG 为 0.93～1.6kPa（7～12mmHg），重症时大于 1.6kPa（12mmHg）。

2.X 线平片

右心房扩大，肺动脉段凸出，而肺不充血。

（四）诊断要点

1.临床表现

主要有呼吸困难及疲劳感，听诊胸骨左下缘或三尖瓣区闻及舒张期隆隆样杂音随吸气而增强；晚期可有肝大、腹腔积液、下肢水肿等。

2.超声表现

为三尖瓣瓣膜增厚增强，开放受限，CDFI 见五彩射流束起自三尖瓣口向右室流入道内延伸，PW 和 CW 探及湍流频谱。

（五）治疗方法的比较与选择

伴有心衰时治疗心衰，手术前应用抗生素，单纯狭窄可行气囊瓣膜成形术，伴有反流时可行瓣膜切开和瓣膜成形术，严重反流瓣叶变形可行人工瓣膜替换术。

六、三尖瓣关闭不全

三尖瓣关闭不全（TI）常由于右室扩大，继发三尖瓣环扩张，引起关闭不全。

（一）病理与临床表现

1.病理

其病理改变与狭窄类似，但病变一般较轻。多合并狭窄，反流使右房扩张，右室因舒张期充盈增高亦发生扩张。继发于肺动脉高压时，右室壁可代偿性肥厚，由于右室代偿功能较差，最终可产生右心衰竭或体循环淤血征象。

2.临床表现

早期可有乏力、劳力性呼吸困难、腹部胀痛、食欲缺乏、肝大、腹腔积液、下肢水肿等。听诊于胸骨左缘下端三尖瓣听诊区听到全收缩期吹风样杂音，吸气时增强。颈静脉怒张伴搏动，收缩中、晚期肝脏扩张性搏动。

（二）影像学检查方法的比较与选择

超声检查对三尖瓣关闭不全进行定性和定量诊断有重要价值，X 线平片可辅助诊断。

（三）影像学表现

1.超声表现

（1）确定诊断依据：2DE 表现为瓣叶增厚、增强，收缩期三个瓣叶不能合拢，瓣叶间有空隙。CDFI 可探及蓝色为主的反流束进入右房内，甚至达下腔静脉、肝静脉内。PW 和 CW 探及反流的湍流频谱，C－UCG 显示造影剂跨三尖瓣向前向后运动。

（2）辅助诊断依据：右房、右室扩大，三尖瓣环扩大。

（3）定量诊断：彩色多普勒血流半定量估测反流程度，按反流束面积分，反流束面积小于 $2cm^2$ 为Ⅰ度，$2～4cm^2$ 为Ⅱ度，$4～10cm^2$ 为Ⅲ度，$10cm^2$ 以上为Ⅳ度。按血流束长度分：长度达右房的 1/2 以内为轻度，达到右房顶部为中度，下腔静脉、肝静脉内有反流时为重度。

2.X 线平片

心脏扩大呈不对称的右心房、右心室扩大,肺野清晰,右心房及上腔静脉收缩期搏动征。

(四)诊断要点

1.临床表现

有劳力性呼吸困难、乏力、体循环淤血征,听诊于胸骨下缘三尖瓣听诊区听到全收缩期吹风样杂音,吸气时增强。

2.超声

可见三尖瓣收缩期对合不严,CDFI 于右房内探及收缩期来自三尖瓣的五彩反流束,PW 和 CW 探及湍流频谱。

(五)治疗方法的比较与选择

(1)主要是对原发病因的治疗,有右心衰竭时积极控制。

(2)严重器质性三尖瓣关闭不全可行瓣膜修补术和人工瓣膜替换术,合并二尖瓣病变时可先治疗二尖瓣病变,以观察再决定是否进行三尖瓣人工瓣膜替换术。

七、肺动脉瓣关闭不全

肺动脉瓣关闭不全多由于肺动脉高压、肺动脉扩张引起的功能性肺动脉瓣关闭不全。

(一)病理与临床表现

1.病理

主要病理表现为除极少数由于瓣膜发育异常(如瓣膜阙如,二叶式瓣)所致外,多为先天性心脏病、肺心病、二尖瓣狭窄、特发性肺动脉扩张等所致的功能性关闭不全。由于肺动脉瓣关闭不全,于舒张期肺动脉血流反流入右心室,使右室容量负荷增加而致心室腔扩大,当右室失代偿时可出现右心衰竭。

2.临床表现

轻度可无症状,重症主要表现为肺动脉高压引起的右心衰竭症状,如劳累后气急、疲劳、咳嗽、咯血等,重者可有发绀。听诊于胸骨左缘第二、三肋间可闻及舒张早期吹风样递减型杂音,吸气时增强,P_2 亢进分裂。不伴肺动脉高压者,杂音先增强后减弱,持续时间长,P_2 减弱或消失。

(二)影像学检查方法的比较与选择

多普勒超声检查对本病敏感,敏感性可达 92%～100%,具有重要的定性及定量诊断价值,X 线片可辅助诊断。

(三)影像学表现

1.超声表现

(1)确定诊断依据:2DE 结合 CDFI 在肺动脉瓣下方右室流出道内检出全舒张期反流血流信号,长度大于 1cm,PW 和 CW 在相应位置可检测到肺动脉瓣反流血流频谱。反流速度一般大于 1.5m/s,重症肺动脉高压时,速度可达 4m/s 以上。M 超显示肺动脉瓣曲线消失,收缩期呈"W"或"V"形。

(2)辅助诊断依据:肺动脉增宽,右室扩大,右室流出道可增宽。

(3)定量诊断:①根据反流束的长度或面积粗略估计反流量。②根据肺动脉压的高低估计反流量,肺动脉压愈高,反流速度及反流量愈大。

(四)诊断要点

1.临床表现

肺动脉高压引起的右心衰竭症状,听诊于胸骨左缘第二、三肋间可闻及舒张早期吹风样递减型杂音,P_2亢进分裂。

2.CDFI

于右室流出道内探及起自肺动脉瓣的舒张期反流血流束,PW 和 CW 探及反流频谱。

(五)治疗方法的比较与选择

(1)单纯无肺动脉高压的肺动脉反流无须治疗,但需预防感染性心内膜炎;

(2)伴有肺动脉高压者首先去除引起肺动脉高压的病因,然后药物治疗肺动脉高压;

(3)如有严重器质性肺动脉瓣关闭不全合并其他主要瓣膜病变,可在对主要瓣膜进行手术的同时进行瓣膜替换术。

八、二尖瓣脱垂综合征

二尖瓣脱垂(MVP)是由于二尖瓣瓣膜或(和)腱索、乳头肌病变造成的二尖瓣的一叶或两叶在收缩中、晚期或全收缩期脱垂入左房、伴或不伴二尖瓣关闭不全,并产生相应的杂音及变异的心音——喀喇音所引起的临床综合征,也称为巴罗(Barlove)综合征。

(一)病理与临床表现

1.病理

二尖瓣的黏液瘤样变性是本病的主要病理改变,黏液瘤样组织代替了瓣膜的纤维组织,使正常致密的胶原结构受到了破坏,在心室收缩时易产生膨胀扩张、肥大,这种受累的瓣膜在收缩中、晚期易脱入左房。此外,先天性瓣膜发育缺陷和畸形、缺血、损伤等引起乳头肌萎缩、变性,腱索的伸长和断裂等,均可导致二尖瓣脱垂,病变轻者可无明显血流动力学改变,病情重者二尖瓣前、后叶不能闭合。于收缩期左室内部分血液反流回左房,产生与风湿性二尖瓣关闭不全相似的血流动力学改变,致左房扩大,左室舒张末压增高,射血分数下降等。

2.临床表现

多数可无自觉症状,少数有乏力、呼吸困难、心悸、头昏、眩晕、胸痛、胸闷等。胸闷与活动无关,硝酸甘油类药物无效,普萘洛尔可缓解。听诊在心尖部闻及非喷射性收缩中、晚期喀喇音,伴或不伴有收缩期杂音。

(二)影像学检查方法的比较与选择

超声心动图对本病的定性诊断有重要价值,并能对二尖瓣反流进行定量诊断。其他影像学检查方法价值不大。

(三)影像学表现

1.超声表现

(1)确定诊断依据:2DE 在胸骨旁左室长轴及心尖四腔心切面可见收缩期瓣叶呈弧形弯曲,向后上突入左房超过瓣环连线水平,脱垂的瓣叶于舒张期凹面向左室,瓣叶呈异常快速运动,称为"挥鞭样"运动。CDFI 可探及二尖瓣反流束,PW 和 CW 可探及反流频谱。

(2)辅助诊断依据:左房、左室扩大。

2.X 线平片

二尖瓣脱垂伴关闭不全时,可见左房、左室增大、肺淤血、肺纹理增粗等征象。

(四)诊断要点

(1)心尖区非喷射性收缩中、晚期喀喇音及收缩期杂音。

(2)超声心动图示二尖瓣叶于收缩期脱入左房内,可伴有二尖瓣反流。

(五)治疗方法的比较与选择

病因明确者,应对因治疗,去除病因;心律失常致心悸、头晕或晕厥的患者可用 β 受体阻滞剂加用其他抗心律失常药物治疗;对合并严重二尖瓣关闭不全,导致顽固性心力衰竭时,应行二尖瓣置换术。

九、主动脉瓣脱垂

主动脉瓣脱垂(AVP)可由多种疾病引起。如先天性二叶瓣或虽主动脉瓣膜完整,但瓣膜内膜脆弱、松弛或瓣膜过长,主动脉结合部支撑组织缺损,如夹层动脉瘤、马凡氏综合征等。

(一)病理与临床表现

1.病理

主要病理改变决定于病因不同而不同,血流动力学改变与主动脉关闭不全类似。

2.临床表现

不伴反流者可无症状,伴反流者,可有心绞痛、左心功能不全症状。听诊在主动脉瓣听诊区闻及哈气样递减型舒张期杂音,严重者可产生周围血管征。

(二)影像学检查方法的比较与选择

超声心动图检查对本病的诊断有定性诊断价值,多普勒超声心动图对伴有反流者可进行半定量诊断。

(三)影像学表现

1.超声表现

(1)确定诊断依据:2DE 在胸骨旁左室长轴切面可见主动脉于舒张期向左室流出道凸出,超过主动脉瓣附着点的连线以下,在收缩期又返回到升主动脉腔内。M 超于左室流出道内有异常回声,舒张期出现,收缩期消失,并可见左冠瓣和无冠瓣异常搏动。CDFI 在伴有关闭不全时可见五彩反流束,PW 和 CW 探及反流频谱。

(2)辅助诊断依据:左室大,M 超显示二尖瓣前叶曲线可见舒张期震颤。

2.X 线表现

同主动脉瓣关闭不全。

(四)诊断要点

主要依靠超声心动图所见瓣膜舒张期脱入左室流出道,伴或不伴主动脉瓣反流。

(五)治疗方法的比较与选择

轻度者可对症治疗及处理并发症。重症者应行主动脉瓣置换术。

十、瓣膜退行性病变

瓣膜退行性病变多见于老年人,60 岁以上发生率占 10％～30％,随年龄的增长其发病率也增长,女性多于男性,其中主动脉瓣钙化最多见,其次为二尖瓣环及瓣钙化。

(一)病理与临床表现

1.病理

主动脉瓣的三个瓣叶均可发生钙化,二尖瓣多为瓣环的钙化,重症时瓣叶也可发生钙化,伴或不伴有瓣关闭不全及狭窄。

2.临床表现

本病进展缓慢,可无明显临床症状,严重者可出现心悸、乏力、呼吸困难、心绞痛、晕厥等。由于累及瓣膜不同而有不同的体征。

(二)影像学检查方法的比较与选择

超声心动图检查对本病的定性诊断有重要价值,多普勒超声对伴有狭窄或关闭不全者具有重要诊断意义,X线可辅助诊断。

(三)影像学表现

1.超声表现

(1)主动脉瓣退行性变时可见主动脉瓣体和瓣环处回声增强、增厚,瓣膜活动受限,启闭功能障碍,CDFI、PW 和 CW 可发现瓣膜狭窄或关闭不全的征象。

(2)二尖瓣退行性变,可见二尖瓣环与左室交界处呈高浓度强回声小结节斑块,严重钙化显示大块强光团,并向左室体部扩展,亦累及二尖瓣前、后叶,CDFI、PW 和 CW 可发现关闭不全征象。

(3)可有左房、左室增大或左室肥厚等间接征象。

2.X 线检查

主动脉瓣和(或)二尖瓣环处呈斑片状、线状或带状钙化阴影,在心脏后前位或侧位片,于心脏轮廓的后下方可见 C 形、J 形或椭圆形的阴影。伴狭窄或关闭不全时心影有相应征象。

(四)诊断要点

(1)50 岁以上或老年人多见。

(2)超声心动图见瓣环及瓣的钙化而瓣尖病变轻,且无风湿性心脏病者。

(3)除外梅毒性、先天性、感染性心内膜炎,乳头肌功能不全等所致的瓣膜病。

(五)治疗方法的比较与选择

(1)对于无症状者一般无须治疗,如出现心绞痛、心律失常者可做相应的治疗。

(2)重度主动脉瓣狭窄可选用经皮球囊主动脉瓣成形术,或换瓣术,对兼有冠心病者可行 PTCA 术。

(3)二尖瓣环严重钙化致重度二尖瓣关闭不全者,可行二尖瓣置换术。

十一、人工瓣膜疾病

人工瓣膜疾病是指人工瓣膜装置的任何异常,包括人工瓣膜功能失调、血栓形成、感染、纤维化和钙化等。在临床上所遇到的常见问题有瓣周漏、血栓、退行性变、机械衰退、过度组织增生和心内膜炎。

(一)临床表现

人工瓣膜早期功能失调患者常无症状,后期由于人工瓣膜口的阻塞和关闭不全在临床上出现一系列的相应症状。如容易疲劳、呼吸困难、周围性水肿等心力衰竭的症状。如有感染存在,可出现发热以及类似感染性心内膜炎时所见到的栓塞现象。如有瓣周漏存在,可出现溶血症状。如有人工瓣膜梗阻或关闭不全,可在相应听诊区闻及收缩期或舒张期杂音,伴心动过速、肺啰音等,可有肺水肿、周围水肿、瘀点、栓塞等。

(二)影像学检查方法的比较与选择

超声心动图,尤其是 TEE 的应用对人工瓣膜的观察及其并发症的诊断有重要价值。X 线平片可辅助诊断。

(三)影像学表现

超声表现为:①瓣周漏。机械瓣大多伴有"生理性瓣周漏",CDFI 可直接显示反流频谱,并可半定量评价瓣周反流,显示人工瓣膜的空间血流方向,显示多个瓣周反流等,结合 PW 和 CW 检测到广泛的、灰度较高的反流频谱。当有瓣环撕裂时,瓣环与其附着处有间隙,瓣环位置变异,瓣环随心动周期有明显的摆动现象。CDFI 可见到反流束及反流频谱。②血栓。机械瓣易于形成血栓,在瓣叶或瓣环表面有团块样的附加回声,可大可小,有轻微活动度,新鲜血栓回声较弱,不易显示,陈旧性血栓回声较强,不易与强回声的瓣叶或瓣环相区别。由于血栓形成瓣叶的机械故障,或生物瓣膜的粘连,瓣的开放幅度显示受限,瓣口开放面积小,可合并脑栓塞。③人工瓣膜变性。多见于生物瓣,表现为生物瓣的瓣膜增厚、钙化、粘连,瓣开放活动受限等异常,可致狭窄或关闭不全,表现类似于瓣膜退行性变。

(四)治疗方法的比较与选择

(1)有心力衰竭者按常规处理,人工瓣感染时应及时用足量的抗生素治疗,有栓塞现象应及时抗凝治疗,对过度溶血者要重新换瓣。

(2)由人工瓣膜功能失调引起的心力衰竭药物无法控制者;人工瓣膜感染性心内膜炎者或有巨大赘生物者;未被控制的感染并有败血症证据者适合手术治疗。

第七节　心包炎和心包积液

心包炎是最常见的心包疾病,病因十分复杂,国内以结核性居多。

一、病理与临床表现

临床上心包炎分急性和慢性两种,前者多为非特异性、结核性、化脓性和风湿性,后者多为急性炎症迁延,可发展为缩窄性心包炎。心包炎根据心包腔的内容物分为干性和湿性两种,前者心包腔内出现纤维蛋白和炎细胞,后者心包腔内有炎性渗出液,导致心包积液(PE)。心包积液引起心包内压力升高,使心脏受压,心室舒张功能受限,导致心房和体、肺静脉回流受阻,静脉压力升高,终致心脏收缩期排血量减少。大量心包积液甚至可导致心包填塞。

少量心包积液患者症状轻微或无症状,当积液超过 300mL 时可出现心包填塞的症状,患者出现乏力、发热、心前区绞痛,严重者有面色苍白、发绀、水肿和端坐呼吸。

查体:心音遥远、心界扩大、颈静脉怒张、血压和脉压降低。心电图示 T 波低平或倒置、ST 段抬高。心包穿刺可确诊,且利于治疗。

二、影像学表现

(一)X线平片

心包积液量少于300mL,平片可无异常改变。中等量以上积液主要表现为心脏呈球形或"普大"型,肺血减少,上腔静脉扩张,两侧心缘各弓分界不清,心膈角变钝,搏动普遍减弱或消失,但主动脉搏动正常,短期内动态观察心脏大小可有明显变化。

(二)超声心动图

二维及M型超声心动图显示,少量心包积液者左心室后壁后方可见液性无回声区。随积液量增加,心尖部、左心房后心包返折处均出现液性无回声区。根据心包积液的回声特点,有助于判断心包积液的性质,心包腔内出现较多纤维索带状回声为心包粘连的表现。

(三)CT

心包积液的CT值一般在10～30Hu之间,CT值偏低提示为漏出液或乳糜液,偏高可能为血液或渗出液。少量积液仰卧位左心室后缘和左心房左侧有薄层带状或略呈椭圆形的液体密度影;中量积液液体从左心室后缘向上伸展至右心房和右心室的前缘或环绕大血管根部;大量积液时可见环带状液体密度影包绕整个心脏,心尖可向头端倾斜,横膈和腹部脏器向下移位。心包增厚粘连时,可形成包裹性积液,表现为一个或多个孤立性液性腔隙,常位于心脏后方和右前方。增强扫描心包积液无强化。

(四)MRI

可见心包脏、壁层间距增宽,通常心包积液T_1加权像呈低信号、T_2加权像呈高信号。根据T_1加权像心包积液的信号表现,可判断心包积液的性质。浆液性积液呈均匀低信号,蛋白含量高的渗出性积液呈不均匀较高信号,血性积液呈高信号,肿瘤所致的积液呈不均匀混杂信号,其内部有结节状等信号影。MRI根据仰卧位检查心包脏、壁层间距的宽度,可做出积液的半定量评价:积液仅局限于左室后侧壁或右房侧壁外方为少量积液;延伸至左室后侧壁、右室前壁和左室心尖部外方为中等量积液;大量与中等量积液累及的部位相同,但是其脏-壁层心包的间距大于25mm。

三、鉴别诊断

本病主要与限制型心肌病相鉴别。

第八节　心肌病变

心肌病可分为原发性和继发性两大类。原发性心肌病,也称特发性心肌病,简称心肌病,系指一组原因不明的,以心肌病变为主要表现的一组疾病。继发性心肌病可称为特异性心肌病,系指继发于病因明确的各种心脏病的心肌病变和继发于病因明确的心脏外系统性疾病并发的心肌病变。根据世界卫生组织建议,原发性心肌病常分为扩张型心肌病、肥厚型心肌病和限制性心肌病三型。

一、扩张型心肌病

扩张型心肌病(DCM)是心肌病中最常见的一种类型,约占全部心肌病的70%以上。DCM的病理特点是全心扩大(全心型),一般以左心扩大为主(左室型),偶有以右心扩大为主者(右室型)。

(一)病理与临床表现

1.病理

本病病变以心肌变性、萎缩和纤维化为主,心室明显扩大,部分心肌代偿性肥大,乳头肌伸张,心肌小梁变粗而扁平。心房扩大,半数以上病例心腔内有附壁血栓,多位于心尖部。由于心室扩大,房室环也因而增大,故常引起房室瓣关闭不全,心室壁厚度正常或偏薄,但心肌重量增加。由于左心室等容收缩期左心室内的压力上升速度减慢,射血速度下降,导致心脏收缩功能减低,舒张末压升高,可逐渐发展为左心衰竭。左房压持久增高,可导致被动性肺动脉高压,从而同时发展为右心衰竭和全心衰竭。可并发肺和体循环的栓塞及心律失常。

2.临床表现

患者有劳力性心悸、气急、端坐呼吸、水肿和肝大等充血性心功能不全的表现。常有胸痛、胸闷、心律失常等症状,有的发生栓塞和猝死。查体可见心脏扩大,心尖冲动弥散、微弱。听诊第一心音低钝,75%的患者可闻及奔马律,常伴各种类型的心律失常。

(二)影像学检查方法的比较与选择

超声心动图检查对本病有重要诊断价值,在除外其他继发性心肌病后,可明确诊断。MRI对诊断有价值。X线平片仅有提示意义。

(三)影像学表现

1.超声表现

(1)确定诊断依据:2DE胸骨旁左室长轴、短轴及心尖四腔切面,可表现左室腔扩大呈球形,室间隔向右室侧膨出。心室壁厚度正常或略薄,由于有明显的左室腔扩张,左室壁相对变薄。左室壁向心运动明显减弱,左室心尖部常伴有血栓回声。二尖瓣环扩张,瓣环位置偏后,二尖瓣运动幅度明显减低。下腔静脉、肝静脉扩张及肝大,呈淤血肝征象。CDFI通过瓣口的血流束暗淡,同时见通过房室瓣的五彩反流束。PW、CW可探及湍流频谱,但应除外其他心脏病引起的心力衰竭。

(2)分型诊断根据:心室扩大情况分为全心型、左心型和右心型。

(3)定量诊断:①心室收缩期功能的评价:主要通过主动脉血流频谱的定量分析来评价;②心腔压力的测定:主要在通过二尖瓣、三尖瓣等的反流频谱的定量分析来评价。

(4)鉴别诊断:主要与各种心脏病引起的心力衰竭,如冠心病、高血压、瓣膜病等合并心力衰竭进行鉴别。

2.X线表现

各房室腔显著增大,心胸比例>0.6,心搏减弱,肺血管纹理呈肺静脉高压表现,有肺淤血较轻与心脏增大不相称的特征,偶有KerleyB线,可有心包积液。

3.核素显影

核素心血池造影可明确心腔扩大程度、心室收缩减弱及功能障碍程度。射血分数明显降低。心肌显像呈"普遍性"淡染。

4.心导管和血管造影检查

左室舒张末压、左房压及肺毛细血管楔压升高,心排出量和每搏量减少,射血分数降低。左室造影可见左室腔扩大,左室壁运动减弱,冠脉造影正常。

(四)诊断要点

临床上表现为充血性心力衰竭的症状、体征。超声心动图见心脏各腔、室普遍增大,以左房室增大为主,二尖瓣开放幅度小,关闭有缝隙,室壁相对变薄,动度明显减弱。X线平片呈"普大型"心,心室缘搏动明显减弱。

(五)治疗方法的比较与选择

轻症注意休息,针对可能的病因或诱因治疗。重症者控制心力衰竭、纠正心律失常,改善心肌代谢,溶血栓和抗凝治疗。极重症的终末期心肌病,有条件时可行心脏原位移植。

二、肥厚型心肌病

肥厚型心肌病(HCM)又称为特发性肥厚型主动脉瓣下狭窄(IHSS),是一种以心肌肥厚为主要表现的、有遗传和家族倾向的心肌病,占原发性心肌病的20%,其特点是左室和室间隔呈非对称性肥厚,室腔缩小,流出道狭窄。收缩功能亢进和舒张功能明显受损。

(一)病理与临床表现

1.病理

其病理改变是以室间隔非对称性肥厚为主的心脏病变,心室腔较小,室间隔心肌排列走向紊乱,左室顺应性减低,左室充盈降低。阻塞型肥厚型心肌病可因左室流出道狭窄而使血流速度增快,由于高速血流的冲击,主动脉可出现搏动或收缩中期关闭。心脏收缩时心腔内由于流出道梗阻而形成压力阶差,左室流入道和心尖部的心腔是高压力区,而左室流出道是低压力区,根据左室流出道狭窄程度分为梗阻型、隐匿型及非梗阻型。

2.临床表现

患者一般有呼吸困难、心前区疼痛、心悸、头晕和昏厥等症状。猝死是本病重要死因。查体心脏轻度增大,在胸骨左缘或心尖区可闻及收缩中、晚期喷射性杂音及第二心音反常分裂。

(二)影像学检查方法的比较与选择

超声心动图对本病具有非常重要的诊断价值,但各项超声征象均缺乏特异性。MRI、CT有较大价值,X线平片缺乏特征性。

(三)影像学表现

1.超声表现

(1)定性及分型诊断:①阻塞性肥厚型心肌病。2DE 及 M 超均可显示非对称性室间隔增厚,厚度多大于19mm,运动幅度及收缩期增厚率均降低。左室后壁厚度可正常或稍厚,室间隔与左室后壁厚度比值大于1.5。室间隔上部心肌肥厚明显,并突入到左室流出道内,常引起左室流出道狭窄甚至梗阻,M 型曲线可显示二尖瓣运动曲线上的 CD 段呈前向运动(称 SAM征)。二尖瓣前叶碰撞室间隔,主动脉瓣收缩中期部分关闭,肥厚的心肌内回声多不均匀,常出现散在的点或片状强回声,其收缩速度和幅度可减低。CDFI 可见五彩血流通过狭窄的左室流出道,频谱多普勒于左室流出道内可探及收缩期射流频谱,多数超过 4m/s。②非梗阻性肥厚型心肌病。表现为室间隔明显肥厚，一般无 SAM 超声征象，为了除外隐匿型（激惹型）肥厚型心肌病的诊断，应常规做诱发试验，如异丙肾上腺素试验或亚硝酸异戊酯吸入试验。凡经诱发后出现新的 SAM 或原有的 SAM 征象加重者，即可诊断为隐匿型（激惹型）肥厚型心肌病。③心尖肥厚型心肌病。2DE 表现为心尖部左室前壁、间壁、侧壁及下壁的心肌明显肥厚，左心室腔变小，无 SAM 征。CDFI 及 PW、CW 一般无异常血流束及湍流频谱。④游离壁心肌肥厚型心肌病。2DE 表现为左室前壁和侧壁的心肌肥厚，左心室腔偏小，无 SAM 征。CDFI 及 PW、CW 一般无异常血流束及湍流频谱。

（2）定量诊断：①压差的测定。压差＝1.8×阻塞指数＝35，阻塞指数＝CD 段隆起持续时间（ms）/室间隔至二尖瓣前叶平均距离（mm）。②平均压差的测定。见主动脉瓣狭窄。③左室舒张功能的评估：参见心功能测定。

（3）鉴别诊断：主要需与高血压性左室心肌肥厚、主动脉瓣、瓣上或瓣下狭窄引起的左室心肌肥厚和左室流出道内异常血流等鉴别。

2.X 线平片

心脏不大或轻度增大，少数可中、重度增大，心影多呈主动脉型。左心室增大，左房、右室也可增大。肺纹理多数正常，少数呈淤血或间质性肺水肿。

(四)诊断要点

1.临床表现

有头晕、晕厥、心悸等表现，心尖区或胸骨左缘闻及收缩中、晚期喷射性杂音及第二心音分裂。

2.超声心动图

可见室间隔非对称性肥厚，收缩力减弱，厚度多大于 19mm，与左室后壁的比值＞1.5，可引起左室流出道狭窄，甚至梗阻。M 超 CD 段呈前向运动，CDFI 可见五彩血流束通过狭窄的左室流出道。

(五)治疗方法的比较与选择

心肌肥厚不甚明显者可密切随访，应用 β－受体阻滞剂及钙通道阻滞剂。合并心律失常者应抗心律失常治疗。内科治疗无效，流出道前后压力阶差＞6.7kPa（50mmHg）及室间隔严重增厚者，可通过导管进行室间隔病变处无水乙醇硬化治疗或心室间隔部分切除。非梗阻型者可休息、预防呼吸道感染、应用 β 受体阻滞剂、抗凝剂，一般不考虑手术治疗。

三、限制型心肌病

限制型心肌病（RCM）在心肌病中占 3%。本病是一种原因不明的，以心肌、心内膜纤维化所引起的心脏舒张充盈受限为主要特征性表现的心肌病。

(一)病理与临床表现

1.病理

限制性心肌病可由淀粉样变、吕弗勒心内膜炎或其他浸润性疾病引起，病变使心内膜、内层心肌的纤维化和心内膜增厚，心壁变硬、附壁血栓形成。病变主要涉及心室流入道和心尖部，使心室收缩变形，严重者心腔闭塞，腱索、乳头肌也常受侵犯。根据受累部位不同可分为右室型、左室型和双室型。以双室型最多见（约占 60%）。左室型（约占 20%）均表现为左房明显增大,而右室型(约占 20%)表现为右室明显增大。由于受累的心室肌僵硬,缺乏弹性,因此心室的舒张明显受限,舒张压呈进行性增高。

2.临床表现

右室型者主要为三尖瓣关闭不全,表现为肝大、腹腔积液。左心型者似二尖瓣关闭不全,双室型者兼有两组征象的表现。

(二)影像学检查方法的比较与选择

超声检查,包括 2DE、CDFI、PW、CW、TEE 等对诊断有较大价值,因价廉可首选;MRI 在与缩窄性心包炎的鉴别诊断上更具特异性;X 线平片有提示意义。确诊需心肌心内膜活检。

(三)影像学表现

1.超声表现

(1)定性诊断超声检查时,可见相应心室长轴缩短,受累侧心室腔缩小,室壁、室间隔和内膜增厚,回声致密、增强,心尖区尤为明显,导致心尖区的心腔明显缩小,甚至闭塞。内膜呈不均匀增厚,室壁运动僵硬、低下,心房极度扩大并有巨大血栓,受累侧瓣膜、乳头肌、腱索增厚、缩短和扭曲,导致反流。心包增厚,常伴心包积液征。CDFI 及 PW、CW 可见瓣膜反流束及反流频谱。

(2)分型诊断:①右室型特点。A.三尖瓣附着点下移(可达 2.5cm),三尖瓣关闭不全;B.右房明显增大;C.右室壁运动明显低下。②左室型特点。A.左房明显增大,右房、右室流出道扩大;B.左室腔尤其心尖区明显缩小,伴二尖瓣关闭不全;C.肺动脉压明显增高;③双室型特点为上述两型共同征象。

(3)鉴别诊断:主要需与三尖瓣下移畸形、三尖瓣缺如、右室型扩张型心肌病、右心室发育不全及缩窄性心包炎进行鉴别。

2.X 线平片

(1)右心室。心脏呈高度普遍性增大,右房巨大,左心室上部轻度隆起,上腔静脉扩张,肺血减少。

(2)左室型。心脏房室增大似风湿性心脏病二尖瓣病变,肺淤血,甚至有肺循环高压征象。

(3)双室型。兼有两组征象,以右心改变为主。

(4)可伴有心包积液或胸腔积液。

3.MRI 表现

心内膜、心肌增生,心肌僵硬,心室充盈受阻。

(四)诊断要点

1.超声心动图

表现为受累侧心室腔缩小,室壁和内膜增厚,回声致密、增强,心尖区心腔明显缩小,心室内膜不均匀增厚,室壁运动僵硬、低下,心房扩大可并发附壁血栓。

2.X 线表现

因受累心室不同而不同。

(五)治疗方法的比较与选择

(1)心功能代偿期应避免劳累,防止心力衰竭发生,并应抗凝,防止血栓形成。

（2）严重者可采取剥除增厚心内膜的手术。

四、心肌炎

心肌炎也称炎症性心肌病，它可以原发于心肌，也可以是全身性疾病同时或先后累及心肌所致。

（一）病理与临床表现

主要病理特点是局灶性或弥漫性的心肌间质炎性渗出和心肌纤维的变性或坏死，导致不同程度的心脏结构及心功能障碍。轻型病例呈亚临床经过，重症病例表现为暴发型心功能不全、心律失常或猝死。多数病例为良性自愈过程，少数可能转化为慢性病理状态，类似扩张型心肌病的结局。临床表现有心悸、气急等症状，听诊心音低钝。

（二）影像学检查方法的比较与选择

临床上本病无特异性表现，故超声心动图仅能提示诊断。核素检查可辅助诊断。

（三）影像学表现

1.超声表现

（1）超声特点：①室壁增厚，乳头肌、腱索、心内膜和瓣膜增粗，多数经治疗后呈可逆性恢复；②心肌、乳头肌、腱索、心内膜、瓣膜及心包可表现为回声反射增强、不均匀、呈补丁样分布；③弥漫性或局灶性心肌炎，心室壁可呈弥漫性或节段性运动异常；④心脏增大可轻可重，室壁运动弥漫性减低，类似于扩张型心肌病；⑤左、右心室功能损害常呈动态性变化；⑥室壁可有附壁血栓，临床上出现栓塞征象；⑦并存细菌性心内膜炎时，可有赘生物及瓣膜关闭不全征象；⑧可合并少量至中量心包积液。

（2）鉴别诊断：需与扩张型心肌病、冠心病、心肌梗死、肥厚型心肌病及限制性心肌病等鉴别。

2.核素心血管造影

用锝核素心血管造影可有左心室喷血比数（LVEF）降低，高峰喷血率、高峰充盈率、相对搏出量、相对舒张末期量、相对心排血量等均减低，相对角角度增宽及室壁活动减弱等。

（四）诊断要点

临床上有胸闷、心悸、胸痛、气急、发热等症状，心率增快或减慢，伴心律失常，听诊可闻及S_1减弱、舒张期奔马律、心包摩擦音等。病情早期可有肌酸激酶、谷草转氨酶、乳酸脱氢酶（LDH）增高，LDH1＞LDH2。超声心动图表现为室壁增厚，乳头肌、腱索、心内膜、瓣膜增粗，回声增强、不均匀，室壁可呈弥漫性或节段性运动异常。

（五）治疗方法的比较与选择

一般采用对症及支持疗法。

（1）合并心衰时控制心衰，有心律失常时抗心律失常治疗。

（2）改善心肌代谢的治疗。

（3）应用免疫抑制剂，调节细胞免疫功能。

第九节　心脏黏液瘤

一、概述

心脏黏液瘤既是心脏病又是肿瘤,属于心脏原发性肿瘤,占心脏所有良性肿瘤的40%,成人良性肿瘤的50%,而75%的黏液瘤位于左心房。

二、临床与病理

可发生于各个房室,75%以上发生于左心房,瘤体呈白色或淡黄色,有狭短的蒂连于房壁或房间隔。开始会退守瓣孔,脱入二尖瓣孔时阻塞瓣叶启闭,产生与二尖瓣狭窄相似的病理改变,最终导致右心衰竭,而左心排血量减少;脱入三尖瓣孔时,产生与三尖瓣狭窄相似的病理改变,体循环淤血,最终导致左心衰竭;瘤块脱落形成栓子,可引起肺或体循环栓塞。

早期可无症状,阻塞瓣孔时,可有心悸、气促等,并迅速加重。偶尔动脉栓塞是黏液瘤最早的临床表现。左心房黏液瘤的体征酷似二尖瓣狭窄,心尖区可听到舒张期杂音、肺动脉区第二心音亢进,杂音亦可随体位变动而改变。右心房黏液瘤如阻塞三尖瓣孔,则在胸骨左缘下方听到舒张期杂音,并出现颈静脉怒张、肝大、腹腔积液和周围水肿。

三、影像学常规检查

X线平片可用于筛选检查,有明确阳性征象者具有提示或初步诊断意义。超声简便易行应为首选,尤其是对于本病,可作为诊断依据。MRI全面准确,更适合观察肿瘤的全面情况。心血管造影含DSA,除有特殊适应证,现已很少应用。

(一)X线表现

黏液瘤以左心房黏液瘤最为常见。因此X线平片示有二尖瓣病变征象,其中60%为"典型"二尖瓣狭窄征象,主要以左心房、右心室增大为主。

(二)超声心动图表现

心腔内团块回声可低或强,形态多样,可规则或分叶状;异常回声团块规律性活动及其形态变化,以发病率最高的左心房黏液瘤为例,舒张期二尖瓣开放左心房内团块随血液落入瓣口,瘤体沿血流方向伸展变长,与血流方向垂直的径线变细变短;收缩期随心室压力上升,二尖瓣关闭被推入左心房,活动度大小取决于瘤蒂长短;CDFI显示肿瘤周边的高速血流。

(三)MRI表现

可清楚显示腔内肿块的形态、大小、有无瘤蒂及附着部位。左心房黏液瘤有蒂附着于房间隔者居多,瘤体常见分叶状或比较平整,信号强度多呈中等,比较均匀,有的病例信号程度较高或较低,前者提示瘤组织水分较多,后者为纤维成分较多。收缩末期和扩张末期成像,可见肿块分别嵌入二尖瓣口或进入左心室或退回左心房腔内。

四、诊断常规

(一)诊断要点

超声心动图可明确诊断。

(二)鉴别诊断

主要应与心腔内血栓、感染性心内膜炎的赘生物以及其他带蒂的良性肿瘤进行鉴别。

第十节　冠心病

一、概述

冠状动脉粥样硬化性心脏病,简称冠心病(CHD),是一种严重危害人民健康的常见病、多发病,随着我国人民生活水平的提高,动物性脂肪摄入量增加,CHD 的发病率有逐步增高趋势,全国 CHD 的死亡率为(0.2~0.4)/10 万。

动脉粥样硬化斑块造成冠状动脉狭窄或闭塞是 CHD 的基本病变,且主要分布在心外膜下的大动脉,近端多于远端,最常见为前降支,其次为左回旋支,右冠状动脉及左冠状动脉完全闭塞时发生心肌梗死。若缺血或梗死面积较大,累及乳头肌或室间隔时可引起室壁瘤、MI 或室间隔破裂。

二、临床与病理

(一)病理

冠状动脉最常见的病理改变是动脉粥样硬化,好发于冠状动脉左前降支和右冠状动脉主干上、中 1/3 处,其次为左旋支、后降支和左冠状动脉主干,特别多见于分支、分叉、变细及动脉固定的部位。其发生机制是内膜损伤、脂质沉积及平滑肌细胞由血管中层向损伤的内膜浸润的综合作用,从而形成粥样硬化斑块,使管壁狭窄或合并冠状动脉痉挛造成管腔狭窄致冠状动脉供血不足。斑块进一步发展可发生钙化、出血和血栓形成,使管腔闭塞而引起心肌梗死。冠状动脉缺血还见于炎症、血栓栓塞及畸形等。缺血影响心脏传导系统而引起心律失常,甚至猝死。

(二)临床表现

隐匿性者可无明显自觉症状,只有在过度劳累或负荷试验时才呈现异常。心绞痛表现为发作性胸骨后疼痛,呈压迫压榨感,放射至左上肢及左肩部,每次发作数分钟,休息或含服硝酸甘油后立即缓解,少数表现为发作性牙痛或上腹痛等。如心绞痛持续时间长,伴有气急、出汗、恶心,休息或含化硝酸甘油等不能缓解应考虑急性心肌梗死的可能。心电图有 ST 段弓背向上的抬高、T 波高耸或倒置及异常 Q 波时可诊断为心肌梗死。

三、影像学常规检查

对于本病的影像学检查方法的选择,X 线平片是一种辅助方法,仅对左心衰竭、心室壁瘤、室间隔破裂和(或)乳头肌断裂、功能失调的诊断及心肌梗死病情和预后的估计有一定的价值。CT,尤其是多层螺旋 CT 对冠状动脉钙化的测定,利用血管重建技术对于冠状动脉主干及大的分支显示有用,有替代血管造影的趋势。超声心动图、MRI 及核素显像等对心肌功能的测定,PET 对鉴别心肌坏死与心肌"冬眠"上均有重要的临床价值。冠状动脉造影对明确冠状动脉狭窄程度、部位和范围及侧支循环等方面,至今仍是首选方法,可为 PTCA 和 CABG 的治疗提供信息,尤其是介入治疗的普遍开展,诊断明确即可进行治疗,因此作用巨大,必要时应作为首选方法。

(一)超声表现

1.明确诊断依据

(1)无症状性心肌缺血,2DE 和(或)负荷超声心动图可出现室壁节段性运动不良,部分可见冠状动脉狭窄征象。

(2)心绞痛,大多数患者在 2DE 探查时,可见心肌节段性运动不良,尤其是在发作期,部分需做运动试验才能明确诊断。

(3)心肌梗死,急性心肌梗死局部室壁运动减弱、消失甚至矛盾运动,室壁回声减弱,主动脉及二尖瓣开放幅度变小,左心室形态异常,未受累心肌节段运动增强。陈旧性心肌梗死区室壁变薄,回声增强,运动减弱,瘢痕区与正常心肌界限清楚。

2.定量诊断

(1)收缩期室壁增厚的测定,该指标是反映心肌缺血比较特异的指标,正常时室壁增厚率>30%。通常用 M 超测量,收缩期室壁厚度减去舒张期室壁厚度,再除以舒张期室壁厚度,乘以 100%,用 ΔT 表示,$\Delta T=[(IVSTs-IVSTd)/IVSTd]\times100\%$ 或 $\Delta T=[(PWs-PWd)/PWd]\times100\%$。心肌缺血时 ΔT 明显减低,在心肌梗死时不但 ΔT 减低,而且有时局部左心室壁收缩期变薄。

(2)收缩期室壁向心运动异常,目测定性分析:①运动正常:收缩期心内膜向心运动幅度>5mm,室壁增厚率>30%;②运动减弱:收缩期心内膜向心运动幅度为 2～4mm 或较正常室壁减弱 50%～70%,多见于不同程度的心肌缺血;③运动消失:收缩期心内膜向心运动幅度<2mm,多见于急性心肌梗死区及陈旧性梗死瘢痕区;④矛盾运动或反向运动:收缩期室壁向外运动,见于急性心肌梗死坏死处及室壁瘤膨出处;⑤运动增强:比正常节段运动增强,见于急性心肌梗死时的未受累心肌。

(3)室壁运动的定量分析:如彩色 Kinesis 技术、组织多普勒成像(TDI)、心肌声学造影技术等。

(4)检查可逆性心肌缺血,应用曲线解剖 M 型、QTVI 技术、实时心肌造影技术以及低剂量多巴酚丁胺负荷超声心动图诊断心肌缺血的范围,判定存活心肌的范围,估测心肌梗死的危险度。

(二)X 线表现

隐性心绞痛者,心影一般无改变,少数患者记波摄影或透视观察左心缘有局限性搏动减弱或消失;急性心肌梗死时,可有左心室增大,或以左心室增大为主的全心增大,并出现左心衰竭征象:①肺门影增大、模糊,上肺野血管纹理增粗,肺透明度减低;②间质性肺水肿征,中下肺野呈网状结构阴影,有的出现少量胸腔积液;③可伴肺泡性肺水肿征象和心肌梗死后综合征,在心肌梗死后数天发生,可反复发作,表现为心包炎、肺炎和胸膜炎;心室壁瘤,左心室壁局限性凸出或左心缘不规则,透视局部有反常运动,心室壁可出现钙化或与纵隔心包粘连征;室间隔穿孔,在肺淤血的基础上出现肺出血现象,心脏逐渐增大,肺动脉段突出;冠状动脉、主动脉可有钙化迂曲。

(三)CT 表现

可发现沿冠状动脉走行的斑点状、条索状、不规则轨道形成或整条冠状动脉的钙化灶,多层扫描模式的扫描可用于分析左心室整体和节段功能,还可分析右心室功能,利用重建技术尚可显示冠状动脉大分支的情况。

(四)MRI 表现

心肌梗死患者常采用 SE 脉冲序列横轴位和短轴位像,可全面显示病理改变。MRI 可用于评价心功能,室壁运动状态,显示室壁瘤或室间隔破裂等并发症。急性心肌梗死可进行 Gd−DTPA 增强以提高病变的显示率。心绞痛的患者,可以应用造影增强结合快速扫描技术评价心肌血流灌注和鉴别心肌活力。还可以采用静息 MRI 药物负荷或运动实验,显示心肌缺血。冠状动脉磁共振血管造影一般显示冠状动脉长度为三主支的近端至中段。对>50%的冠状动脉狭窄可做出判断。

(五)冠状动脉造影

目前仍为冠心病诊断的金标准。病变段有狭窄或闭塞,管腔不规则或有瘤样扩张。侧支循环形成发生于较大分支的严重狭窄或阻塞。狭窄近端血流缓慢,狭窄远端显影和廓清时间延迟;闭塞近端管腔增粗及血流改道,闭塞远端出现空白区和(或)逆行充盈的侧支循环影。

(六)放射性核素

核素显像采用单光子发射型断层显像仪(SPECT)。心肌灌注显像负荷试验对冠心病心肌缺血、梗死的检测、愈合评估及治疗方案的选择均有一定的临床价值。该方法简便,对患者无痛苦,有利于冠状动脉腔内成形术(PTCA)或冠状动脉搭桥术(CABG)后随访,可以动态观察左心室心肌血流的恢复情况以及再狭窄所致的心肌再缺血。而 18F−脱氧葡萄糖(FDG)正电子发射型断层仪(PET)心肌代谢显像是鉴别存活心肌与坏死心肌的金标准。

四、诊断常规

(一)诊断要点

(1)CHD 患者常有阵发性胸痛,多为胸骨后疼痛,亦可累及心前区或放射至左臂;常与劳累、情绪变化等有关,疼痛持续短暂,舌下含硝酸甘油或静息几分钟后缓解。发生左心衰竭时可有呼吸困难、咳嗽、咯血及夜间不能平卧等;严重者可猝死。

(2)体检在心绞痛未发作时,一般无异常体征,发作时可闻及第三心音或第四心音;在有室间隔破裂或乳头肌功能不全时,可于胸骨左缘 3~4 肋间或心尖部闻及粗糙的收缩期杂音。

(3)心电图示 ST 段压低或升高和(或)T 波倒置,亦可为室性早搏,左束支和左前分支阻滞或心肌梗死等病变。

(4)结合上述影像学表现多可做出明确诊断。

(二)鉴别诊断

急性心肌梗死应与主动脉窦瘤破裂、急性心包炎、肺动脉栓塞、非心源性胸痛等相鉴别,心肌梗死并发心力衰竭时应与扩张型心肌病进行鉴别。

第九章　消化系统常见疾病影像诊断

第一节　正常解剖学基础

一、食管

(一)食管的解剖

食管为介于咽与胃之间的肌性管道。起自第 6 颈椎,于第 11～12 胸椎水平连接胃的贲门。食管长度因人而异一般为 25～30cm,自切牙到贲门为 40～42cm,宽 1.25～3cm。解剖学上将其分为颈、胸、腹三段。颈段下部稍偏左前方借疏松的结缔组织与气管后壁相连,后方与颈椎隔以椎前筋膜,在食管与气管二侧形成的沟内有左、右喉返神经。胸段最长,在上纵隔时稍偏左,恰在气管与胸椎之间,至气管分叉处(相当第 4 胸椎水平)回到中线或稍偏右,在胸主动脉右前方,约在第 8、9 胸椎水平再向左斜跨胸主动脉。穿行膈肌裂孔,胸段食管前面分别与气管下段、主动脉弓、左支气管及心包相邻。腹段食管在肝左叶后缘斜行入胃,并与胃底形成切迹,在活体内切迹较深成锐角,称贲门切迹,或称食管胃角。食管有四处生理狭窄,与疾病发生有一定关系。第一为起始部,即环状软骨下方,有环咽肌环绕,长约 1cm;第二为主动脉弓压迫所致,成人较明显;第三为左主支气管压迫所致;第四为穿过膈肌食管裂孔处。

食管由黏膜、黏膜下层、肌层和外膜组成。食管空虚时黏膜形成几条隆起的皱襞,由于食管下段的黏膜肌较厚,食管下部黏膜皱襞较明显。食团通过时黏膜皱襞展平,内腔扩大。黏膜的鳞状上皮在下端与胃的柱状上皮相接,形成环状、锐利的齿状边缘,其位置在贲门上方约 1cm。现证明贲门上方 3～5cm 的一段,在解剖形态、神经支配及生理功能有别于食管及胃,一般称之为胃－食管前庭,也有人称为贲门管。黏膜下层由疏松结缔组织构成,含有血管、神经、淋巴组织和腺体。食管上段肌层为横纹肌,其后方较薄弱,易发生憩室;中段为横纹肌与平滑肌混合存在;下段全由平滑肌组成。因此,食管平滑肌瘤以中下段多见。食管没有浆膜层,外膜由疏松结缔组织构成,富于血管、淋巴管及神经,也称纤维膜,因此,食管病变的早期即可侵及周围组织或器官。

食管的动脉:颈段动脉主要来自甲状腺下动脉,胸段来自由主动脉弓及胸主动脉发出的食管动脉及肋间动脉;腹段来自胃左动脉和左、右膈下动脉。食管各段的动脉均相吻合。

食管的静脉:包括黏膜下静脉丛和周围静脉纵。食管黏膜的血液注入黏膜下静脉丛,再穿肌层至食管周围静脉丛。食管上段的静脉血注入甲状腺下静脉;中段注入奇静脉和半奇静脉,再汇入上腔静脉;下段汇入门静脉系统的胃冠状静脉和胃短静脉。食管的静脉广泛吻合,是门、腔静脉之间通路之一,故门静脉高压时食管静脉丛曲张。

食管的淋巴:颈段食管的淋巴回流到颈深淋巴结;胸段回流到气管周围淋巴结(包括气管旁、隆突下及主动脉根部淋巴结),再引流到后纵隔淋巴结,腹段引流到贲门及胃上淋巴结,最后汇入腹腔淋巴结。了解食管的淋巴有助于某些疾病的诊断。

胃食管前庭：食管下端与胃结合部，在解剖形态，生理功能与神经支配等都有别于食管及胃，特称之胃食管前庭，也有人称为贲门管。这一段大部分位于膈下及横膈食管裂孔之内，小部分位于膈上，长 3～5cm。食管下端与膈肌之间有弹力纤维鞘包绕，称为膈食管膜。膈食管膜起源于膈肌下面，至膈肌食管裂孔边缘分为上下二层。上层经食管裂孔，附着于膈上 2～3cm 的食管外膜；下层附着于胃食管交界处的周围。其功能是防止深吸气或食管纵行肌强力收缩时将贲门拉至膈上。膈食管膜与食管之间有小的脂肪垫，便于食管与横膈间的相互移动。老年人该处脂肪组织减少，膈食管膜弹性减弱以及食管裂孔增大（是食管裂孔周围的肌纤维拉长和弹性减低所致）易引起食管裂孔功能障碍。

胃食管前庭的黏膜，为鳞状上皮与柱状上皮的移行区，连接处不规则称齿状线或 Z 线。虽如此，但仍形成纵行皱襞。

(二)食管的生理

1.食管的肌肉运动

(1)原发蠕动（第一次蠕动）：为伴随吞咽动作而开始的蠕动，即随着每一吞咽动作，紧接着咽部出现收缩，在食管上端即有蠕动波出现。原发蠕动波表现为前面舒张，后面收缩的交替性波浪形运动，以 3～6cm/s 的速度，推动食团下行，直至胃食管前庭。胃食管前庭在吞咽动作开始后 1 秒钟即反射性地放松，食团则被推送经贲门入胃。

(2)继发蠕动（第二次蠕动）：与食管的充盈膨胀有关，当食团未被原发蠕动排空时，则刺激管壁引起另一次蠕动，称继发蠕动或第二次蠕动。除在主动脉弓水平处开始时呈痉挛状外，与原发蠕动相仿。

(3)第三收缩：为与蠕动无关的食管环肌局限性、不规则的痉挛性收缩。可分两类，一类为快速的局限性环肌收缩，持续时间一般在 2 秒之内；另一类为持续几秒到数分钟的强烈收缩。第三收缩多发生在食管下段，常见于老年人或病理情况。

2.胃食管前庭的功能

主要功能在于控制胃内容回流。计有四种因素，一是经腔内侧压证明，静止状态下胃食管前庭内压高于颈、胸段食管，称压力增高区，而阻止胃内容回流，此为主要因素；二是膈肌的箝闭作用，膈食管裂孔呈斜行，周围肌束增厚，吸气、特别在深吸气时，肌束收缩挤压食管，阻止回流；三是贲门切迹（食管胃角）的瓣膜作用，锐利的贲门切迹使胃食管前庭与胃底之间隔以薄的黏膜和黏膜下层，由于胃内的压力，使之向对侧靠拢而关闭贲门，但食物下行不受阻碍。胃充盈适量时，贲门切迹角度增锐，但过度扩张时反而降低瓣膜机制。四是贲门部的黏膜皱襞作用，贲门关闭时，该部黏膜皱襞皱缩成花瓣形，在胃内压的作用下，向食管内密集而防止反流。

另外，胃食管前庭部在吞咽动作开始后约 1 秒钟，其内压暂时性消失，待食物通过后又恢复原状，在二者之间，还有一个持续 4～6 秒的超收缩状态，此时腔内压力高于静止时高压，可将最后一点食物从此段挤出，而起到传送食物到胃的作用。

3.正常食管 X 线表现

食物通过食管的速度与食物的性状及体位有关，从吞咽开始至食物到达贲门，液体食物需 3～4 秒，固体食物需 6～8 秒。食管上段通过较快，下段通过较慢。服钡后如不饮水冲洗，有时需数分钟才能排空。卧位或头低脚高位检查,造影剂通过速度明显推迟。正常食管不能在X线平片上显示,但在婴幼儿时,食管内可有气体,平片可显示部分含气管腔,为正常表现。

食管上端续于喉咽(下咽),正位吞钡上方正中透明区为会厌,其两侧充钡的囊状结构为会厌溪,会厌溪外下方对称的菱形充钡腔为梨状窝,二侧梨状窝中心的圆形透光区为喉头,不可误为病变。梨状窝向中线汇合,形成食管的始端,呈长约1厘米的环形,此即食管第一生理狭窄,与第六颈椎相平。侧位观,会厌溪在上前方,梨状窝在下后方。梨状窝充钡多为暂时性,待片刻即排入食管。

食管充盈像边缘光滑整齐,管壁柔软,宽2~3cm,侧位时略窄,并轻度后凸。食管左前缘可见三个正常压迹,在右前斜位时显示明显。依次为:①主动脉弓压迹,相当于第4~5胸椎水平,为半月形压迹,其深度随年龄递增。②左支气管压迹,位于主动脉弓压迹下方,食管的前缘呈轻微凹陷。在上二个压迹均较显著时,其间可形成相对突出的囊状,不可误认为憩室。③左心房压迹,位于食管的左前缘,为一长而浅的弧形压迹,在儿童或深呼气时较明显,成人及深吸气时可消失。需与左房增大所致之局限性食管压迹鉴别。吞钡后立即观察,膈上约4~5cm长的一段食管,因膈肌食管裂孔收缩形成一暂时性囊状扩大,称为膈壶腹。在Valsalva氏试验下表现更明显;吞咽动作停止后,壶腹即部分或全部消失。

食管的黏膜像:可见2~5条纵行、平行连续的透明影,即黏膜皱襞。黏膜皱襞通过食管裂孔时聚拢,通过后又较分离。

食管的蠕动:表现为不断向下推动的环状收缩波,卧位时显示明显。原发蠕动自食管入口开始,下行快,在主动脉弓以下变慢,这是弓上段食管完全由横纹肌构成之故。继发性蠕动始于主动脉弓水平。第三收缩,见于主动脉弓水平以下的食管,表现为食管边缘不均匀的波浪状或锯齿状,也可表现为食管局限性痉挛性收缩,一般持续数秒至数分钟。

二、胃部病变

(一)胃的解剖

胃是消化道中最膨大部分,位置、大小、形状随其充盈程度、性别、体型、年龄、体位相关。上有贲门与食管连接,下借幽门与十二指肠球部相续。胃分前壁和后壁。前后壁交界的右上缘凹陷,称胃小弯,有小网膜附着,其最低点弯曲成角状,称角切迹;前后壁交界的左下缘凸起,称胃大弯,有大网膜附着。胃分四部分,近贲门者称贲门部;贲门左上方的膨出部称胃底;角切迹与大弯最下点连线以远为胃窦,近幽门部称幽门前区;胃底与胃窦之间称胃体。胃大部分位于左季肋部。胃小弯因小网膜的悬吊,位置较固定,胃大弯活动性较大。

胃底上部与左膈相邻,其左后方为脾。胃前壁的右侧与肝左叶及方叶相邻。前壁大部分直接与前腹壁相贴。胃后壁与左肾上腺、左肾和胰相邻。胃大弯的后下方为横结肠及其系膜。胃底靠近人体背侧,胃窦靠近腹侧。胃壁由黏膜层、黏膜下层、肌层和浆膜层构成。①黏膜层:平滑柔软,幽门部最厚,贲门部最薄。表面有许多小沟,交织成网,分隔黏膜形成无数小的突起,称胃区。胃腺开口于胃区。黏膜借疏松的黏膜下层与肌层相连,故在胃空虚时形成许多皱襞。胃充满扩大时,皱襞减少或展平。②黏膜下层:为疏松的结缔组织,富有血管、淋巴管和神经丛。③肌层:由内斜、中环、外纵的三层平滑肌构成。环肌层在幽门前区随小弯较短,大弯较长而呈扇形分布,其远侧增厚称幽门括约肌,其近端和小弯侧也增厚,小弯侧肌束增厚呈结节状称小弯肌结节。④浆膜:为腹膜脏层,被覆于胃的前、后壁。

胃的淋巴结:胃的淋巴结与胃癌的转移和复发有关。它们可分为四组。

①胃上组:位于贲门附近至胃小弯侧上部,收纳下段食管、胃底和胃体右侧 2/3 的淋巴;②胰脾组:位于脾门和胰体尾部,收纳胃底及胃体左侧 1/3 的淋巴;③幽门上组:位于幽门及胃窦上部,收纳胃体下部和胃窦小弯侧的淋巴;④幽门下组:位于幽门及胃窦的下部,收纳胃体下部和胃窦近大弯侧的淋巴。上述四组淋巴结,最终汇入腹腔动脉起始部的腹腔淋巴结。胃各部淋巴回流虽有一定方向,但因胃壁内淋巴管广泛吻合,因此任何一部位的胃癌,几乎皆可侵及胃其他部位的相应淋巴结。

胃的血管:动脉来于腹腔动脉的三个分支。即胃左动脉(为腹腔动脉的较小分支)和肝固有动脉发出的胃右动脉,它们在胃小弯侧吻合成动脉弓;肝动脉发出的胃网膜右动脉与脾动脉发出的胃网膜左动脉,在大弯侧吻合成动脉弓;脾动脉在脾门附近发出的胃短动脉,供应胃底。静脉分别注入脾静脉、肠系膜上静脉,胃小弯的静脉汇入门静脉,并向上与食管静脉丛吻合。

(二)胃的生理

胃借助胃液的分泌和运动,完成其储存、消化和转运食物的作用,同时还产生某些激素促进胃肠活动。胃壁肌层平滑肌的舒缩,产生胃的运动,其中以环肌层的收缩最有力。蠕动为推动性运动,主要是环肌层节律性舒缩所致。食物入胃后片刻蠕动即开始,蠕动波起于胃体上部,向远端进行,并逐渐加深,到达幽门前区时,表现为向心性收缩,同时幽门管开放,食糜被推入十二指肠。幽门在排空动作之中的状态,未完全明了。一般认为胃空虚时,幽门处于开放状态;胃开始充盈的瞬时,可有少量胃内容进入十二指肠;胃蠕动开始后,幽门的开放与关闭按一定规律进行。胃内容是否通过幽门取决于幽门二侧的压力差,尤其是胃的紧张力。

(三)胃的正常 X 线表现

胃的入口称贲门,以贲门为中心的 2.5cm 范围内称贲门区;贲门水平线以上为胃底,立位时常含气体,又称胃泡。胃底至角切迹之间的垂直部为胃体;角切迹至幽门管称胃窦部,幽门近端 2.5cm 的范围内又称幽门前区(有人认为幽门附近 4~5cm 范围内为幽门前区)。幽门肌的内腔称幽门管,长度不超过 1cm,宽 3~5mm。

胃的分型,以立位为准,一般分为四型。①鱼钩型:属中等张力,胃体垂直,角切迹明显,立位时胃下缘几与髂嵴连线相平。为最常见的一型。②牛角型:属高张力型,胃的位置高,几乎横置于上腹部,上宽下窄,角切迹不明显。多见于矮胖体型。③无力型:属低张力型,全胃几乎在体中线左侧,胃腔上窄下宽如水袋状,胃下极在髂嵴连线之下,见于瘦弱体型人。④瀑布型:胃底较大,在胃体的后上方,立位服钡胃底充满后才能流入胃体,犹如瀑布。胃轮廓,在小弯侧及胃窦大弯侧光滑整齐;胃底及胃体大弯侧因皱襞而呈锯齿状。

胃黏膜皱襞走行有一定规律,胃底黏膜皱襞排到不规则,呈花纹状。胃体小弯侧黏膜皱襞表现为与小弯平行的 4~5 条皱襞,到胃角后,部分沿小弯转向胃窦;部分到大弯侧。胃体大弯侧的黏膜呈横行或斜行的皱襞。窦部黏膜皱襞可纵行,斜行甚或横行,以纵行为主,舒张时有较多的横行皱襞,收缩时胃窦部皱襞皆为纵行。胃体部黏膜皱襞宽度不超过 5mm。黏膜皱襞增粗、平坦、截断及破坏,皆为异常表现。

在良好的低张双重造影片上,胃轮廓线自然弯曲,粗细均匀而连续。黏膜皱襞展平,显示胃黏膜细微结构,主要是胃小沟和胃小区。胃小沟粗细、深浅均匀,宽 1mm。胃小区呈圆形或类圆形,直径 1~3mm,表现为均匀、规则的网格状。胃窦及胃体下部的后壁易于显示。胃小区对黏膜表面细微病变的显示有较高价值。胃小区的显示率国外已达 70%~80%,在我国,随着钡剂、发泡剂、设备条件和造影技术的不断提高,胃小区显示率也在提高。

胃的运动是推进性的,由肌层,主要是环肌层节律性收缩所致。蠕动开始于胃体上部,最初波幅较浅,逐渐加深,蠕动波的出现及波幅与胃的扩张状况有关,因此,较快的吞服钡剂,使胃扩张,有利于观察胃蠕动。正常人可同时见到 2~3 个蠕动波,每波出现频率约 20 秒。因小弯侧纵肌层较厚,影响了环肌层的收缩,故大弯侧蠕动波较小弯侧深。蠕动到达幽门前区时停止推进,引起幽门前区扇形分布的环肌层的收缩,因其近侧支及幽门括约肌加强,收缩明显,使幽门前区形成一袋状充钡区,并继续收缩使之变小成为假憩室状,最后幽门前区肌层同时收缩,幽门管开放,钡剂被推入十二指肠,此时幽门前区成为管状,幽门关闭。之后幽门前区再恢复到扩张状态。胃的排空时间,在常规钡餐造影(服钡量 250mL),1~2 小时可排空。但胃排空时间受许多因素影响,因此,正常排空时间变异较大,一般不应超过四小时。

三、十二指肠病变

(一)十二指肠的解剖

十二指肠开始于幽门,远端在十二指肠空肠曲续于空肠。为小肠始段,长度为本人十二个横指,25~30cm,故得此名。全长呈"C"形,包绕胰腺头部。解剖学上分为四部。

上部:相当于十二指肠球部及球后部,位置相当第 12 胸椎与第 2 腰椎之间。自幽门起始后水平向右后方,在肝门下方移行为降部。其后方有胆总管及肝动脉通过。

降部:降部的后方与右肾及右输尿管相邻;内缘与胰头间走行的胆总管,开口于降部中下方左后壁的十二指肠乳头,其上方(少数为下方)有时可见副胰管开口,称小乳头。十二指肠乳头又称大乳头,圆或类圆形,直径 1cm,罕有大于 1.5cm 者。在第 3~4 腰椎水平向左移行为水平部。

水平部:自右向左横过下腔静脉、腰椎及腹主动脉,续于升部。其前方为肠系膜上动脉、静脉。水平部很短,甚至缺少。

升部:在腹主动脉前向左前方上升,至第 2 腰椎左侧,再向前下方,形成十二指肠空肠曲,并由 $TreiT_2$ 韧带固定。

十二指肠两端全为腹膜包被,其他部分在腹膜后方。黏膜皱襞形态与肠壁舒缩有关,舒张时呈横行,收缩时呈纵行。但乳头下方可见一长 0.5~1.5cm 的纵行皱襞,即使肠腔舒张时也与横行皱襞垂直。黏膜下层富于血管、淋巴管和神经,并分布有十二指肠腺或称布氏腺,布氏腺在乳头上方呈连续性分布,球部最多,在乳头下方为散在性分布。布氏腺体约 3~5mm。肌层与胃及空回肠相同,不赘述。十二指肠的血管,由胃十二指肠动脉(肝动脉分支)发出的胰十二指肠上动脉和由肠系膜上动脉发出的胰十二指肠下动脉供给。静脉入门静脉。

(二)十二指肠的生理

十二指肠为消化吸收的重要场所,兼有内分泌功能。蠕动为其运动的主要表现,从上部开始,有节律性的收缩,有时可见逆蠕动。布氏腺和小肠腺(位于黏膜层)分泌碱性肠液。

（三）十二指肠的正常 X 线表现

十二指肠全程称十二指肠曲,因其成半环形又称十二指肠环。一般分为球部,降部和升部,有人将降部与升部间的部分称为横部或水平部。

球部:充盈时呈边缘整齐的三角形,尖部指向右上后方,底部平整,两侧有对称的隐窝,幽门开口于球底正中。球尖顶到降部之间的一小段,X 线上称为球后部,其长短不一,一般可达4～5cm,短时几乎不存在。黏膜皱襞可呈纵行,4～5 条,也可呈横行或花纹状,在双重造影时,球部黏膜可呈细网状或小点状,为黏膜绒毛及绒毛间沟充钡所致。球部充盈不全时,其边缘可不规则,为黏膜皱襞所致,易误认为异常。因球部及球后部向右后方,所以,右前斜位便于观其全貌,左前斜位便于球部前后壁的显示。

降部与升部,充盈后内外缘对称,因黏膜皱襞的影响,二侧缘呈锯齿状,尤外缘明显,黏膜皱襞呈环形或现毛状,收缩时则成纵行。蠕动呈波浪式前进,并可见逆蠕动,不能误认为异常。降段宽 2～3cm。十二指肠双重造影时,管径可增加一倍,羽毛状黏膜皱襞消失,代之以环形或龟背状花纹,或二者兼有。降部内缘可较平直或略凸,中段可见一肩样突起,称为岬部,其下方较平直,可见纵行皱襞。十二指肠乳头在岬部下方,呈圆形或类圆形,境界清晰,直径一般不超过 1.5cm。乳头开口处可存钡,表现为点状,为正常表现。在乳头影上方有时可见一直径数毫米的圆形透亮区,为副乳头。

四、小肠病变

（一）小肠的解剖

十二指肠已如前述,本节仅述空回肠。空回肠全长 5～6m,其中空肠占 2/5,回肠占 3/5,它们之间无明显分界,借系膜固定于腹后壁。空肠一般位于左上腹部和脐部;回肠位于右下腹及盆腔。小肠主管吸收,小肠黏膜形成突起的环形皱襞和绒毛,而加大了黏膜面,约占全胃肠道黏膜面的 90%。空肠管径较大,2～3cm,壁厚,血运丰富;回肠管径较小,1.5～2.5cm,壁薄,血运也较少,但淋巴组织丰富。回肠末端突入结肠,形成回盲瓣,分上下唇,具有括约肌作用。

小肠黏膜下层有肠腺及许多散在的淋巴孤结和淋巴集结,后者也称派伊尔(Peyer)氏板,回肠下部多见,呈类圆形,长 2～10mm,宽 1～3mm,位于独立缘。炎症时常肿胀或形成溃疡。小肠的动脉,来自肠系膜上动脉的肠动脉,10～20 支,在肠系膜内到达肠壁。走行中反复分支,吻合成 3～5 列动脉弓,最后在小肠的系膜缘,垂直伸向肠壁。

（二）小肠的生理

小肠除具消化、吸收功能外,尚有内分泌作用。小肠的运动主要有蠕动和分节运动。

蠕动:是小肠环肌层波浪状、推进性运动,使肠内食糜向远端推移。蠕动在空肠最明显。向远端渐减弱。有关小肠的逆蠕动存在与否,一般持否定态度。

钟摆运动:是环肌层与纵肌层交错舒缩的结果。其特点为肠管的侧方摆动。空肠多见。

分节运动:也为环肌层与纵肌层交错舒缩所致,但环肌层收缩长度较长。分节运动以回肠多见。小肠的通过及排出时间受许多因素影响。

（三）小肠的正常 X 线表现

平片检查,正常成人的小肠内虽有气体,但与食糜混合存在,而不能显示。长期卧床、幼儿及肠紧张力降低的老年人,小肠内有分散的气团,多见于腹中部,为正常表现。另外,患者由卧位(尤其仰卧位)改成立位检查时,十二指肠球部可有积气,不能误认为异常。

造影检查,正常人体小肠长度取决于肠壁的肌张力。在身体上曾有人用导管置入小肠,测量其长度在206～329cm,平均261cm。近年又有人用小肠灌肠法测量十二指肠空肠曲至回盲瓣之间的距离,其长变为230～370cm,平均280cm。男性平均长度为306cm,女性平均长度为256cm。并提出小肠长度与体重关系明显,与身长关系不明显。

小肠的分布与形态:空回肠两端较固定,其余部分活动范围较大。空肠居于左上腹及中腹部,回肠位于右下腹及盆腔。一般上部肠曲多横行,下部肠曲多纵行,但因活动范围较大,而常纵横环绕。空肠管径较大,2.5～3cm,回肠管径1.5～2.5cm。

小肠的黏膜:空肠黏膜呈细羽毛状,其长短、粗细、形态和方向随肠壁肌张力变化而变化。收缩时呈纵行状,舒张时呈环状,黏膜面仅有少量钡餐附着时,则呈雪花状。回肠黏膜皱襞则稀疏、低平而不明显,其末端常呈纵行皱襞。在小儿,由于淋巴组织丰富,淋巴集结(Peyer氏板)可呈卵石状,多见于回肠。

近年有人利用高分辨力的设备,对小肠绒毛进行研究指出,小肠绒毛的X线表现为突入于钡剂内的几分之一毫米的指样影像,在切线位或正面观皆可显示。并指出,在低分辨力设备的照片上,由于绒毛与钡剂混合,表现为肠腔内钡剂与小肠壁或皱襞透光影之间的中间密度(小肠绒毛为黏膜的最小肉眼结构,呈指状突起,高309～800μm,平均500μm,其直径平均150～200μm)。

小肠的运动:蠕动表现为节段性充盈与排空。空肠蠕动迅速有力,回肠慢而弱,但分节运动较明显,表现为节律性收缩与舒张。小肠的运动受胃内钡剂排出状况影响,胃蠕动强,排出量大时,小肠的运动也增强。

小肠的通过时间:也称小肠动力,常规口服钡餐造影时,钡头到达回盲瓣的时间一般为2～6小时,7～9小时钡剂从小肠全部排空。老年人排空时间延缓,可达11小时。如果少于1小时钡剂到达盲肠,为运动增快;超过6小时则为运动过缓。

小肠的分组:为便于X线检查的描述,按小肠位置将其分为六组:①十二指肠;②上部空肠,位于左上腹部;③下部空肠,位于左腹部;④上部回肠,位于右中腹部;⑤中部回肠,位于右中下腹部;⑥下部回肠,位于盆腔内。

五、结肠病变

(一)结肠的解剖

结肠起自盲肠,止于直肠,全长1.5m,位于腹部的周边,环绕在小肠的周围,分盲肠升结肠、横结肠、乙状结肠和直肠。盲肠系回盲瓣以下的结肠,呈袋状,长6～8cm。宽6cm。其位置变异较大,胚胎发育过程中盲肠的旋转和下降程度不同,其位置也不同,可在肝下、脐周或盆腔,但多数位于右髂窝内。盲肠,除一小部分以松弛的结缔组织与腹后壁肌层相连外,大部分被覆浆膜而活动度大。阑尾是附属于盲肠的一段肠管,呈蚯蚓状,近端开口于盲肠的后内侧壁,远端为盲端,其长度及位置变异较大。

升结肠是回盲瓣以上至结肠肝曲之间的部分,长约15cm,位于腹部的右侧后方,为腹膜间位,其后以结缔组织与腹后壁相连,外侧与壁腹膜融合,位置较固定。升结肠在肝右叶下方向左前下方转折形成结肠肝曲。其前壁与腹壁邻接,内后壁与右肾、十二指肠降部相邻。

横结肠：自结肠肝曲至脾曲，长约 50cm。其远段向左上后方，在脾的下端再向前下弯曲形成结肠脾曲，并借助脾结肠或膈结肠韧带固定于脾脏下缘。脾曲的后方为胰尾部及左肾外侧，前方为胃体部。

降结肠：自脾曲至左髂嵴水平移行于乙状结肠，长约 20cm，为结肠最细部分。系腹膜间位，其后壁有结缔组织与腹后壁相连。降结肠与左膈肌及在肾外缘相邻。

乙状结肠：自左髂嵴水平到第三骶椎水平呈"乙"字状弯曲，故名。长度变异大，可 80～90cm，或短到 10 余厘米。为腹膜内位，借乙状结肠系膜固定于腹后壁，但其系膜较长而活动范围较大。与直肠交界部为结肠最狭窄部位，2～3cm，长 1～1.5cm。乙状结肠两端位置固定。

直肠：为结肠的末段，自第二骶椎水平开始，在骶尾骨前面下行，止于肛门，长 12～15cm，可分三部分，上 1/3 前方为腹膜遮盖，后方固定。侧壁的腹膜向两侧反折形成直肠旁窝；中 1/3 仅前壁有腹膜，腹膜在此先向下之后再向前移行于膀胱（或子宫）后上方，在男性形成直肠膀胱陷凹，在女性形成直肠子宫陷凹，系腹膜腔最低部位。下 1/3 无腹膜。直肠无结肠袋，其中段明显扩大称"直肠壶腹"。

结肠：由内向外是黏膜层、黏膜下层、肌层和浆膜层。结肠带是纵肌层等距离地汇集成三条肌带，宽 0.5～1cm，起自盲肠止于直肠。

结肠袋：因结肠带较短使肠管皱起形成许多袋状突起。结肠袋之间横行的凹入处为横沟。黏膜向腔内呈新月状隆起，称为半月襞，此襞恰与肠壁外面的横沟对应。结肠袋间隔较规律，一般间距 3～5cm。结肠袋在盲肠、升结肠及横结肠明显，降结肠以下渐变浅。

脂肪垂：是结肠带附近许多大小不等的脂肪突。可发生扭转、出血、陷入结肠内产生套叠。也可发生钙化。

上述三个特征（结肠带、结肠袋、脂肪垂），阑尾及直肠不具备。结肠的动脉来自肠系膜上、下动脉的分支。肠系膜上动脉发出中结肠动脉、右结肠动脉和回结肠动脉，分别分布到横结肠近侧 2/3、升结肠、阑尾和盲肠；肠系膜下动脉发出左结肠动脉、乙状结肠动脉和直肠上动脉，分别供应横结肠的远段，结肠脾曲、降结肠、乙状结肠和直肠上部。直肠下部的动脉来自髂内动脉。结肠的静脉与动脉伴行，最后合成肠系膜上、下静脉再汇入门静脉。

（二）结肠的生理

生理功能可分为三类：吸收功能、分泌功能和运动功能。结肠的吸收功能主要是对水的吸收，临床工作中，大量的清洁洗肠液可在 1～2 小时内吸收，即可说明其吸收水分之快。因此，钡灌肠检查巨结肠患者时，强调用等渗盐水调制钡剂，以防水中毒；结肠的分泌功能主要是分泌黏液，钡剂灌肠之前应尽可能减少其分泌，以利于钡剂在黏膜表面的涂布；运动功能主要是总体蠕动，以右半结肠明显，另外尚有结肠袋间的肠管收缩。

（三）结肠的正常 X 线表现

盲肠位于左髂窝内，移动度较大，故位置常不固定，可高至肝下或低至盆腔，甚至到左下腹部，但一般移动范围在 10cm 左右。回盲瓣开口于盲肠后内侧壁，上唇较长约 2cm，下唇约 0.6cm。瓣口为圆形、椭圆形或呈横裂口。阑尾一般位于盲肠下内侧，钡剂造影显示率为 60％，充盈时光滑整齐，活动度大，有时可见粪石形成的充盈缺损，阑尾多与盲肠同时排空或稍迟缓。横结肠和乙状结肠的系膜较长，因此，活动范围较大，其余部分位置较固定。直肠壶腹内径最大,盲肠次之。盲肠以远渐次变窄,乙状结肠与直肠移行处最窄,2～3cm。勿误认为病理。常规钡剂灌肠时,因生理括约肌的作用在回盲瓣的对侧、升结肠、横结肠近端和远端、降结肠下部、乙状结肠等部位,可见肠腔局限性狭窄,不能误认为异常。

结肠的黏膜皱襞有横、纵、斜三个方向相互交错。盲肠、升结肠及横结肠的黏膜皱襞较显著,降结肠及其远段则稀疏。环肌收缩时黏膜呈纵行皱襞。直肠没有结肠袋;但直肠壶腹的前壁及侧壁可见半月襞形成的切迹。直肠后壁与骶骨之间称骶骨前间隙或称直肠后间隙,测量方法是第3～5骶骨前缘到直肠后壁的最短距离,而以第5骶骨处测量较准确。约95%的正常人此间隙小于或等于0.5cm,大于1.5cm时可疑异常,大于2cm者为病理性增大。

双重造影时结肠的轮廓呈连续、均匀的线条,粗约1mm。其微皱襞称无名线,此乃结肠的基本解剖单位,切线位表现为微细的刺状突出,深约0.2mm。正面观0.1～0.2mm,并以0.6～1mm的间距与肠壁垂直分布,或交织成网状。良好的双重造影像上,无名线的显示率可达90%。在结肠排空像的边缘有时可见深0.5～2mm,粗1mm,以3～5mm间距分布的尖刺影,称边缘锯齿征,或称"结肠假溃疡征",是钡剂嵌于结肠Lieberkuhns腺管腺窝所致,出现率为5%～10%,复查时可消失,为正常表现。

第二节　食管与胃肠道正常影像学表现

一、X线表现

(一)食管

食管为肌肉管腔,上于第6颈椎水平与下咽部相接,其下相当于第10～11胸椎水平与贲门相连,分颈、胸和腹段。食管有3个生理性压迹,由上而下分别为主动脉弓压迹、左主支气管压迹和左心房压迹,食管有2个生理性高压区,即食管入口处和穿过膈肌处。

食管充盈时宽度为2～3cm,边缘光滑整齐,黏膜皱襞2～3条,呈纤细纵行而平行的条纹状透亮影,向下通过贲门与胃小弯黏膜皱襞相连续,吞咽动作激发可使食管出现自上而下的对称性蠕动波,称第一蠕动波。第二蠕动波由食团对食管壁的压力引起,常始于主动脉弓水平向下推进;第三蠕动波,见于主动脉弓以下食管,表现为食管边缘不均匀波浪状或锯齿状,或为一段痉挛性收缩。为暂时性。

(二)胃

胃分胃底、胃体、胃窦、胃小弯和胃大弯,胃的入口处为贲门,贲门水平线以上的胃腔为胃底,立位时含气,又称为胃泡;胃的右上缘称胃小弯,其外下缘称胃大弯;与胃角切迹之间的部分称胃体,角切迹至幽门管的部分为胃窦;胃的形态与体型和胃本身的张力有关,一般分为牛角型、钩型、无力型和瀑布型

胃轮廓在胃小弯和胃窦大弯侧一般光滑整齐;胃底和胃体大弯侧常呈锯齿状,系横斜走行的黏膜皱襞所致。

胃黏膜像上皱襞间沟内充钡呈条纹状致密影,被襞为条纹状透明影;胃底黏膜皱襞粗大而

弯曲,呈网状。胃体部小弯侧黏膜皱襞较细、整齐,与小弯平行。大弯侧粗大而呈斜向或横向走行:胃体部一般可见 4～6 条黏膜皱襞,宽度一般不超过 5mm,胃窦部黏膜皱襞主要与小弯平行,也可斜行。在良好的低张双重对比造影片上,显示黏膜面的细微结构,即胃小沟和胃小区。正常胃小区呈网状结构,大小为 1～3mm;胃小沟为细线状,宽约 1mm。

胃蠕动起自胃体上部,有节律地呈波浪状向幽门方向推进,蠕动波逐渐加深,通常同时可见 2～3 个蠕动波;胃窦部呈向心性收缩。胃的排空时间受多种因素影响,一般在服钡后 2～4 小时内排空。

(三)十二指肠

十二指肠上起幽门。下接空肠,呈"C"形包绕胰头,分为球部、降部、横部和升部。球部呈三角形或锥形,两缘对称,尖端指向右后上方,底部平整,中央为幽门管开门;球部向下走行的部分为降部,紧接降部有很小一段呈水平走行,称横部。横部以后反转向左后上方至十二指肠悬韧带的部分为升部。球部黏膜皱襞呈纵行条纹状。降部以下的黏膜皱襞呈羽毛状。球部蠕动为整体收缩,一次将钡剂排入降部。降部以下的蠕动多呈波浪状,也可出现逆蠕动。

(四)空肠与回肠

空肠与回肠逐渐移行,无明显分界。空肠主要位于左上腹和中腹部,蠕动较活跃,空肠黏膜皱襞密集呈羽毛状。回肠主要位于中下腹和右下腹,蠕动缓慢,黏膜皱襞较稀少。钡剂一般在服后 2～6 小时首达盲肠,7～9 小时小肠完全排空。

(五)结肠与直肠

大肠位于腹腔四周。肝、脾曲结肠和直肠位置较固定,横结肠和乙状结肠移动度较大。直肠壶腹为大肠中最宽的部分,其次是盲肠。钡灌肠造影结肠充盈钡剂时呈大致对称的袋状凸出,称结肠袋。结肠黏膜皱襞相互交错,升结肠黏膜皱襞较密,以斜行和横行为主,降结肠以下黏膜皱襞渐稀少且以纵行为主。双对比造影黏膜面上可观察到无数条微细的浅沟,称无名沟或无名线。无名沟的宽度 0.2～0.3mm,沟与沟之间为无名小区,平均宽度为 0.7～10mm,一般服钡后 24～48 小时全部排空。阑尾在钡餐或钡灌肠检查时可显影或不显影,显影时呈长条形影,位于盲肠内下方,粗细均匀,边缘光整。

二、CT 表现

CT 横断图像可清楚显示食管,胃肠道不同断面的形态及与相邻结构的关系。螺旋 CT 采集容积数据,多平面重建及三维重建图像,可获得更多的诊断信息。仿真内镜技术可直观了解腔内表面结构。食管位于中后纵隔,闭合状态呈边缘光整的软组织密度影,约 1/3 的人于食管贲门区,类似胃底内壁增厚或团块影,应注意鉴别。40％～60％的人 CT 扫描食管腔含气,食管壁厚度为 3mm。胃壁厚度正常为 2～5mm,一般不超过 10mm,充盈良好的肠壁厚度为3～5mm。

腔内线圈 MRI 成像为胃肠道检查,开辟了新的应用空间,特别是仿真内镜 MRI 成像更为胃肠腔内结构表面的观察提供一种新的诊断手段。

第三节 食管疾病

一、食管癌

(一)病理与临床表现

食管癌是一种常见的恶性肿瘤,男性多于女性,多发生在 40 岁以上。食管癌大多数为鳞状上皮癌,少数为腺癌。癌浸润食管黏膜及黏膜下层,其中无淋巴转移者为早期食管癌。

1.大体病理形态可分为 3 种类型

(1)平坦型。

(2)轻微凹陷型。

(3)轻微隆起型。

癌肿侵及肌层,达外膜或食管外周,有局部或远处淋巴结转移者为中晚期食管癌。

2.大体病理形态可分为 5 类

(1)髓质型。

(2)蕈伞型。

(3)溃疡型。

(4)缩窄型。

(5)混合型。

临床早期可无症状,肿瘤逐渐长大可表现为持续性和进行性吞咽困难。

(二)影像学检查方法的比较与选择

首选 X 线检查,次选 CT、MRI、超声检查。

(三)影像学表现

1.X 线表现

(1)早期食管癌的 X 线表现:黏膜皱襞增粗、迂曲和中断;在增粗的黏膜面上有小溃疡形成和局限性小充盈缺损;食管壁局限性舒张度差,呈僵硬表现;透视下可见钡剂在病变部位通过缓慢或有滞留现象,有时伴有痉挛。

(2)中晚期食管癌的 X 线表现:结合病理形态,将食管癌分为浸润型、增生型、溃疡型和腔内型。浸润型癌主要为食管壁内浸润,局部管壁僵硬,管腔环形狭窄,黏膜皱襞破坏,蠕动消失,钡剂通过受阻,病变上方管腔扩张。增生型癌主要向腔内生长,表现为不规则的充盈缺损和管腔的不规则偏心性狭窄。

(3)食管癌并发症的 X 线表现:①食管癌穿孔和瘘管形成。癌可穿入气管、纵隔、胸腔和肺等,常见的是食管气管瘘,发生部位多在气管和左支气管,吞钡可见下叶支气管显影。穿入纵隔引起纵隔炎及纵隔脓肿,使纵隔影增宽伴液平面。②食管癌淋巴结转移。淋巴结增大到一定程度可见纵隔阴影增宽,也可在相应的食管壁引起局限压迹。

2.CT 表现

早期食管癌,表现为食管腔内的软组织肿块和管腔内的空气向一侧偏位,CT 发现有一定限度。中晚期,食管管壁呈不对称增厚,常超过 $3\sim5cm$,病变段食管管腔狭窄,甚至闭塞,阻塞以上的食管扩张积气。食管癌周围侵犯表现为呈海滩样软组织密度结构,周围脂肪组织形成羽毛样改变。

3.MRI 表现

在 T_1 加权像近乎肌肉信号,T_2 加权像较肌肉信号明显增高。

4.超声表现

上段及下段食管癌时,食管壁局限性增厚,其管腔内可探及团块状回声,管壁可见浸润征象,并可发现淋巴结转移、浸润、粘连等征象。

(四)鉴别诊断

主要与食管良性肿瘤、食管良性狭窄、食管静脉曲张及食管炎鉴别。

(五)诊断要点

进行性吞咽困难。X 线见黏膜皱襞破坏,腔内不规则的充盈缺损及管腔狭窄。管壁僵硬,蠕动减弱或消失。

(六)治疗方法的比较与选择

早期及部分中晚期患者行手术治疗。体质差的中晚期患者宜行放疗加化疗。中晚期造成食管严重狭窄者可置入食管支架。

二、食管良性肿瘤

(一)病理与临床表现

较少见,发生在黏膜或黏膜下层者有乳头瘤、腺瘤、脂肪瘤、纤维瘤和血管瘤等。发生在食管壁外层的有平滑肌瘤和囊肿等。一般病程较长,症状多不显著,为胸骨后不适或喉部异物感,偶尔有吞咽梗阻的症状。

(二)影像学检查方法的比较与选择

首选 X 线检查,次选 CT、MRI、超声检查。

(三)影像学表现

1.X 线表现

(1)肿瘤显示为边界锐利的充盈缺损。切线位为向腔内凸出的半圆形充盈缺损,也可呈结节状或分叶状。上下端与正常食管壁分界清楚,形成锐角。正面观为类圆形充盈缺损,有清楚的轮廓线环形围绕肿瘤,或在肿瘤上下缘呈弓状积钡,为典型的 X 线表现。

(2)钡剂流经肿瘤区见钡柱分流或偏流,管腔可呈偏心性狭窄。因肿瘤周围食管壁能扩张,钡剂虽有滞留但无明显梗阻。

(3)肿瘤区黏膜完整,皱襞被展平或消失,钡剂均匀涂布在肿瘤区表面,对侧壁黏膜正常或被推压,在肿瘤上方扩展为扇状。少数肿瘤呈环形或螺旋形包绕食管,可产生管腔狭窄,可见管腔或黏膜扭转。肿瘤向腔外生长或体积较大者可造成纵隔内软组织密度增高及肿块影。

(4)长蒂的息肉状瘤可因体位检查时间不同而有位置改变。

2.CT 表现

食管良性肿瘤以平滑肌瘤为最多见,CT 表现为食管管壁的局限性非对称性增厚,边缘光整,境界清晰,管腔周围脂肪层存在。

3.MRI 表现

出现异常软组织肿块,呈长 T_1、长 T_2 信号。

4.超声表现

显示肿瘤呈类圆形,回声均匀,包膜规整清晰,无浸润征象,尤其对颈段、腹段食管黏膜下较小的肿瘤,超声较 X 线、胃镜更敏感,可弥补 X 线、内镜不足。

(四)鉴别诊断

主要与食管癌和外压性病变鉴别。

(五)诊断要点

喉部不适、偶尔有吞咽梗阻症状。X 线见类圆形的充盈缺损,在其上下缘见"环征"。

(六)治疗方法的比较与选择

手术切除是唯一的治疗方法。

三、食管静脉曲张

(一)病理与临床表现

食管任何部位的静脉回流障碍均可引起食管静脉曲张。根据曲张起始部位可分为如下两种。

(1)上行性食管静脉曲张。

(2)下行性食管静脉曲张。前者占绝大部分,主要由门静脉高压引起。早期静脉曲张可不出现症状。由于静脉淤血,黏膜糜烂或溃疡而静脉破裂出血。若为门静脉高压所致则可伴有脾大、脾功能亢进、肝功能异常及腹腔积液等症状。

(二)影像学检查方法的比较与选择

首选 X 线检查,次选 CT。

(三)影像学表现

1.X 线表现

食管静脉曲张根据起始部位分为两种,上行性静脉曲张和下行性静脉曲张,前者占大部分,故以此为例说明。

(1)不同程度食管静脉曲张的 X 线表现:①轻度。静脉曲张最初局限于食管下段,表现为黏膜皱襞稍增宽,略迂曲而不平行,管腔边缘稍不平整,可呈浅锯齿状表现,管腔可收缩排空。②中度。随着静脉曲张的发展,曲张范围超过下段累及中段。正常平行的黏膜消失代之以纵行粗大的结节样条状影,进一步表现为串珠状或蚯蚓状充盈缺损。管壁边缘凹凸不平,收缩欠佳,排空稍延迟。③重度。病变范围广泛。由于肌层退化,食管明显扩张,正常的纵行皱襞部分或全部消失,代之以形状各异的充盈缺损,许多充盈缺损相互衔接,形成链状或蛇皮状影。

(2)胃底静脉曲:位于黏膜下增粗而曲张的静脉可使黏膜皱襞增粗扭曲呈环形、枯树枝样或结节样。直径 $1.0\sim2.0cm$ 大小的结节突出于胃腔内,可呈皂泡样或葡萄串样充盈缺损。直径大于 $3.0cm$ 的静脉结节,可在胃内形成软组织肿块影,立位、卧位可有形态变化。上述各种典型的 X 线表现常以某种表现为主的不同组合形式出现。

2.CT 表现

食管中下段管壁增厚,管腔内及其食管周围有结节样块影,为扭曲扩张的静脉。扩张的静脉可一直追溯到贲门、胃后、胰腺和脾脏区域。

(四)鉴别诊断

主要与食管裂孔疝、食管下段息肉样恶性病变、胃底贲门癌相鉴别。

(五)诊断要点

临床有门静脉高压。X线见较广泛的食管黏膜增粗或呈串珠状、蚯蚓状,食管边缘凹凸不平,收缩欠佳。

(六)治疗方法的比较与选择

没有出血者可行内镜下注射硬化剂治疗;如静脉破裂大出血,对没有黄疸,没有明显腹腔积液者应手术治疗。

四、食管炎

(一)病理与临床表现

食管炎主要为化学性、感染性,少数为机械损伤性。以消化性食管炎及腐蚀性食管炎最为多见,由于抗生素、激素、免疫抑制剂的广泛应用,以及 AIDS 的增多,感染性食管炎将不断增加。

临床上消化性食管炎以胃灼热感和反酸为常见症状。腐蚀性食管炎早期可出现中毒症状、胸痛、咽下困难等。3～6周后可发生吞咽困难,并逐渐加重。真菌性和病毒性食管炎临床表现为胸痛、吞咽困难、吞咽疼痛、偶尔有出血。

(二)影像学检查方法的比较与选择

首选 X 线检查,次选内镜检查。

(三)影像学表现

1.X 线表现

(1)反流性食管炎(RES):损害食管以下段为主,病变范围可自数厘米至十多厘米。早期仅侵犯黏膜,引起黏膜水肿、充血、糜烂及多发浅小溃疡,此时常伴有食管下端痉挛收缩等功能性变化。病变较久则可出现黏膜增厚,息肉样变,黏膜下纤维组织增生,纤维收缩,导致管腔狭窄及食管纵向缩短,狭窄段与正常段呈逐渐过渡,严重者可并发短食管型裂孔疝。

(2)腐蚀性食管炎:损伤较轻时,早期可见下段食管痉挛,黏膜纹正常或略增粗、扭曲;后期可不留痕迹,或留下轻度管腔狭窄,狭窄段边缘光整,与正常段交界呈逐渐过渡。损伤较重时,食管受累较长,早期边缘可模糊,轮廓不规则,可有溃疡。由于痉挛而呈锯齿状或串珠状较广泛的狭窄;严重时形成下段管腔逐渐闭塞,呈鼠尾状表现。少数管壁严重坏死,由于毒性作用使管壁张力减低,表现为管腔舒张和积气,造影时造影剂可进入坏死区,出现边缘斑点状致密影。病变后期,由于瘢痕收缩出现不同程度的管腔狭窄,狭窄可以是连续性的,也可间断发生在食管的近段和远段。狭窄段一般为向心性,边缘较光整或有轻度不规则,黏膜大多消失,但也可增粗或呈息肉状。

(3)真菌性和病毒性食管炎:一般常规检查不易发现病变,双对比造影对显示大小斑块及溃疡等有特殊的优越性。①白色念珠菌性食管炎。造影可见散在的、沿食管纵向走行的线条状或不规则充盈缺损,边缘较清楚,有正常黏膜相间隔,偶尔伴发溃疡。②继发于 AIDS 的念珠菌感染。病变发展快而明显,由于假膜斑块的融合,造成食管明显的毛糙或不规则。③疱疹性食管炎。最初表现为黏膜面的水疱和小囊,疱疹破裂则形成凿孔状的溃疡,周围有低密度的水肿圈。溃疡可群集或呈串状在食管中段,也可分散在正常黏膜间。④巨细胞病毒性食管炎。可导致一个或几个较大的扁平溃疡,伴有水肿圈。

2.超声表现

食管壁轻度增厚,呈弱回声,超声诊断有困难。但 CDFI 可见食管壁内血管增粗,血液供应丰富,但血管较平直,与静脉瘤的迂曲走行不同。

(四)鉴别诊断

主要与食管癌、Crohn 氏病相鉴别。

(五)诊断要点

胸骨后烧灼感、反酸、吞咽困难。X 线见食管黏膜增粗、迂曲或伴发溃疡,食管痉挛,边缘毛糙。管腔狭窄,与正常食管交界呈逐渐过渡状。

(六)治疗方法的比较与选择

首选内科治疗,内科治疗无效可选手术治疗。

五、食管憩室

(一)病理与临床表现

食管憩室为自食管管腔向外突出的囊状结构。一般无症状,当憩室较大或合并憩室炎时可有吞咽阻挡感或胸骨后疼痛。

(二)影像学检查方法的比较与选择

选 X 线检查。

(三)影像学表现

X 线表现:①食管中段憩室。食管憩室中最多见。牵引性憩室的典型表现为基底较宽的尖顶帐篷状凸出,憩室基底部一般宽 1cm 左右。如食管周围粘连广泛,憩室顶部可呈平台状或边缘不规则。由于基底较宽,造影剂不易潴留。而内压性憩室顶部圆钝,憩室逐渐增大其基底部不变,有时颈部还可见纤细的黏膜纹。当憩室大到 5～6cm 以上时,腔内可有液体或食物潴留,甚至造影前就可看到中纵隔内有气液平面。钡餐检查时钡剂残留,且不能排空,立位观察可出现气钡分层现象。憩室炎造影表现为边缘毛糙,邻近食管壁痉挛收缩,黏膜可增粗。②咽食管憩室。较少见,一般为内压性憩室。以咽与食管交界部后壁憩室比较常见,称成克(Zneker)氏憩室。憩室从点状突出逐渐发展成囊袋状,并往下垂,其长轴与食管平行,此时憩室内可有液平面;咽下的钡餐先进入憩室,憩室充满后才向前进入食管。③膈上食管憩室(食管下段憩室)。大多为内压性憩室。表现为自食管腔向外突出的圆形或椭圆形的囊状阴影,边缘整齐。如无并发症存在,附近食管之外形及黏膜皱襞均为正常表现。纵行皱襞可自憩室口呈星状向外放射。膈上憩室大多是单发的,偶尔也可多发。

(四)鉴别诊断

主要与食管裂孔疝、食管溃疡相鉴别。

(五)诊断要点

X 线见自食管向外突出的尖顶状突出或圆形、椭圆形的囊袋状影。附近食管黏膜大多正常。

（六）治疗方法的比较与选择

如并发出血、穿孔或有明显症状者应手术治疗。

六、食管异物

（一）病理与临床表现

食管异物多见于儿童，常为误吞的硬币、徽章、别针等，成人则为鱼刺、骨碎片或脱落的义齿等。食管异物容易停留在食管的生理狭窄和压迹处。主要症状为异物停留区疼痛或吞咽阻挡感。

（二）影像学检查方法的比较与选择

X线检查可确定诊断。

（三）X线表现

1.X线不透性异物

多为金属异物，可直接在透视下观察到。凡扁平状异物，如硬币等，大多与身体的冠状面平行。而喉与气管内异物则几乎是永远与矢状面平行的。

2.X线可透性异物

异物较大时，将管腔完全阻塞，钡剂通过完全受阻，随异物上端形状在钡柱下端形成各种各样充盈缺损。异物体积小，将管腔部分阻塞，钡剂呈偏心状或叉状顺管壁下移，到异物远端时可再汇合，从而显示异物的形状和大小。异物较小时，钡剂通过无阻，可吞服浸透钡剂的棉絮小团，由于带钡的棉絮挂在异物上或为异物所阻，可间接显示异物的位置和形状。有时也可先服稠钡，再喝少量温水，此时异物表面仍有钡剂存留，提示异物所在位置。

3.并发症表现

如异物存留时间过长，造成感染可有以下并发症，食管纵隔瘘、食管气管瘘及食管支气管瘘等。

（四）鉴别诊断

主要与食管黏膜损伤、气管异物相鉴别。

（五）诊断要点

有吞咽异物病史。直接透视观察到异物影，造影钡剂受阻分流，钡棉透视棉絮可挂在异物上。

（六）治疗方法的比较与选择

首选内镜下异物取出术，不能取出者行手术切开取出。

七、食管硬皮病

（一）病理与临床表现

硬皮病是一种结缔组织病，因结缔组织退行性变而引起全身性疾患，主要累及皮肤、胃肠道、软组织及骨骼等。食管受累的常见症状为吞咽困难、恶心和呕吐。

（二）影像学检查方法的比较与选择

食管X线检查可明确诊断。

（三）X线表现

早期X线表现为食管轻度舒张，蠕动减弱，食管黏膜仍可正常，站立位时钡排空可正常。

而卧位时因蠕动减弱而影响排空。以后食管扩张更明显,蠕动微弱甚至消失,食管下端可有痉挛或表现为瘢痕狭窄,排空严重受阻,无法显示其黏膜形态。

(四)诊断要点

临床上有其他部位硬皮病改变。X线见食管扩张、蠕动减弱。

(五)治疗方法的比较与选择

尚无好的治疗方法。

八、食管广泛痉挛

(一)病理与临床表现

食管广泛痉挛常伴有肌肉肥厚,一般发生在气管分叉以下的中下段食管。食管中下段同时出现多个(4~6个)局限性痉挛收缩波,持续较长时间而不向前推进。临床上患者可有喉头及胸骨后不适。

(二)影像学检查方法的比较与选择

食管X线检查可明确诊断。

(三)X线表现

一般在食管半充盈状态时出现,收缩波比较深而对称,管腔形态呈波浪状、念珠状、分节状或卷曲状,在两个收缩环之间形成多个圆形的假憩室。这种形态改变可在一次检查中重复出现,但所见的形态常有改变。

(四)诊断要点

胸骨后不适感。X线见食管壁痉挛收缩可呈波浪状、分节状等,但形态可变。

(五)治疗方法的比较与选择

首选内科扩张治疗,内科治疗无效需手术治疗。

九、贲门失弛缓症

(一)病理与临床表现

本病是一种明显的神经、肌肉功能紊乱性疾患,表现为食管下端和贲门丧失正常弛缓功能。食管高度扩张,扩张食管的下端呈鸟嘴状逐渐变细,狭窄段长2~5cm。临床上病程较长,主要症状有吞咽困难、呕吐及胸骨后压迫感。

(二)影像学检查方法的比较与选择

首选X线检查,次选超声检查。

(三)影像学表现

1.X线表现

食管下端(前庭段)自上而下逐渐狭窄似鸟嘴,称"鸟嘴征"。狭窄段边缘光滑,长短不一,可达3~5cm。但狭窄程度较高,食管内钡剂不易经贲门进入胃内。食管狭窄段以上扩张,扩张程度与病程长短、狭窄程度有关,重度扩张的食管内可有食物潴留或液体滞留。食管蠕动波消失,或仅能见到非蠕动收缩波。

2.超声表现

空腹有时可发现食管末端腔内有液体潴留,嘱患者饮水后食管明显扩张,贲门不能开放,局部贲门管壁轻度、局限性增厚(小于1cm),再嘱饮用热水,可见贲门迅速开放,液体急速进入胃腔。

（四）鉴别诊断

主要与硬化型贲门癌、食管炎、食管广泛痉挛相鉴别。

（五）诊断要点

多发于青年，病史较长，吞咽困难。X 线见食管下端狭窄呈"鸟嘴征"。喝温水可使梗阻改善。

（六）治疗方法的比较与选择

病程短且病情轻者，可行内科治疗，重者行手术治疗。

十、食管裂孔疝

（一）病理与临床表现

食管裂孔疝并不少见，任何年龄都可发病。习惯上食管裂孔疝可分为：可复性（滑动性）食管裂孔疝和不可复性食管裂孔疝。后者又可分为短食管型、食管旁型、混合型。临床上可出现胸骨后疼痛，平卧时可能有气短。严重时可能呕血，并有咽下困难。

（二）影像学检查方法的比较与选择

X 线检查可明确诊断。

（三）X 线表现

膈上出现疝囊影，疝囊充钡后呈囊状或漏斗状，为胃－食管前庭部和部分胃底；在膈上可见胃黏膜皱襞，粗大而迂曲，并与膈下胃黏膜相连续；膈上可见食管－胃环，为食管黏膜与胃黏膜的交界处。不可回复性食管裂孔疝，表现为心影后方含有液面的疝囊影，服钡后可显示疝入胸腔的部分胃。

（四）鉴别诊断

主要与食管的膈壶腹、膈上食管憩室、胃黏膜逆行脱垂入食管等相鉴别。

（五）诊断要点

胸骨后疼痛，吞咽困难。X 线见到膈上疝囊，疝囊内为胃黏膜。出现"A"环和"B"环。

（六）治疗方法的比较与选择

首选内科治疗，无效及有严重并发症者手术治疗。

第四节　胃部疾病

一、胃炎

（一）急性炎症

一般急性胃炎可以依靠临床症状及体征进行诊断，很少进行 X 线检查，除非怀疑急性产气性胃炎（蜂窝组织炎）。

1.病理与临床

化脓性过程可遍及全胃，病变于远端 1/2 更为明显，黏膜表面可有充血、出血、糜烂及坏死，胃壁变厚、变硬，切面可见脓液流出。临床表现为急性发作，上腹部疼痛，同时伴有全身发热、恶心、呕吐,末梢血液有明显白细胞升高。

2.影像学表现

一般急性胃炎很少用钡剂检查。平片检查可见于左上腹部有膨胀的胃形。通过胃底部可见胃壁增厚。并于胃壁上隐约可见大小不等的气泡阴影。

(二)慢性炎症

1.病理与临床

通常按 Schindler 分类法,把慢性胃炎分为浅表性、萎缩性及肥厚性 3 种。慢性胃炎主诉上腹疼痛和饱胀感,多数患者有食欲缺乏,可有反复出血。

2.影像学表现

(1)浅表性胃炎:病变主要局限于黏膜表层,轻度时常无 X 线改变可见,中度以上才显示黏膜皱襞不同程度地增粗,胃小区、胃小沟的改变也轻微。

(2)萎缩性胃炎:胃黏膜表层炎症同时伴有黏膜内腺体变少、变小甚至萎缩。双对比相时则显示胃小沟浅而细,胃小区显示不清或形态不规则。胃腺体萎缩后,则表现为胃黏膜皱襞增粗,胃小沟增宽大于 1.0mm,密度高、粗细不一。胃小区也增大(3.0~4.0mm),数目减少;少数病例则使黏膜层变薄,皱襞减少、变浅,胃壁轮廓变光整,严重者可见胃窦收缩、张力增高,窦腔狭窄,失去圆隆外观。

胃窦部胃小沟增宽、增深,部分胃小区模糊。

(3)肥大性胃炎:胃黏膜表层炎症的同时,伴有胃黏膜内腺体增生、肥大。X 线黏膜相显示皱襞的宽度和高度均明显增加,单对比充盈加压相和双对比相上粗大的皱襞形态固定,走向迂曲,不消退的特点,充盈相时胃轮廓呈波浪状。

3.诊断与鉴别诊断

胃窦收缩狭窄和炎症性黏膜增粗应与浸润胃窦癌相鉴别。前者低张力造影狭窄部可以扩张,黏膜虽迂曲紊乱仍有连续性和可变性,以及狭窄与正常胃壁之间分不清,呈逐渐移行表现等,与浸润性胃窦癌不同。

胃溃疡是消化道中最常见的疾病。好发于 20~50 岁。男性多于女性。

(一)病理与临床

胃溃疡多为单发,常位于小弯。胃溃疡的境界清楚,轮廓鲜明,直径自 1cm 以下到 10cm 大小,但绝大多数小于 2cm。良性溃疡一般呈圆形或椭圆形,溃疡口部的四周边缘略隆起,溃疡底部较平坦,周围黏膜柔软,颜色正常,略有水肿和充血。

胃溃疡以疼痛为主要症状,多发生在上腹部,部位多偏左侧,有时可出现背痛。疼痛时间多在饭后 0.5~1.5 小时,是胃溃疡疼痛的特点。

(二)影像学表现

1.X 线钡剂造影

(1)正面观:龛影多呈圆形或椭圆形,多小于 2cm,溃疡口边缘整齐,四周可有对称的环状透明区,皱襞集中一般可达龛影口部,呈放射状。

龛影呈圆形,周围黏膜呈放射状分布,互不融合

(2)侧面观:溃疡突出胃壁轮廓以外,呈半圆状或乳头状,在愈合中的龛影呈漏斗状(或 V

字形）；溃疡口部与胃腔的交界处可见一宽 1～2mm 的透明线，称 Hampton 线，此为溃疡口游离的黏膜边缘所造成；溃疡口部周围还可见到一较宽的透明线（0.5～10cm），为溃疡周围水肿所造成"溃疡项圈"。

2.其他征象

小弯良性溃疡往往伴有胃环行肌的痉挛收缩，在对侧大弯产生一切迹；小弯缩短；幽门或窦部痉挛；幽门梗阻。

三、胃肿瘤

胃肿瘤分为良性肿瘤和恶性肿瘤，良性肿瘤以平滑肌瘤多见，恶性肿瘤以胃癌常见。

(一)平滑肌瘤

1.病理与临床

平滑肌瘤为最常见的间叶肿瘤，面光滑，可有中心性溃疡形成，可手拳大小，界限清晰，周围皱襞正常，周围胃壁也柔软正常。

一般很少有症状，多在健康检查时发现。症状多发生在并发症时，如出血、穿孔等。

2.影像学表现

(1)X线表现：①多位于胃体部或窦部；②多较小；③外形光滑；④圆或椭圆形；⑤单发多见；⑥中心可有龛影；⑦周围黏膜正常；⑧肿物表面有正常黏膜通过，多为黏膜下肿物。

3.诊断与鉴别诊断

胃内小充盈缺损阴影的疾病有很多，有共同特性，但也有个别特点，必须结合具体病例，按上述诊断要点进行分析，首先应把良、恶性分开，如为良性再判断以何种可能性大。如多发则往往为息肉病。总之，平滑肌瘤的 X 线诊断及鉴别诊断一般只能对典型病例进行定性诊断。个别疑难者只能依靠内镜活检及手术标本的病理切片检查。胃内见多个圆形充盈缺损。

(二)胃癌

胃癌是最常见的消化道恶性肿瘤之一。在不少高发地区其发病率和死亡率均居首位，手术切除仍然是目前胃癌最有效的治疗方法。早期发现、早期诊断、早期手术对提高胃癌 5 年生存率极为重要，早期胃癌术后大都可得到根治。

1.病理与临床

按胃癌的大体形态将胃癌分为 3 型。①覃伞型（息肉型、肿块型、增生型），癌肿可向胃腔内生长，表面大多高低不平，如菜花状，常有糜烂，与周围有明确的分界。②浸润型（硬癌），癌肿沿胃壁浸润生长，常侵犯胃壁各层，使胃壁增厚、僵硬，弹性消失。黏膜表面平坦而粗糙，与正常区分界不清，病变可只侵犯胃的一部分，但也可侵及胃的全部。③溃疡型，癌肿常深达肌层，形成大而浅的盘状溃疡，其边缘有一圈堤状隆起称环堤。溃疡型癌又称恶性溃疡。

大体形态上早期胃癌可分为 3 类型。①隆起型（Ⅰ）：癌肿向胃腔内隆起突出，高出邻近正常黏膜面 5.0mm 以上。②浅表型（Ⅱ）：又可分为 3 个亚型。浅表隆起（Ⅱa）：病变隆起高度小于 5.0m；浅表平坦（Ⅱb）：病变高度无明显改变。因钡检和内镜均难见到典型的Ⅱb早癌，故目前常将癌肿与其邻近黏膜在隆起或凹陷上仅有轻微不同的病变称为Ⅱb型病变；浅表凹陷（Ⅱc）病变表面凹陷小于 5.0mm。③凹陷型（Ⅲ）癌肿病变凹陷深度大于 5.0mm 以上。

临床表现主要是上腹部疼痛，不易缓解，吐咖啡色血液或有柏油便，可以摸到肿块或发生梗阻症状。

2.影像学表现

(1)隆起型早期胃癌的 X 线表现:①形态。正面观肿瘤形态可呈现为半球形、平皿型、长圆形,不规则花朵形等。②大小。一般直径在 1.0～4.0cm 内,不超过 2.0cm 者恶性特征少,诊断困难。少数向腔内突出肿块,直径可大于 4cm。称巨块型早癌。③边缘。隆起肿块边缘分界清楚,多数呈分叶或切迹状,但少数也可是规则整齐的,肿块越大越不整齐,加压相时注意这一征象的出现,可与胃良性腺瘤鉴别。④表面。隆起型早期胃癌的表面可光滑或颗粒样,也可有糜烂、溃疡形成而出现小钡斑。⑤附着样式。切线位观察隆起型早癌与胃壁的附着样式大多为山田Ⅱ型和Ⅲ型。少数息肉癌变者可是Ⅵ型带蒂者。⑥基底胃壁。隆起型早癌基底部胃壁在充盈加压相和双对比相上可显示为毛糙内凹、僵直,据这一征象可排除良性而作出早癌的诊断。

(2)凹陷型早期胃癌的 X 线表现:①凹陷病变的形态。通常是不规则的,可呈星芒状,但Ⅲ型早癌可呈圆形或椭圆形,在切线位时甚至可突出腔外。②凹陷病变的大小。与隆起型早癌不同,凹陷早癌常范围较大。③凹陷病变的边缘。凹陷型早癌(尤其是Ⅱc型)其凹陷病变的边缘不规则最具恶性特征。通常凹陷的边缘呈锯齿状或针芒状,使凹陷形态成凹面向外(良性溃疡的凹面向内)的境界,与正常黏膜间分界清楚,但也有逐渐移行而无明确的分界,使病变范围难以确定。④凹陷病变的深度。双对比 X 线上区别Ⅱc和Ⅲ型是靠认识积聚在凹陷灶内的钡剂密度,积钡较厚、密度较高是Ⅲ型癌,反之为Ⅱc型,如两种不同密度同时存在,则是Ⅱc+Ⅲ或+Ⅲ+Ⅱc。⑤凹陷病变的表面。凹陷病变的表面可呈现为高低不平、大小不等、形态不一、分布不规则的颗粒样改变,为癌组织浸润增生,表层黏膜脱落后的残留及再生上皮所组成。⑥黏膜皱襞。早期凹陷性癌的皱襞变化可有锥状、杵状、中断和融合－Ⅴ变形。

(3)进展期胃癌的 X 线表现分为以下几种表现。

蕈伞型:癌肿向腔内生长形成腔内较大隆起性肿块,肿块表面凹凸不平,充盈期上可显示为分叶状的充盈缺损,如癌肿表面有溃疡则加压时能在充盈缺损影中有钡影出现,充气良好的双对比相能比较完整的显现一菜花样的软组织肿块影,不管蕈伞型的癌瘤向腔内突出有多大,其基底通常并不太大,且除在切线位显示基底附着部胃壁稍僵硬,舒缩稍差外,邻近胃壁基本正常,胃黏膜皱襞也仅在肿块周围中止消失。

溃疡型:①龛影特征。龛影常较大而浅,呈不规则形的扁盘状,故在切线位时龛影底的全部或部分位于胃腔轮廓之内,称为"腔内龛影",这是溃疡型胃癌的特征之一。由于龛影口部有隆起的癌结节存在,使溃疡形成内凹的边缘及结节之间的裂缝凹陷,充盈加压相时表现为溃疡边缘的"指压迹"状缺损及充钡的"裂隙"征,也是恶性溃疡的特征之一。②龛影周围。在充盈加压相上则可显示龛影周围一圈不规则形态的透亮区,称"环堤"征。如病变骑跨在胃角切迹或小弯,切线位加压投照时,则此时充有钡剂,大而浅的龛影呈半月形,与周围不规则的环形透亮的"环"共同构成"半月综合征"图像。③龛影周围黏膜皱襞。龛影周围纠集的黏膜至环堤边缘突然中断、破坏口断端呈杵状或结节状。④龛影邻近胃壁有不同程度的浸润,表现为胃壁僵硬,蠕动消失等改变。

浸润型:①弥漫浸润型。全胃或大部胃的胃壁被癌浸润,充盈相时见胃壁增厚、僵硬,胃腔缩小,轮廓毛糙,蠕动波消失,形如皮革囊样,称"皮革样胃"。双对比相中胃黏膜呈现皱襞消失或颗粒样增生改变。②局限浸润型。病变部位的胃壁增厚、僵硬、蠕动消失,黏膜面的改变可表现为皱襞增粗、扭曲或局限性黏膜皱襞展平、破坏。

(4)胃癌 CT 表现:①肿块型。可见向胃腔内突出的息肉状肿块。②浸润型。表现为胃壁增厚,其范围可局限也可弥漫。③溃疡型。则表现为在肿块的表面有不规则的凹陷。

CT 检查的重要价值还在于直接观察肿瘤侵犯胃壁、周围浸润及远处转移的情况,如果胃周围脂肪线消失提示肿瘤已突破胃壁。

四、胃扭转

胃扭转指胃的大弯和小弯在相互位置关系上发生变化。

(一)病理与临床

根据扭转的方向分:①器官轴型(即胃长轴)扭转,即以贲门至幽门的连线为轴向上翻转;②网膜轴型(即左右方向)扭转,即以与长轴相垂直的方向,向左或向右翻转;③混合型扭转,兼有上述两型不同程度的扭转。以器官轴型最常见。

急性扭转突然发病,上腹剧痛,呕吐;慢性扭转症状较轻,很像胃溃疡病症状,如上腹部疼痛、呕吐等。

(二)影像学表现

1.平片

在立位,于上腹部可见一较大液平面,看不到正常胃部阴影。

2.钡剂造影

仅能看到部分胃腔充盈。器官轴型扭转时,胃大弯向上、向右侧翻转,十二指肠球部也被牵引向上移位,但仍在腹部左侧。网膜轴型,胃体及胃窦翻向左上方,十二指肠转向左前方。

胃大小弯位置倒置,十二指球部朝下。

五、胃黏膜脱垂

(一)病理与临床

胃黏膜脱垂指当胃收缩过强,或胃窦黏膜发生炎症、水肿或肥厚等病理改变时,则胃黏膜皱襞就丧失正常调节功能,肥大的皱襞可被推挤出幽门管而形成黏膜脱垂。轻者可无临床症状,可主诉上腹部疼痛,多在饭后发生。用一般制酸缓解痉挛药物无效。此外还有打呃、胃灼热等症状,有时也可以呕咖啡样物及解黑色便。

(二)影像学表现

(1)十二指肠球部基底部可见一菜花样充盈缺损。

(2)从幽门可见胃黏膜皱襞通过幽门管进入十二指肠。

(3)幽门管较宽,不能全部关闭

(4)胃窦部黏膜皱襞较粗乱,胃蠕动深而增多

(三)诊断与鉴别诊断

1.正常十二指肠球部基底部

由于胃蠕动收缩,幽门肌压迫而出现压迹,使十二指肠基底部向球部方向凸出,尤其在倾斜位时则很似脱垂的胃黏膜,应注意鉴别。

2.慢性胃窦炎

粗乱的胃黏膜皱襞可以达到幽门,但十二指肠球基底部未看见蕈伞状或菜花状突起仍不能诊为黏膜脱垂,必须注意加以掌握。

第五节 十二指肠病变

十二指肠病变的检查方法包括以下三个方面。①常规钡餐:利用各种体位及结合手法加压来显示十二指肠病变,可以较好地了解球部充盈及排空情况、十二指肠不同蠕动时期的状况,此法简单、实用。②低张气钡造影:肌注低张药、口服产气剂或插管至十二指肠行低张气钡造影,能更清晰地显示细微结构及病变情况,尤其是插管法可避免胃内钡剂对十二指肠的影响。此种检查方法比较细致、精确,但操作较为复杂,部分患者由于肌注低张药而引起一系列不良反应,且插管法会增加病员的痛苦。③血管造影:少数常规检查不能解决诊断问题,尤其是疑为十二指肠癌肿而定性诊断有一定困难或难于与胰头癌鉴别时,可采用胃十二指肠动脉造影来辅助诊断及进行适当的治疗。当然,由于内镜的广泛应用,钡餐结合内镜所见来提高诊断率已成为一种必不可少的手段。

一、十二指肠憩室

十二指肠憩室比较常见,大多数患者无明显症状,多见于中老年人。发生部位多位于降段内后壁,其次为十二指肠水平段。若合并憩室炎可引起糜烂、溃疡和出血,壶腹区附近憩室尚可引起胆管炎或胰腺炎等。

十二指肠憩室发生的原因可能与肠壁生长发育过程中的局部缺陷与薄弱有关,随年龄增长而加剧退变,在肠内压异常增加或肠肌收缩不协调时,薄弱点向腔外凸出而形成憩室。

X线表现:十二指肠憩室充钡后呈圆形、椭圆或三角形囊袋状突出物,轮廓光滑,颈部较狭窄,并可见十二指肠黏膜纹理伸入其中。憩室大小不一,较大者立位可见囊内气、液、钡分层现象,较小者可呈短管状或蕈状,一般钡透不易发现,须行低张气钡双重造影才不至于漏诊。憩室轮廓不规则、压痛、邻近十二指肠有激惹征象者应考虑合并憩室炎。此外,憩室尚须与溃疡鉴别,后者常伴有狭窄痉挛,龛影内无黏膜皱襞。

二、十二指肠壅(郁)积

十二指肠壅积,即"肠系膜上动脉综合征",是指食物或钡剂通过十二指肠的动力发生障碍。多见于中年体弱和瘦长体型者。女性多于男性。其主要原因为肠系膜上动脉及肠系膜根部紧张度增强,或先天性原因使肠系膜上动脉与腹主动脉间夹角变小,以及内脏下垂肠管牵拉系膜根等,引起十二指肠水平段受压,使受压部以上肠管扩张而出现壅积。此外,交感与副交感神经功能失调,引起肠肌痉挛,邻近脏器病变反射性引起肠管动力障碍,亦可能是十二指肠壅积的另一重要原因。

临床上病员主诉进食后上腹饱胀、恶心、呕吐,且呕吐物中带有胆汁,俯卧位时症状缓解或消失。

X线表现：立位检查时钡剂通过十二指肠水平段受阻，十二指肠降段以上肠腔扩张，蠕动亢进，并见逆蠕动频繁发生，钡剂有如钟摆样来回运动，可持续数分钟至半小时以上。水平段受压处有一光滑整齐的纵形压迹，称为"笔杆状压迹"，使肠管紧贴于脊柱，黏膜变平。当患者取俯卧或胸膝位时，该压迹消失，钡剂顺利到达空肠，逆蠕动亦消失。

诊断本病时应慎重，因正常瘦长体型的人也可出现十二指肠水平段钡剂暂时停留和少量逆蠕动，但无肠管扩张及胃排空延迟。尚须与器质性病变所致之梗阻相鉴别，若梗阻端形态显示良好。鉴别应无困难。

三、十二指肠溃疡

本病极为常见。好发于十二指肠球部（占90％以上），其次是球后部，男多于女，青壮年多见。

溃疡多位于球后壁，常呈圆或椭圆形，邻近组织常有炎症及水肿，可伴纤维组织增生，由于痉挛和瘢痕收缩使球部变形及黏膜纠集。后壁溃疡尚可穿透至胰腺，前壁溃疡易向腹腔穿孔。溃疡愈合后可使黏膜恢复正常，亦可使肠壁增厚变形。

临床表现类似胃溃疡，不同之处在于上腹痛常于夜间发生，饥饿时加重，进食后减轻，可导致出血穿孔及幽门梗阻。X线表现如下。

1.十二指肠球部溃疡

（1）龛影：为十二指肠球部溃疡的直接征象，但仅有1/5左右的患者能显示。龛影多位于球基底部，常为绿豆至黄豆大小，边缘光滑整齐。切面观龛影为突出于腔外的小锥形、乳头状或半圆形钡影。若为穿透性溃疡，则龛影大而深，立位时可见气液平。发现龛影证明球部溃疡是活动性的，但未发现龛影亦不能除外溃疡的存在。

（2）变形：球部变形是诊断溃疡的重要征象，80％以上的患者均可出现。变形的原因是多方面的，主要与黏膜水肿、纵形或环形肌的痉挛收缩、纤维瘢痕的收缩牵拉以及球部周围粘连有关。有梅花瓣形、杉树形、十字形、一侧痉挛性切迹、幽门管偏位等。大部分球部变形是由于球部溃疡所致，少数其他病变如胆囊肿大压迫球部、胆囊炎和胆管炎反射性引起球部痉挛、胃黏膜脱垂等，亦可产生球部变形，应正确加以识别。

（3）其他间接征象：包括溃疡周围黏膜纹增粗、放射状纠集、球部钡剂排空加快的激惹征、固定性压痛以及反射性幽门痉挛等。

2.球后溃疡

球后部是指球部与降部之间的肠管。该部溃疡以龛影为主，可合并局限性偏心性狭窄，十二指肠激惹征较为明显，局部压痛可同时存在。由于球部的重叠，须转动病员，右前斜位或卧位以及行气钡造影对比观察易于发现病变。

3.溃疡愈合

溃疡愈合过程表现为龛影变小、变浅以至消失，周围炎性水肿消退，激惹减轻或消失。有时愈合的溃疡可遗留一侧壁变形，系瘢痕形成、牵拉收缩之故，因此，判断溃疡的愈合需要结合临床表现，并多次随访观察，才能得出正确的结论。

四、十二指肠球炎

十二指肠球炎与球部溃疡常合并存在，并且互为因果。病理上表现为黏膜水肿、充血及表层糜烂,临床表现与溃疡相似。X线主要表现为球部黏膜皱襞增粗紊乱,但无变形及龛影,激惹征明显,可有局限性压痛,有时尚可见一过性痉挛切迹。无恒久的变形及龛影为本病与球部溃疡的主要鉴别点。

五、十二指肠布氏腺增生

布氏腺增生比较罕见,多发生在球部,亦可延及降部。病因不明,通常认为是一种炎症。病理上有多发型和单发型两种,前者为广泛结节状黏膜增生,后者与单发腺瘤相似,可带蒂。

X线表现:十二指肠球部黏膜紊乱、皱襞增粗,其中可见多数黄豆或绿豆大小之充盈缺损,形态固定。单发者为单个充盈缺损,与腺瘤无法鉴别。通常十二指肠没有激惹和变形。

六、十二指肠良性肿瘤

包括息肉、腺瘤、平滑肌瘤、脂肪瘤等,约占小肠肿瘤的20%,病理与临床表现与胃良性肿瘤相似。

X线表现:十二指肠良性肿瘤的共同特点为:①腔内充盈缺损,表面光滑,肿瘤表面有时有中央型龛影;②肠壁柔软,蠕动存在;③若带蒂者可见肿瘤移动。平滑肌瘤可向黏膜下和浆膜下生长而呈哑铃状改变。脂肪瘤相对比较透亮,于强蠕动及手推压时可变形。当肿瘤长到一定大小时,可引起肠套叠。

七、十二指肠恶性肿瘤

比较少见,约占胃肠道肿瘤的0.1%。其中最多见的是腺癌,其次是平滑肌肉瘤、恶性淋巴瘤、类癌等。

临床表现有上腹疼痛、呕吐、黑便及上腹部包块,少数可出现黄疸。

X线表现:由于恶性肿瘤大体病理上有息肉型、溃疡型和浸润型,故其X线表现有以下共同点:①充盈缺损和黏膜破坏,肿瘤呈结节或菜花样突入肠腔;②管腔不规则狭窄,管壁僵硬;③腔内龛影,形态不规则。其他少见的恶性肿瘤如平滑肌肉瘤常形成巨大肿块,其中央出现较大块无效腔;类癌一般较小,易被忽略;十二指肠降段腺癌与壶腹癌及胰头癌较难鉴别。

第六节　小肠疾病

一、肠结核

肠结核是结核杆菌引起的肠道慢性特异性感染,常与腹膜结核和肠系膜淋巴结结核并存。绝大多数继发于肺结核。结核杆菌侵入肠道的途径主要是经口摄入,由咽下含有结核杆菌的痰液或带有结核杆菌的食物所致,也可经过血液播散。回盲部是其好发部位,其次是升结肠、回肠和空肠,十二指肠、胃和食管结核少见。病理上分溃疡型和增殖型。

(一)病理特点

1.溃疡型

早期肠壁淋巴组织充血、水肿。继之出现干酪坏死,同时伴有闭塞性动脉内膜炎,使局部缺血。肠黏膜坏死脱落,形成溃疡,并环绕肠壁淋巴扩展成深浅不一、边缘不整的环形溃疡,可深达基层甚至浆膜层。局部的腹膜和肠系膜淋巴结也常受累。由慢性穿孔形成脓肿和肠瘘。在病变修复中有大量纤维组织增生,致肠管收缩变形、变短及肠腔狭窄。

2.增值型

初期为黏膜充血、水肿,之后有大量结核性肉芽肿和纤维组织增生,使肠壁局限性增厚、变硬,形成大小不一的突状隆起,甚至呈瘤状突入肠腔内,使管腔狭窄变形。临床上多为两型的混合。

(二)临床表现

绝大多数继发于肺结核,多见于青少年或 40 岁以下患者,女性多于男性。起病缓慢,病程较长,症状主要有以下几点。

1.腹痛

以右下腹隐痛或钝痛为主,进餐可诱发,排便后可缓解,继发肠梗阻时可有绞痛、腹胀等。

2.排便习惯异常

腹泻每日 2~3 次或更多,为糊状或水样便;或腹泻与便秘交替出现。

3.腹部肿块

多位于右下腹部,肿块境界不清,较为固定。

(三)X 线表现

钡剂造影 X 线表现如下。

(1)溃疡型:因炎症及溃疡的刺激,病变肠襻激惹明显,钡剂排空迅速,近端和远端钡充盈良好而中间段则充盈少量,钡充盈呈线样征,或分节充盈,呈跳跃状,又称"跳跃征"。但病变肠襻尚能扩张,其黏膜皱襞紊乱,呈锯齿状。后期因大量纤维组织增生致肠壁增厚,肠腔不规则变窄、变形、形态固定,肠管狭窄以致近端肠管淤积和扩张。

(2)增殖型:病变肠段不规则狭窄、变形,黏膜皱襞粗乱,可见多发小息肉样或较大的充盈缺损,激惹征不明显,肠管狭窄以致近端扩张。

二、小肠克罗恩病

克罗恩病是原因不明的慢性胃肠道炎症性肉芽肿性疾病。由 Crohn 等首先描述,又名局限性肠炎。病变常呈节段性,又称节段性肠炎。其后,注意到这是一系统性疾病,还可累及关节、眼、肝、肾及皮肤、黏膜等。目前认为,该病与自身免疫、细胞免疫缺陷、传染性感染及遗传有关,或为多源性综合性因素所致。

(一)病理改变

主要是胃肠道、肠系膜及局部淋巴结的非特异性炎症性肉芽肿性病变,可累及全消化道,以回肠最多受累,其次为结肠,两者同时受累时,称为局限性小肠结肠炎或节段性小肠结肠炎。

(二)临床表现

1.腹部不适

好发于青壮年,起病缓慢。早期患者可有右下腹胀痛或不适,可在进粗糙食物后诱发;腹腔脓肿或肠瘘形成时,疼痛加重并持续。

2.腹泻

开始时呈糊状便,2~3 次/天,可自行缓解或因饮食不当而诱发;结肠受累时出现黏液或脓血便,小肠病变广泛时,因吸收不良而出现脂肪泻。

3.腹块

多在右下腹,呈中等硬度,较为固定,有压痛。

4.伴随症状

少数患者可有发热,而无胃肠道症状。后期患者有贫血、消瘦、营养不良和水肿、多种维生素缺乏和骨质疏松等。实验室检查:贫血;活动期或腹腔脓肿形成时,白细胞和中性粒细胞增高,血沉加快;大便潜血试验多为阳性。

(三)X线表现

1.早期

肠黏膜及黏膜下层水肿,肠壁增厚,肠间距增宽,黏膜皱襞增粗、不规则或变平,常因涂钡不良致肠壁模糊不清。

2.线样征

为肠管呈不规则的"线状"。因水肿和肠管痉挛使肠管呈线状变窄,但其形态可多变;晚期多因肠壁大量纤维组织增生,管腔狭窄、僵硬,线样征较为固定。

3.口疮样溃疡

表现为肠壁边缘尖刺状突起,形如口疮样的改变为克罗恩病的特征性表现。

4.纵形或横形溃疡

纵行溃疡呈不规则的深而长的线状,多在肠管的系膜侧与肠纵轴平行,此征也为克罗恩病的特征性表现;横行溃疡与小肠纵轴垂直,有的表现成裂沟。

5.鹅卵石征

是横行及纵行溃疡交错,因黏膜及黏膜下层水肿所致,表现为不规则的网状。

6.腹腔脓肿

当腹部肿块形成时表现为环绕肠襻的肿块影,并可有钡剂进入,瘘管形成时,可见异常通道或通达皮肤损害处。

7.其他特征

病变呈节段性跳跃状分布。病变肠管非对称性狭窄,以系膜缘侧较重,由于痉挛和瘢痕收缩,使病损轻的对侧肠壁扩张呈憩室样突出。肠壁水肿,纤维组织增生及肠系膜的病变而致肠间距增大,位置也较为固定。

三、小肠肿瘤

小肠肿瘤来自上皮组织和间叶组织,分为良性和恶性两大类。小肠良性肿瘤有腺瘤、平滑肌瘤;恶性肿瘤有腺癌、淋巴瘤、类癌和转移性肿瘤。

(一)小肠良性肿瘤

1.腺瘤

(1)腺瘤由黏膜腺体构成,为空回肠中常见的良性肿瘤,可单发或多发;恶变时即成为腺癌。遗传腺瘤性息肉病伴有多发性骨瘤者,称为遗传性息肉病和多发骨瘤征群(Gsrdner—Boseh综合征)。腺瘤多数位于回肠下段,为隆起性病灶,大小约1cm,呈圆形或椭圆形,少数可见略呈分叶状。肿瘤可带蒂或无蒂,表面光滑,呈息肉样突入肠腔。

（2）X线表现：①较大的腺瘤在加压点片上呈圆形或椭圆形充盈缺损,轮廓光滑,带蒂者可移动；②较小的腺瘤,在双对比相上可见透亮的小圆形阴影,黏膜皱襞粗糙不整有呈网状表现,肠管收缩较差,但柔软度存在。

2.平滑肌瘤

（1）平滑肌瘤多源于肠壁肌层,少数源于黏膜肌或血管肌层,根据发病部位、大小及生长方向的不同可分为：①壁内型。肿瘤较小,多数在1.5cm左右,在肠壁内生长,无明显的腔内或腔外突出。②腔内型（黏膜下型）。肿瘤在黏膜下向肠腔内生长。③腔外型（浆膜下型）。肿瘤向腔外生长。④哑铃型（混合型）。肿瘤向腔内和腔外两个方向生长。

其中以腔内型和哑铃型较为多见。肿瘤生长在肠壁肌层,瘤体一般较大,质地偏硬。良性者轮廓光滑,中央可发生溃疡；恶变为肉瘤时,呈分叶状并伴有不规则的溃疡。

（2）X线表现：①腔内型。表现为偏心性圆形、椭圆形的充盈缺损,呈分叶状、境界清楚、边缘光滑。②腔外型。巨大的平滑肌瘤使肠管受压变窄,局部黏膜可展平,相邻肠襻受压移位或呈无肠管区表现。③混合型：肿瘤突出呈哑铃状。

（二）小肠恶性肿瘤

1.腺癌

腺癌好发于空肠近端,其次为回肠远端,多为浸润性长生,肿块基底宽,偶有带蒂,呈息肉状。

（1）临床表现：多见于40岁以上,无性别差异。常见腹痛、出血、贫血、梗阻及腹部肿块,长期乳糜泻。大便潜血或黑便。腹部触及肿块。

（2）X线表现：①小肠（以空肠多见）小范围形态不规则,边缘清楚的肠管狭窄、僵硬以及黏膜皱襞破坏,偶见带蒂小息肉。②钡流通过受阻,近端肠管扩张,表面可见不规则的溃疡龛影。

2.小肠淋巴瘤

小肠淋巴瘤起源于黏膜下的淋巴组织,向肠腔内发展可突入肠腔使黏膜皱襞展平；向外发展则侵犯肌层、浆膜层、肠系膜和系膜淋巴结。好发于回肠,其次为十二指肠、空肠上部。呈大小不等的结节或肿块。病变段肠管可发生溃疡和狭窄,且与正常肠管的分界不清楚。肠管僵硬、固定、移动度差,但一般少有发生梗阻。

（1）临床表现：有不规则发热、腹泻、腹部钝痛。腹部可触及肿块。

（2）X线表现：①病变段肠管可见多发或单发大小不一结节状充盈缺损,伴不规则狭窄,黏膜破坏、消失、粗乱且不规则；②肠管狭窄段较长,位置固定、移动度差；③肠管增宽扩大,动力和蠕动消失；④肠壁外的巨大淋巴瘤如有坏死与肠腔沟通,钡剂可进入坏无效腔内。

3.小肠转移性肿瘤

小肠转移性肿瘤继发于恶性肿瘤,可来自血行转移、腹腔种植及直接侵犯,以前两者为多见。①血行转移：多见于黑色素瘤、肺癌、乳腺癌、肾癌及胃肠道癌等。转移灶可为单或多发,如环绕肠腔生长形成腔内息肉样肿块,表面可形成溃疡,其分布与血管分布一致。②腹腔肿瘤种植：多来自胃肠道和卵巢的恶性肿瘤,转移灶的部位与腹腔积液的流向有关,常位于盆腔,右下腹区、右结肠旁的小肠。③直接侵犯：多系肾、卵巢、子宫、前列腺的恶性肿瘤直接侵犯邻近的小肠所致。

(1)临床表现：症状不典型，可有小肠功能异常、大便潜血或黑便、腹痛、腹部触及肿块、腹腔积液或肠梗阻等表现。

(2)X 线表现：不具有特征性，单从 X 线表现与原发性肿瘤很难区分，有时最后的诊断必须依靠手术和病理。但由于转移的方式不同，造影表现也可有所不同。①直接侵犯。合并原发肿瘤时，其肿块显影更大，常压迫邻近肠管使之受压和移位，肿瘤侧的肠壁有侵蚀性破坏改变。②血行转移。表现为多发或单发性充盈缺损，多发者大小相似，边缘光整。③腹腔种植。表现为肠壁和肠系膜增厚、僵硬，呈偏心性或向心性狭窄，肠襻位置固定，骶骨前间隙增宽等。继发性肿瘤并有腹腔积液时，小肠间距增宽，并见小肠漂浮征。

结肠的检查主要采用钡剂灌肠和口服钡餐法，以及口服钡剂结肠注气法双对比造影等。目前钡灌肠常配合低张药一起使用，可获得良好的气钡双对比像，是 X 线检查诊断结肠病变的主要手段；口服钡餐法主要了解结肠的运动功能，由于钡剂到达结肠已很分散，故对结肠形态的了解很不可靠，一般不用此法检查结肠，如疑为结肠梗阻者应列为禁忌；口服造影主要用于回盲部病变的诊断，通过口服钡剂达回盲部及结肠注气形成双对比，并肌注低张药，可使末段回肠、回盲瓣、盲肠和升结肠获得良好的气钡像，并避免钡灌肠时乙状结肠与该区重叠显影所带来的干扰。

第七节　结肠疾病

一、先天性肠旋转不良

先天性肠旋转不良是胚胎时期中肠发育不全而遗留的肠道解剖位置的畸形。根据旋转障碍的不同，可以造成各种不同的畸形。这种畸形可能没有任何症状，也可以表现为急慢性肠梗阻。比较常见的畸形及其 X 线表现如下。

(一)部分性旋转障碍伴共同肠系膜

此种畸形表现为小肠居右腹，大肠居左腹，两者由一共同的肠系膜维系。十二指肠与空肠交界处位于右上腹肝脏下方，盲肠居左下腹，回盲瓣居其右，升降结肠紧贴。临床上可无任何症状，仅在钡剂检查时发现。

(二)肠旋转失常

肠道旋转不良使盲肠停止于中上腹部，此时盲肠至右腹壁有一腹膜带压迫十二指肠降部，造成十二指肠梗阻。小肠系膜未能附着固定于后腹壁，而易发生扭转。临床上出现高位肠梗阻症状。

(三)盲肠位置异常

1.游离盲肠

由于盲肠下降至右髂窝后，其系膜未与后腹膜融合，活动度增大，易致扭转。

2.盲肠高位

位于髂嵴之上，甚至肝脏下方。

3.盲肠低位

位于盆腔内,多无临床症状,有时有下坠感。

二、先天性巨结肠

巨结肠系指结肠显著扩大和肥厚,可以是某一段或全部。原因包括 3 个方面。①机械性梗阻;②特发性,病因不明;③先天性巨结肠,是由于结肠肠壁间神经丛的神经节细胞先天性缺如或减少,致使该段肠管经常处于痉挛状态,近端肠管扩大增厚,形成巨结肠。由于盆腔副交感神经也支配膀胱的逼尿肌。因此患者可伴有巨膀胱和巨输尿管。

临床上患儿生后不久至数月内出现便秘、腹胀,严重者伴营养不良,直肠指检空虚无粪是其重要特征。

(一)X 线表现

常显示低位肠梗阻表现,有时见结肠扩张胀气,但平片难以确诊。

(二)钡灌肠

疑为先天性巨结肠患者应采用钡灌肠,而不宜行钡餐检查,因钡剂停留于结肠内易干结,加重肠梗阻。钡灌肠时钡量不宜太大,以免使狭窄部位被遮盖。应使用等渗生理盐水调钡,避免水中毒的发生。先天性巨结肠的 X 线表现主要分为三个部分:①远端狭窄段,该段常位于乙状结肠、直肠交界处以下,可为局限性狭窄或长约数厘米狭窄段,边缘光滑;②近端扩张段,狭窄近端肠管明显扩张、肥厚,梗阻时间越长则扩张越明显,尚可并发结肠炎而出现边缘尖刺状突出;③移行段、狭窄段与扩张段之交界,可以是骤然的改变,也可是逐渐移行呈圆锥形。此外,钡剂潴留,排空延迟亦是诊断的重要依据,钡灌肠后 24~48 小时随访复查,仍可见乙状结肠远端以上的肠腔内有钡剂未排空,有时这是某些新生儿患者的唯一诊断依据。

三、先天性直肠及肛门畸形

直肠及肛门畸形为一种先天性发育异常。胚胎发育过程中直肠和肛道若贯通不全,可形成肛门闭锁或狭窄。若直肠与尿生殖窦分隔不全,则可形成直肠与膀胱、尿道或阴道间的瘘管。按肛门闭锁或狭窄的部位和程度分为:①直肠远端狭窄;②肛门膜状闭锁,直肠正常;③肛门闭锁,直肠下段缺如呈肓袋;④直肠闭锁。这四型中以第 3 型最常见,且常并发直肠瘘,男婴多为直肠、膀胱、尿道、会阴瘘,女婴多为直肠、阴道瘘。

临床上完全性肛门闭锁患儿常表现为生后不排便,喂奶后腹胀、呕吐。合并直肠瘘者,则多因尿内夹有粪便或瘘口排粪而就医。

(一)X 线

于患儿肛门部贴一金属标记,将患儿头低足高倒悬数分钟后掇侧位片,测量直肠盲端顶部与肛门部距离,供手术时参考,但此方法误差较大。比较精确的办法是以耻尾线作为判断直肠闭锁位置的标准,该线是从耻骨联合上缘至骶尾关节处的连线,直肠盲端气体在此线以上者(头侧)为高位闭锁,在此线以下者为低位闭锁。外科医师可据此选择手术方式。

(二)造影

有瘘管的患儿,可经瘘口逆行插管至直肠,注入稀钡或碘液,摄片测量直肠盲端与肛门皮肤间距离。

四、过敏性结肠炎

又名结肠痉挛,结肠过敏,黏液性结肠炎等,为一种功能性改变,而无器质性病变。其原因可能与神经功能失调,变态反应等有关。临床上表现为长期腹痛,腹部不适,一般为钝痛,排气排便后缓解。常有腹泻,有时腹泻便秘交替。

(一)钡餐

钡剂在小肠及结肠内通过速度增快,服钡后半小时至六小时内,钡头即达降结肠,甚至直肠,肠张力增高。由于肠腔内有大量黏稠的黏液,当肠蠕动通过后遗留少量钡剂黏附肠壁上而呈"线样征"。结肠袋增多,增深,整个结肠明显缩短,拉直。

(二)钡灌肠

主要表现为肠管痉挛,结肠张力增高,尤其当钡剂通过直肠、乙状结肠交界处,可产生局部肠管痉挛,通过缓慢。有时痉挛范围较广而使肠袋呈不对称改变。排钡后复查见结肠黏膜纹粗乱、紧缩及分叉增多。

五、溃疡型结肠炎

为一种原因未明的结肠非特异性慢性溃疡性炎症,青壮年多见。其特征为发作与缓解交替出现。病变好发于左半结肠,尤其是降结肠、乙状结肠。早期呈黏膜充血、水肿、小脓肿形成,继而脓肿融合、增大,破溃后形成大小不等之溃疡,溃疡深入发展可形成瘘管或穿孔。其内之黏膜呈颗粒状,极易出血。并可增生形成炎性息肉。病变后期,肠管修复、纤维化,形成管壁增厚、管腔狭窄,整个肠管变硬缩短呈直筒状。

临床上主要症状为腹泻、腹痛、黏液血便、里急后重等,病程长,身体消瘦。少数呈急性暴发型发作,引起中毒性巨结肠改变。

X线早期呈激惹现象,左半结肠钡剂排空极快,直肠呈刺激性痉挛,黏膜增厚、紊乱。病变进展后,肠管缩短、变硬,失去正常的弹性,充盈像其轮廓呈锯齿状,若有息肉形成则见大小不等之圆形负影。气钡造影能更准确地显示病变的分布、范围及黏膜表面的情况。晚期则见结肠袋消失,结肠僵硬、短缩呈方框状,肠腔向心性狭窄等。

六、阿米巴性结肠炎

为肠道传染病之一,青壮年易发病,多在温带及亚热带流行。其传染途径为吞食含有阿米巴包囊的食物或水,包囊达结肠发育成滋养体而发病。最好发部位在盲肠及升结肠,主要病理改变为肠壁多发性小脓肿,溃疡形成,少数形成阿米巴肉芽肿。阿米巴可经门静脉入肝,形成阿米巴肝脓肿。

临床表现有腹痛、腹泻、里急后重等,果酱色大便为其特征,大便中可查找到阿米巴滋养体或包囊。

X线表现与非特异性溃疡性结肠炎相同,若有阿米巴肉芽肿形成,则以盲肠充盈缺损为主。主要依靠实验室检查确诊。

七、肠血吸虫病

肠血吸虫病在南方,尤其是在长江流域较为流行。血吸虫尾蚴侵入人体后聚集在门静脉系统发育成为成虫,成虫逆行入肠系膜静脉,其虫卵逆流入肠壁黏膜下层而引起病变。病变部位以直肠、乙状结肠为主,早期呈充血、水肿,形成嗜酸性脓肿,脓肿破溃形成溃疡,慢性感染过程中虫卵沉积可形成较大的肉芽肿。晚期则形成纤维化,管壁增厚、僵硬,并大量增生形成包块。部分病例可发生癌变。

X线表现:早期表现为结肠蠕动过快,黏膜紊乱,有时可见细齿轮廓。晚期则出现肠腔局限性狭窄、短缩,息肉样充盈缺损,肠管壁僵硬,局部可扪及包块。

本病早晚期之改变均不易与溃疡性结肠炎相鉴别,结合临床表现,实验室检查以及肠镜所见确诊并不困难。

八、缺血性结肠炎

缺血性肠炎是由于各种原因引起的结肠血供障碍而出现肠血管栓塞或梗死等。早期表现为肠管痉挛、出血所引起的持续性腹痛,伴有阵发性加剧、呕吐、腹泻、便血等症状,晚期为肠麻痹。

X线无特征性表现。可见肠管积气积液,钡灌肠检查受累肠管呈痉挛性收缩,肠壁出血使肠管边缘出现指压迹或小圆形充盈缺损,血肿中心破溃后形成溃疡,显示为突出于肠腔外之龛影,正面观龛影周围有隆起增粗的、向溃疡聚集的黏膜纹。短期随访复查其形态迅速改变或消失。

九、结肠粪石

结肠粪石多见于排便不畅的患者,常发生于乙状结肠及盲肠,结石核心可由毛发、果核或未消化的家禽骨骼组成,外层为干结粪便,最外层为钙盐沉积,直径为核桃至苹果大小。

X线平片见直肠、乙状结肠或盲肠区域有圆形阴影,外缘常有不规则钙化圈。钡灌肠时钡剂通过粪石受阻,粪石在肠腔内可移动,无蒂,排钡后粪石表面可黏附少量钡剂。

十、子宫内膜异位症

子宫内膜异位分为宫内外两型。宫内型者为子宫内膜伸入肌层中;宫外型则可发生于卵巢、阔韧带、子宫直肠凹及结肠和小肠。形态及功能上异位的子宫内膜与正常无异,由于异位组织所出的血不能正常流出,故出血聚集在囊腔内使囊腔增大,终可破裂出血。如此反复进行形成结节粘连或巨大肿块。

临床上患者多为20~45岁女性,常有周期性痛经或经前下腹痛、胀及腹泻等症。结肠的子宫内膜异位多种植在浆膜和肌层,故很少表现为肠道出血。

X线检查常见病变部位为直肠中上部和乙状结肠下段,钡灌肠见该部肠壁有浅弧形压迹。黏膜完整,肠壁柔软,有时病变环绕肠壁而引起肠管狭窄、梗阻。由于病变位于黏膜下,故X线及肠镜均难确诊,须结合临床病史方能作出诊断。

十一、结肠息肉

息肉是指自黏膜面向腔内生长突出的肿物,病理上可以是腺瘤,亦可是炎性增生。结肠息肉好发于直肠和乙状结肠,也可累及全结肠甚至小肠。发病年龄多见于2~7岁的儿童。腺瘤性息肉呈球形,表面光滑,易出血,多数有蒂;乳头状息肉基底宽,呈乳头状,表面不光滑,亦易出血,较少带蒂。

临床上最突出的特征是无痛性便血,反复发作,便后滴血,不与大便相混。巨大息肉可并发肠套叠及梗阻。

X线表现:检查前良好的肠道准备是诊断正确的重要因素。钡灌肠时应注意钡剂的浓度、总量,最好采用低张气钡造影,以提高诊断的准确性。透视及摄片所见多数息肉约 1cm 直径,表面光滑,带蒂息肉可随体位变动而上下移动。由于息肉并不侵犯肌层,故局部肠腔无狭窄。息肉的诊断并不困难,但需与粪块及气泡鉴别,辅以适当的加压则可使粪块和气泡的位置形态改变,故鉴别亦较容易。由于息肉可以多发,所以不要找到一个就此满足,而应进行全面的检查。

十二、结肠脂肪瘤

结肠脂肪瘤为中老年常见的良性肿瘤,多见于盲肠或升结肠,单发者多,一般生长在黏膜下层,呈分叶状或卵圆形,色黄质软。通常无何临床症状,偶有便血、腹痛及腹部肿块等。

X 线表现:钡灌肠可见肠腔内有一圆形或卵圆形充盈缺损,切线位投照时肿瘤较周围组织密度低,表面光滑。当肿瘤带蒂时以粗短蒂与肠壁相连,无蒂者呈半圆形突入腔内。由于脂肪瘤质软,在检查过程中施压可使充盈缺损的形态随压力变化而有所改变。

十三、绒毛样腺瘤

为一种少见的结肠良性肿瘤。多发生于直肠,常从黏膜面长出,有蒂,成簇状生长,基底宽扁。肿瘤质软易碎裂,极易恶变。临床上当肿瘤较小时一般无明显症状,较大的肿瘤因分泌大量黏液造成水电解质平衡紊乱,或可引起出血。

X 线表现:钡灌肠可见肿瘤较小时与息肉类似,较大时呈一大簇葡萄状或不规则卵圆形充盈缺损,表面呈网格状是其特征,加压易变形。若出现肠壁僵硬,不规则龛影时,常表示肿瘤已发生恶变。

十四、结肠癌

结肠癌是消化道常见的恶性肿瘤,其发病率仅次于胃癌和食管癌。常在中年以后发病,多发生于直肠和乙状结肠,由于肿瘤生长缓慢,转移较晚,手术治愈率高,故早期诊断十分重要。

病理上大多为腺癌,其大体病理类型与食管癌和胃癌相似,亦分为增生型、浸润型、溃疡型和混合型。发生于右半结肠之癌肿多为增生溃疡型,左半结肠者多为浸润型。

临床上右半结肠的癌肿常表现为腹部包块,伴消瘦、乏力、贫血、腹泻等;左半结肠癌则出现便秘、腹胀、大便变细以及低位肠梗阻,若癌肿坏死继发感染,可有黏液脓血便。

(一)X 线表现

1.早期结肠癌的 X 线表现

病变形态多不规则,轮廓毛糙或呈分叶状,基底部有切迹或凹陷。

2.进展期癌

分为增生型、浸润型、溃疡型和混合型。①增生型癌主要表现为肠腔内充盈缺损和软组织肿块。在双对比造影片上可显示软组织肿块影,其表面涂有薄层钡剂,表面不规则,呈菜花状。肿瘤表面的糜烂或小溃疡表现为小斑点状或雪花状致密影,在切线位上可见肿瘤基底部肠壁的凹陷切迹。②浸润型癌主要表现为肠腔向心性狭窄或偏心性狭窄。狭窄段长短不一,边缘不规则,黏膜皱襞破坏消失,上下两端分界清楚,多见于横、降结肠和乙状结肠。③溃疡型癌主要表现为溃疡与环堤。溃疡位于肠腔轮廓之内,不规则,呈圆形、椭圆形或不规则形。溃疡多沿肠管纵轴发展,周围黏膜皱襞紊乱破坏,溃疡周围可见不规则之结节样隆起,或可见由增生的癌组织形成的宽窄不一的环堤。④混合型癌具备上述两型以上的 X 线表现。

进展期癌除上述各型 X 线表现外,还可见回肠末段受累、肠套叠、肿瘤破溃穿孔,以及直肠后间隙增宽等改变。

(二)CT

1.结肠癌早期

可无异常 CT 表现,或表现为局限性肠壁增厚,而周围肠壁正常。

2.中晚期

结肠癌有多种 CT 表现:①肠腔内偏心性分叶状肿块;②环形或半环形肠壁增厚;③肠腔狭窄和不规则;④肠壁广泛僵硬,肠腔狭窄如草袋;⑤黏液腺癌病灶密度低,肝转移灶和淋巴结大,也为低密度,偶见钙化;⑥肿瘤穿破肠壁,则肠壁显得模糊;⑦可直接侵犯周围脏器,如胃、胰脏、胆囊或腹壁等;⑧腹膜后淋巴结肿大,肝转移。

(三)核医学

用核素标记的 CEA 单克隆抗体(或其片段)如^{131}I－CEA(bF)74~148mBq,静脉注射后 24、48、72 小时平面静态或全身显像,该类型结肠直肠癌灶区(包括转移灶)呈浓聚影。有利于定性诊断和治疗方案的确定。但该方法正在改进中。

十五、阑尾疾患

阑尾位于盲肠顶部,其基底部大多开口于盲肠内后壁,它是一条盲管,其长短约数厘米至十余厘米,直径 0.2~0.3cm。绝大多数位于右下腹髂窝内,少数可位于右上腹、左上腹甚至左下腹。阑尾疾患包括以下几种情况:

(一)慢性阑尾炎

可由急性阑尾炎转化而来,或由腔内粪石、异物、寄生虫梗阻引起。临床上表现为右下腹痛,可伴胃肠道不适等症状。

X 线表现为钡灌肠时阑尾不充盈或充盈不规则,局限性单指压痛、形态及位置固定以及排空延迟等。诊断慢性阑尾炎应结合病史及体检全面考虑,上述征象中局限性压痛和位置形态固定意义较大。

(二)阑尾周围脓肿

阑尾炎穿孔后局部网膜包裹形成周围脓肿。一般结合病史、体检即可诊断。X 线检查仅在有些患者病因不明、穿孔时症状不典型以及排除其他病变时而施行。

钡灌肠可见盲肠局限性压迹伴局部压痛,此时勿用力过猛以免脓肿破裂,钡剂通过快,局部有激惹征象,末段回盲肠固定。有时脓肿与阑尾相通而显影。

(三)阑尾黏液囊肿

多继发于阑尾炎症,使阑尾基底部开口狭窄或闭塞,而远端阑尾仍有分泌功能,致使黏液不断聚积、管腔扩张如囊状。囊肿一般 5~6cm 直径,个别可达儿头大小。

X 线检查于右下腹可扪及肿块,盲肠受压移位、阑尾不显影。若囊肿出现钙化则有助于诊断。

(四)阑尾肿瘤

常见的阑尾肿瘤有类癌和腺癌。临床上因类似阑尾炎而手术。较大的类癌可出现类癌综合征表现。

X线检查阑尾多不显影,肿瘤常在回肠末端或盲肠内侧产生外在性压迹,与阑尾囊肿不易区分。肿瘤长于阑尾远端时可见腔内不规则充盈缺损。但术前确诊较为困难。

第八节　肝脏病变

一、概述

肝脏是一重要的实质性消化器官。由于其天然对比度较差,传统 X 线检查方法对其病变的检出和定性均价值有限。特殊造影和新近的影像学检查方法使肝脏病变的诊断水平达到了新的高度。多种影像资料综合诊断有十分重要的价值。

(一)X 线

仅能观察出肝内气体、气液平面、明显的钙化和对周围器官的影响。

(二)超声

主要用 B 型超声仪,为目前最常用的肝脏病变检查方法。因其无创及检查费用低廉可用作普查。

(三)核医学

可作为初步诊断方法。对某些肝脏病变具有鉴别诊断的特殊价值。

(四)CT

为目前最有价值的肝脏病变检查方法之一。其密度分辨率高,整体观较好。对疑难病例尚可通过增强扫描,动态扫描,动脉造影 CT 等方法进一步取得有价值的资料。

(五)MRI

对于肝脏病变一般不作为常规检查手段,但对疑难病例具有一定的鉴别诊断价值。

(六)肝动脉造影

对肝占位病变,血管性病变和出血的诊断具有重要价值,随后即可进行介入放射治疗。

(七)门静脉造影

可经肠系膜上或脾动脉注入造影剂反流入门脉使之间接显影;经皮肝穿刺门静脉分支可行直接造影显示门脉;亦可经脾髓穿刺造影,显示门脉形态及侧支循环等。

(八)肝穿活检

常在 B 超、CT 和 X 线透视下进行,可取得细胞学等标本,为最后定性诊断的重要方法。

二、肝脓肿

肝脓肿多经血源感染,少数可通过肝周脓肿蔓延、胆源性感染和介入治疗后而发病。感染源主要为化脓性细菌和阿米巴原虫。

临床表现主要为寒战、高热、肝区疼痛、肝肿大和白细胞升高。个别患者感染征象并不明显,值得注意。

(一)X 线

偶可见肝区气液平面。膈肌升高及合并胸腔积液,有助于提示本病存在。

（二）超声

肝实质内出现低回声以至无回声暗区，其后方伴有回声增强效应。因脓肿的液化不全等原因无回声区可见散在点、片及条状回声或光斑。根据脓肿成熟的程度其边界可清楚或模糊。有时其周边显示数毫米宽的环形暗带，为周边炎性反应区。

（三）核医学

静脉注射 ^{99m}Tc －胶体静态或断层显像时，肝区可见局灶性缺损，周边逐渐稀疏向健康区靠近，呈"锅底"形。^{99m}Tc －WBC 显示早期病灶呈高浓度聚影。脓肿形成后，呈"轮圈"形浓聚影。以上征象均有较强的特征性。

（四）CT

（1）平扫呈低密度占位病变，中心区 CT 值 4～26Hu。其密度均匀，部分液化者密度则不均。

（2）病灶边缘多数不清楚。

（3）病灶周围出现不同密度的环行带，称环行征或靶征，可以是单环、双环或三环。

（4）增强后，液化区 CT 值不变，环区则有不同程度的增强。

（5）多房脓肿显示单个或多个分隔。

（6）脓腔内可有气体，但少见。

（7）不典型的肝脓肿可呈"蜂窝状"

（五）MRI

病变形态与 CT 所见相似。T_2WI 呈高信号，T1WI 呈低信号，Gd－DTPA 增强扫描时，T_1WI 病灶亦呈低信号，但有周边增强，表现"月晕征"。

（六）肝动脉造影

仅在其他影像诊断困难时采用。表现为肝动脉弧形移位。肿块周边可见或多或少的新生血管，粗细较均匀，排列较整齐。染色期可见粗环状周边染色，排空较迟。

（七）肝穿活检

可抽出脓液，未成熟的脓肿可抽出混浊的血样液体，脓液培养可发现致病菌。阿米巴肝脓肿常可抽出咖啡样液体。

本病的影像学检查以 B 超为首选，核素和 CT 检查亦占重要地位。必要时综合其他影像检查和针吸活检多可确定诊断。

三、肝炎、肝硬化及门脉高压症

病毒性肝炎是危害国人健康的常见病。其主要后果之一为肝硬化并导致门脉高压。其他原因导致的肝硬化在国内相对少见。肝炎的诊断主要靠实验检查。影像学检查的目的主要是为排除其他病变及随访肝脏大小及病变转归。肝硬化及门脉高压症的诊断则常依赖影像学检查。

（一）胃肠道造影

食管中下段静脉曲张可见黏膜增粗，严重者呈蛇形和串珠状，管壁扩张度良好。胃底亦可见类似改变，提示胃冠状静脉及属支曲张。肝脏缩小及脾脏增大可致胃肠道移位。

(二)超声

1.肝脏大小及形态改变

肝体积缩小,一般以右叶为著,左叶往往代偿性增大。肝包膜增厚回声增强,表面细波浪或锯齿状。

2.肝实质改变

肝内回声粗糙,弥漫性强回声,部分可有斑块状弱回声区。

3.肝内血管改变

门脉主干扩张,内径大于 14mm。肝静脉萎缩变细,末梢显示不清。

4.其他改变

脾肿大,脾静脉内径大于 8mm。脐静脉重开放及胃冠状静脉曲张等常可见到。腹腔积液征。胆囊壁水肿形成双边征。

(三)核医学

可采用 ^{99m}Tc－EHIDA 或胶体做动态或静态肝脾显像表现为核素肝摄取时间延长,放射性血液滞留。门脉性肝硬化由 ^{99m}Tc－胶体肝脾显像呈特征性。

(四)CT

可显示肝轮廓不规则,呈波浪状或细小结节状突起。肝裂增宽,实质密度降低,与脾同或更低。腹腔积液及胃冠状静脉曲张清晰可见。

(五)MRI

显示与 CT 相仿的征象,更可见门、脾静脉扩张及迂曲的侧支血管。

(六)血管造影

可采用肠系膜上或脾动脉－门静脉造影;经颈静脉－肝静脉－门静脉造影,或经皮肝穿－门脉造影直接观察门脉及其侧支循环。后两种方法可同时测量门脉压。肝动脉造影较少用于本病的诊断。

(1)门脉主干增粗,直径常大于 14mm。门脉高压者经直肠注射门脉显像有侧支循环征象。偶可见门脉内血栓形成负影。严重的门脉高压可出现门脉双向或离肝血流。间接造影时常显示门脉显影延迟,浅淡。

(2)胃冠状静脉同时迂曲扩张,严重者呈静脉瘤样扩张,食管下段曲张的静脉显影。脐静脉重开,由门脉左支的脐点出现向下绕行的脐静脉显影。

(3)测压时显示门脉压大于 $18cmH_2O$。

(4)肝动脉造影显示肝体积缩小,肝动脉分支螺旋状扭曲及脾大,可提示肝硬化。

本组病症的影像学检查以超声检查为首选,一般均可达诊断目的。CT 亦为重要检查手段,主要能排除并发的占位病变。血管造影能更直观地显示一系列改变,因其为有创检查,通常仅在需要手术或介入治疗时方采用。

四、肝包虫病

本病是一种肝寄生虫病,多在北方牧区发生,南方较少见。病变可多发或单发。临床表现可有右上腹钝痛。亦有无症状者。

(一)X线

仅在包囊壁发生环状、蛋壳状或多环状钙化时才具有诊断价值。

(二)超声

可分为四种类型。

1.单房囊肿型

肝内单发圆形或类圆形无回声占位病变。囊壁薄而清晰,后壁回声增强。囊内子囊为特征性表现。子囊有完整的囊壁。若其内充满孙囊,可呈实性团块。

2.多房囊肿型

表现为大囊内多发子囊,呈多房状。

3.囊沙型

囊壁无特殊,其内容回声呈均匀沙粒状,条状,岛状。

4.混合型

为具有上述多种表现者。

(三)核医学

仅显示肝内灶性缺损区,无特殊性。

(四)CT

肝内囊性低密度灶,CT值在0~3Hu之间,其轮廓光滑锐利,可见囊壁钙化。低密度区内的软组织块影具有特征,代表子囊的存在,其密度不均,或可有钙化影。

本病B超及CT检查均具特征性,诊断多不困难。

五、肝囊肿及多囊肝

随着影像诊断技术的发展,肝囊肿的发现率较以前大大提高。较小的单纯性肝囊肿常无临床治疗价值,但需与其他占位病变区别,以免误诊和造成患者恐慌。多囊肝为先天性胆管发育异常所致,常合并多囊肾等。

本病的影像学检查以B超和CT为主。主要表现为无回声和低密度的病灶。边界清楚,无子囊,无增强,水样密度等特征,可与肝包虫病和其他占位病变鉴别。

核医学显示^{99m}Tc—胶体病灶区显影缺损,边缘整齐;^{99m}Tc—RBC缺损区无填充,边缘整齐;^{99m}Tc—PMT病灶区无显影集进入,此三种显像联合进行具有定性定位诊断价值。必要时加57Ga—柠檬酸盐显像,可见囊肿、多囊肝病变区缺损。多囊肝一般与多囊肾同时存在,可做肾显像以助诊断。

六、脂肪肝

本病由过度脂肪肝内沉积所致。临床多见于肥胖和高血脂者。其诊断的重要意义在于与其他占位病变鉴别。

(一)超声

肝脏可轻至中度增大,轮廓欠清晰而包膜平滑。肝内回声增多且较强,分布不均匀时呈斑片状弱回声区。近场回声细密,远场回声衰弱,后缘线则显示不清。肝内管道系统因脂肪周围浸润而回声模糊。

(二)CT

肝正常 CT 值为 50～70Hu。病灶区可降至于 10Hu 以下。病变可弥漫或局限性分布。增强扫描显示血管无移位。注入造影剂后 24 小时延迟扫描,因肝细胞均摄入少量碘剂,使病变区与非病变区的密度差较平扫减少而趋于均匀。本法有助于局限性脂肪肝与其他肝细胞受破坏的占位病变的鉴别诊断。

(三)核医学

^{99m}Tc-胶体显像显示肝影弥漫性增大,显影剂分布不均匀,无局限性缺损,脾影增大。肝动态示肝血流下降。除外急性肝炎后,可诊断。

七、肝破裂及血肿

上腹部的直接外力损伤可导致本病。有时轻微的外伤作用于肝原发病变,如肝癌、海绵状血管瘤等,或无明显诱因时亦可发生。

临床上多可追问出外伤史和肝原发病变等。剧烈肝区疼痛,腹痛和失血性休克等症状为主要表现。

(一)X 线平片及透视

偶可见膈肌升高,膈顶模糊,活动受限,右则侧胸腔积液,无定性特征。

(二)超声

肝破裂时可见局限性包膜回声中断,伴有伸向实质内不规则的无或弱回声区。肝内血肿显示为肝内不规则弱或无回声区,急性血肿可有较强回声的类圆形占位病变。包膜下血肿的改变与上述相似,位置则紧靠在肝包膜下。腹腔内液性暗区的发现,则为肝破裂提供有力的佐证。

(三)CT

肝破裂时显示边缘部有不规则的裂隙或缺口,或可见原发性病变位于肝边缘部,同时常可见腹腔有密度较高(血块)或较低的(血液)影像。肝内及包膜下血肿在各时期表现不同。新鲜血肿为边界模糊的类圆形密度增高区,CT 值 70～80Hu。数日或数周后血肿密度降低至 20Hu 左右。增强扫描有助于发现与血肿混杂在一起的原发性病变。

(四)肝动脉造影

常在有必要行介入治疗时采用。血肿区动脉分支稀少变细,周围动脉分支轻度移位,包膜下血肿者移位呈对向包膜的单括弧状。肝实质染色时血肿为充盈缺损区,肝破裂区则局部染色呈斑驳状。造影剂外溢十分少见。若临床发现腹腔出血,肝动脉造影能显示位于包膜下的原发病变,常提示其出血。本病以 B 超和 CT 检查为首选。动脉造影用于疑难者及考虑行介入治疗者。

八、肝局灶性结节性增生和腺瘤

后者与口服避孕药有一定相关性,亦可无明显诱因,为良性肿瘤。影像学检查所见,二者十分相似,常需组织学检查方能确定。临床症状常都不明显。

(一)超声

为实性占位病变,回声或弱或强。边界常较清楚,可见假包膜征。肿块偶可向肝表面突出。上述表现均不具特征性,常难与肝癌鉴别。

（二）核医学

常用肝胶体显像，$^{99m}Tc-RBc$ 血池显像和 $^{99m}Tc-PMT$ 动态加延迟显像。$^{99m}Tc-PMT$ 显像多数结节不显影，若有阳性显影，胶体亦呈阳性，则可与肝细胞癌鉴别；血池显像常呈缺损影；胶体显像，若增生的肝细胞具有摄取核素的功能，显像为阳性改变，（多数肝影无特殊改变，若病灶靠近边缘，可见肝影边缘凸出）。此改变与其他影像学发现结合，则有明显的诊断价值。表现为局限性核素充盈缺损者，无鉴别诊断价值。肝腺瘤则为冷结节。

（三）CT

二者平扫时多为低密度灶，少数为等密度。普通增强扫描无增强，病灶呈圆形，界线相当清楚。偶可见透明环包绕。快速静脉注射增强动态扫描有一定的鉴别诊断价值。早期病变均有增强，密度高于肝组织，随后密度下降与肝脏相等，延迟扫描又成低密度。增强时，局灶性结节增生可显示芒状的中心瘢痕组织，较具特征性。

（四）肝动脉造影

表现为边界清楚的新生血管团，新生血管粗细及分布较均匀。无血管湖及早期静脉引流等恶性征象。病变一般染色较均匀，排空延迟。经肝动脉注入碘油可使病变均匀染色。滞留的碘油通常在 10 天内完全或绝大部分排空。无子结节，可与肝癌鉴别。少数为少血性改变，则难与其他占位病变区别。

上述二种病变为少见病，主要与肝癌的鉴别有一定的难度。综合影像诊断，即通过 B 超和 CT 检查发现病灶，再通过核素了解病变是否有正常肝细胞存在和动脉造影显示有无恶性特征等，才能获得较准确的诊断。对疑难病例 B 超或 CT 监视下行针吸活检可获得正确诊断。

九、肝海绵状血管瘤

所谓海绵状血管瘤并非真性肿瘤，属血管畸形的一种，由扩张的静脉血窦构成。大多数病变生长缓慢。仅少数可持续增大。近年随着 B 超检查的普及，其发现率较明显提高。病变可单发或多发。直径大于 5cm 者为巨大海绵状血管瘤，常需临床治疗。

本病常无症状，常在体检中发现。巨大者可有肝区疼痛及肿块。

（一）X 线

常无阳性发现，偶可见血管瘤钙化但不能定性。

（二）超声

病变的边界一般较清楚，呈结节状或分叶状。其内部回声不均匀，有弱回声型，强回声型和混合型三种改变。其内可见大小不等的小暗区为扩张的血窦。瘤体特别靠近肝表面者经超声探头局部压迫后有明显压缩变形，为其特征性改变。瘤体后方回声不衰减，有时还有增强。连续多普勒检查可闻及瘤体内异常血流音。

（三）核医学

肝瘤体显像病变为缺损灶。血池显像时缺损灶中度以上填充，二者结合为本病的特征性的改变。仅约 10% 的病灶因其内部血栓形成，纤维化等因素出现低填充，则难与恶性肿瘤鉴别。

（四）CT

平扫时可见肝内圆形或点状低密度灶，界限清楚。增强扫描，特别是连续扫描可观察出特征改变。1min 时瘤体边缘增强,中心仍为低密度。随着时间的推移,逐渐向瘤体中心扩散,约 5min 时,一般大小的瘤体完全被造影剂填充,其密度与肝实质十分接近。随后又还原成低密度灶。

(五)MRI

病变形态与 CT 类似。T_1WI 上呈等或略低信号。重 T_2WI 时呈均匀极强信号。T_2WI 水抑制序列时病灶信号强度不大。Gd—DTPA 增强扫描 T_1WI 上呈充盈性强化。

(六)动脉造影

本病动脉造影可显示相应特征性改变。早动脉期即可出现沿动脉分支分布的点状或小片状影,称为树上挂果征。较大的病灶上述影呈环形分布。随着时间的推移,此类染色扩大模糊并向病变中心充填。病灶染色排空明显延迟,常至注射造影剂后 15 秒左右。此表现称为早出晚归现象,具有特征性。

本病的影像学检查以 B 超和核素检查为首选。疑难病例可追加其他方法检查。动脉造影可发现数毫米大小之病变,对巨大者可行介入性治疗。

十、原发性肝细胞癌

本病与病毒性肝炎和肝炎后肝硬化有密切关系,是国内常见的消化系恶性肿瘤之一。大体病理常分为巨块型,多发结节型和弥漫型。影像学常根据不同的检查所见分为不同的类型。

本病起病隐匿,临床症状出现时多已至中晚期。肝区疼痛,包块,消瘦,腹腔积液等为主要表现。常伴有 AFP 值升高。有时 AFP 值升高为小肝癌的唯一临床表现。

(一)超声

1.形态及大小改变

肝局限性隆起,可呈驼峰征。亦可有全肝增大,常见于弥漫型。病变周围肝实质常有肝硬化表现。

2.肿瘤直接征象

可分为巨块型、结节型、弥漫型和小癌型(<3cm)。瘤体的回声可均匀或混杂,有强或弱回声、等回声和不均匀光团。若伴有液化坏死可见液性暗区在其中。其大小形态与类型相关。

3.肿瘤间接征象

肿瘤周围包绕一无回声带,称为暗晕。其边缘的血管可移位、增粗或中断,胆管可扩张。门脉和肝静脉内可见实性回声,提示瘤栓形成。多普勒超声检查可发现诸如动静脉瘘等血流动力学异常。子结节的发现对提示本病的诊断亦有十分重要的意义。

(二)核医学

常规胶体显像对本病的定性诊断价值有限,仅表现为核素稀缺灶。[131]I—AFP 单克隆抗体显像可使 $60\%\sim70\%$ 的病变出现阳性浓集灶。[99m]TcPMT 延迟显像阳性率约为 60%。但二者特异性均较强(100%)。若用 ECT 检查,阳性率较常规扫描更高,可发现小于 2cm 的病灶。

(三)CT

其分型与大体病理相似

1.巨块型或称块状型

病变直径>5cm。为低密度灶,边界较清,增强扫描则更清楚,但病灶密度无改变。常伴有肝外型异常突起和周围子结节。病变巨大时其中央或偏侧出现更低密度区,为肿瘤化坏死。门静脉,胆管等受压移位。

2.结节型

病变常多发,直径为 3～5cm 为低密度灶。

3.弥漫型

肝脏常弥漫性肿大,密度不均,少数等密度改变。增强扫描肝大,密度不均。此型常出现门脉瘤栓,表现为近肝门处门脉增粗及密度增高,增强扫描可见门脉充盈缺损。

4.小癌型

病变直径在 3cm 以下。其密度减低,增强扫描因有反衬,病灶显示更清楚。边界较清,可有轻度分叶状改变。

大部分病变在经肝动脉注入碘油后,可见病灶不同程度的碘油滞留,一般持续存在 15d 以上,有重要的价值,本法也有助于子病灶的发现。

(四)MRI

所见与 CT 相似。T_1WI 上癌灶呈等、低、高或混杂信号。T_2WI 上呈高信号,其间有极高信号者代表肿瘤坏死。本方法显示肝内血管改变较好,可见其移位,中断及门脉瘤栓等。

门脉瘤栓,假包膜和肿瘤周围水肿为肝癌的 MRI 特征性表现。门静脉、肝静脉和下腔静脉中的瘤栓可使血液流空效应消失,在 T_1WI 图像呈较高信号。在 T_2WI 呈较低的信号。假包膜在 T_1WI 上表现为肿瘤周围固有一窄的低信号带。肿瘤周围水肿,T_2WI 为高信号,对于肝内占位病变,尤其肿瘤直径≤3cm 的小肿瘤,追随观察水肿扩大,应高度怀疑肝癌。

(五)肝动脉造影

根据其形态及血流动力学改变等可分为下列类型。

1.块状型

病变直径大于 3cm 者。供血动脉轻至中度增粗,其周围血管弧形移位。多发新生血管代表肿瘤所在,其是粗细及分布不均。其间有血管湖和扩张的无定向的肿瘤静脉。肿瘤染色可较清楚显示其大小轮廓。其内染色不均,无染色区多代表肿瘤坏死。本型常见子结节,通常为 0.5～2cm 大小。

2.多发结节型

病变多发且小于 3cm。肝动脉中至重度增粗,新生血管较少,以结节状肿瘤染色为主。染色较均匀,排空可延长。

3.弥漫型

病变弥漫分布常累及右叶或全肝,界限常不清楚。供血动脉明显增粗。其分支牵张拉直。大部分肝影明显增大,少数无明显增大。新生血管和血管湖弥漫分布,界限不清。病变区染色及充盈缺损。

4.动静脉瘘型

在上述病变的基础上出现肝动脉至门脉或肝静脉瘘者。一般在注入造影剂 3 秒内,即可见门脉或肝静脉支或主干显影。动静脉瘘的主要征象有双轨征,即肝动脉及门脉分支同时显影。线样征见门脉内瘤栓与血管壁间的线状密度增高影。瘤栓的数条供血动脉并排显影称为条纹征。本型供血动脉增粗最为显著。

5.少血管型

本型约占 8%，多发生在左叶。造影仅显示新生血管沿瘤体周边分布或无新生血管。肿瘤染色亦不完全。供血动脉则较明显增粗，分支可有移位。少数可见门脉分支异常显影。动脉包绕变细亦较常见。

6.小癌型

单发癌块直径小于 3cm 者。本型以肿瘤染色为主，常能显示染色均匀边界清楚，可有分叶改变的肿块。染色排空较快。新生血管较少，供血动脉稍粗。

经肝动脉注入适量碘油可选择性滞留于癌变区，并滞留时间一般超过 15 天（无化疗药时）。此表现有助于本病的诊断。

以上影像学检查方法对本病的敏感性和特异性稍有差别。典型病例的诊断多无困难。疑难病例常需综合多种影像所见才能作出判断。肝动脉造影在其中的特殊价值，为在诊断的基础上进行有效的介入放射治疗。

十一、原发性胆管细胞癌

本病为原发性肝癌之一种，起源于毛细胆管上皮，较为少见。肝左叶发病率较右叶高。临床症状以上腹包块及疼痛为主，一般无黄疸及 AFP 升高。

(一)超声

其超声表现与块状型肝细胞癌相似，为弱回声灶。一般不伴有子结节及门脉瘤栓等改变，诊断较困难。

(二)核医学

肝胶体显像可发现>1cm 的缺损灶，但对本病的确诊帮助不大。

(三)CT

其表现亦与块状型肝细胞癌相似，鉴别诊断困难。

(四)肝动脉造影

其表现与肝细胞癌有较大的差别。主要为供血动脉仅轻度增粗；新生血管较细小，量较少；动脉分支受侵、包绕造成变细或中断较常见。肿瘤染色多不均匀。

本病的影像学表现难与肝癌和肝转移瘤区别。动脉造影有相对特殊表现。最后确诊常需组织学检查。

十二、肝转移瘤

肝转移瘤主要经门脉、肝动脉和邻近转移而来。经门脉者主要为消化道肿瘤，经肝动脉者主要为其他肿瘤，邻近转移主要来自胃、胰腺和胆囊恶性肿瘤。病变以多发为主，亦可单发。

临床多有原发性肿瘤可寻，少数难以发现原发病灶。主要症状为肝大，肝区疼痛。

(一)超声

与原发性肝癌相比，本病的分布较为散在，大小较均匀，边界较清楚。肿块以弱回声为主，少部分为强回声，后壁无回声增强。周边绕有暗晕及中心坏死出现无回声区组成所谓"靶环征"或"牛眼征"。门脉瘤栓少见。肝门或腹主动脉周围转移形成实性弱回声光团较为多见。

(二)核医学

常规肝胶体显像可发现病变,但无定性价值。相应的单克隆抗体显像显示浓集灶,有定性价值。

(三)CT

所见病灶分布,大小与B超显示相似,病灶边界清楚,密度增匀,多为低密度灶。少数为等或高密度灶,个别有囊性转移灶。增强扫描可使病灶显示更好,或可出现病灶边缘环形增强。

(四)MRI

在各种影像检查方法中,MRI发现病变上最敏感。多数肝脏转移瘤下 T_1WI、T_2WI 延长,T_1WI 为低信号,T_2WI 为高信号;肿瘤形态多不规则,边缘不锐利,多发性者大小不等;肿瘤内信号不均匀,"靶征"或"牛眼征"亦多见于转移瘤。

(五)肝动脉造影

转移瘤与原发病变的血供状况基本相似,可分为下列类型。

1.多血型

多来源于平滑肌肉瘤,胆囊腺癌,部分肠癌,胰腺癌和其他非消化系统肿瘤等。造影表现为供血动脉增粗,分支可移位。新生血管较丰富,排列较规则,多在肿块周边分布,直接插入肿块者较少。肿瘤染色均匀或以周边染色为主,界限清楚,可出现"靶环征"。单发多血性转移瘤,难与肝癌鉴别

2.少血型

多来源于胃癌、肠癌和部分胰腺癌等。肝动脉直径正常,分支可有弧形移位。无或仅少量新生血管绕肿块边缘分布。肝实质期可见肝染色的基础上出现充盈缺损。有时可见病灶周围肝组织受压出现一细小密度增高环为假包膜征。多发细小病变常表现为斑驳状肝染色。

3.邻近转移

多来源于胃癌,胰腺癌,胆囊癌,病变直接侵入肝脏。造影可能发现原发病变。否则仅表现为局部肝动脉分支移位,因缺乏特征性,难与病变压迫所致者区别。

本病B超和CT检查的敏感性较高。动脉造影仅在鉴别诊断困难时采用。肝动脉-门脉造影CT检查(CTAP)能发现微小的转移灶。

第九节　胆管疾病

一、胆囊炎

胆囊炎分为急性胆囊炎和慢性胆囊炎。急性胆囊炎是由细菌感染、胆囊管梗阻或胰液向胆管反流等原因引起的胆囊急性炎症性疾病;慢性胆囊炎是最常见的胆囊疾病,其病因复杂,某些理化因素、细菌、病毒均可引起本病。

(一)病理

(1)胆囊梗阻是急性胆囊炎最常见的原因,约占90%。由于胆囊引流不畅,浓缩的胆汁刺激胆囊黏膜,发生化脓性炎症,使分泌增加,腔内压力增大,更加重了囊壁的损害,有利于细菌生长。以其病变程度不同分为三种类型:①急性单纯性胆囊炎:胆囊黏膜充血、水肿、渗出增加,胆囊壁不同程度增厚。②急性化脓性胆囊炎:胆囊内压增高,胆囊炎症严重,累及胆囊壁全层,壁明显增厚,产生大量脓性渗出。③急性坏疽性胆囊炎:胆囊内压力显著增高,使胆囊壁受压迫,导致循环障碍,发生坏死,甚至穿孔。

(2)慢性胆囊炎的基础病理改变为胆囊壁的慢性炎症和纤维组织增生,但其程度相差颇大。

(二)临床表现

(1)急性胆囊炎的临床症状因其病变程度不同而有较大差别。轻者仅有低热、倦怠、消化不良、右上腹胀痛等症状。重者起病急骤、高热、寒战、右上腹绞痛、恶心、呕吐,个别患者出现黄疸。

(2)慢性胆囊炎的临床表现差别也很大,一般有上腹胀痛的病史,局部可有压痛。

(三)影像学检查方法的比较与选择

急、慢性胆囊炎均应首选B超检查。超声检查可以比现有的其他任何检查方法都迅速而简便,而且可以估计其严重程度,发现其并发症。超声检查一般不受胆囊功能和患者条件的限制,是诊断急性胆囊炎的首选方法。但是轻症慢性胆囊炎的声像图改变不明显,诊断价值有限。其次可选CT、MRI检查。

(四)影像学表现

1.超声表现

(1)急性胆囊炎的声像图表现单纯性急性胆囊炎可仅表现胆囊壁轻度增厚、胆囊稍有紧张、胀满感。典型急性胆囊炎胆囊多数增大,特别是横径的增大更明显,胆囊壁呈弥漫性增厚,多数厚度大于5mm,甚至呈现"双边影"。胆囊内的脓汁和碎屑使正常为无回声的胆汁呈密集点状或条状回声,随呼吸动作呈悬浮状运动,可使正常的后方回声增强效应减弱或消失。胆囊周围经常可看到与囊壁增厚并存的狭窄的无回声带,是局限性腹膜炎的征象。

(2)慢性胆囊炎的声像图表现因慢性胆囊炎的病理改变程度不同,声像图表现差异颇大。轻症者可仅有不确切的囊壁增厚,或仅可见到结石回声,而外形和腔内回声无异常。炎症较重时,胆囊外形有不同程度增大,壁增厚,回声欠光整,有时出现类似急性胆囊炎的"双边影"。胆囊严重萎缩时,外形显著缩小,囊腔缩小,无胆汁回声或仅见结石强回声。

2.CT表现

(1)胆囊增大。

(2)胆囊壁均匀增厚。

(3)胆囊周围有低密度环。

(4)含气者可见气泡,脓肿形成可见液平面。

3.MRI表现

(1)胆囊壁增厚。

（2）胆囊内有黑色结石影。

（3）胆囊内积液或胆囊壁内积液征，呈长 T_1WI、长 T_2WI 信号。

（4）急性胆囊炎胆汁含水达 95％，呈长 T_1WI、长 T_2WI 信号。

（五）诊断要点

餐后右上腹痛，可有发热，右上腹压痛，Murphy 征阳性。B 超显示胆囊肿大、壁厚、不光滑。

（六）治疗方法的比较与选择

首选内科治疗，应用抗生素、利胆药物、解痉药物。化脓性胆囊炎、胆囊穿孔者行手术治疗。

二、胆囊结石

胆囊结石是最常见的胆囊疾病，在引起急腹症的疾病中仅次于阑尾炎。

（一）病理

1.胆固醇结石

成分为纯胆固醇或以胆固醇为主，绝大多数在胆囊内，X 线平片不显影。因其比重较小，有时可在胆汁中浮动。在我国此类结石约占 50％。

2.胆色素结石

主要成分为胆色素，X 线平片多数不显影，此类结石约 75％分布于胆管内。

3.混合性结石

主要由胆色素、胆固醇和钙盐组成。常为多发，体积较小，含钙较多，不透 X 线。

（二）临床表现

胆结石常与慢性胆囊炎并存，并互为因果。患者临床表现多为上腹部疼痛，有时发作时可能有心电图改变（胆心综合征）。较小的结石常因阻塞胆囊管而发生胆绞痛，可导致胆囊积水或积脓。

（三）影像学检查方法的比较与选择

超声检查对胆结石的诊断有很高的敏感性，准确性在 95％以上。使用高分辨率仪器，在有胆汁的情况下，可以发现小至 1mm 的结石。所以被公认为诊断胆囊结石的最好方法，在所有方法中被列为首选。其次可选 CT、MRI 检查。

（四）影像学表现

1.超声表现

（1）典型声像图表现：典型的胆结石胆囊腔内无回声区中的强回声后方伴有干净的声影，可随体位变化而移动。

（2）不典型声像图表现：①胆囊内无胆汁时的结石声像图表现为胆囊失去正常的轮廓和形态。胆汁无回声区消失，胆囊腔被强回声及声影取代。②如果结石小于 2～3mm 或密度太低可能不出现声影。③胆囊颈部的结石很容易遗漏，而产生假阴性结果。左侧卧位可使胆囊颈内的小结石进入胆囊体而被检出。④泥沙样结石沉积在胆囊最低位置，形成胆囊内沿胆囊壁分布的强回声带。当颗粒粗大或达到一定厚度时，可产生与强回声带一致的宽大声影。当体位变动时，在声像图上可以看到结石的移动和强回声带及声影的重新分布。

2.CT 表现

(1)阳性结石,胆囊内呈高密度影。

(2)阴性结石,胆囊造影可见充盈缺损影。

3.MRI 表现

(1)可溶性胆固醇与胆盐、胆石均无信号。

(2)T_1WI 胆汁浓缩呈高信号,结石无信号呈黑色。

(3)T_2WI 胆汁呈高信号,胆石无信号呈黑色。

(五)诊断要点

一般无症状,合并感染或胆管梗阻时有发热、右上腹痛、黄疸等,B超发现结石回声。

(六)治疗方法的比较与选择

无症状者行非手术治疗,如溶石疗法、碎石疗法、排石疗法,经内镜碎石、取石。胆囊结石并感染或胆囊管梗阻者可行腹腔镜下胆囊切除术。

三、胆管结石

胆管结石比较常见,占胆系结石的一半以上,它与代谢、慢性炎症和寄生虫病关系密切,是外科性黄疸的最常见病因。

(一)病理与临床表现

根据结石的来源分为原发性结石和继发性结石;根据结石的部位分为肝内胆管结石和肝外胆管结石,后者包括胆囊管结石。

1.肝外胆管结石

约占胆系结石的 $55\%\sim86\%$,多数为来自胆囊和(或)肝内胆管的继发性结石,小部分为肝外胆管内形成的原发性结石,多位于肝外胆管远端。由于结石的刺激和阻塞,胆管多数有扩张。胆囊壁因充血、水肿、增生和纤维化而增厚。当结石发生嵌顿或胆管发生急性炎症时,可导致完全性梗阻。患者多数有反复发作上腹痛和胆系感染病史,严重时出现上腹绞痛、黄疸、高热和寒战。

2.肝内胆管结石

约占胆系结石的 15%,多数为原发性色素性结石,或混合性结石,好发于肝左、右肝管汇合处左肝内胆管,常为多发性。病变胆管及梗阻近端胆管可有不同程度的胆汁淤积、扩张、炎症或不规则狭窄,可继发肝组织坏死、脓肿、化脓性胆管炎或肝叶萎缩等。肝内胆管结石病的临床症状与肝外胆管类似,但症状较轻。

(二)影像学检查方法的比较与选择

超声显像对肝外胆管结石的诊断准确率 $60\%\sim90\%$,对肝内胆管结石检出率多在 95% 以上。超声显像不仅可以确定结石的位置和估测大小,而且可以发现其并发症,被列为胆管结石首选诊断方法。其次可选做 CT、MRI 检查。

(三)影像学表现

1.超声表现

(1)肝外胆管结石:胆管腔内存在伴声影的恒定强光团,个别呈中等或低回声团。病变近端胆管有不同程度扩张,部分有管壁增厚,强回声团与管壁之间有明确的分界,能见到胆汁的细窄无回声带。

（2）肝内胆管结石。较易显示,其特征为:①沿肝内胆管分布,贴近门静脉的斑片状或条索状强回声,伴有声影。②当结石所在胆管有胆汁淤滞时,强回声周围呈现宽窄不等的无回声区。③结石近端小胆管扩张,与伴行的门静脉分支可形成"平行管"征,或呈树枝状、囊状,多数伴有肝外胆管扩张。当结石周围无胆汁存在时,仅在肝实质中显示边界清楚的强回声团。

2.CT 表现

阳性结石,胆管内呈高密度影。阴性结石呈充盈缺损影。

3.MRI 表现

阳性结石,胆管内无信号影,MRCP 呈充盈缺损影。

(四)诊断要点

1.肝外胆管结石

（1）一般无症状,合并感染或胆管梗阻时有发热、右上腹痛、黄疸等。

（2）B 超发现肝内外胆管扩张,可见结石回声。

（3）ERCP、PTC 可显示结石位置、大小。

2.肝内胆管结石

（1）发热、上腹痛、黄疸。

（2）白细胞增高、转氨酶、血清胆红素升高。

（3）胆管造影,ERCP、PTC 可显示结石部位、大小。

（4）B 超、CT 检查可明确诊断。

(五)治疗方法的比较与选择

以手术治疗为主,术后复发或残留结石可行胆管镜下碎石、取石术。

四、胆管蛔虫

胆管蛔虫病是肠道蛔虫向上窜入胆管引起的疾病。

(一)病理与临床表现

蛔虫体在胆管可引起胆管阻塞和继发性细菌感染,约 80% 病例,蛔虫居于胆总管内,有的病例蛔虫可深入到肝内胆管,少数病例蛔虫可窜入胆囊。蛔虫可阻塞胆管导致胆管扩张,但很少产生黄疸。蛔虫进入胆管引起上腹部剧烈疼痛或绞痛。

(二)影像学检查方法的比较与选择

超声显像是诊断本病最简便而准确的有效方法,能对 95% 以上的病例作出可靠诊断。其次可选做 CT、MRI 检查。

(三)超声表现

新近发病者声像图均显示肝外胆管扩张,扩张的胆管内可见均匀性中等或高回声条索,与胆管壁分界清楚。由虫体的假腔形成的无回声带使虫体回声呈现为两条光滑的平行线,呈"等号"状,也称"通心面"征或"双轨"征,横切面呈"同心圆"状。偶尔见到虫体蠕动的回声。蛔虫进入胆囊后,呈现为弧形或蜷曲管状回声,破碎后呈片状或颗粒状高回声。

(四)诊断要点

突然发生剑下剧烈"钻顶"样疼痛,可自行缓解。B 超示胆总管内有等信号平行管状,胆管造影可见胆管内蛔虫影。

(五)治疗方法的比较与选择

解痉、止痛、预防感染、驱蛔治疗。

五、胆囊癌

原发性胆囊癌并非少见,在消化道恶性肿瘤中居第五位。男女比例为 1:2.8,50 岁以上者占 82.3%。

(一)病理

原发性胆囊癌绝大多数为腺癌,占 71%～90%,未分化癌和鳞癌少见。癌肿多突向胆囊内腔呈隆起性生长,也可沿胆囊壁浸润生长。胆囊壁不规则增厚,内腔狭窄变形、闭合,甚至完全不能辨认其形态。多数胆囊癌伴有胆结石,癌组织常常发生于嵌顿结石的周围,所以,认为结石对胆囊壁的慢性刺激是胆囊癌的重要诱因之一。

(二)临床表现

早期胆囊癌往往缺乏临床症状,中晚期患者有腹痛、食欲缺乏、胆囊区压痛,有的可发生黄疸,类似胆囊结石和胆囊炎。

(三)影像学检查方法的比较与选择

自超声显像应用于临床之后,胆囊癌的术前诊断得到根本性改善。高分辨力的超声诊断仪,对胆囊癌诊断的准确率达 63.5%～82%,为首选的诊断方法,对部分病例可以在早期做出诊断。其次可选做 MRI、CT 检查。

(四)影像学表现

1.超声表现

(1)壁增厚型:胆囊壁呈局限性或弥漫性不均匀增厚,常以颈部或体部更为显著。回声可高可低,外壁不光滑,内壁粗糙,不规则。胆囊腔不均匀性狭窄或扩张,整个胆囊僵硬变形。

(2)隆起型:癌肿向胆囊腔内突出,直径多在 1cm 以上。有的基底宽,呈边缘规则的结节状,有的基底狭窄,呈乳头状。可单发,也可多发或互相融合成不规则团块状。瘤体多为弱回声或中等回声,局部胆囊壁正常连续性回声线破坏。

(3)混合型:同时具有壁增厚型和隆起型声像图表现,即壁增厚伴有向囊腔内突出的结节状或乳头状肿块,此型最多见。

(4)实块型:整个胆囊表现为杂乱的低回声或中等回声实性肿块。边缘不规则,内部由闭塞的胆囊腔及内容物形成不均质的点片状杂乱高回声,常可见伴有不典型声影的结石强回声。癌肿向周围浸润生长,使胆囊与肝的正常界面中断或消失,有时可见肝实质内浸润病灶。

2.MRI 表现

(1)胆囊壁不规则增厚,T_1WI 显示较清晰。

(2)胆囊内显示突出的肿块与增厚囊壁相连。

(3)邻近有转移灶,呈长 T_1WI、长 T_2WI 信号。

(4)伴有胆结石。

(5)伴梗阻性黄疸与肝内胆管扩张征。

3.CT 表现

(1)胆囊壁不规则增厚。

(2)胆囊内肿块强化。

(3)胆囊周围或肝内转移灶呈低密度,边界模糊。

(4)合并结石。

(五)诊断要点

有黄疸、腹痛、消瘦症状。B 超、CT 示胆囊内肿块影。胆囊造影示胆囊阴影不光滑,腔内有充盈缺损。

(六)治疗方法的比较与选择

早期行手术治疗,晚期有广泛浸润者行化疗或中药治疗。

六、胆管癌

胆管肿瘤可发生于胆管各个部位,其中以壶腹部肿瘤多见。

(一)病理

原发性胆管癌大多数为腺癌,约占 80%,少数为未分化癌和鳞癌。

(二)临床表现

胆管癌起病缓慢,无特殊症状和体征。患者可有肝区疼痛、食欲下降、体重减轻、发热等症状,往往为患者就诊的最早原因,黄疸有进行性加重特征。

(三)影像学检查方法的比较与选择

超声显像作为一种无创性方法,能对大多数胆管癌作出准确诊断,其准确性在上段及肝门附近达 90%,在下段胆管较低,60%～80%。不仅能确定肿瘤发生的部位,而且能估计其程度和侵犯周围组织的情况,为确定治疗方案提供可靠依据,被公认为诊断胆管癌的首选方法,其次可选做 MRI、CT 检查。

(四)影像学表现

1.超声表现

肿瘤自胆管壁呈乳头状或结节状突入管腔;也可弥漫性浸润生长,使管壁增厚、僵硬,内腔变窄,堵塞,近端胆管扩张;也可向周围扩散,侵及肝脏、胆囊、胰腺、肠管和淋巴结等邻近组织。硬化型胆管癌被公认为是一种特殊类型,常发生在肝管汇合处,偶尔发生在肝门部较大的肝内胆管。

2.CT 表现

扩张的胆管突然截断,有软组织块影,CT 呈等密度。壶腹部肿瘤可见双管征。

3.MRI 表现

T_1WI 呈低信号,T_2WI 呈高信号。

(五)诊断要点

进行性加重的黄疸、腹痛、消瘦,B 超显示胆管扩张或可见肿块,ERCP、PTC 示胆管某一段狭窄、充盈缺损。

(六)治疗方法的比较与选择

首选手术治疗,术后或不能耐受手术者可行放疗或化疗。

七、先天性胆总管囊状扩张症

(一)病理与临床表现

先天性胆总管囊状扩张症又称先天性胆总管囊肿,可发生于肝外胆管的任何部位,但是以主、上段胆总管处的发生率较高。其常见的病理类型有四种:①囊肿型;②憩室型;③肠内脱出型;④混合型。当发生于壶腹部时,与十二指肠和胰管相通,一般体积很小。发生于中、上段胆总管的囊肿可以较大,使胆囊被挤压前移。部分病例合并囊肿内结石,偶尔有癌变者。本病多见于女性,由于常在儿童期即有反复发作的上腹部疼痛、黄疸或腹部包块,所以较早被发现。

(二)影像学检查方法的比较与选择

超声显像是诊断胆总管囊状扩张症准确而简便的方法,对可疑病例迅速做出诊断。由于本病有发生癌变的可能,超声显像监视其囊壁变化,对早期发现癌变有重要价值。CT、MRI为次选检查。

(三)影像学表现

1.超声表现

典型的先天性胆总管囊状扩张症为肝门部呈现边界清楚的囊性无回声区,与胆总管相连。近端胆管不扩张或轻度扩张,囊性无回声区的大小在连续几次检查中可有变化。合并结石时,无回声区内可见结石强光团,伴有声影,局部囊壁增厚提示有癌变的可能。

2.CT表现

胆总管高度扩张,外形光滑,壁薄而均匀,囊内密度低,CT值近似水。肝内胆管近段扩张,而远段正常。

3.MRI表现

高度扩张的胆总管呈长 T_1WI、长 T_2WI 水样信号。

(四)诊断要点

患者有间歇性上腹痛、右上腹肿块和黄疸。B超、CT、ERCP可显示囊肿位置和大小,明确诊断。

(五)治疗方法的比较与选择

手术治疗。

第十节　胰腺疾病

一、胰腺癌

胰腺癌是胰腺最常见的肿瘤,其发病率近年来明显上升。据美国统计,胰腺癌已上升为仅次于肺癌,结、直肠癌和乳腺癌的第四位恶性肿瘤。胰腺癌多发生于 40 岁以上的中老年。

(一)临床与病理临床表现

主要为腹部胀痛不适、胃纳减退、体重减轻。胰头癌可以早期出现梗阻性黄疸。

胰腺癌发生于胰头部最多,占 60%～70%。胰体癌次之,胰尾癌更次之。胰腺癌因常常早期侵犯胆总管下端、引起梗阻性黄疸而发现较早;胰体、尾癌早期症状常不明显,多因肿块就诊,发现时常已是晚期。

胰腺癌绝大多数起源于胰管上皮细胞,呈富有纤维组织质地坚硬灰白色肿块。胰腺癌为少血管肿瘤。仅极少部分胰腺癌起源于腺泡上皮。胰腺癌可局部直接侵犯或通过血行、淋巴转移。胰头癌常直接侵犯胆总管、十二指肠;胰体癌常直接侵犯腹腔动脉、肠系膜上动脉起始部;胰尾癌常侵犯脾门。胰腺癌易经门静脉转移到肝脏。胰腺癌通过淋巴转移表现为胰周及后腹膜淋巴结肿大。

(二)影像学表现

1.X 线

(1)平片检查不能显示胰腺。没有价值。

(2)胃肠道钡剂造影检查:在胰头癌肿块较大侵犯十二指肠时做低张十二指肠钡剂造影检查,可见十二指肠内缘反"3"字形压迹,并有内缘肠黏膜破坏。胰体、尾癌可侵犯十二指肠水平段,导致局限性肠管狭窄、僵硬、黏膜破坏、钡剂通过受阻。但是在胰腺癌早期,胃肠道钡剂造影检查可完全无异常表现。

2.CT

(1)胰腺局部增大、肿块形成是胰腺癌主要和直接的表现。①胰腺正常光滑连续的外形因局部隆起而改变,肿块可呈分叶状。癌肿块的密度在平扫时与正常胰腺等密度,如肿瘤较大、其内发生液化坏死时则在肿瘤内可见部分不规则的低密度区。胰腺癌为少血管肿瘤、增强扫描时密度增加不明显,而正常胰腺组织强化明显且密度均匀。所以增强扫描可以使肿块显示得更清楚。如果肿瘤小于 3cm 胰腺外形改变不明显时,增强扫描对显示肿瘤就尤为重要。螺旋 CT 薄层双期(动、静脉期)扫描对提高早期胰腺癌检出的敏感性十分有价值。②胰头癌常可见到胰头部增大而胰体尾部萎缩的表现,对于诊断很有价值。胰头钩突部癌表现为正常胰头钩突部的三角形形态消失,其前、后缘分别向前、后突起而变成球形;肿大的胰头钩突部将肠系膜上动脉和肠系膜上动脉起始部抬起而在横断面上表现为肠系膜上动脉从腹主动脉起始段变直、伸长。③胰腺体、尾部癌往往肿瘤较大才来就诊,肿块内常可见低密度坏死。

(2)胰管阻塞肿瘤远端的主胰管扩张。甚至形成潴留性囊肿。由于胰腺癌都发生于导管上皮,胰管阻塞扩张是很重要的表现。胰头癌可见其后整个主胰管都扩张。CT 表现为条状低密度、沿胰腺走行。注意不要将胰腺与脾动脉间的正常脂肪间隙误认为扩张的胰管。少数胰头钩突部癌发生在导管开口以下,可能不发生主胰管扩张。

(3)胆总管阻塞胰头癌常常早期侵犯胆总管下端引起胆总管阻塞,造成梗阻性黄疸。梗阻近端胆总管、胆囊及肝胆管均见扩张。胰管、胆总管部受累的所谓"双管征"是诊断胰头癌较可靠的征象。

(4)肿瘤侵犯胰腺周围血管与胰腺毗邻关系密切的大血管有肠系膜上动脉、肠系膜上静脉、脾静脉、脾静脉、腔静脉、门静脉、腹腔动脉及腹主动脉。胰腺癌侵犯血管 CT 表现为胰腺与血管之间的脂肪间隙消失。肿块包绕血管,血管形态不规则、变细,血管内有癌栓形成甚至完全阻塞。肿瘤有无侵犯重要血管是术前 CT 判断肿瘤能否切除的重要依据。

(5)肿瘤侵犯周围脏器胰腺癌易侵犯十二指肠、胃窦后壁、结肠、大网膜。十二指肠及结肠受累,CT显示局部肠管壁增厚、僵硬并引起消化道阻塞、近端肠管扩张。胃窦后壁受累则见胃与胰腺的脂肪间隙消失,胃壁局限性增厚或肿块突入胃腔。胰腺癌侵犯大网膜致大网膜混浊、增厚形成所谓"饼状大网膜",常同时有腹膜种植转移,而合并有大量腹腔积液。

(6)肿瘤转移。①血行转移:胰腺癌易经门静脉转移,肝脏是胰腺癌转移最常见的部位。表现为肝单个或多个圆形低密度肿块,增强扫描肿块的边缘呈环状强化,须注意。胰腺癌肝转移有时可表现为囊性病变。胰腺癌也可经血行发生远处其他脏器或骨骼转移。②淋巴转移:胰腺癌淋巴转移最常见于腹腔动脉和肠系膜上动脉根部周围的淋巴结;其次为下腔静脉、腹主动脉旁、肝门区及胃周淋巴结。肿大的淋巴结呈圆形、软组织密度结节,增强扫描时血管强化而淋巴结密度不增加,可以清楚区分。

3.MRI

除能横断面成像外,还能作ERCP检查,有其独特的价值。MRI表现的横断面所见与CT相同。T1WI肿瘤呈低或等信号,T2WI肿瘤呈等、高信号。由于肿瘤液化、出血、坏死,肿瘤在T2WI可表现为混杂不均信号。肿瘤液化囊变则表现为T2WI不规则高信号区。

4.ERCP

可以清楚显示梗阻扩张的胰管和胆管,其梗阻末端呈喙突状。如见双管同时受累对于胰头癌的诊断很有意义。

(三)鉴别诊断

1.慢性胰腺炎

一部分慢性胰腺炎反复发作,可表现为胰腺间局限性增大,但其密度较均匀,特别重要的是钙化较多,且形态较规整。临床上有反复发作史,病史较长,可有血、尿淀粉酶的增高。ERCP显示胰管不规则扩张、迂曲,或扩张但无截断,可以鉴别。有时仅凭CT无法与胰腺癌鉴别,应行CT引导下穿刺活检。

2.胰腺非导管细胞上皮肿瘤

可分为恶性及良性两种,前者有腺泡癌、未分化肿瘤等;后者有囊腺瘤、乳头状实质性肿瘤等。此类肿瘤,较少见,就诊时瘤体较大。

3.胰腺的内分泌肿瘤

有内分泌症状者较有特性,发病较早,瘤体较小,增强扫描结节呈明显强化。无内分泌症状者,发病较晚,瘤体可较大。恶性者可有转移灶的出现。胰管扩张者少,与导管上皮肿瘤不同。

4.起源于间质的肿瘤

良性如海绵状血管瘤、囊状淋巴管瘤、纤维瘤;恶性者如淋巴瘤等非常少见,一般瘤体较胰腺导管上皮癌大,余无特异表现。

5.胰腺转移瘤

尸检率占3%,其中以黑色素瘤、乳腺癌和肺癌多见。CT表现无特异性,需结合临床病史确诊。

二、胰腺炎症

(一)急性胰腺炎

急性胰腺炎为最常见的胰腺疾病,也是常见的急腹症之一。病情轻重不一,大部分为单纯水肿型,少数(10%～20%)为出血坏死型,重症胰腺炎常危及患者生命。急性胰腺炎多见于成年人,男女之比为 1:1.7,国内女性患者多于男性,与女性胆管疾病发病率高有关。

1.病理

在炎症早期,胰腺轻度肿胀,间质充血肿,少数中性粒细胞浸润。随病情进展,出现胰腺局灶性或弥漫性的出血、坏死:胰腺腺泡及小叶结构模糊不清;胰腺内、胰腺周围,甚至肠系膜、网膜以及后腹膜脂肪不同程度坏死及液体积聚。随着炎症被控制,胰腺内、外积液可被纤维包绕而形成假性囊肿。假性囊肿作为急性胰腺炎的并发症大约在病程的 4～6 周内形成,为积液未能及时吸收、被纤维组织粘连包囊而成,发生率约为 10%。囊肿可位于胰腺内或胰腺外,后者更多,可单发或多发。胰腺内囊肿可位于胰腺间、体、尾的任何部位,以体、尾部较多见。胰腺外囊肿的分布以胰周、小网膜囊、左前肾旁间隙的后腹膜区域最为常见。

严重的坏死性胰腺炎可并发蜂窝织炎和胰腺脓肿。病理上蜂窝织炎由炎性肿块、硬结有胰腺和胰周坏死的脂肪结缔组织构成,由含蛋白酶的胰液外溢引起。轻度的胰腺炎很少发生脓肿,但坏死性胰腺炎同时伴有严重蜂窝织炎时,脓肿的发生率为 3%～22%。胰腺或胰腺外积液、失活的坏死组织以及蜂窝织炎均可继发感染而形成脓肿。

2.临床表现

临床上起病急骤,主要症状有以下几点。

(1)上腹部疼痛,通常为持续性,程度较剧,常放射到胸背部。

(2)发热。

(3)恶心、呕吐等胃肠道症状。

(4)重者有低血压和休克。

(5)腹膜炎体征,如上腹部压痛、反跳痛和肌紧张。

(6)其他如黄疸及各种并发症症状。实验室检查:血白细胞计数升高,血和尿淀粉酶升高。

3.影像学表现

(1)X 线:胰腺炎可引起邻近肠襻反射性怒张,平片可见上腹部有胀气的空肠肠襻。

(2)CT:急性单纯性胰腺炎:少数轻型患者,CT 可无阳性表现。多数病例均有不同程度胰腺体积弥漫性增大。胰腺密度正常或轻度下降,密度均匀或不均匀,后者系胰腺间质水肿所致。胰腺轮廓清楚或模糊,渗出明显的,除胰腺轮廓模糊外,可有胰周积液。注射对比剂增强扫描,胰腺均匀增强,无坏死区域。

急性出血坏死性胰腺炎:胰腺有不同程度的出血、坏死改变,伴脂肪坏死。出血和坏死灶呈局灶性或弥漫性。目前该病的总死亡率为 40%～50%,并发症高达 65%,预后凶险。主要CT 表现为:①胰腺体积常有明显增大,且为弥漫性。胰腺体积增大与临床严重程度一致。②胰腺密度改变与胰腺病理变化密切相关。胰腺水肿则 CT 值降低,坏死区域的 CT 值更低,表现为囊样低密度区域,而出血区域的 CT 值则高于正常胰腺,整个胰腺密度显得很不均匀。增强扫描可使胰腺正常组织与坏死区对比更明显。③胰腺周围的脂肪间隙消失,胰腺边界由于炎性渗出而变得模糊不清。④胰周往往出现明显脂肪坏死和胰周或胰腺外积液。小网膜囊积液最为常见。小网膜囊为一潜在间隙,位于胰腺的前方和胃的后方,与胰腺仅相隔一薄层结缔组织和壁腹膜。小网膜囊内液体可经温氏孔进入腹腔内。但因炎症粘连常使温氏孔闭塞,所以形成腹腔积液的机会很少。胰腺为腹膜后脏器,所以胰腺炎常累及腹膜后腔隙。左前肾旁间隙为后腹膜与肾筋膜之间的潜在腔隙,来自胰腺炎症的液体常首先充盈其中形成左前肾旁间隙积液。胰头部炎症时还可侵犯右肾前旁间隙。左、右前肾旁间隙之间经中线可能有勾通,因此一侧肾旁间隙的炎症可以扩散到对侧。肾周筋膜可因炎症而增厚,炎症还可穿过肾周围筋膜进入肾周间隙内。胰腺炎还可经后肾旁间隙扩展到椎旁、盆腔和大腿上部;经小网膜囊和静脉韧带裂隙进入肝实质内,经脾门侵入脾;经膈角之间和裂孔进入纵隔;经横结肠系膜到达横结肠;沿小肠系膜根部扩展。⑤急性坏死性胰腺炎的并发症有胰腺蜂窝织炎和胰腺脓肿,其 CT 表现为胰腺外形模糊。与周围大片不规则低密度软组织影融合成片,其内密度不均匀,增强后有不规则低密度区。CT 对两者的区分有一定困难。脓肿比较可靠的征象为病灶区域出现散在小气泡,提示产气杆菌感染。但这种征象的出现率仅占 29%～64%。当鉴别诊断有困难时,应尽早在 CT 或 US 导引下穿刺抽吸,做生化检查及细菌培养。⑥假性囊肿:CT 表现为大小不一的圆形或卵圆形囊性肿块,囊内为液体密度。绝大多数为单房,囊壁均匀、可厚可薄。

(3)MRI:胰腺急性炎性改变导致胰腺肿大、外形不规则,T_1WI 表现为低信号,T_2WI 表现为高信号。胰腺的边缘模糊不清。胰腺炎产生的胰腺内、外积液,MRI 表现为 T_1WI 低信号、T_2WI 高信号区。假性囊肿形成则表现为圆形、边界清楚、整壁光滑锐利的影像,MRI 信号均匀,呈 T_1WI 低信号、T_2WI 高信号。如果胰腺炎合并有出血时,随着正铁血红蛋白的出现,可表现为 T_1WI 和 T_2WI 均呈高信号。

4.鉴别诊断

根据影像学所见结合临床表现,多数急性胰腺炎患者的诊断应不困难。形成假性囊肿后,有时需与其他囊性病变鉴别。

(二)慢性胰腺炎

慢性胰腺炎的病因是多方面的。国外报道 70%～80%的病例与长期酗酒有关。酒精作用可减少胰液的分泌,使胰液中的蛋白质成分增加,在小胰管中沉积,引起填塞、慢性炎症和钙化。国内报道多达半数左右的患者是由急性炎症反复发作而成,其中有的显然与胆石症及胆管炎症有关。其他原因有甲状旁腺功能亢进所致的高钙血症、长期严重营养不良、家庭性遗传性因素等。

1.病理

病理上分为酒精性和梗阻性慢性胰腺炎两大类。其共同特点为胰腺纤维化,质地变硬。体积缩小,正常小叶结构丧失,晚期腺体完全萎缩,被纤维和脂肪组织取代,胰岛组织也遭受破坏。酒精性慢性胰腺炎的特点为:小导管和主导管均扩张,管腔内有蛋白类物质或栓子,并有碳酸盐沉着,胰管结石和胰体钙化比较常见。梗阻性慢性胰腺炎的特点为:大导管有中度扩张,而小导管仍正常大小;导管上皮完整,管腔内无堵塞物且很少钙化。

2.临床表现

(1)上中腹部疼痛:为慢性胰腺炎的最主要症状。饮酒和饱餐可诱发疼痛或使疼痛加重。

(2)体重减轻:由于厌食或因腹痛不敢进食所致。严重的病例胰液分泌减少致消化不良和腹泻,使体重减轻进一步加重。

(3)胰腺功能不全:由于腺体和胰岛细胞大量破坏,损害胰腺的内、外分泌功能,前者可并发糖尿病,后者引起消化不良,其粪便奇臭,量多呈泡沫状,含大量脂肪颗粒。

3.影像学表现

(1)X线:部分患者在胰腺区可见不规则斑点状钙化阴影。

(2)CT:慢性胰腺炎的CT表现多样,变化不一。轻型病例CT可完全正常,主要阳性表现为:①胰腺体积变化:慢性胰腺炎病例腺体大小可能正常、缩小或增大。腺体萎缩可以是节段性或弥漫性;前者可仅局限于胰腺头、体、尾某部,后者则整个胰腺受累。薄层高分辨力CT可见扩张的主胰管,而其相邻的腺体菲薄或几乎不能见到。弥漫性萎缩也见于糖尿病患者,CT难以分辨因果关系。萎缩也为老年性改变,须结合临床病史考虑。炎症也可导致胰腺体积增大,增大多数为弥漫性;但少数可为局限性,形成炎性肿块。通常局限于胰头,须注意与胰腺癌鉴别。②胰管扩张:多数病例CT可显示不同程度的胰管扩张,薄层CT扫描可显示得更清楚。胰管扩张可累及整个胰管,也可局限于某部较显著;可表现为均匀性管状扩张,也可为狭窄与扩张交替存在呈串珠状表现。串珠状扩张的胰管较多见于慢性胰腺炎症;管状扩张在炎症与肿瘤均可见到。胰管扩张本身没有诊断特异性,应结合胆总管扩张与否、胰腺有无肿块和钙化等其他特征以及病史等综合分析。③胰管结石和胰腺实质钙化:为慢性胰腺炎的较可靠的CT征象。但须注意文献报道有2%～4%胰腺钙化者为胰腺癌,是胰腺癌继发于慢性胰腺炎存在的钙化还是胰腺癌自身有钙化,尚无定论。④假性囊肿:约34%病例同时有假性囊肿存在。与慢性胰腺炎不同之处为,这类病例的囊肿常位于胰腺内,并以胰头区较常见,往往为多发,囊壁较厚。可伴钙化,注射对比剂后壁有强化。多个小囊肿聚集一起呈蜂窝状或分房状表现,须与囊性肿瘤或癌性囊样坏死鉴别。

(3)MRI:胰腺弥漫或局限性增大,也可呈胰腺萎缩 T1WI 表现为混杂的低信号,T2WI 表现为混杂的高信号。钙化灶在 MRI 上表现为低信号或无信号。

4.鉴别诊断

主要应与胰腺癌鉴别,二者 CT 征象均可表现为胰头呈分叶状增大,强化不明显;但二者胰管扩张有所不同。文献报道慢性胰腺炎的胰管扩大呈串珠状、线状、迂曲或不规则;而胰头癌的胰管扩张多较光滑和规则,或呈截断状。胰腺钙化多见于慢性炎症而少见于胰腺癌。

第十一节　脾脏疾病

一、概述

脾脏具有多种生理功能,能滤血、贮血,产生免疫球蛋白、免疫细胞,参与多种免疫反应过程,特殊情况下可造血等。

(一)X 线

传统 X 检查方法主要有透视、平片、胃肠钡餐和血管造影。除血管造影能显示脾脏的全貌外,其他仅能部分或间接了解脾的情况。

(二)核医学

由于脾脏对标有核素的变性红细胞有特异的摄取作用,能良好地显像,显示出其大小及形态,有占位性病变则呈缺损灶,梗死为楔形缺损,亦可显示副脾的存在与否。

(三)超声

为目前脾脏检查的首选方法,对其大小、形态及内部结构有良好的显示作用,且价格便宜。

(四)CT 及 MRI

均能良好的显示脾脏大小、形态及密度。

二、脾脏肿大

脾脏肿大可由多种原因造成,往往是系统性疾病,如血液病、肝硬化门脉高压、疟疾等。

一般临床上根据腹部扣诊即可确定有无脾脏大。影像检查的目的主要在于了解及证实是否真正脾大,比如要排除脾脏下垂造成的假肿大,以及准确的定量诊断和了解脾脏大的原因。

(一)X 线

透视,平片及胃肠钡餐不利于轻度脾肿大的诊断。中至重度肿大时主要显示胃受压前移,横结肠受压下移,左上腹密度增高。脾动脉造影可显示脾动脉增粗、迂曲,其分支则可增多、正常或细少。如有占位病变分支可弧形移位。一般脾染色均匀,如有占位病变则可出现充盈缺损区。

(二)核医学

采用 $^{51}Cr-RBC$(^{51}铬红细胞)或 ^{99m}Tc 热变性红细胞可使脾脏显影。特别用 ECT 扫描检查时能准确测算脾脏大小。如有占位病变则在脾显像的基础上出现充盈缺损区。

(三)超声

1.脾脏肿大的确定

脾脏厚度超过 4.0cm,或长度超过 12cm 或左肋缘下探及脾脏并除外脾下垂,均可诊为脾大。

2.分度

平卧位深吸气时左肋缘下可探及 2～3cm 为轻度增大;3cm 以上至平脐为中度增大;达脐水平以下者为重度增大。

3.形态变化

脾大常可见其边缘圆钝,正常的脾门凹陷变浅。

4.实质变化

急性充血性肿大时脾实质呈弱回声;慢性增生病变则为分布均匀的密集中小光点;纤维性增生时回声增强,光点粗大且分布不均匀。

5.血管变化

门脉高压所致脾肿大可见脾门及实质内血管增多,脾静脉主干内径大于 10mm。

(四)CT

横断面脾脏最大前后径在 5 个肋单元之内。超过 5 个肋单元及厚度超过 4cm 均可诊为脾大。其他表现常有助于诊断脾肿大的原因。

三、先天性变异

脾脏先天性变异主要有副脾和多脾。前者并不少见,后者常合并心血管及内脏畸形,亦称多脾综合征。

副脾的发生率 10%～30%。其大小为数毫米至数厘米,主要位于脾门。影像检查的目的是与其他肿块鉴别。常规 X 线检查难以发现副脾。动脉造影可显示脾门区的小结节影显影和染色消退时间均与主脾脏一致,为与其他结节鉴别要点。B 超检查亦能显示脾门区的小结节影,其包膜光整,内部回声的密度与强度与脾脏一致。CT 检查所见与上述相似,特别增强动态扫描时,副脾和主脾增强和消退发生的时间一致

多脾综合征 CT 可显示多种畸形,如多脾(常位于右上腹),内脏转位,肝左右叶等大以及下腔静脉缺如等。胃肠道钡餐造影显示胃肠部分或完全转位。

四、脾脓肿和囊肿

脾脓肿多来自血行感染,少数合并于外伤后脾梗死。近年来由于脾栓塞术的应用日趋广泛,栓塞后大量脾组织坏死合并感染的病例明显增多。临床表现为发热,白细胞升高,左上腹痛,甚至合并胸腔积液。

(一)X 线

腹平片可显示脾影增大。囊壁钙化时可见蛋壳样弧形高密度影。脓肿内可有液平(立位)或气体的低密度影。

(二)核医学

可显示脾内圆形充盈缺损,囊肿边界光整,脓肿呈"锅底形"缺损。

(三)超声

脾内出现边界清楚的无回声暗区。囊肿壁较薄而厚度均匀。脓肿壁较厚且不均匀,后方伴增强效应。脓肿者暗区内常可见点状稍强回声,为细小组织碎片影。

(四)CT

脾内境界清楚的圆形水样密度灶。囊壁密度均匀,不增强。脓肿的壁常较厚且不规则,其内部密度亦较囊肿高且不均匀。其内气体极易发现。

五、脾外伤

上腹部钝性外伤常伤及富血且较脆的脾脏,结果主要为脾破裂及血肿。临床表现为左上腹痛,压痛,失血性休克及腹腔穿刺抽出新鲜血液。

(一)X 线

常规检查手段一般无重要价值。脾破裂动脉造影表现为脾内近边缘部的小动脉痉挛变细,活动性出血则可见造影剂外溢实质期破裂区染色不均匀呈斑驳状,表示局部小血肿及脾组织破碎。脾血肿则主要表现为血肿区动脉分支受压移位,实质期局部充盈缺损,呈不规则状,而包膜下血肿呈新月形。

(二)超声

脾破裂的区域包膜连续性中断或不规则,挫伤的脾组织回声强弱不均,边界不清,液性暗区或低回声区表示血肿形成。腹腔内常可探及出血造成的液性暗区,常位于左膈下和左侧肠间隙内。脾血肿时脾增大,外形失常。在脾内或包膜下探及边缘不规则的液性暗区,脾实质受挤移位。包膜下血肿在探头加压扫描时暗区可发生形态改变。结合外伤史其鉴别诊断常不困难。

(三)CT

脾血肿一般在平扫均能定其大小范围。血肿的密度随时间而变化。新鲜血肿与脾的密度相等或稍高,随着时间的推移密度逐渐降低。为发现等密度血肿应做增强扫描,正常脾脏密度增高可明显反衬出血肿的大小范围。脾破裂的 CT 表现较隐蔽,原为光滑锐利的包膜变得模糊不清和脾实质内出现不规则的条状低密度影可提示诊断。同时发现脾周及腹腔内出血对诊断有帮助。

(四)核医学

$^{99m}Tc-RBC$ 血池显像可显示出血部位和量,但因临床急于抢救处理,很少要求核医学检查。

第十二节　腹膜腔疾病

一、腹腔积液

腹腔积液使潜在的各腹膜间隙撑开,使后者的解剖结构特征得到很好的比衬显示,从而有利于对各间隙积液、感染、出血等进行准确定位诊断。

(一)病理与临床

全身性和(或)局部的原因均可导致液体从血管和淋巴管内渗出或漏出到腹膜腔。按其性质可分为漏出液和渗出液;从其外观来看又可分为浆液性、黏液性、血性和脓性等。

单纯就腹腔积液而言,少量腹腔积液可以无症状;中等量以上时出现腹围增大,腹内压增高,横膈抬高可产生呼吸困难和心悸。

(二)影像学表现

1.X 线

(1)盆腔积液:盆腔区域密度较大,充气的乙状结肠和(或)部分小肠被推上移。依盆内液体数量,可使充气肠曲不同程度上移,致使盆内投影呈新月形或半月形。

(2)结肠旁沟积液:仰卧位上,升、降结肠与胁腹指线间距离加宽,呈均匀一致的中等密度影,而改变为侧卧位后靠上方侧结肠旁沟则变窄。

(3)肝肾隐窝积液:右肾上腺区域密度加大;肝下缘界线模糊;肝角不清;肝影向下方增大。

(4)双侧膈下积液:除使横膈上移外,在右侧可使肝下缘间接下移,左侧可表现横膈与胃底间距离增宽。

(5)腹腔大量积液:各充气肠曲之间的间隙也加宽,腹部密度加大,并出现两胁腹壁以及下胸壁向外突出,肋间隙增宽,横膈上升。

2.CT

腹腔积液的密度,一般认为漏出液 CT 值与水近似($0\sim15\mathrm{Hu}$),乳糜性腹腔积液则为负值,而渗出性腹腔积液或血性腹腔积液则偏高(大于 $15\mathrm{Hu}$)。

3.MRI

表现为腹腔脏器周围呈带状的长 T_1、长 T_2 信号。在发现腹腔积液的同时,有时可观察到引起腹腔积液的病变情况。

(三)诊断与鉴别诊断

1.诊断

影像学检查,尤其是 CT、MRI 能准确显示和诊断腹腔积液及其所在部位,定性则难。腹腔积液的定性主要依靠临床和腹腔积液生化检查。

2.鉴别诊断

(1)胸、腹腔积液的鉴别:胸腔积液见于后肋膈角区,在膈顶弧线之外后方,同肝脏的界线模糊;而腹腔积液则在膈顶的内前方,因肝脏裸区的存在,腹腔积液不可能抵达肝脏的后上缘,与肝缘关系密切,界线清晰。

(2)腹腔积液与腹腔内肿块的鉴别:一般局限性积液无明显边缘,增强前后 CT 值不会改变。但仅从影像学表现很难区别时,要结合超声,必要时行穿刺抽吸来确诊。

二、腹膜腔肿瘤

(一)病理与临床

腹膜腔良性肿瘤极为少见,恶性肿瘤较为常见,分原发性与继发性两大类。原发性者很少,多以腹膜间皮瘤为主。继发性者居多,多来源于腹内脏器肿瘤的种植扩散。

良性肿瘤较小时多无症状,长到一定大小时由于肿瘤挤压腹内脏器而产生症状,主要为疼痛和腹胀。恶性肿瘤可产生以下症状:腹腔积液,通常为浆液性带血性腹腔积液,增长速度快;肠梗阻症状,肿瘤压迫胃肠道或与胃肠道粘连;较大肿瘤可扪及肿块,腹壁侧出现侧支循环扩张、恶病质等。

(二)影像学表现

1.X 线

可发现腹腔积液、肠壁增厚、部分脏器受压移位,腹腔软组织密度肿块以及异常钙化。

2.CT

肿瘤累及腹膜壁层,沿腹膜面生长,呈板块状及结节状,表现为以腹膜壁层为基底,表面不光滑或有小结节向腹内突起,常为多发性,也可在腹腔某处单纯表现为结节状。肿瘤若累及腹膜脏层,主要表现为腹内脏器表面有肿块或板状增厚,通常合并粘连。发生于胃肠道脏器周围者,还可表现出管腔受压、推移。系膜、韧带、网膜恶性肿瘤多是继发性,表现为:实质性肿块、囊性肿块及小结节影。淋巴性肿瘤倾向于圆形结节或多数圆形病灶的融合。腹膜腔肿瘤常与腹腔积液合并存在。

3.MRI

可显示腹膜腔全貌,从而了解病变的全面情况及受累范围。血性腹腔积液,尤其是新近出血在 T_1WI 及 T_2WI 上均可显示为稍高信号。通过肿瘤在 T_1WI 及 T_2WI 上的信号高低可大致判断出肿瘤的组织成分。增强扫描可了解肿瘤是否富含血供,帮助判断肿瘤的结构特点,有利于腹膜腔肿瘤的诊断。

(三)诊断与鉴别诊断

原发性腹膜腔肿瘤,非常少见,因此应首先除外转移性肿瘤后才可考虑,最终诊断有待于病理学检查。继发性腹膜腔肿瘤,比较常见,根据影像学征象结合转移瘤扩散途径可作出诊断。

第十三节　急腹症

急腹症是以急性腹痛为主要临床表现并需紧急处理的腹部疾病群,基本病理改变包括炎症、肿瘤、梗阻、穿孔和出血。儿童急腹症病因随年龄大小不同而不同,新生儿以先天性畸形所致急腹症多见,如先天性幽门肥厚、肠闭锁、肠狭窄、胎粪性腹膜炎、肠旋转不良、先天性巨结肠等;婴幼儿则常见急性坏死性小肠结肠炎、肠套叠等;成人急腹症以阑尾炎、绞窄性疝、肠梗阻和腹部创伤常见。早在 20 世纪 70 年代以前,对急腹症的影像诊断,主要采用普通 X 线检查。如急腹症中的消化道金属异物、肠梗阻、消化道穿孔等,透视和平片都能作出正确的诊断。20 世纪 70 年代以后,由于超声简单易行、无辐射损害,对实质性脏器和腹腔病变显示较为清楚,可作为部分急腹症的首选检查方法。进入 20 世纪 80 年代后,随着 CT 的出现,尤其是近年来多层螺旋 CT 的迅速发展,其拥有高分辨率的容积扫描能力和强大的后处理功能如多平面三维重建、CTA 等,对软组织鉴别能力较强、能发现异常密度改变,并且容易对病变进行定位,对胰腺炎、阑尾炎、肠梗阻、实质脏器破裂、血管狭窄栓塞等多种原因所致急腹症的诊断敏感、准确,日益成为急腹症影像诊断的重要检查手段。20 世纪末,磁共振成像技术的快速发展,使得用于急腹症检查成为可能,但由于费用较高,尚难普及。所以,普通 X 线检查和 B 超检查是诊断急腹症的首选检查方法,必要时再作 CT 或 MRI 检查。

一、检查方法

(一)X 线检查

1.腹部透视

腹部透视具有多体位、多方位观察以及对器官形态和动态观察的优点。一般采用立位,在腹部透视之前,应先行胸部透视,排除引起类似急腹症症状的某些胸部疾病。例如,右下急性肺炎、胸膜炎等。

急腹症腹部透视,主要是观察腹腔及肠管内是否存在异常气体及液体;肠管内是否存在异常充气扩张;消化道内有无金属异物阴影。如胃肠道穿孔常引起腹腔内游离气体;肠梗阻可引起肠腔充气扩张及气液面形成。

腹部透视对急腹症的检查存在一定限度,如较小的结石或钙斑,肾周脂肪线等,透视较难看清;也没有留下客观记录;患者接受较多的 X 射线量等。这些限制了腹部透视在实际工作中的广泛应用。

2.腹部平片

腹部平片应包括整个腹部,上方可见双侧膈肌顶部,下方应包括耻骨联合。平片与透视相比,所显示的图像更为清晰,过去认为主要适用于透视下不能明确诊断或不能配合透视的患者,现在作为急腹症的常规检查,以便为临床留下客观资料。依不同病变,摄取不同体位的平片。

(1)立位平片:主要适用于肠梗阻和消化道穿孔的急腹症。根据气体上浮的原理,可以确认腹腔内有无游离气体以及肠腔内有无异常气体或液体。

(2)仰卧位平片:可以确切观察病变大肠、小肠的位置,对肠梗阻的定位诊断有重要的价值。对泌尿系、胆系阳性结石及腹部金属异物均能显示。

(3)侧卧水平投照片:适用于病情严重的患者,可以观察腹腔内、肠管内是否有异常气体及液体,为临床提供有价值的信息。

(4)站立侧位投照片:主要用于区别肾脏阳性结石或胆囊阳性结石阴影,以及对腹腔内脓肿、脓腔进行三维空间定位。

3.造影检查

(1)上消化道造影:上消化道造影应包括食管、胃、十二指肠和近端空肠。食管异物虽不属于急腹症范畴,但作为消化道的一部分,检查时也应注意。怀疑为胃肠道穿孔及肠梗阻时,应采用可吸收性有机碘水溶液检查,如泛影葡胺,可明确穿孔及梗阻部位,但禁用钡餐检查,因硫酸钡不被胃肠道吸收,可加重梗阻,一旦进入腹腔,可引起感染,应予注意。当怀疑为先天性幽门肥厚、十二指肠不全梗阻时,可采用钡餐检查。

(2)结肠造影:采用灌肠方法,造影剂可选用钡剂、空气或气钡混合,主要用于诊断肠套叠以及确定肠套叠的部位和类型,并可同时在透视下对肠套叠进行灌肠复位。

(3)血管造影/DSA:属于有创性检查,对于以急性失血为主要临床表现的一类急腹症,是最有效和敏感的检查方法。对急性消化道大出血的患者,可行选择性或超选择性血管造影。DSA 不仅具有定位和定性的双重诊断价值,同时还可有针对性地进行止血治疗。DSA 检查技术已在一些有条件的大型医院广泛开展,对急性消化道大出血患者的诊治有极大地帮助。

(二)USG 检查

超声具有实时显示、操作简单、可重复检查、准确率高及无创伤无痛苦等优点而得到广泛应用。一般取仰卧位,将探头置于腹部,做横向、纵向扫查,但急诊患者往往体位受限,检查者应灵活掌握,不仅可在患者的右侧检查,也可在患者的左侧检查。所以,在急腹症中,对实质性脏器损伤是一种有效的检查方法,对大多数损伤可明确其部位及程度;对胆系和泌尿系结石的诊断有较高的准确率,特别是对阴性结石的诊断,是平片和 CT 不可取代的;对腹部感染性疾病,如肝脓肿、脾脓肿、脓肾、急性胆囊炎、化脓性胆管炎、急性胰腺炎等都有很高的敏感性和特异性。需要提出的是:由于急诊检查,事先没有禁食禁水,胃肠道内可能有很多积气,严重影响对病变的观察,诊断时应密切结合临床和其他检查。

（三）CT 检查

CT 对软组织的密度分辨率比平片高，在急腹症的诊断中成为重要的检查手段之一。扫描方式有平扫和增强扫描。扫描范围一般为上起膈肌，下达耻骨联合处。主要适用于实质性脏器的损伤，能清楚地显示肝、脾、胰及肾损伤的准确部位和程度，并能准确地作出损伤的分型诊断；对腹腔和腹膜后出血也特别敏感；对泌尿系和胆系结石均有较高的敏感性和特异性；普通 CT 对消化道穿孔和肠梗阻的诊断有一定的限度，但多层螺旋 CT 薄层快速扫描并增强，加上多平面重建和 CTA 等，对确诊肠梗阻的部位、性质以及提高其正确诊断率均有很大价值；另外，CT 对实质性脏器的脓肿价值较大，特别是增强扫描诊断价值更大。

（四）MRI 检查

既往低场 MRI 检查速度慢、耗时较长，费用昂贵，而且其图像受呼吸及心跳影响较大，所以很少用于急腹症的影像学检查。而现在由于高场 MRI 的出现，其扫描速度也不断加快，特别是 HASTE（半傅里叶采集单次激发快速自旋回波序列）的运用，很好地控制了运动伪影，大大提高了图像质量。对于肠梗阻的检查，MRI 有其独特的优势：首先，MRI 彻底无创伤、无 X 射线损伤，一般也不需静脉注射对比剂；其次，MRI 能多序列多方位扫描及 2D、3D 重建，能获得更多的信息。对于小肠梗阻的定位较 CT 检查及腹部平片有明显优势。近几年发展起来的磁共振胆胰管成像技术（MRCP），使用重 T_2 加权成像，使含水胆胰管显影，类似于直接胆胰管造影效果，可以多方位成像，从不同角度显示胰胆管，可为急性胆胰疾病如胆管结石、急性胰腺炎等提供可靠的诊断依据。

二、正常腹部影像表现

（一）X 线表现

正常腹壁及腹腔内器官缺乏自然对比，因此，在正常情况下，腹部平片所显示的 X 线表现较少，归纳如下。

1.实质器官

腹内实质器官周围或邻近存在脂肪组织，可以衬托出肝、脾、肾的轮廓、大小、形状和位置。肝脏上缘与右膈面相靠近，肝下缘与肝外缘相交形成肝角，一般呈锐角。脾上极与左侧膈影相融合而显示不清，脾下极较圆钝。两肾沿脊柱两侧的腰大肌上部排列，右肾通常略低于左肾。胰腺不易显示。

2.空腔器官

腹部部分空腔器官内含有一定量的气体及液体，因此，可以显示其腔的形状、位置和部分腔壁。胃、十二指肠球部及结肠正常可含气体而显示其内腔。小肠除婴幼儿可有积气外，一般充满食糜及消化液，与肠壁同属于中等密度，缺乏自然对比而不易显示。膀胱和胆囊周围如有较多脂肪，有时可显示其轮廓。

空、回肠和结肠的区别很重要，空肠的环状皱襞多而靠近，分布于左中上腹部；回肠壁比较光滑，环状皱襞逐渐减少，多位于下腹近中部或偏右；结肠具有结肠袋，形成线样间隔，而且分布于腹部四周，正常可积气显示其轮廓。

3.腹壁及软组织

腹部后前位片上，在两侧肋腹壁的内侧，腹膜外脂肪层清晰可见，向上达肝脏或脾脏，向下达髂凹,称肋腹线。由于肌鞘内脂肪组织的对比,脊柱两侧的腰大肌、盆壁内侧的闭孔内肌等显示良好。

三、基本病变的影像表现

(一)腹腔积气

1.X 线

胃肠道以外、腹内积气称为气腹。常见原因有胃肠道穿孔、腹腔术后、外伤、腹内感染或输卵管通气术后等。如该气体随体位改变而游动,称游离气腹。立位观察膈下可显示为新月形气影,右侧位于肝与膈之间,左侧位于胃膈之间,注意与间位结肠鉴别。腹内积气不随体位改变而移动,称局限性气腹,应与肠管内积气相区别。

2.CT

由于 CT 对软组织的密度分辨率高于 X 线,因此 CT 检查可以很容易显示腹腔积气,并有助于区分积气病因。CT 检查已广泛应用于各种急腹症,其方便、快捷、准确等诸多优点深受临床科室欢迎。

(二)腹腔积液

1.X 线

常见原因有炎症、外伤、肝硬化及肿瘤等。腹腔积液在腹腔内坠集于低处,仰卧位时,以盆腔和上腹腔内的肝肾隐窝最低,其次为两侧结肠旁沟。液体量较少时,平片不易显示,液体量达到一定量(200mL 左右)时,可使充气的肠管浮游,肠曲间隙加宽。如液体量继续增多,则肾脏、腰大肌等结构均变模糊。侧卧水平投照时,腹腔积液流向近地侧,且近地侧腹部密度显著增高,肠管上浮,肠曲间隙相对变窄。可根据不同体位投照所显示的肠曲间隙宽度的变化,估计腹腔积液量的多少。

2.CT

可以确切检出腹腔脏器周围的潴留液体,CT 值接近于水。

(三)空腔器官异常

1.X 线

主要表现为胃肠腔内积气、积液和肠腔扩大。常见原因为梗阻性病变,也见于炎症和外伤等。十二指肠降段梗阻时,其胃和十二指肠球部明显充气扩张,表现为"双泡征",及胃和十二指肠内各见一气液面;肠梗阻时,梗阻近端扩张、积气,且可见多个气液面;麻痹性肠梗阻时,大、小肠均扩张、积气,重复检查肠管形态变化不明显。空肠、回肠和结肠扩张、积气或积液,可通过观察肠黏膜皱襞的形态或分布而区分。

2.CT 和 MRI

多层螺旋 CT 冠状位、矢状位重建与 MRI 的直接多方位扫描图像可以很容易看清胃肠道的积气、积液和管腔扩张,并可直接观察管壁是否增厚,或有无肿瘤。

(四)腹内肿块影

1.X 线

肿块影表现为软组织中等密度阴影。常见原因有肿瘤或假性肿瘤。假性肿瘤 X 线表现又称"假肿瘤"征,为两端闭锁的绞窄肠段内充满大量液体而形成的致密影。仰卧正位片上,呈肿块影,而侧卧水平投照则在该肿块影的上部显示出一短小的液面,可与真正的实体性肿块区别。急性胰腺炎所形成的假性囊肿亦表现为"假肿瘤"征。畸胎瘤于肿块内可出现牙齿、骨骼和脂肪组织阴影。

2.CT 和 MRI

可以明确肿块的有无、肿块的位置及其与周围脏器的关系,必要时结合增强扫描,对于肿块的性质具有重要的鉴别诊断价值。

(五)腹内高密度影

1.X 线

腹内高密度影主要为阳性结石、钙斑和异物。阳性结石包括泌尿系结石、阑尾粪石和胆石。泌尿系结石常位于双肾区、输尿管走行处及膀胱区域内;阑尾粪石位于右下腹;胆石位于右上腹。钙斑包括胎粪性腹膜炎和扭转性卵巢畸胎瘤等。高密度异物阴影主要见于外伤或误服入消化道内的金属,采用不同体位投照可大致判断金属异物的位置。

2.CT 与 MRI

CT 对腹腔内各种高密度影如结石、钙化等病变的检出,明显优于 X 线检查。MRI 对各种结石与钙化的显示不如 CT。

四、常见急腹症的影像诊断

(一)胃肠道穿孔

1.概述

胃肠道穿孔是常见的急腹症,是由于某种原因造成胃肠道破裂,使胃肠腔内的气体和液体逸入腹腔,引起腹腔积气继而发生局限性或弥漫性腹膜炎。常发生于溃疡、外伤、炎症、伤寒、缺血及肿瘤等,胃、十二指肠溃疡为穿孔的最常见原因。主要症状为突发性剧烈腹痛、呈持续刀割样,伴有恶心、呕吐、面色苍白、出冷汗。全腹压痛,腹肌紧张,腹壁坚硬呈板状腹。多数患者可有原发病史,如消化道溃疡及外伤病史。

2.影像学表现

(1)X 线:主要 X 线征象是腹腔内游离气体,立位 X 线检查,显示为膈下游离气体,可出现在一侧或双侧膈下,表现为线条状、新月状的透亮影,边缘清楚,其上缘为膈肌。在右侧,透亮影的下缘为致密光滑的肝脏影;在左侧,新月状透亮影下内为胃泡影,外下方为脾脏影。大量气腹时可见双膈位置升高,内脏向下、内移,从而衬托出肝、脾、胃等脏器的外形轮廓。需要注意的是膈下游离气体并非是消化道穿孔的直接征象,所以,没有游离气体征象并不能排除胃肠道穿孔,这是因为:①若气体量少或气体进入腹腔间隙,此时腹腔内并无游离气体;②胃后壁穿孔时,气体局限于小网膜囊内;③腹膜间位或腹膜后空腔器官向腹膜后间隙穿孔,气体进入肾旁前间隙及腹膜后其他间隙,出现积气征象,而腹腔内并无游离气体;④空、回肠腔内本身没有气体,穿孔后也不会出现游离气体。

由于胃肠道穿孔后,胃肠液逸出不仅产生腹液征象,同时也形成腹膜炎,可使相邻的胁腹线模糊,甚至形成腹腔脓肿。

临床疑为消化道穿孔,应禁用钡剂造影检查,以免加重病情。但在必要情况下,为明确穿孔部位,可使用碘水造影,因为碘水在胃肠道通过迅速,进入腹腔后也能被吸收。此检查方法有时可显示消化道穿孔的直接征象。

(2)CT 与 MRI：胃肠道穿孔后，可以有气体、液体进入腹腔，CT 和 MRI 检查不但可以显示腹腔内积气、积液及气液征象，还可显示继发的腹脂线模糊、肠曲反应性淤积、肠麻痹等征象。对于穿孔局部形成的腹腔脓肿的显示优于 X 线检查，而且增强扫描可见脓肿壁环状强化。

3.鉴别诊断

膈下游离气体是诊断消化道穿孔的重要 X 线征象，但在作出肯定诊断之前应排除下列情况：人工气腹、腹部手术后残留气体、子宫输卵管通气术后、腹腔镜检查术后、阴道冲洗后及产气杆菌所致急性腹膜炎等。膈下游离气体主要与间位结肠鉴别。间位结肠是积气的结肠介于膈与肝脏之间而形成类似于膈下游离气体的影像。但间位结肠在膈下形成较宽的透亮带，其中可见结肠袋间隔影。

总之，胃肠道穿孔以 X 线透视、腹部平片检查为主，结合临床症状、体征和发病经过，易明确诊断。CT 或 MRI 检查可用于检查胃肠道穿孔后的并发症。

(二)肠梗阻

1.概述

肠内容物不能正常运行或其通过出现障碍时，称为肠梗阻。引起肠梗阻的原因有肠壁受粘连带压迫、肠肿瘤、肠结核、肠腔内蛔虫团及毛粪石等，其中以肠粘连最为常见。肠梗阻一般分为机械性、动力性和血运性三类，以机械性肠梗阻最为常见。①机械性肠梗阻分为单纯性和绞窄性两种，前者只有肠道通畅障碍，而无血液循环障碍；后者同时伴有血液循环障碍；②动力性肠梗阻分为麻痹性和痉挛性两种，肠道本身并无器质性病变；③血运性肠梗阻是由于肠系膜血栓形成或栓塞，造成肠血液循环障碍和肠肌运动功能失调。主要临床症状是腹痛、腹胀、呕吐、停止排便和排气。梗阻类型及部位不同，出现的症状、体征和严重程度有所不同。

2.影像学表现

(1)X 线：X 线检查的主要目的是明确是否有肠梗阻、梗阻类型、梗阻部位和原因。肠梗阻的类型和原因很多，在此仅介绍几种常见的肠梗阻。①单纯性小肠梗阻：最常见的原因为肠粘连。典型 X 线表现为梗阻以上肠曲扩张、积气、积液。立位投照可见肠内高低不等液平面，可呈"阶梯状"，透视下可见液平面上下波动，仰卧位前后位投照可显示扩张肠管的形态，以确定梗阻的部位。梗阻以下肠腔萎陷无气或仅见少量气体。若上腹存在为数不多的扩张肠腔，其中有液平面，中下腹无充气扩张的肠腔，则梗阻位于空肠；若全腹部有多数充气扩张的肠腔，其中见多个液平面，结肠内无气体或有少量气体，但不扩张，则梗阻位于回肠远端。仰卧位投照时可显示扩张的空肠内见到较多横贯肠腔、密集排列的线条状或弧线状皱襞，形似鱼肋骨样影，称之为鱼肋征，其位置多在左中上腹。扩张的回肠表现为连贯的均匀透明的肠管，呈腊肠状，其位置多在中下腹或偏右。低位肠梗阻在仰卧前后位投照可见大跨度肠襻；立位投照可见高低不等的液平面，液面长度大都在 3cm 以上。因此，可以根据扩张肠曲的范围和形态来估计肠梗阻的部位。而且应常规投照立位和卧位平片。②绞窄性肠梗阻：属于机械性肠梗阻，是由于肠系膜血管发生狭窄，肠襻血供发生障碍，又称闭襻性小肠梗阻。常见的原因是小肠扭转、粘连带压迫和内疝等。基本 X 线表现是梗阻点以上的肠曲扩张、积气及液平面。典型 X

线表现为肠曲纠集和肠曲转角较急,由于嵌顿的肠襻内充满液体呈软组织团块影,形成"假肿瘤"征。另外还可出现咖啡豆征、小跨度蜷曲肠襻、长液面征、空回肠转位征、同心圆征等特殊征象。③结肠梗阻:结肠机械性梗阻也分为单纯性肠梗阻和绞窄性肠梗阻。常见原因是结肠肿瘤、乙状结肠扭转、肠套叠等。典型 X 线表现为近端结肠充气扩张或有液平面。充气扩张的结肠位于腹部周围。并可显示出结肠袋间隔借以与小肠区别。如乙状结肠扭转,该段肠管双端闭锁,肠管明显扩张,内含大量液体,立位时可见两个较宽的液平面,形同马蹄状,其圆顶向上可达中及上腹部,两肢向下并拢至左下梗阻点。钡剂灌肠检查可以确定梗阻部位或原因。④麻痹性肠梗阻:常见原因有腹部手术后、腹部炎症、低血钾症或腹部外伤等。典型 X 线表现是胃、小肠和结肠均扩张积气,其中结肠积气较为显著,立位时可有液平面形成。由于肠麻痹,肠运动减弱,透视下作短期间断观察,肠曲胀气程度及排列形式多无变化。

3.CT

腹部平片对肠梗阻的检出率为 50%～70%,而且有时对于确定梗阻部位、梗阻性质存在困难。近年来随着多排螺旋 CT 问世,采用薄层快速扫描以及 CT 增强和 CTA 使肠梗阻的检出率大大提高。对于单纯性小肠梗阻,CT 扫描可以显示出梗阻近端肠曲胀气扩张,肠内可见阶梯状气液平面;扩张的近端肠管与正常管径的远端肠管间存在"移行带",肠壁一般无增厚。对于绞窄性小肠梗阻,CT 表现有肠腔扩张积液、肠壁增厚、肠壁密度增高或降低,增强扫描病变区域肠壁强化不明显,延时见缓慢强化的征象;还可出现缆绳征(系充血水肿的肠系膜血管呈扇形缆绳状增粗、边缘毛糙)、漩涡征(系肠系膜软组织和脂肪组织伴肠结构扭转的软组织肿块)、肠系膜模糊、腹腔积液、肠壁及门静脉内积气等征象。

(三)肠套叠

1.概述

肠套叠分急性和慢性肠套叠两种。前者是常见的急腹症,多见于 2 岁以下小儿,又称儿童型肠套叠,其中 95% 以上为原发性肠套叠,即由肠蠕动的节律紊乱所致;后者多发于成人,故又称成人型肠套叠,多继发于结肠息肉和腺瘤。依病理解剖部位可将其分为三型:即小肠型、回结肠型和结肠型。主要临床症状是腹痛、便血和腹部软组织肿块。

2.影像学表现

(1)X 线:立位透视或摄片,腹部呈现肠梗阻的表现。低位肠梗阻可以做钡灌肠检查,以确定梗阻部位,同时又可整复肠套叠以达到治疗的目的。钡灌肠的典型 X 线表现为梗阻端呈杯口状或圆形充盈缺损。钡剂及气体进入套鞘内,附着于黏膜皱襞形成弹簧状影。对于小肠型肠套叠可采用钡剂造影,表现为套叠部位钡剂通过受阻,小肠排空时间延长;阻塞端肠腔呈鸟嘴状狭窄等征象。

对于回结肠型和结肠型肠套叠可用钡剂灌肠或空气灌肠复位。一般采用气钡灌肠进行肠套叠的诊断,而复位多采用空气灌肠。复位的指征应具备:①发生在 24 小时以内的套叠;②患者一般状况良好;③无发热、腹膜炎;④无肠坏死等征象。

有下列情况之一者应视为肠套叠复位的禁忌证:①发病超过 48 小时。②全身情况不良,且有发热、脱水、休克等症状。③已出现腹膜刺激征。④怀疑有肠坏死。复位成功的标准是:①肠套叠杯口状充盈缺损消失;②出现正常的盲肠影像;③大量钡剂或空气顺利进入小肠;

④腹部柔软,肿块消失;⑤患者症状消失,安静入睡;⑥血便停止。在整复过程中需要注意的是将灌肠器压力控制在 8~10.7kPa(60~80mmHg),在透视监视下缓慢注气,必要时压力可增加至 15kPa(120mmHg),切忌强行继续加压,以免发生肠穿孔。在整复过程中,应尽量缩小照射野,减少对患儿的辐射量,同时用 2mm 的铅橡皮盖住会阴部,给患儿以必要的防护措施。

2.CT

除典型的肠梗阻表现外,套叠部表现为特征性的靶征、腊肠样、香蕉状。

(四)腹部外伤

1.概述

腹部外伤分为闭合性和开放性损伤,闭合性损伤可涉及空腔脏器损伤和实质性脏器损伤,前者主要是指胃肠道破裂,影像学上主要表现为腹腔游离气体,在前已述及,后者临床上以肝、脾破裂为常见。临床表现上,肝、脾破裂多有下胸部或上腹部受到直接暴力或外伤病史,上腹部剧烈疼痛,出血及腹膜刺激征象等,不同脏器的损伤及其损伤程度不同所表现的症状和体征也不一样。

2.影像学表现

腹部平片对实质性脏器损伤的检查价值有限,CT、MRI 和 USG 对其损伤的类型、程度均能比较准确地做出判断。特别是 CT 及 USG 具有简单、快速、准确等优点,作为腹部外伤的主要检查手段。以脾破裂为例,介绍其主要影像学表现。

(1)X 线:腹部平片可表现为:①脾脏增大,密度增高,脾外形轮廓模糊;②结肠脾曲下移,胃体右移;③腹腔内有游离液体征象。

血管造影/DSA:随着 DSA 的临床广泛应用,选择性脾动脉造影是诊断脾破裂出血的有效检查方法。造影剂外溢是脾破裂的直接征象之一,确诊后可进一步行脾动脉栓塞治疗。

(2)USG:脾内血肿表现为实质内有圆形或不规则形强回声、低回声或不均匀回声区,血肿边缘多不光整,无囊壁回声,如血肿已有机化,则表现为杂乱的分隔光带及网眼或多房状结构。脾包膜下血肿表现为脾实质边缘与包膜之间出现条带状或梭形无回声或低回声区。脾包膜破裂表现为包膜回声明显不规则或连续性中断或脾某一局部边缘不整,内部为低回声区伴无回声区,腹腔内大量出血可探及无回声区。

(3)CT:脾包膜下血肿表现为脾外周半月形或双凸状等密度或低密度阴影;新鲜血液的CT 值略高于脾的密度;增强扫描脾实质强化而血肿不强化。脾挫裂伤显示为脾实质内线条状或不规则形密度减低区。脾内血肿因检查时间不同而显示圆形或椭圆形略高密度、等密度或低密度阴影,对比增强扫描显示脾实质强化而血肿不强化。脾破裂合并有包膜不完整可见腹腔内积血,增强扫描可见造影剂外溢现象。需要注意的是平扫阴性应做增强扫描,初次扫描阴性,也应密切观察,以免遗漏迟发性脾出血的诊断。

(4)MRI:与 CT 表现基本相同,但由于检查时间较长,急诊中临床应用受到限制。

第十章　泌尿与生殖系统常见疾病影像诊断

第一节　影像诊断基础

一、检查技术及其价值

(一)X 线摄影

包括平片、尿路造影和血管造影。

1.平片

是泌尿系统常用的检查方法,常规取仰卧前后位摄片,包括第 11 肋骨至耻骨联合,主要观察肾脏的形态、大小、轮廓和位置,肾和尿路有无阳性结石或异常钙化,必要时加摄侧位片以确定异常阴影与肾脏、输尿管、膀胱的关系。

2.尿路造影

根据对比剂进入途径,分为静脉尿路造影和逆行性尿路造影。

(1)静脉尿路造影:又称排泄性尿路造影。其原理是将有机碘化物的水溶液如泛影葡胺或碘海醇(碘海醇,非离子型造影剂)注入静脉内,造影剂由肾小球滤过排入肾盏、肾盂,从而显示整个尿路,如此不但能了解两肾的排泄功能情况,又可观察尿路的形态和通畅情况。

检查步骤为:①检查前行碘过敏试验并清除肠管气体和粪便,限制饮水;②取仰卧位检查,先摄取腹部平片;③下腹部用压迫带,暂时阻断输尿管,以使对比剂充盈肾盏、肾盂;④静脉内注入对比剂,成人用 60％泛影葡胺或碘海醇(含碘 300mg)20mL,2 分钟注毕;⑤注药后 1～2 分钟摄取双肾区片,一般能较好地显示肾实质影像;15 分钟和 30 分钟后分别摄取双侧肾区片;如肾盏、肾盂显影良好则去除压迫带并摄取全腹片,此时输尿管和膀胱亦显影。

(2)逆行性尿路造影:包括逆行性膀胱造影和逆行性肾盂造影。

逆行性肾盂是在行膀胱镜检查时,将导管经膀胱输尿管外口插入输尿管,在透视下缓慢注入造影剂使输尿管、肾盂、肾盏显影,此法适用于静脉尿路造影显影不佳的患者。

逆行性膀胱造影是将导管经尿道插入膀胱,抽出余尿,注入碘化钠溶液或空气,行多角度摄片,用以观察膀胱的大小、位置、形态、与邻近器官的关系。

3.腹主动脉造影和选择性肾动脉造影

一般采用经皮股动脉穿刺插管技术,主要用于观察肾动脉的走行、分布、管径、管壁有无异常,明确肾和肾周围肿块的供血情况。腹主动脉造影是将导管顶端置于肾动脉开口上方,快速注入造影剂后连续摄片;选择性肾动脉造影是将导管送至一侧肾动脉内,注入造影剂后使得一侧肾动脉和肾实质显影。

(二)CT

1.平扫检查

肾与输尿管 CT 检查无需特殊准备。常规取仰卧位。检查范围要包括全部肾脏,如需同时观察输尿管,则继续向下扫描,直至输尿管的膀胱入口处。层厚通常为 10mm,必要时用3～5mm 以更佳显示小病灶。

2.增强检查

肾与输尿管应常规行增强检查。静脉内快速注射对比剂 60～100mL,注毕后即行双肾区扫描,可显示肾实质强化;5～10 分钟后,再次行双肾区和输尿管区扫描,以观察肾盂和输尿管充盈情况,称为肾盂期。若应用多层螺旋 CT,在肾盂期行薄层扫描并用最大强度投影行三维重建,可获得类似 X 线排泄尿路造影图像,称为 CT 尿路造影。

3.膀胱 CT 检查

在检查前 3 小时内需分次口服 1‰～2‰泛影葡胺 1000mL,以利区分盆腔的肠管,检查须在膀胱充盈状态下进行,扫描层厚 5mm 或 10mm。增强扫描,静脉注入对比剂后即行病变区扫描,30～60 分钟再次扫描,前者观察病变早期强化情况,后者显示膀胱壁或腔内病变的形态。

4.肾上腺 CT 检查

检查肾上腺宜选用快速、高分辨力 CT 机。常规用 3～5mm 薄层并靶扫描技术,以利于病变特别是小病变的显示。肾上腺某些病变如肾上腺增生、萎缩和髓脂瘤等,平扫检查即可确诊;增强扫描并非必需,在鉴别肿块性质时仍需增强扫描。

(三)MRI

1.平扫检查

常规用 SE 序列,行横断面 T1WI 和 T2WI 检查,必需时辅以冠状或矢状面 T_1WI 检查。应用 T_1WI 并脂肪抑制技术有助于对肾和肾上腺等器官解剖结构的分辨及含脂肪性病变的诊断。

2.增强检查

顺磁性对比剂 Gd－DTPA 如同含碘的尿路对比剂,可由肾小球滤过。向静脉内快速注入 Gd－DTPA 后,即行 T_1WI 检查或 T_1WI 并脂肪抑制技术检查。对比剂用量为每千克体重 0.1～0.2mmol。体位选择与平扫检查一致,以利于对照比较。

3.MRI 尿路成像(MRU)

原理是尿液中游离水的 T_2 值明显长于其他组织,因此在 T_2WI 上呈高信号,背景结构皆为低信号,再用最大强度投影(MIP)进行三维重建,即可获得如 X 线静脉尿路造影的图像,主要用于尿路梗阻性病变的检查。

(四)超声

肾与输尿管超声检查宜选用线阵式探头,频率 3.5MHz,消瘦者或新生儿用 5MHz。肾检查体位可为俯卧位、侧卧位及仰卧位,必要时还需站立位,经背部、侧腰部、腹部途径扫查肾脏。输尿管检查可取侧卧或仰卧位,沿输尿管走行区进行寻找。

膀胱超声可采用腹部或腔内途径检查。经腹部超声检查主要选用凸阵式探头,需充盈膀胱,取仰卧位或侧卧位检查;经直肠超声检查选用单平面或双平面直肠探头,需排空大便,适度充盈膀胱,取膀胱截石位或侧卧位检查。

检查肾上腺宜选用线阵式或凸阵式探头,频率为 3.5MHz,新生儿用 5MHz。常规仰卧位检查,可经肋间、侧腰部或腹部途径扫查肾上腺,也可俯卧位经背行纵切和横切扫查。

二、正常影像解剖

(一)X 线

1.肾脏

(1)腹部平片:前后位片上,在脊柱两侧可见双侧肾的轮廓,正常肾影呈蚕豆状,边缘光滑,密度均匀,长 12～13cm,宽 5～6cm,上下位于第 12 胸椎至第 3 腰椎之间,右侧上方因有肝脏,故右肾较左肾低 1～2cm;肾长轴自内向外下倾斜,与脊柱间所成的角度称为肾脊角,正常为 15°～25°。侧位片上,肾影与腰椎重叠,上极较下极略偏后。

(2)静脉尿路造影:正常情况下,注入造影剂 1～2 分钟,肾实质显影,密度均匀;2～3 分钟肾盏、肾盂开始显影,15～30 分钟显影最浓,随时间的延长,造影剂经肾盂、输尿管向下排泄至膀胱。

肾盏包括肾小盏和肾大盏。一般显示肾小盏 7～14 个,分别汇合成 2～4 个肾大盏;肾小盏分为体部和穹隆部,体部是呈漏斗状与肾大盏相连的短管,管的远端为穹隆部,其顶端由于肾乳头的突入呈杯口状凹陷,杯口的两侧缘是尖锐的小盏穹隆;肾大盏边缘光滑,呈长管状,分为三部分,顶端与数个小盏相连,峡部为长管状,基底部与肾盂相连;肾大、小盏的形态、数目有个体差异且两侧多不对称;肾盂略呈三角形,上缘凸隆,下缘微凹,边缘光滑。肾盂的形态有许多变异,常为喇叭状,部分为分支形或壶腹形。

(3)逆行肾盂造影:正常肾盏、肾盂的形态、位置与排泄性尿路造影的表现相同。但如果注射压力过高可形成造影剂从肾盂、肾盏回流入肾实质,称为肾逆流,此征象需要认识以免误诊。

(4)腹主动脉造影与选择性肾动脉造影:正常分为三期,肾动脉期显示肾动脉主干及分支,自主干至分支逐渐变细,走行自然,边缘光滑,无狭窄、扩张、中断;肾实质期显示肾实质密度增高,其中皮质较髓质显影明显,另外还可显示肾脏的轮廓、大小和形态;肾静脉期显影一般不够清晰。

2.输尿管

正常输尿管在平片不能显示,在充盈造影剂后显影,全长约 25cm。上端与肾盂相连位于腰大肌外侧缘,后逐渐向内偏移,沿腰椎横突下行,进入盆腔在骶髂关节内侧走行,过骶骨水平后再弯向外,斜行进入膀胱。输尿管有三个生理狭窄区,即与肾盂相连处、通过骨盆处和进入膀胱处。静脉尿路造影显示输尿管为粗细不均的条带状影,因蠕动使其管径的变化较大,但边缘光滑、走行柔和、可有曲折。逆行肾盂造影由于插入导管的刺激,可使输尿管产生痉挛性收缩,此时依据狭窄处以上部位并无输尿管和肾盂的扩张,可以与器质性狭窄鉴别。

3.膀胱

正常成年人的膀胱位于骨盆下部前方,分为底、顶、体、颈四部分,各部间无明显界限。底部朝向后下方,呈三角形,在底部的两侧有输尿管开口,与颈部的尿道内口组成三角形区域,称为膀胱三角区,位置相对较固定;体部包括前壁、后壁和两侧壁;颈部与前列腺相邻。膀胱前下方为耻骨联合,后方女性为子宫和阴道,男性为直肠。

正常膀胱在 X 线平片上呈软组织密度,与盆腔其他结构缺乏对比,不能显影;容量为 300～500mL,在造影片上,膀胱的形状与大小取决于膀胱的充盈程度,充盈较满的膀胱呈椭圆形,横置于耻骨联合上方,边缘光滑整齐,密度均一;膀胱顶部可略微凹陷,是由乙状结肠或子宫压迫所致;若膀胱未充满,则表现为腔内粗大黏膜皱襞使得膀胱边缘不整齐或呈锯齿状。

(二)CT

1.肾脏

(1)平扫检查:在肾周低密度脂肪组织对比下,肾表现为圆形或椭圆形软组织密度影,边缘光滑锐利;在肾的中部层面见肾门内凹,指向前内;肾动脉和肾静脉呈窄带状软组织密度影,自肾门向腹主动脉和下腔静脉走行;除肾窦脂肪呈低密度和肾盂为水样密度外,肾实质的密度是均一的,常不能分辨肾的皮、髓质;在肾周脂肪的前后方可见肾筋膜,表现为纤细的致密线影。

(2)增强扫描:肾曲强化表现取决于对比剂的用量、注射速度及扫描时间。常规剂量团注法的增强检查早期(注药后 1 分钟之内),肾血管和肾皮质明显强化,而髓质仍维持较低的密度,此时可清楚分辨出肾的皮、髓质;注药后约 2 分钟扫描,髓质强化程度类似或超过肾皮质,皮、髓质分界不清晰,肾盏也开始强化,5～10 分钟后再次扫描,肾实质强化程度减低,肾盏、肾盂明显强化。螺旋 CT 增强扫描由于自身扫描速度快,成像时间短,因而可连续观察上述各期强化表现。

2.输尿管

(1)平扫检查:自肾盂向下连续层面追踪,多可识别正常输尿管腹段的上、中部分,呈点状软组织密度影,位于腰大肌前缘处,而盆段输尿管常难以识别。

(2)增强扫描:在注入造影剂 10 分钟后的延迟扫描,输尿管腔内充盈对比剂而呈点状致密影,自肾盂向下连续追踪,常可观察输尿管走行全程,直至输尿管的膀胱入口处。

3.膀胱

(1)平扫检查膀胱易于识别,其大小和形态与充盈程度相关,充盈较满的膀胱呈圆形、椭圆形或类方形;膀胱腔内尿液为均一水样低密度;在周围低密度脂肪组织及腔内尿液的对比下膀胱壁显示为厚度一致的薄壁软组织影,内外缘均光滑。

(2)增强扫描:膀胱强化表现依检查时间而异。早期显示膀胱壁强化,30～50 分钟后延迟扫描,膀胱腔呈均匀高密度,若对比剂与尿液混合不均,则可出现液－液平面。

4.肾上腺

(1)平扫检查:肾上腺周围有丰富的低密度脂肪组织,因而正常肾上腺能够显示清楚。正常肾上腺呈软组织密度,类似肾脏密度但无论平扫或增强均不能分辨皮、髓质。右肾上腺位于右肾上腺前内上方,在右膈肌脚外侧与肝右叶内缘之间,前方毗邻下腔静脉;左肾上腺位于左肾上腺前内方,前外侧毗邻胰体尾部,内侧为左膈肌脚。肾上腺的形态因人而异,即使同一肾上腺在不同层面上也表现各异。右侧常呈斜线状、倒"V"形,左侧多为倒"V"、倒"Y"形或三角形,肾上腺边缘多平直,边缘光滑,无外突结节。通常用侧支厚度和面积表示肾上腺的大小,正常侧支厚度小于 10mm,面积小于 $150mm^2$。

(2)增强扫描:正常肾上腺呈均匀一致强化,但不能区分皮质和髓质。

(三)MRI

1.肾

(1)平扫检查:常规应用 SE 序列检查时,在周围高信号或中等信号脂肪组织的对比下,肾实质为软组织信号,边缘光滑。在 T_1WI 上,肾皮质含水量不同于髓质,因而肾皮质 T_1 值较短呈较高信号,位于肾的周边部位并伸至肾锥体之间;肾髓质为较低信号,呈多个三角形结构即肾锥体,位于肾的中心部位。在 T_1WI 脂肪抑制像上,肾皮、髓质的信号差异更为显著。T_2WI 像上,肾的皮髓质分辨不清,均呈较高信号;肾窦脂肪在 T_1WI 和 T_2WI 上分别呈高信号和中等信号;肾盏常难以显示,而肾盂多呈类似于游离水的长 T_1 低信号和长 T_2 高信号表现,位于肾门区;肾动脉和肾静脉因"流空效应"而均呈低信号,自肾门区向腹主动脉和下腔静脉方向走行。

(2)增强扫描:肾脏的强化程度和形式取决于检查时间和成像速度,类似 CT 增强扫描。

2.输尿管

(1)平扫检查:在 T_1WI 或 T_2WI 横断面检查时,自肾盂平面连续向下追踪,在周围脂肪组织的高信号或中等信号对比下,有可能识别出部分腹段输尿管,呈点状低信号影,而正常盆段输尿管难以识别。

(2)增强扫描:在 T_1WI 沿输尿管走行可追踪其全长;应用 MRU 检查,可显示肾盂与输尿管连接部以及输尿管的全部,和输尿管进入膀胱的部分。

3.膀胱

(1)平扫检查:横断面是基本观察方位,必要时辅以矢状位和冠状位检查。横断面上,充盈的膀胱呈圆形、横置的椭圆形或四角圆钝的四方形,矢状面上为类三角形。膀胱内尿液呈均匀长 T_1 低信号和长 T_2 高信号;膀胱壁与肌肉信号强度类似,在 T_1WI 和 T_2WI 上分别高于和低于腔内尿液信号。

(2)增强扫描:膀胱腔内尿液可发生均匀一致强化的高信号影。

4.肾上腺

(1)平扫检查:在横断面上正常肾上腺的位置、形态、边缘和大小与 CT 的表现相同;冠状面上,肾上腺位于肾上方,通常呈倒"V"或倒"Y"形。肾上腺的信号强度因检查序列而异,常规 SE 序列的 T_1WI 和 T_2WI 像上,其信号强度类似肝实质,且明显低于周围组织,呈相对高信号,但仍不能分辨出皮、髓质。

(2)增强扫描:正常肾上腺发生均质强化。

(四)超声

1.肾

肾脏的形态与扫查途径与方位有关,在冠状和矢状断面上,肾脏呈豆形,横断面上则为椭圆或卵圆形。肾的被膜清晰、光滑,呈较强回声线,其为肾周脂肪与肾被膜界面的回声。外周肾实质呈均匀弱回声,依扫查断面是否通过肾窦,肾实质有不同形态:当断面未通过肾窦时,肾实质呈"O"形回声区,通过肾窦时则为"C"形,肾锥体为圆形或三角形低回声,呈放射状排列在肾窦的周围。肾窦位于肾的中央偏内侧,呈不规则形高回声,是肾窦内肾盂、肾盏、血管及脂肪组织的复合性回声。CDFI 显示肾内动脉、静脉呈指样分布。

2.输尿管

由于肠腔内气体干扰,正常输尿管不能显示,仅有当输尿管发生病理性扩张、积水时,才有可能识别。

3.膀胱

充盈膀胱在横断面上呈圆形、椭圆形或类方形,纵断面为三角形。女性由于子宫压迫而于膀胱后壁上形成压迹。膀胱内尿液呈液性无回声区,后方回声增强明显。膀胱壁呈强回声,厚为 1~3mm,其在充盈时较薄且光滑、整齐,排空后则较厚并毛糙有皱褶。当膀胱排空后,腔内基本无尿液残留。

4.肾上腺

右肾上腺位于肝脏内后方、右膈肌脚外侧和下腔静脉后方;左肾上腺位于左肾、脾和腹主动脉三者之间。在周围较强回声脂肪组织的对比下,正常肾上腺表现为中等回声结构,其形态与扫查途径及断面方向有关,常呈三角形和新月形,也可为线形或倒"V"、倒"Y"形。

三、基本病变的影像学表现

(一)轮廓的异常

1.肾脏轮廓的异常

肾脏边缘轮廓凹凸不平或呈分叶状,常见于肾肿瘤、肾囊肿、多囊肾及肾脓肿,如果病变位于肾包膜下,呈局限性膨大突出;肾脏轮廓局部凹陷常见于慢性肾盂肾炎或局限性肾缺血所导致的局部肾组织萎缩和纤维性变。

2.肾上腺轮廓的异常

肾上腺增大常为双侧性,表现为腺体弥漫性增大,侧支厚度和(或)面积超过正常值,而其形态、回声、密度和信号强度均同于正常肾上腺。双侧肾上腺增大常见于库欣综合征和肾上腺皮质增生及引起性征异常的先天性肾上腺皮质增生。肾上腺体积变小,侧支变细,但形态正常,代表肾上腺萎缩,主要见于产生肾上腺皮质功能低下的自体免疫性特发性肾上腺萎缩和垂体下丘脑病变所致的继发性肾上腺萎缩。

(二)实质的异常

1.实质的破坏

肾结核和肿瘤是造成肾实质或肾盂、肾盏破坏的常见原因。肾实质破坏形成不规则空洞可与肾盏相通,在静脉尿路造影检查时,造影剂可进入破坏区,表现为"湖泊状"或"棉团状"密度增高影,边缘毛糙,少数边缘也可光滑;肾盂、肾盏的破坏在尿路造影片上显示肾小盏的杯口呈虫蚀样破坏,边缘毛糙不规则甚至消失;有的肾盏破坏后若形成空洞,在逆行造影时空洞内充满造影剂,则显示似肾盏扩大,正常肾盏形态消失;有时肾实质破坏,甚至形成空洞,但若造影剂不能进入破坏区,在造影中则不能显示肾实质的破坏情况,此时须结合其他 X 线表现或CT 检查确定;肾血管造影时,因破坏区血管减少或为无血管区而表现为低密度影。

2.肿块

(1)肾脏肿块:肾脏肿块易由超声、CT 或 MRI 检查发现,表现为异常回声、密度或信号强度的病灶,常见于各种类型的肾脏肿瘤、囊肿、脓肿和血肿。进一步分析观察,由于肿块的病理性质各异,而各具不同的影像表现特征。如肾实质内不规则形肿块,回声不均并有低回声区,或呈混杂密度或为不均匀长 T_1、长 T_2 信号并有明显不均质强化,是肾肿瘤的常见表现;而形态规则的圆形或卵圆形病灶,边缘光整,呈均匀无回声或无强化的水样密度或信号强度,则是肾囊肿的典型表现。

(2)肾上腺肿块:绝大多数肾上腺肿块为肿瘤性病变。肿块的大小对于诊断有一定的帮助,通常良性肿瘤尤其是功能性者一般较小,直径多在 3cm 以下,而恶性肿瘤或非功能性肿瘤常常较大,直径多在 5cm 以上,甚至超过 10cm。肾上腺肿块多为单侧性。若为双侧性,则常见于肾上腺转移瘤,但也可为双侧性嗜铬细胞瘤或双侧性肾上腺腺瘤,甚至是结核(干酪化期)。

(三)管腔及管壁的异常

1.扩张

肾盏、肾盂、输尿管和膀胱扩张积水的病因可为梗阻性和非梗阻性,前者多见,常为结石、肿瘤、血块或炎性狭窄等病变所致。非梗阻性扩张见于先天性异常和一些原因不明的病变,如先天性巨大肾盂、巨输尿管和巨膀胱、神经源性膀胱等。

2.缩窄

(1)输尿管:输尿管的炎症、结核性病变使输尿管壁受损、溃疡形成和纤维组织增生,造影显示其边缘毛糙、锯齿状或串珠状改变;病变造成输尿管狭窄后可继发近端输尿管、肾盂、肾盏不同程度扩张、积水。

(2)膀胱:结核性膀胱炎造影时显示膀胱轮廓不清,边缘不整齐,大量纤维化收缩则使膀胱容积缩小,即形成结核性小膀胱。

3.肿块

(1)输尿管:输尿管腔内占位性病变如结石,血块、乳头状肿瘤等,在腔内形成圆形或分叶状不规则充盈缺损影,常可继发近段输尿管扩张、积水;输尿管腔外占位性病变,可使输尿管移位、受压变窄,见于腹腔或腹膜后肿瘤。

(2)膀胱:既可为膀胱肿瘤,也可为血块或结石。呈菜花状或带蒂肿块,为较强回声,与膀胱壁等密度或在 T_2WI 上信号强度高于正常膀胱壁,且增强早期有显著强化,为膀胱肿瘤常见表现,膀胱腔内团块,在变换体位检查时可以移动,指示为血块或结石。若病变在超声上呈强光团且后方伴声影,CT 上呈均一或不均一整体钙化,MRI 为极低信号,则为膀胱结石常见表现;否则,尤其是可移动团块在超声上呈较多光点或光点群,CT 上为较高密度,指示为血块。

第二节 肾上腺疾病

一、肾上腺增生

(一)病因病理

一般双侧发病,呈弥漫或局限性增生,有的伴小结节形成。切面见皮质增厚,镜下束状带细胞增生,细胞体积大。

(二)临床表现

临床表现取决于肾上腺皮质增生细胞的分泌功能,因其分泌激素不同,临床表现各异。皮质醇增多为主者,表现为向心性肥胖、皮肤紫纹及骨质疏松等。醛固酮增多为主者表现为高血压、肌无力、多尿等。性激素分泌过多者表现为性征异常。

(三)影像学表现

CT显示弥漫性增生呈双侧肾上腺普遍性增粗,局限性增生可见结节局部外突,密度无异常,增强扫描无异常强化。

(四)诊断与鉴别诊断要点

肾上腺结节性增生须与皮质腺瘤鉴别,结节增生时,肾上腺也有增大,而腺瘤对侧肾上腺萎缩。结节增生在一侧或两侧肾上腺呈多发趋势,而腺瘤在同侧。肾上腺内多发少见。另外,增生一般密度无改变,而腺瘤一般密度较低。

二、肾上腺腺瘤

(一)病因病理

肾上腺皮质腺瘤多发生于一侧,常为单发,包膜完整,内含丰富脂质。瘤体内可见出血、液化坏死和囊变。分泌糖皮质激素者称为皮质腺瘤;分泌醛固酮者为醛固酮腺瘤;无分泌功能者为无功能腺瘤。

(二)临床表现

无功能腺瘤一般无临床症状。皮质醇腺瘤表现为满月脸、向心性肥胖、皮肤紫纹、水牛背、多毛和面部痤疮。醛固酮腺瘤表现为高血压、肌无力、麻痹、血钾减低、肾素水平下降、血及尿醛固酮水平增高。

(三)影像学表现

1.CT

肾上腺类圆形或椭圆形的小肿块,直径多在2cm以下,边界清楚,呈均匀低密度;增强扫描轻度均匀强化。较大肿瘤可出现坏死、囊变或出血等。

2.MRI

肿块信号强度类似肝实质,梯度回波反相位上信号强度明显下降。

3.USG

肾上腺区脂肪囊内的低回声结节,边界清,有球体感。

(四)诊断与鉴别诊断要点

肾上腺腺瘤表现较具特征性,结合临床及实验室检查较易诊断。有时须与肾上腺囊肿鉴别,两者均可呈水样低密度,但后者一般较大且无强化,有时囊肿壁可有钙化。另外,肾上腺囊肿壁菲薄不易显示,而腺瘤增强后强化的壁较厚。

三、嗜铬细胞瘤

(一)病因病理

肾上腺嗜铬细胞瘤是发生在肾上腺髓质的肿瘤,产生和分泌儿茶酚胺。也称10%肿瘤,即10%肿瘤位于肾上腺之外,10%为多发肿瘤及10%为恶性肿瘤。

(二)临床表现

嗜铬细胞瘤可发生于任何年龄,峰值期 20～40 岁。典型临床表现为阵发性高血压、头疼、心悸、多汗和皮肤苍白,发作数分钟后症状缓解。实验室检查,24 小时尿香草基扁桃酸即儿茶酚胺代谢物的定量测定高于正常值。

(三)影像学表现

1.USG

肾上腺区较大肿块,多数 3～5cm,类圆形。边缘光滑、回声强,内部低或中等回声。肿瘤内出血囊变时,可见其中有无回声区。

2.CT

肾上腺较大的圆形或椭圆形肿块,偶为双侧性。一般直径大于 3cm。较小者密度均匀,较大者因肿瘤内出血、坏死而密度不均,内有单发或多发低密度区,甚至呈囊性表现。少数肿瘤中心或边缘可见点状或弧线状钙化。增强扫描肿瘤明显不均一强化。

3.MRI

由于嗜铬细胞瘤的弛豫时间明显的长于正常的肾上腺组织,T_1WI 瘤体大部分呈低信号,少数等信号,T_2WI 信号强度显著增加,呈高信号。整个瘤体信号强度接近脑脊液信号,这是嗜铬细胞瘤的重要特点。

(四)诊断与鉴别诊断要点

临床疑为嗜铬细胞瘤的患者,影像学检查结合临床症状及实验室检查,通常可作出诊断。有时须与肾上腺腺瘤、转移瘤等相鉴别。腺瘤一般较小,内部发生坏死和囊变者较少。另外,嗜铬细胞瘤 T2WI 上呈明显高信号,表现较特异。肾上腺转移瘤一般有原发肿瘤的病史,多两侧多发,病灶形态不规则,内部密度不均,可借助实验室检查相鉴别。

四、肾上腺皮质癌

(一)病因病理

本病较少见,分为有功能性和无功能性两种,前者占 80％。病灶多为单发,类圆形或不规则形,表面凹凸不平,包膜不完整。肿瘤较大,可伴出血坏死及囊变等。侵犯包膜和血管为其特征。

(二)临床表现

患者的功能性症状出现较早,主要症状为满月脸、向心性肥胖及高血压等皮质醇增多表现。女性可有月经失调。少数可出现醛固酮症表现。无功能性皮质癌常以腰部不适、局部肿块或出现转移为主要表现。

(三)影像学表现

1.USG

较小的回声均匀。肿瘤较大时,回声不均,可有散在的低回声、无回声或强回声区。

2.X 线

KUB 较大肿瘤可见患侧肾上腺区密度增高,并可使肾脏受压移位。

3.CT

肿瘤多较大,直径常超过 7cm,呈分叶状或不规则形。出血、坏死和钙化多见,故病灶密度不均,增强扫描不均匀强化。肿瘤易侵犯周围组织。

4.MRI

T_1WI 多数为低信号,坏死、囊变的信号更低,瘤内出血为高信号,T_2WI 肿瘤为高信号,信号不均,常显示不规则小片状更高信号。肿块的钙化表现为低信号。

(四)诊断与鉴别诊断要点

本病临床上较少见,发现时大多瘤体较大,且内部回声、密度或信号不均,特别是伴身体其他部分转移灶时,并同时有 Cushing 综合征表现,要考虑本病的可能。本病主要同肾上腺转移瘤鉴别,后者多有原发肿瘤的病史,生化检查是阴性,双侧性占 50% 以上,病灶较小,边缘清楚,密度均匀。

五、肾上腺结核

(一)病因病理

病变多为两侧,大多累及皮质、髓质,形成结核性肉芽肿和干酪性坏死灶。切面呈广泛干酪样坏死。晚期不同程度纤维化和钙化。

(二)临床表现

本病多产生慢性肾上腺皮质功能低下即 Addison 病,起病缓慢,主要症状是乏力、体重减轻、皮肤色素沉着、低血压等。因结核是全身性疾病,除肾上腺结核外,检查和治疗要全身考虑到。

(三)影像学表现

1.USG

肿块为低回声,后期呈高回声伴声影。

2.X 线

平片少数患者可见两侧肾上腺区钙化,为散在细点状。

3.CT

早期双侧肾上腺肿大并形成不规则肿块,密度增高,当有干酪样坏死时,病灶密度不均,可有细小钙化。后期肾上腺整个钙化或部分钙化。增强扫描不均匀强化。

4.MRI

T_1WI 和 T_2WI 肿块为低信号,信号不均,内有长 T_1、长 T_2 信号灶。后期均为极低信号。

(四)诊断与鉴别诊断要点

根据影像学表现,结合病史、症状和化验检查,本病诊断不难。干酪化期的肾上腺结核须与双侧肾上腺转移瘤或嗜铬细胞瘤等鉴别,主要依靠临床资料来鉴别。

六、肾上腺囊肿和假囊肿

(一)病因病理

本病为较罕见的肾上腺良性病变,常为单侧发病。病理上分为四类:内皮囊肿、假性囊肿、上皮性囊肿和包虫性囊肿。

(二)临床表现

小的囊肿可无任何症状和体征。较大囊肿出现上腹部包块并压迫周围器官而出现症状。

（三）影像学表现

1.USG

为低回声或无回声。

2.X 线

较大者 KUB 可见上腹部有肿块,有的可出现肾上腺区蛋壳样钙化。

3.CT

肾上腺区单房或多房的囊性肿块,囊内密度均匀,CT 值为液性或高于液性密度,囊壁薄而光滑,平扫可见钙化。有文献报道,囊壁蛋壳样钙化是诊断该病的可靠征象。增强扫描一般无强化,若囊肿合并感染其囊壁可有增强。

4.MRI

T_1WI 低信号,T_2WI 高信号,T_2WI 高信号随回波时间延长,信号逐渐增强。但随囊内容物的不同,囊肿信号亦发生改变,如囊内出血,T_1WI、T_2WI 均为高信号。囊内可见分隔,囊壁一般光滑。

（四）诊断与鉴别诊断要点

只要定位准确,肾上腺囊肿的诊断不难。有时须与肾上腺腺瘤鉴别。较大的囊肿与胰腺假性囊肿在定位上有一定困难,后者多有慢性胰腺炎的病史及表现,如胰周脂肪间隙模糊等,囊壁的钙化少见,并且多数能找到正常的肾上腺。

七、肾上腺髓样脂肪瘤

（一）病因病理

本病较罕见,为无分泌功能良性肿瘤,来源于肾上腺间胚叶组织,瘤体内主要含成熟的脂肪细胞和骨髓细胞。

（二）临床表现

患者通常无明显临床症状。当肿瘤坏死、出血或肿瘤较大压迫邻近脏器时才出现腹部或腰背部疼痛等症状。

（三）影像学表现

1.USG

为低回声。

2.CT

肾上腺区圆形、类圆形肿块,边缘清楚,内含脂肪密度,CT 值 40～120Hu,少数可见钙化。增强扫描软组织成分可有增强而脂肪成分无强化。

3.MRI

均匀或不均匀的脂肪信号强度,据此可确诊。

（四）诊断与鉴别诊断要点

本病通常是 CT 检查时偶然发现,多数病例表现典型,较易诊断。少数不典型病例须与肾脏血管平滑肌脂肪瘤、肾上腺腺瘤鉴别。与肾脏血管平滑肌脂肪瘤的鉴别关键在于定位,如病灶明确位于肾上腺,则肯定为髓样脂肪瘤,反之,则是血管平滑肌脂肪瘤;另外,也可参考临床上有无血尿病史。腺瘤的密度较低,可为负值,与髓样脂肪瘤混淆,但腺瘤多较小,且有临床和生化功能改变,鉴别不难。巨大的髓样脂肪瘤应与腹膜后起源的脂肪瘤、脂肪肉瘤或畸胎瘤鉴别。

第三节　肾脏疾病

一、肾盂输尿管重复畸形

本病是一种常见的肾及输尿管畸形,大多发生于一侧,也可双侧发生。发生原因有二:①有两个独立的输尿管芽;②输尿管芽过早分为两支。

按发生原因及输尿管芽分叉点的高低引起部分或完全重复畸形。多数肾实质仍融合为一体,表面可有一浅沟。重复的上肾盏往往较小、发育不全;下肾盏较大,可有一或两条输尿管通向膀胱。完全性重复畸形的两条输尿管,膀胱开口遵守 Weigent－Meyers 规则,即下肾盂输尿管的膀胱开口部位正常,上肾盂输尿管为异位开口,在膀胱三角外侧之内下方。

临床常见慢性发热,尿痛等尿路感染症状,如有输尿管异位开口,则多有漏尿现象。

(一)X 线表现

1.平片

一般无特殊发现。需静脉肾盂造影方能显示,可见下肾盂近似正常肾盂。但肾盏数目减少,位置偏低;上肾盏多萎缩变小,如囊状;亦可显示肾盂积水,同时压迫下肾盂肾盏,此时可见下肾盂之上软组织密度增加影及下肾盂输尿管向外侧移位。常见不同类型的肾盂输尿管畸形。

2.肾动脉造影

肾内动脉呈典型肾积水表现,周围血管推移、伸开;肾实质期,可见上部肾皮质变薄。

(二)CT

显示肾影较正常肾的长径长,增强后可见双肾盂和双输尿管。扫描应跟至盆腔。

(三)MRI

冠状位 MRI 可较好地显示肾盂输尿管畸形的解剖关系,重复肾较对侧正常肾明显增大,上肾位于下肾内前方,有时上位肾可扩张积水,类似巨型囊肿,表现为长 T_1、长 T_2 信号,信号强度均匀。

(四)核医学

$^{99m}Tc-DTPA$ 肾动态显像,可以清楚地显示重复肾、输尿管影,并提供分肾功能和尿路通畅情况。

(五)诊断价值的比较

静脉尿路造影为重复肾畸形的最佳检查方法,可清晰显示双肾盂和双输尿管的形态及其行径。当尿路造影发现肾脏的位置异常,肾盂、肾盏受压并远离肾脏上极时,应考虑重复肾畸形。如同时有并发症存在,这时 CT 及 MRI 为最佳补充检查手段,确定重复肾畸形的存在,并明确区分肾积水和肾肿瘤。

二、额外肾及肾缺如

单侧肾缺如(孤立肾)是由于一侧胚胎生肾组织及输尿管芽不发育或一侧肾仅有残缺的胚胎后肾组织所引起。尸解发现率为 0.1%,临床一般无任何表现。多由泌尿系其他病因或偶然 X 线检查发现。

额外肾是一种少见的先天畸形。为一侧胚胎生肾组织分裂成两个,然后有分开的输尿管进入而形成两个完全分离的肾。易和双肾盂、双输尿管畸形相混淆。额外肾可发生在一侧或两侧,一般为一个,体积较小,常发育不全,患者可无任何症状。但额外肾往往合并结石、肾盂积水等,出现相应的梗阻及感染症状。

(一)X 线表现

1.平片

孤立肾可见一侧肾影缺如,另一侧孤立肾相对增大。额外肾则在一侧可看到两个肾影,对侧尚见一正常大小的肾影。平片有时显示不清。若行腹膜后充气造影,则可清晰显示。

2.静脉肾盂造影

肾缺如可见患侧肾脏不显影,另侧肾脏正常显影或肾盂输尿管增大。额外肾如有分泌功能,可显示同侧两个肾盂肾盏,另侧一个如不显影,则需作逆行肾盂造影证实。

3.腹主动脉或肾动脉造影

动脉期及实质期均可明确额外肾之血供来源、位置、大小及数目。孤立肾则肾缺如侧肾动脉往往完全缺如。

4.肾静脉造影

其鉴别意义高于肾动脉造影,需与无功能萎缩肾鉴别,如缺如左侧肾,由于正常左肾静脉还汇集左肾上腺静脉和左精索静脉,因此左肾缺如,两者仍可汇合成一条窄细的静脉汇入下腔静脉,造影仍可显示细的左肾静脉,但无肾叶静脉,这具有特征性。右肾缺如,则一般右肾静脉亦缺如,无法插管。如为无功能萎缩肾,肾动脉可不显影,与肾缺如难鉴别,但静脉造影可显示正常或狭小的主肾静脉及密集扭曲的肾叶静脉。

(二)CT 表现

额外肾 CT 扫描能满意地显示同一侧相互分离的肾和输尿管,对侧肾脏同时存在。肾缺如 CT 显示一侧肾窝内肾影缺如,为周围组织充填。同侧肾上腺亦相应缺如,8%～12%的肾上腺可存留,但呈长条状,而非正常人的"人"或"Y"形。对侧肾代偿肥大,或旋转不良和异位。

(三)超声

一侧肾窝及其他部位不能探及肾脏图形,对侧探及代偿增大的肾脏为肾缺如,但需注意一侧肾异位,应行多部位探测;如一侧肾窝探及双肾,对侧亦可探及正常肾,则为额外肾。

(四)核医学

^{99m}Tc－DTPA 肾动态显像,有功能的额外肾,输尿管可明显显影,并可分析其血液供应和功能状态,^{99m}Tc－葡萄糖酸钙肾静态平面显像,可显示各肾形态、位置和大小,健侧肾影代偿性增大。单侧肾缺如,缺肾侧无肾影,功能由对侧完全代替。可区别异位肾和肾萎缩。

三、异位肾

肾胚芽在上升过程中血液供应发生障碍或引向错误则形成异位肾。可为单侧或双侧或交叉性。异位肾停留在本侧盆腔或下腹称单纯(简单)异位肾,多在左侧发生;异位肾转向另一侧则发生交叉异位,交叉异位肾的输尿管上中段可跨过中线,但下段在膀胱开口侧仍属正常,称横过异位肾。

单纯异位肾又分低异位肾和高异位肾两类:肾过分上升则形成高异位肾,包括胸内肾及膈下高位肾。胸肾极为罕见,多发于左侧,男性多见;低异位肾常见的有盆肾,髂肾等,尸检发现率为 0.1%。

异位肾常有形态上改变,大都较正常为小,表面分叶明显,外形有三角形、盘状、圆形或椭圆形等,常伴旋转不良。

临床表现:无并发症时可无任何症状。低异位肾易误认为腹部及盆腔肿块,如并发感染结石或压迫神经、血管及邻近器官,则可出现相应症状。

(一)X 线表现

1.平片

病侧肾区无肾影。低异位肾可见下腹或盆腔软组织肿块影,胸肾则可见胸部软组织块影,横过异位肾有时可呈现一异常形状肾影,一般均无法作出定性诊断。

2.静脉肾盂造影

常见征象:①肾脏异位;②肾脏固定;③输尿管过长或过短,后者多见;④肾盂变形。

3.腹主动脉及肾动脉造影

可显示异位肾的异常血供,可有多支肾动脉供血,有确诊价值。

(二)超声表现

在患侧肾窝无法探及肾脏图形,而在其他部位探及肾脏图形,较常见于盆腔,此种肾脏图形不能还纳肾窝。

(三)核医学表现

^{99m}Tc−葡萄糖酸钙、^{99m}Tc−DTPA 或 ^{99m}Tc−Ec 肾脏静态显像可见正常肾位置无肾影,而出现在正常位置以外(多见于盆腔),肾影形态、大小及放射性分布随异位肾情况及并发症程度而异。采用 ^{99m}Tc−葡萄糖酸钙立位和平卧位显像可与游走肾鉴别。

(四)CT 表现

CT 扫描显示肾窝内肾缺如,扩大扫描范围可显示异位肾,并通过肾内部结构的显示除外肿瘤。异位肾呈扁平状或呈球形,常伴肾轴旋转不良。

(五)诊断要点

1.低异位肾

(1)正常肾区无肾影。

(2)肾脏低于 L_3 或 L_3 以下。

(3)输尿管短。

(4)异位血供或肾动脉开口低于正常。

(5)多伴旋转异常。

2.高异位肾

(1)输尿管长而伸直。

(2)肾血管起源高位。

3.横过异位肾

(1)一侧肾影缺如。

(2)同侧显示两套完整肾盂肾盏系统。

(3)输尿管可横过中线但膀胱开口部位正常。

(4)可见异常肾血供。

(六)鉴别诊断

主要需与肾下垂鉴别,要点如下。

(1)肾下垂输尿管长度正常。

(2)其肾动脉源于腹主动脉正常高度,肾蒂拉长。

(3)下垂之肾盂仍向内侧(内上或内下)。

(4)肾下垂一般发生于瘦弱患者。

(5)其肾移动度明显增大。

四、马蹄肾

指肾融合发生在胚胎 30 天前,两个肾原胚基早期融合。这类畸形甚多,其中马蹄肾最为常见。其特点是两侧肾脏的上极或下极融合,输尿管仍分居脊柱两侧。两肾上腺融合形成倒置马蹄肾,两肾下极融合形成马蹄肾;四极或多极融合呈盘形肾;一肾上腺与另肾下极融合则形成"乙状"肾。融合肾多为异位,融合部位称为峡部,多为肾实质。

马蹄肾位置一般较低,多位于骶椎前面。因旋转不良,两侧肾盂向前方,峡部在脊椎,腹主动脉前,输尿管被峡部抬起,推向前内方,靠中线下行入膀胱。血供常有异常。肾动脉常源于髂动脉或腹主动脉分叉处,其数目,长短及粗细均有极大变异。临床常无自觉症状,偶可有胃肠道不适及泌尿系感染、结石等症状。

(一)X 线表现

1.平片

(1)两肾长轴略平行或斜向内侧。

(2)两肾下极界限不明,过分靠近脊柱。

(3)两肾低位。

(4)双肾在横的方向不能移动。

(5)双侧腰大肌影不清。

2.静脉肾盂造影

(1)两肾盂肾盏旋转不良,肾盂向前或肾盂伸向内或内后方。

(2)两肾长轴交叉点不在上方而在肾下方。

(3)肾脏异位(低位且靠近)。

(4)输尿管在肾实质前外下方,下降时再向内弯曲、形如一花瓶之边缘(上段向外,中下段内弯)。

(5)肾盂及下肾盏靠近。

3.腹主动脉及肾动脉造影

显示异常血供及峡部血供情况,血供多源于髂动脉,数目、大小均变异较大,实质期可显示融合之峡部,但密度较淡。

(二)CT 表现

CT 能完整显示马蹄肾。两肾位置较正常明显降低,两肾上腺相互距离可无变化,但越下越靠拢,在两肾下极融合成峡部。肾有旋转不良,肾盂通常直接向前。

(三)超声

超声于腹主动脉或下腔静脉前方探及椭圆形或扁平形低回声团块(马蹄肾的峡部),内见与肾实质回声一致的细小均匀的回声。它紧贴腹主动脉与下腔静脉,在中腹部横切声像图上,与左右肾相连接。在背部探测时,两肾处同高水平,可伴肾积水和肾结石。

(四)核医学表现

^{99m}Tc—葡萄糖酸钙、^{88m}Tc—DMDA(二巯基丁二酸)肾静脉显像或^{99m}Tc—MAG3(巯基乙酰基甘氨酰,甘氨醛,甘氨酸)快速显像可见双肾下极内收构成倒"八"字形、"莲藕形";双肾上腺融合者呈"八"字形;两极融合成圆盘形。多因感染功能不全,或发育不一致显影剂分布不均匀,有积水时肾门膨出。无肾功能改变时,双肾显影剂分布可正常。

五、肾下垂

肾下垂女性多见,原因可能为女性肾窝较浅,肌肉较男性为弱,结缔组织也较松弛。分娩后腹肌松弛,腹压突然降低,更易引起肾下垂。肾下垂可牵扯肾蒂血管,影响血循环。输尿管弯曲,管腔可狭窄,导致尿流不畅,引起积水、感染。

肾下垂 80% 发生在右侧,两侧同时发病者仅 5%,临床常有血尿,腰酸痛,膀胱刺激征等症状,腹部有沉重感,站立久时有下腹坠痛感,平卧后疼痛消失。

影像学检查表现如下。

1.泌尿系平片

可观察两肾的位置。一般根据立位泌尿系平片上肾影与脊柱椎体位置对比的关系,将肾下垂分成如下几度。Ⅰ度:肾脏自正常位置下降一个椎体以上。Ⅱ度:肾脏自正常位置下降二个椎体以上。Ⅲ度:肾脏自正常位置下降三个椎体以上。Ⅳ度:肾脏下降到第五腰椎水平以下。

2.排泄性或逆行肾盂造影

进一步了解肾脏的功能和位置,有否旋转、肾积水及输尿管扭曲。并可作卧位和立位摄片对照,必要时作延迟排空摄片。观察肾盂内造影剂的排空情况。

3.核医学表现

^{99m}Tc—葡萄糖酸钙静态站立位和平卧位显像,肾影位置低,但可随体位改变而上升或下降,轻度下垂平卧多数可回原位。

六、游走肾

由于异常的肾动脉供应及肾脏为异常的腹膜所包裹而引起。肾动脉都较长,肾脏完全为腹膜包裹,同时又常伴肾蒂或肠系膜的旋转不良,因此肾脏可在腹膜腔内活动。输尿管的长度大多正常。

临床常有腰腹痛,腹部可触及一移动性肿块,常并发结石,尿路感染。

(一)X 线表现

需静脉肾盂造影确诊,可显示正常肾盂肾盏系统,但肾的活动度特别大,改变体位时尤甚,可上下、左右移动。腹主动脉肾动脉造影可见游走肾动脉起源多正常,动脉主干较长。

(二)CT 表现

CT 显示肾脏位于腹膜腔,这是游走肾最为特征性的 CT 表现,肾形态大致正常,但有明显旋转不良。改变体位扫描,肾活动度大,借此可以和肾下垂区别。肾下垂仅限于一定范围内的上下移动。

(三)核医学表现

显影方法同肾下垂,主要特征为立位、卧位肾影位置改变明显,侧卧位显像游走肾影可过中线。

(四)鉴别诊断

1.肾下垂

改变体位或用手推动肾脏时,仅有上下移动,且活动度不太大。

2.横过异位肾

输尿管长度多不正常(过长或过短),无大的移动性,其肾动脉的起源,行程及数目均可有异常。

七、肾脏旋转异常

胎儿发育过程中,两肾脏随胎儿生长,由骨盆上升到正常位置,并以长轴为中心,逐渐向内侧旋转 1/4,使肾凸面向外侧,肾盂由前面转向内侧。若旋转不全,肾盂指向前面,旋转过度,肾盂指向后。肾盂肾盏均失去其正常形态。影响肾脏正常旋转的因素颇多,血管畸形是很重要的因素,肾旋转不全常伴有肾血管畸形。旋转异常的肾脏本身一般不引起临床症状,但并发结石,感染等病变时可出现相应的症状。

静脉肾盂造影是主要的诊断方法。常见以下征象:①肾盂肾盏及输尿管正常排列关系紊乱,互相重叠,甚至反向排列。②肾脊角变小(正常平均为 16°左右)或两线平行或呈相反走行。③肾脏位置可低于正常。④有时可见肾盂输尿管上有血管压迹征象。⑤输尿管开口于肾盂较高处。

八、肾脏发育不全

由于胚胎期血流供应障碍,肾不能充分发育所致。可一侧亦可双侧,肾脏一般较小,小于60g,对侧肾肥大。3/4 病例有同侧肾上腺缺如。输尿管亦可发育不全,其下端开口常有异位。肾单位减少,肾盏粗短,肾盂狭小。临床常有患侧腰部疼痛及高血压等症状,女性多于男性。

(一)X 线表现

平片及静脉肾盂造影为最常用的诊断方法

1.平片

可见两侧肾影大小有明显差别,病侧肾影小,但外形尚完整,健侧肾影较正常大。

2.静脉肾盂造影

病侧肾功能一般较差,肾盂缩小,输尿管变细,也可呈念珠状;肾大盏常缺如,肾小盏呈杵状,直接自肾盂发出,肾盂亦有发育不全,变为"三角"形或"壶腹"状。严重者常静脉肾盂造影不显影,需逆行肾盂造影。

3.腹主动脉或肾动脉造影

肾动脉开口小,肾小动脉正常或细小,实质期仍可见染色,肾脏小但轮廓光整。

(二)CT 表现

单侧性肾发育不全,CT 显示一侧肾脏明显变小,而对侧代偿性肥大。节段性肾发育不全,CT 显示肾脏不规则萎缩,表面有切迹,肾实质厚薄不均。CT 征象与慢性肾盂肾炎相似。鉴别依赖病史及活检。

(三)MRI 表现

可清楚显示先天性小肾畸形,其形态规整,CMD(皮髓对比)显示良好,肾窦脂肪信号存在,健侧肾往往有代偿肥大。

(四)核医学表现

^{99m}Tc—葡萄糖酸钙静态肾显像,一侧肾影小,影像淡;^{99m}Tc—DTPA 肾动态显像发育不良侧血流灌注峰低平,转运时间(MTT)>20 秒,呈小肾图曲线且有功能改变,如分泌峰时间>5 分钟,肾脏指数(RI)<45 等,小球滤过率(GFR)<40mL/min。需与肾动脉狭窄肾萎缩鉴别。

九、肾结石

肾结石在泌尿系中占首位,绝大多数位于肾盂或肾盏内。小的结石以肾下盏多,肾实质内极少。多发于 20～50 岁,男性多于女性。多为单侧,左右发病相等,双侧性约占 15%,多发性约 40%。

病理改变主要为梗阻、积水、感染及对黏膜及肾实质的损伤。临床表现为腰痛、血尿、合并感染等症状,少部分有排石史。腰痛可伴有肾绞痛,常沿输尿管下行向外阴和大腿放散。

(一)X 线表现

1.平 片

绝大多数肾结石均可在平片上显影。肾结石的大小形状不一,可呈圆形、卵圆形或桑葚状致密影,部分具有肾盂、肾盏的特征称铸型结石,常呈三角形、鹿角形及珊瑚状。

2.静脉肾盂造影

用于结石定位,了解有无积水及其程度,发现阴性结石及鉴别平片可疑的钙化影。其表现如下。

(1)较大的阳性石,常伴肾盂肾盏扩张,结石区密度加大,对照平片诊断不难。

(2)阴性石表现为充盈缺损。

(3)结石梗阻于肾盏颈部或漏斗部,可见肾盏积水,梗阻于肾盂输尿管处,则显示肾盂肾盏积水。

(4)根据显影情况可判断肾积水程度及肾功能。

(5)平片所见的结石,若静脉肾盂造影不在肾盂肾盏内,应考虑为肾内钙化或其他钙化与肾重叠。

(二)CT 表现

肾结石 5%～8% 为 X 线阴性,平片不能发现,CT 分辨率较 X 线平片高,平扫为高密度,CT 值可达 100～586Hu。CT 可鉴别结石,肾盂内肿瘤或血块。肿瘤 CT 值为 30～60Hu,血块 CT 值可达 60～70Hu,均远低于结石的密度。

(三)超声表现

在肾脏的集合系统区域内见大小不等的强回声光团或光点,其后方有声影者,可诊断结石,但小的结石也可无声影。若结石在肾盂输尿管连接处或输尿管上段,常伴肾积水。

(四)核医学显像

^{99m}Tc—DTPA 肾动态显像视结石对肾功能和对尿路梗阻的程度不同而表现不一。

(1)长期梗阻致使肾功能严重损害者,血流灌注曲线低平,肾图曲线低平,小球滤过率明显降低<20mL/min;静态平面相肾显影差或不显影。

(2)梗阻时间短,但为完全性梗阻者,血流灌注曲线与健侧高度相差不大,但峰不明显,肾图呈完全性梗阻曲线,小球滤过率低,梗阻解除后肾功能可恢复正常。

(3)不完全性梗阻,可见肾图曲线下降缓慢,T1/2>10 分钟。

(4)不形成梗阻的结石常见肾图下降段呈直线形。

(5)核医学显像不分阳性、阴性结石,影像表现基本相似,不能直接观察结石。

(五)鉴别诊断

胆囊结石,肠系膜淋巴结钙化,胰腺结石,肾上腺钙化,肋软骨钙化,肾结核钙化,粪石。

十、肾钙质沉着症

肾钙质沉着症一般指由 X 线检查而显示的肾实质内钙质的沉着。病因未明,既可由局部原因,如肾小管扩张,肾皮质坏死等造成,亦可由全身原因,如钙磷代谢异常和任何可引起高血钙的因素所致。

按钙质沉着的部位可分以下三种,其 X 线表现如下。

(一)肾髓质钙质沉着

占 90% 以上,通常为双侧,钙质沉着于肾小管远端和细尿管襻环区。平片可见肾实质中央,沿着各肾盏外有许多散在粗颗粒状钙化影,可排列条状或融合成堆。静脉肾盂造影见钙化影位于各肾盏的邻近肾锥体区,肾盏窦窿部凹迹增宽,肾小盏分开,但仍保持完整。

(二)肾皮质钙质沉着

钙化影位于肾脏外缘,呈线条状或波浪状,常有肾实质缩小。

(三)弥漫性或混合性肾钙质沉着

呈分布在肾质各区的密度斑块状或融合成堆的对称性钙化影。

十一、肾盂肾炎

多由细菌感染造成肾间质及肾盂的炎症,往往继发于尿路先天性异常,尿路梗阻或膀胱输尿管反流。好发于 20～30 岁女性。多为双侧性。

急性期主要为间质水肿,炎细胞浸润及多发微小脓肿形成;慢性期则肾脏不规则瘢痕形成和肾盏变形,肾内血管硬化。

急性期起病多急骤,有寒战发热、尿频、尿急、尿痛等。慢性期依肾实质损害的范围,肾功能减退程度不同而异。

(一)X 线表现

1.平片

早期一般无明显改变或仅见肾影轻度增大,晚期则见肾脏缩小,肾轮廓不规则呈明显波浪状,可有局限性凹陷。

2.静脉肾盂造影

为主要检查方法。急性期一般不做;慢性期则可见肾脏缩小,肾皮质瘢痕和肾盏变形等特征性表现。肾实质及肾盂肾盏显影延迟且浅淡,皮质变薄,肾盂扩张,轮廓模糊。肾盏广泛变形,失去正常锐利杯口状边缘,可呈杵状。

3.肾动脉造影

与病变严重程度有关,肾萎缩时,肾动脉变细,但开口仍正常;较大的肾小动脉亦细小,较小的肾内动脉纤曲或呈螺旋状,实质期显影淡,密度不均匀,皮髓质界限不清,肾影小,边界不规则。

(二)CT 表现

CT 显示肾脏体积小,外形不规则,病变可累及一侧或两侧肾脏,有时仅累及肾脏一部分,通常为肾上腺或肾下极。增强扫描,显示肾内瘢痕和萎缩凹陷的皮质像相连,残留肾组织可增生呈"肿块"状。肾盏常变形,肾实质厚薄不均,肾皮质薄及肾盏扩张为本病的特征性 CT 表现。肾盂扩张积水,肾功差。

(三)超声表现

多数急性期肾脏声像图正常或肾轮廓略增大,其内点状回声较正常少;慢性期表现为肾脏缩小,边缘不规则,肾实质变薄。

(四)核医学表现

^{99m}Tc－DTPA 肾动态显像,肾图常呈抛物线曲线,功能严重损害时,肾图曲线低平,小球滤过率降低;^{99m}Tc－葡萄糖酸钙肾显像,急性期肾影增大,晚期受累部位瘢痕形成,肾脏缩小,失去正常形态,肾皮质变薄,瘢痕区可见放射性缺损。膀胱输尿管肾反流显像阳性对肾盂肾炎病因诊断有意义。

十二、黄色肉芽肿性肾盂肾炎

本病为肾脏慢性感染的一个特殊类型,较为少见,病因未明,可能与梗阻,感染有关。多见于妇女,常有反复尿路感染史。

病理:病变区形成肉芽肿,其内含黄色瘤细胞及炎症细胞和纤维组织,黄色瘤细胞中含中性脂肪,胆固醇和胆固醇酯,呈泡沫状,病变弥漫分布,后期发生纤维化。

临床表现为长期发热、肾区疼痛、尿频、尿急、尿痛及血脓尿等。

(一)X 线表现

平片可见肾影增大,常见肾结石。静脉肾盂造影则由于患肾多无功能,肾盂不显影。逆行肾盂造影可见肾盂肾盏扩张,不规则充盈缺损。血管造影亦无特征性。弥漫型者呈肾积水表现,血管牵张拉直,不规则狭窄,常见不规则小血管聚集及毛细血管染色区;局限性者可见异常血管形成,并聚合成团,似肿瘤或脓肿改变。

(二)CT 表现

CT 表现分弥漫型和局限型。

弥漫型:肾脏增大,其实质呈多个囊状,CT 值 10～30Hu。增强肿块边缘强化,肾皮质变薄,肾窦内脂肪减少。肾盂或输尿管内有结石。

局限型:囊状肿块呈局灶分布。病变如侵犯肾周间隙及邻近组织,可形成皮肤瘘管。

(三)核医学表现

方法和特征同肾盂肾炎,无病因诊断价值。

(四)鉴别诊断

需与肾癌、肾脓肿、肾结核及肾积水等区别。

十三、肾和肾周脓肿

多由血行感染引起,肾脓肿可由数个皮质小脓肿融合而成较大的肾脓肿,其破裂可波及肾周脂肪囊,引致肾周脓肿。

肾脓肿常有高热寒战,胁腹痛等一般炎症表现,肾周脓肿除一般炎症表现外,较突出的症状是腰痛。

(一)X 线表现

1.平片

肾脓肿可见肾外形不规则或正常;肾周脓肿则可见患侧膈肌升高,肾周脂肪囊因炎症水肿而密度增加,肾外形模糊不清;如脓肿甚大,则肾区可见肿块影,脊柱向对侧侧凸。

2.静脉肾盂造影

肾脓肿一般肾盂肾盏显影正常,部分可见肾盂肾盏弧形受压。

3.血管造影

肾脓肿急性期可见肾内血管纤细,呈牵直状,皮髓质分界不清,常无明显占位征。脓腔形成后,则见少或无血管区,呈局限占位表现,周围血管牵张拉直,受压移位,毛细血管期可见脓肿周围有一密度增高带;慢性期除显示占位征象外,可见占位区血管增多,管腔粗细不均,网状分布。肾周脓肿可见肾包膜血管增粗,增多,并向离开肾脏的方向移位。

(二)CT 表现

平扫见比正常肾实质密度略低的肿块,增强后,肿块边界清晰。低密度、壁厚且可不规则,略有强化,但中心无增强。

(三)MRI 表现

表现依不同时期而异。肾周脓肿早期肾周间隙可见液体积聚,为长 T_1 长 T_2 信号。脓肿形成,T_1WI 呈较均匀低信号,脓肿壁可厚薄不均,信号较皮质高,T_2WI 为高信号。肾包膜下脓肿,则可见肾皮质弧形受压。

(四)超声表现

肾皮质脓肿可见肾脏肿大,早期为边界不清的中强回声区,呈实性占位病变。晚期脓肿形成时,为壁厚之液性暗区。

肾周脓肿在肾周脂肪区内见低回声团块,其声像切面成圆形、椭圆形、带状或蝌蚪状。局部有压痛,晚期中心可见液区。

(五)核医学表现

核医学检查有定性诊断价值,静注^{111}In—WBC后在4小时、24小时及48小时各做一次显像,或^{99m}Tc—WBC静脉注射后1小时、4小时、6小时,各显像一次,在肾或肾周可见局限性浓聚灶则可确诊。

(六)鉴别诊断

(1)慢性肾脓肿与肾癌。

(2)肾脓肿与感染性肾囊肿。

十四、肾及输尿管结核

肾结核在泌尿道结核中最为常见,常为继发性,是一种慢性肉芽肿病变。主要病理过程是结核菌经血行播散到肾,引起皮质病变,当身体抵抗力强,细菌毒力小时,多数可自愈。当病变发展侵入肾乳头,并破坏肾盏穹窿,形成肾脓肿空洞,脓腔破溃某些脓液排出进入肾盂称肾盂积脓,肾实质内则形成脓肿空洞,即结核性脓肾。若全肾钙化致肾功能完全丧失,称肾自截。输尿管结核是由肾结核蔓延而来,由于黏膜溃疡和管壁纤维化,增厚并失去弹性,形成管腔狭窄,影响尿的引流,促进肾脏的破坏。

临床典型表现为尿频、尿急、血尿;有时脓尿、尿痛;全身症状可有体重减轻、低热、乏力及贫血。

(一)X线表现

1.平片

多数无异常发现。有时可见肾内云絮状或弧形钙化,亦可全肾钙化,形成自截肾;肾影亦可增大或缩小。输尿管结核时,可出现不规则条索状钙化,边缘呈不规则锯齿状改变。

2.静脉肾盂造影

肾结核可有以下几种表现。

(1)早期局限在肾实质的结核病变,未侵入肾乳头不影响肾盏及肾功能时,静脉肾盂造影无阳性发现,若肾功能明显受损,则肾不显影,需作逆行肾盂造影。

(2)病变侵入肾小盏,表现末端小盏杯口圆钝,模糊不整,呈虫蚀状改变。

(3)肾乳头溃疡空洞形成,表现为一团造影剂影与肾盏相连,边缘不整,位于肾盏外方实质内。

(4)结核性脓肾,肾盂肾盏破坏,狭窄和扩大,肾盏大部分破坏,肾盂大量积脓及瘢痕收缩变形,肾功能受损严重,肾不显影。

输尿管结核造影表现早期见输尿管失去正常柔软度和弹性,管腔粗细不均,边缘不整齐,晚期输尿管变短、僵直、硬化;失去正常之弯曲,形如"串珠"状。最终可发生闭塞。

3.血管造影

肾结核一般无须肾动脉造影诊断,但如拟行肾部分切除,则血管造影有价值。病变轻微;肾动脉造影可无阳性征象;病变早期,可见叶间动脉及其分支不规则移位,弯曲,狭窄及扩大;空洞形成,血管可绕空洞而移位,也可完全闭塞;实质期可见整个节段不显影或为圆形透光区,边界模糊。

(二)CT 表现

(1)肾萎缩变形。

(2)肾皮质变薄。

(3)肾内不规则多房腔,CT 值近于水。

(4)肾内钙化,可以是点状,块状或弥漫性。

(5)肾盂及输尿管管壁增厚。

(三)MRI 表现

(1)肾脏明显缩小,在 T_1WI 图像上被脂肪包绕。

(2)肾皮质菲薄,肾内有多房囊腔,呈长 T_1、长 T_2 信号。

(3)肾实质内钙化块无信号,亦可全肾钙化。

(四)超声表现

肾结核在声像图上可分为五个类型:扩张回声型,被膜不规则,肾盂肾盏扩张,其内呈无回声。混合回声型,被膜不规则,肾内见不均匀强回声区和囊性无回声区,伴光点。无回声型,被膜很不规则,内可见单个或多个囊性无回声区,伴散在光点。强回声型,肾外形完全失去常态,被膜极不规则,内为不均匀强回声。似结石型,被膜不规则,内见多个大小不等强光团,其后有声影。

(五)核医学显像

^{99m}Tc—葡萄糖酸钙肾显像,表现为肾内不规则多发性缺损,肾影形态改变;^{99m}Tc—DTPA 肾动态显像,肾功能不同程度损害,明确诊断须结合临床。

十五、肾盂积水

为多种原因所致的症候群。常见原因为结石,肿瘤或炎性狭窄引起尿路梗阻。梗阻可引起上方管腔压力增高,致肾盂肾盏扩大,肾皮质逐渐萎缩。

(一)X 线表现

X 线检查可确定梗阻部位、性质、积水程度及肾功能损害情况,是较常用的方法。依静脉肾盂造影表现,一般分轻、中、重三度。①轻度(早期):肾小盏杯口轻微变钝,肾盂肾盏轻微扩张,穹窿部变为圆钝。②中度:肾小盏扁平圆钝,呈球状甚至囊状,肾大盏颈部相对变宽变短,肾盂下缘由凹面变为隆凸。③重度:肾盂扩张,圆形,肾盂肾盏距离相对缩短,肾盂肾盏连成一体,显示为一个多房的囊袋;肾功能损害,严重时肾不显影。

(二)超声表现

肾盂积水依肾盂类型、积水量多少和有无合并输尿管积水可分为菱角型、烟斗型,调色碟型、花朵型、肾上腺囊肿型、巨大囊肿型和漂动光点型七个类型。它们共同的声像图表现是,肾窦回声分离,肾形增大,肾实质萎缩变薄、输尿管积水。

(三)核医学表现

^{99m}Tc—DTPA 肾动态显像可见肾图呈梗阻型曲线改变;静态相可见肾盂饱满或膨出。

十六、肾细胞癌

肾癌为泌尿系最常见的恶性肿瘤,占肾恶性瘤的 90%,多发生于 $40\sim60$ 岁,男性居多,男女之比约 $3:1$。儿童肾癌占肾肿瘤的 $3\%\sim4\%$,文献报道最年轻肾癌为 8 岁。

肾癌主要源于肾实质上皮细胞,由透明细胞和(或)颗粒细胞所组成,占肾脏恶性肿瘤的85％;多发于肾上、下极;肿瘤多为圆形或椭圆形,直径可达 5～15cm,可呈分叶状;瘤内常有坏死,囊性变及钙化;肾癌除向周围直接蔓延外,可直接侵犯肾静脉和下腔静脉,形成瘤栓;远处转移以血行为主,常见部位为肺、骨、淋巴结及肝脑等处。

临床表现:①血尿:最为常见,为无痛性间歇性全程血尿。②腰部疼痛,常在较晚期出现。③肾区肿块。④部分病例原发灶可无明显症状,早期发生远处转移。

(一)X 线表现

1.腹部平片

(1)肾影增大:患侧肾影增大,呈不规则分叶状,轮廓不清。

(2)肾轴旋转移位。

(3)肿瘤钙化:5％～15％的肾癌可见肿瘤钙化。钙化系肿瘤内出血坏死或囊性变后钙盐沉着的结果,形状不规则呈斑片或点条状。极少数可呈"囊壁状钙化",与囊肿性病变难以鉴别。

2.静脉肾盂造影

按肿瘤大小不同,与肾盏、肾盂距离不等及肾盂受侵与否,静脉肾盂造影可有不同的表现。

(1)肿瘤占位致肾盂肾盏狭窄,变形及移位。

(2)肿瘤浸润致肾盂肾盏轮廓不规整,僵直。

(3)肾盏不规则伸长、分离扭曲甚至狭窄闭塞,呈"蜘蛛足"状。

(4)肿瘤侵入肾盂内,形成不规则充盈缺损,需与肾盂肿瘤鉴别。

(5)晚期肾功能完全丧失,肾盂肾盏可不显影。

3.肾动脉造影

肾动脉造影对肾占位病变的定性诊断,了解其病理血管形态及病变分期均有实用价值,诊断准确率达 95％以上,并可能诊断小于 1.5cm 的小肾癌,为诊断肾癌最准确的方法之一,尤其对多血性肿瘤,其敏感性优于其他影像检查。

4.血管造影表现

(1)肾动脉主干增粗,肾动脉主干和(或)分支可受压弧形移位,部分可包绕肿块,形成"抱球征"。

(2)肾癌常为多血管性占位病变(占 92％,仅 8％为少血性),表现为大量粗细不均,排列紊乱的肿瘤新生血管,可见血池及粗大肿瘤静脉早显。

(3)实质期肿瘤染色明显,排空延迟;肿瘤染色大多均匀,部分不均匀与肿块内出血坏死及囊性变有关。肾实质染色可见肾轮廓不规则。

(4)静脉期可见肾静脉主干显影及肾静脉内瘤栓。

(二)CT 表现

CT 为诊断肾癌最常用的方法,不仅能诊断肾癌,而且能显示病变范围及邻近器官有无受累,对肾癌分期极有帮助。其准确性高,定位准确率几乎达到 100％,分期准确率达 90％。

其主要征象如下。

(1)肾癌占位为圆形,长圆形或不规则形,较大者局部皮质隆起而不规则,肿瘤与周围肾实质分界不清,直径小于 3cm 的肿瘤分界可清楚显示。

(2)平扫癌灶密度多略低于肾实质,注造影剂后,肿块轻度强化,而肾实质明显增强,形成明显对比。大部分与肿块内密度不均匀,部分肿瘤可见不规则散在钙化灶,极少数肿块边缘可有不完全的钙化环。

(3)肾癌累及肾静脉或下腔静脉时,该段下腔静脉及患侧肾静脉可见局部不规则增粗,其内见低密度之癌栓。此外,可见主动脉或下腔静脉旁,膈脚内淋巴结肿大。

(4)肾癌可突破肾包膜,侵入肾周脂肪囊。

(三)MRI 表现

(1)肾轮廓异常,可见局部凸起或分叶状,邻近肾盂肾盏可受压移位。

(2)大多数肾癌 T_1WI 呈低信号灶,T_2WI 上则为不均匀的高信号,肿瘤内可见出血,坏死及囊性变。部分肿块边缘可见 T_1WI 及 T_2WI 均为环状低信号区,为肿瘤的假包膜征。肾脏结构层次破坏,肿瘤处皮髓对比(CMD)不清楚。

(3)Gd-DTPA 增强扫描可见边缘不规则增强或不均匀斑片状增强,癌灶内则为轻度不均匀强化。

(4)肿瘤穿破肾包膜进入肾周间隙,可侵犯肾筋膜及邻近组织器官,侵入肾静脉及下腔静脉常形成瘤栓。

(四)超声表现

肾内见圆形或椭圆形,有良好球体感的占位病灶。肾局部隆起,肾窦回声受压。2～3cm 的小肿瘤其内部呈高回声,4～5cm 中等肿瘤多呈低回声。巨大肿瘤因有内部出血、液化、坏死、钙化等,常为不均匀回声。

(五)核医学

可用 ^{99m}Tc-葡萄糖酸钙肾显像(包括断层及平面显像)及 ^{99m}Tc-DTPA 肾动态显像。断层显像可见局限性放射性缺损,边缘不规整,部分患者由于肿瘤分化较好可有少量摄取功能而表现为非均匀性稀疏。可以准确地反映肿瘤的摄取、肿瘤的大小及在肾脏中的位置。平面静态显像也可见局限性放射性缺损,但没有断层优越。但单凭一种技术均对定性诊断帮助不大。

动态显像由于肾癌组织血供较丰富,血管扩张,血流快,但是癌组织失去正常功能,表现为灌注相癌灶部位出现局限性增强区,功能相对降低,有助于初步定性诊断。应用受体显像技术、血池显像技术、炎症显像技术、肿瘤代谢显像技术和亲肿瘤显像技术则可以直接定性或排除法定性诊断。

(六)鉴别诊断

肾盂肿瘤,肾血管平滑肌脂肪瘤,多囊肾,肾母细胞瘤,慢性肾脓肿,其他肾良性占位病变,如肾腺瘤,肾脏假肿瘤等。

(七)评价

静脉肾盂造影敏感性较低且无法区别囊、实性;超声对判定占位的囊、实性正确率可达98%,但对实性占位,诊断正确率不高;血管造影诊断准确率较高,对良恶性鉴别有重要意义,但属创伤性检查;CT 空间分辨率好,诊断准确率高,是一种较好的方法,但对病变及血管显示往往仍需借助造影剂;MRI 不仅反映解剖结构变化,而且可反映局部组织化学改变,多方位多层面图像,对肾癌内部结构及与肾集合系统关系,病变与周围结构关系的显示优于 CT;常规核医学显像无独特之处,分辨率不如超声及 CT,但动态显像对肿块有初步定性诊断价值,而且可提供肾功能状态;特殊显像有助于定性诊断。

十七、肾母细胞瘤

肾母细胞瘤约占肾恶性肿瘤的 6%,为儿童期最常见的恶性肿瘤之一,约 68% 见于 1～5 岁儿童,28% 见于 1 岁以下婴儿,偶见于成人,常为单侧性。

肿瘤常较大,切面常见坏死,液化及出血,镜下则主要见胚胎性肉瘤样细胞和上皮样细胞所构成。

临床最常见症状为腹部包块,可出现高血压,血尿较少见。

(一)X 线表现

1.平片

常见患侧肾区软组织块影,正常肾脏外形消失,肿瘤较大时常伴局部腹壁脂肪线消失,患侧横膈上升,肿瘤周围器官常受压移位,侧位显示肿块位于后方,向前伸展。有 5%～10% 的 Wilm's 瘤发生钙化,一般呈不规则点状,亦可为弧线状钙化。

2.静脉肾盂造影

可见肾盂肾盏局部或广泛牵张拉直、受压移位;当肿瘤侵入肾盂肾盏时,则见内壁毛糙不规则,与肾癌难区别。部分肾盂肾盏可见不同程度积水。

3.肾动脉造影

肿瘤血管一般不十分丰富,新生血管形态及分布均不规则,池状及丛状瘤血管不多,可见肿瘤染色及肾动脉分支牵拉包绕形成的包裹征,少见动静脉瘘及静脉早显。实质期肿瘤区密度相对较低,多不均匀,与正常肾实质分界不清。

(二)CT 表现

(1)平扫肿瘤密度显著低于正常肾实质,肿瘤大时呈囊样。

(2)肿块密度不均匀,偶有钙化,低密度为脂肪或坏死组织。

(3)肾母细胞瘤血供不丰富,增强后肿块与相邻正常肾实质密度差异增大,肿块周围受压的肾组织呈高密度环状增强。

(三)超声表现

肾内见不均匀性回声或低回声占位病灶,瘤体较大,残余肾组织常被挤压,不易发现,有时可见肾积水。

(四)核医学表现

^{99m}Tc—葡萄糖酸钙肾显像(平面或断层)患侧肾形态改变,显影剂斑片状相互分离,不成肾形,健侧肾代偿性增大。常规显像定性诊断困难,动态显像可助诊断。

(五)鉴别诊断

(1)神经母细胞瘤:多发于肾上腺髓质,平片上钙化达 50%。

(2)肾癌。

(3)多囊性肾脏发育异常,双侧多见。

(4)巨大肾盂积水。

(5)畸胎瘤。

十八、肾盂肿瘤

肾盂肿瘤一般包括肾盂癌和乳头状瘤,但移行细胞乳头状瘤在形态学上多难与低度恶性的乳头状癌区别,故多将之归类为肾盂癌。

肾盂癌源于肾盂及肾盏上皮细胞,占全部恶性肾肿瘤的 8%。病理类型可分 3 种:移行细胞癌(占 80%),鳞癌及腺癌,移行细胞癌常为多发性,往往有同侧输尿管及膀胱受累。

肾盂癌男性多发,男女之比为 2:1~4:1,多见于 40~70 岁。常见症状为间歇性无痛血尿、腹部肿块及腰酸痛。

(一)X 线表现

1.平片

平片一般无阳性表现。当肿瘤造成肾盂输尿管交界处梗阻,形成明显肾盂积水时,可见肾影增大。偶尔亦见不规则钙化。

2.静脉或逆行肾盂造影

乳头状癌常见肾盂内不规则充盈缺损,边缘可不光滑;非乳头状癌多沿肾盂壁浸润生长,表现为肾盂肾盏轮廓毛糙或不规则狭窄与扩大。

3.肾动脉造影

一般为少血性,多数仅见肾盂输尿管动脉显影及增粗;少数可见肿瘤血管少而纤细,扭曲成丛状或簇状。偶见浅淡肿瘤染色,无动静脉瘘;癌肿侵犯肾实质,包裹肾内动脉,使之僵直、粗细不均或突然闭塞,可出现"包裹征"。

(二)CT 表现

表现为肾门区肾窦内有软组织肿块,密度与肾实质相同,周围肾窦脂肪有不同程度的受压移位;注造影剂后,大的肿瘤可有轻度强化,小的肿瘤强化不明显,肾盂内则见不规则充盈缺损。

(三)MRI 表现

MRI 可多方位切层,较 CT 更能全面确定肿瘤大小及范围。一般分两型表现:

1.局限型

肿瘤局限于肾盏内,为无蒂的腔内肿块,边缘光滑,形态规整,信号强度均匀,T_1WI 及 T_2WI 可与皮质信号相等或短 T_2 信号;肿瘤较大,则可见周围脂肪信号有移位,肾盂肾盏受压呈离心性移位,肾实质及肾轮廓无明显异常。

2.浸润型

肿瘤向肾实质内浸润,T_1WI 表现为 CMD 局限性消失,可呈等信号或略低信号;T_2WI 上呈低信号;信号强度不均。肿瘤侵及肾盂出口则见明显肾盂积水表现。

(四)超声

肿瘤大于 1cm 直径时,可显示肾窦回声分离,出现低回声区。

(五)核医学表现

^{99m}Tc—葡萄糖酸钙肾断层显像,显示肿瘤占据肾盂内,患侧肾影增大,肿物从肾盂内不规则"空缺"压挤肾实质,肾横断面图不规则;瘤体太小的可无占位征象,可能有梗阻征象,即尿液

集聚于某处出现浓集影。定性诊断困难。

(六)鉴别诊断

(1)肾盂或肾盏阴性结石。

(2)肾癌。

十九、肾腺瘤

腺瘤为较常见的肾良性肿瘤,尸检中发现率可达 22.4%。可单发或多发,可与肾细胞癌并存。组织学上可分三种类型:乳头状、结节状及腺泡状。乳头状及结节状最为常见,腺泡状仅占 3%。其诊断标准为:肿瘤直径小于 3cm,有完整包膜,无坏死出血及细胞蜕变,肿瘤局限在肾皮质内,无转移。

临床多见于 40 岁以上男性,血尿及腹部不适为常见临床表现。

(一)X 线表现

1.X 线

平片可见肿块影,少见钙化;静脉肾盂造影仅表现为肾占位病变,无特征性。

2.肾动脉造影

乳头状腺瘤多为少血到无血管型表现,只能显示占位征象,邻近血管受压移位及牵直;实质期显示为一相对低密度区。管状及腺泡状腺瘤则常为多血型,血管迂曲增多,排列尚规则;实质期肿瘤染色明显,边界清楚,与正常肾实质分界清楚,无动静脉瘘。

(二)CT 表现

显示为实性,密度均匀,边界清晰之肿块,壁较厚,偶见中心坏死区;增强扫描后,肿块可有均匀强化。

(三)MRI 表现

肿块 T_1WI 为等信号,T_2WI 为低信号,与低信号的肾细胞癌及肾乳头状肿瘤鉴别较为困难。

二十、肾血管瘤

少见。一般由大小不等内衬上皮细胞并充以红细胞和血栓的间隙所组成,暗红色,软而有海绵状感,分毛细血管型及海绵状两类。肿瘤可发生于肾脏各部分,多为单发,偶可多发且累及双侧。多见于 40~60 岁年龄组。常见症状为血尿。

(一)X 线表现

平片可见肾脏增大或轮廓局限外凸,较为特征性者为肾内出现静脉石。静脉肾盂造影可见肾盂或肾盏受压移位或充盈缺损。充盈缺损可能为黏膜下血管瘤凸出或血块所致。肾动脉造影可见肿瘤血管迂曲成团,管腔大小可不规则,轮廓及排列亦可不整齐,排空延迟,可见肿瘤染色。

(二)核医学表现

$^{99m}Tc-RBC$ 肾血池显像,血管丰富的瘤体,出现高浓集影,$^{99m}Tc-$葡萄糖酸钙肾显像呈缺损影,两者配合可作出定性诊断。

二十一、肾囊肿

肾囊肿临床较多见,中老年患者居多,婴幼儿少见,可能与老年肾脏退行性变有关。

(一)病理与临床表现

1.病理

囊肿多发生于肾实质或近表面处,逐渐长大并向外突出,不与肾盂或肾盏相通。肾囊肿的种类很多,常为多发性,大小不一,囊壁厚1~2mm。由于肾囊肿的病理类型不同,所以结构有所差别。

2.临床表现

肾囊肿较小时,多无症状。较大的肾囊肿可引起压迫症状,有时出现恶心、呕吐、腹泻等胃肠道症状。患侧腰部或上腹部可有不适和胀痛,活动及劳累后加重,并可于上腹部和腰部触及肿块。

(二)影像学检查方法的比较与选择

超声显像诊断肾囊肿的准确率在所有影像学检查方法中为最高,具有重要临床应用价值,必要时可超声引导下穿刺抽吸明确囊肿性质。CT、MRI可诊断,但价格昂贵,不作首选。

(三)影像学表现

1.超声表现

(1)孤立性肾囊肿:肾内显示单个圆形或椭圆形无回声区、壁薄,而且光滑,后壁回声增强并逐渐内收,囊肿两侧深部可有侧边声影。

(2)多房性肾囊肿:在圆形无回声区内可见线状分隔回声,分隔也可能不完整。

(3)多发性肾囊肿:肾内可见多个大小不等的无回声区集中或散在分布于肾内,囊肿多时互相重叠。

(4)出血性肾囊肿:内部回声可因出血时间不同而有较大差别,囊内未形成凝血块者,无回声区内可见散在或密集的点状低或弱回声,囊内有凝血块形成者,在无回声区内可见均匀性内容物。

2.CT表现

①肾内显示圆形或椭圆形肿物,边缘光滑锐利;②包膜很薄,囊肿内密度均匀,近似于水;③不强化;④在下列情况下CT值升高,如出血、囊壁钙化、感染等;⑤肾盂旁囊肿,平扫易误诊为肾盂积水,但注射泛影葡胺后肾盂积水强化,囊肿不强化;⑥肾囊肿CT值可因以下情况异常增高:囊肿内出血,CT值可高达60~70Hu;对比剂因囊肿与肾盂肾盏相通而漏入或渗透入囊内;囊肿壁有钙化环;囊内有感染时,囊壁增厚,对比增强后囊壁也增强。

3.MRI表现

①肾实质或肾盂旁有圆形、椭圆形肿物,边缘光滑锐利,信号均匀一致;②在T_1加权像上呈长T_1低信号;在T_2加权像上呈长T_2高信号,位于肾皮质者囊肿与肾周脂肪可能呈高信号。肾盂旁囊肿在T_2加权像上与肾门脂肪均呈等或高信号。

(四)诊断要点

主要依靠影像学检查,包括静脉肾盂造影、逆行肾盂造影、腹部B超、CT、MRI检查等。无症状的小囊肿诊断较困难。

(五)鉴别诊断

易被忽略,有时终身不被发现。主要通过囊肿穿刺液检查、B超检查、CT检查鉴别。

（六）治疗方法的比较与选择

对于无症状、无并发症者，一般不需治疗。对症处理包括控制血压、控制囊肿感染等。对于较大囊肿可行穿刺抽液，囊内注射硬化剂如无水乙醇等以防复发。对于反复感染、并发严重结石、严重血尿，或有恶变可能者应考虑囊肿或肾切除术。

第四节　男性生殖系统常见病

一、检查方法

（一）超声检查

经腹壁检查使用实时超声诊断仪，频率 3.5MHz 凸阵式或扇扫式探头，儿童宜用5.0MHz。经直肠超声（TRUS）选用 5～7.5MHz 直肠探头。经会阴检查选用 3～5MHz 扇扫式探头或小曲率半径凸阵式探头。超声系统数字化和超声多普勒成像技术为病变诊断提供更高分辨率的图像并可显示组织血流分布情况，为前列腺和精囊疾病诊断和治疗提供了有价值的信息。

（二）CT 检查

男性盆腔 CT 检查前准备和扫描方法与女性盆腔检查基本相同，但对怀疑精囊和前列腺病变者应常规采用薄层重建。多层螺旋 CT 扫描数据经过计算机后处理，可完成多方位重建，能对器官及病变进行多方位观察，显示盆腔内血管及尿道走行，有助于准确判断病变与周围结构的关系。

（三）MRI 检查

前列腺 MRI 扫描多采用盆腔相控线圈和直肠内线圈。常规行 SE 序列 T1WI 和 T2WI 成像。用快速自旋回波序列缩短扫描时间，降低运动伪影。脂肪抑制技术可提高前列腺周边信号的对比，易于显示包膜外病变。由于 MRI 对性腺无放射性损伤，故可用于睾丸和附睾疾病的诊断。静脉内快速注射顺磁性对比剂 Gd－DTPA，对病变区进行脂肪抑制前、后的 T1WI 扫描或结合快速成像序列的动态扫描。磁共振功能成像包括：磁共振波谱成像（MRSI）、磁共振灌注成像（PWI）、磁共振弥散成像（DWI）、血氧水平依赖成像（BOLD）等，可从不同角度了解组织的分子生物学和组织学信息，通过观察其生理、病理和血供的改变，描述活体器官的功能状态，在前列腺疾病诊断和随访中起到了重要作用。

二、正常影像解剖

（一）超声

前列腺包膜完整、细亮，内部回声均匀一致，为密集细小的回声，不同区之间没有明显的界线。正常睾丸为椭圆形，呈均匀中等或稍低回声，边缘光滑，纵径、横径和前后径分别为 5cm、3cm 和 2cm。附睾头呈半圆形回声，紧邻睾丸上极；附睾体较薄，位于睾丸后方；尾部毗邻睾丸下极，较体部稍粗。彩色多普勒能显示睾丸动脉。

(二)CT

1.前列腺

前列腺横断面上呈卵圆形软组织影,上缘不超过耻骨联合上缘 2～3cm。平扫和增强均不能分辨前列腺各区和被膜。CT 能测量前列腺的大小,其上下、前后径和左右径在 30 岁以前分别为 3.0cm、2.3cm 和 3.1cm,在 60 岁以后分别为 5.0cm、4.3cm 和 4.8cm。

2.精囊

精囊位于膀胱底后方,呈两侧对称的长椭圆形软组织影,CT 值为 30～75Hu,两侧共长 6～8cm,仰卧位精囊外侧部与膀胱后壁间有脂肪填充的低密度三角形间隙,称膀胱精囊角。

3.睾丸和附睾

正常睾丸在 CT 上表现为均匀的中等密度影,呈椭圆形,边缘光滑。附睾位于睾丸后方,表现为条状或点状中等密度影,其间夹有低密度脂肪组织。

(三)MRI

1.前列腺

T_1WI 上呈均匀的低信号,与周围高信号的脂肪组织对比清晰。T_2WI 上前列腺各区因组织结构的差异而可分辨:移行带和中央带因含有肌纤维而呈低信号;周边带因含有腺体分泌液而呈略高信号;被膜为环状低信号影。前列腺周围是高信号的脂肪组织,其中可见蜿蜒的静脉丛,因血流较慢而呈长 T_1、长 T_2 信号。正常前列腺组织 MRSI 表现为在 $(2.6～2.7)\times10^{-6}$ 可见显著高耸的枸橼酸盐峰(Cit 峰),其峰值明显高于胆碱峰(Cho 峰)和肌酸峰(Cre 峰),后两者分别位于 3.2×10^{-6} 和 3.0×10^{-6} 附近,常以共峰出现。

2.精囊

MRI 横轴位扫描精囊大小、形态、位置和 CT 所见相同。因其内含有精液,故在 T_1WI 呈低信号,T_2WI 呈高信号。膀胱精囊角内有脂肪填充,在 T_1WI 和 T_2WI 均呈高信号,双侧对称。

3.睾丸和附睾

正常睾丸 T_1WI 表现为低信号,T_2WI 呈高信号,信号均匀一致。周围白膜呈长 T_1、短 T_2 之双低信号。附睾呈"逗点状",为长 T_1、长 T_2 信号。

三、基本病变的影像表现

前列腺增大见于良性增大和前列腺恶性肿瘤。良性增大见于良性前列腺增生,CT 显示前列腺均匀增大,MRI 可见中央叶增大,外围叶变薄。前列腺肿瘤主要为前列腺癌,少数为肉瘤。前列腺癌多发生在外围叶,使前列腺局限性隆起,少数为均匀增大。MRI 可清楚显示病灶部位。

四、良性前列腺增生

良性前列腺增生(BPH)是老年男性常见病。一般男性自 35 岁前列腺开始出现不同程度的增生,50 岁以后可出现临床症状,60 岁以上的发病率高达 75%,发病率随年龄增大而上升。

(一)病理与临床表现

良性前列腺增生开始于移行带和中央带,表现为腺体组织和基质不同程度的增生并形成结节,正常的前列腺组织受压被推向外围而形成假包膜。BPH 致膀胱出口梗阻,使膀胱内出现残余尿,容易继发感染和结石。长期梗阻继发膀胱逼尿肌代偿肥厚,可以出现膀胱壁肥厚,肌肉形成小梁。常见症状为尿频、尿急及排尿困难,直肠指诊可触及前列腺体积增大和增生结节。血清前列腺特异性抗原(PSA)水平可略高于正常水平。

(二)影像学表现

1.超声

前列腺增大,可向膀胱内凸出,中央带增宽,回声增强。周边带受压明显,呈狭长的低回声带。部分前列腺内出现中等或稍强增生性结节,增生结节单发或多发,形态规则,界限清晰,回声增强。彩超显示结节周边及内部有低速动脉血流。有时内部可见高回声钙化影。外周区回声稍强,包绕在移行区两侧和后方。

2.CT

平扫见前列腺弥漫性或结节性增生,边缘光滑,呈均匀的软组织密度,内可见点状高密度钙化。一般前列腺超过耻骨联合上缘 2cm 和(或)前列腺横径大于 5cm,即可诊断为前列腺增生。增大的前列腺可向上突入膀胱底部,呈驼峰状。CT 多期增强扫描示前列腺增生的中央腺体区早期呈不均匀斑片状强化,延迟扫描趋向于均匀强化。

3.MRI

前列腺增大,T_1WI 呈均匀的略低信号影,T_2WI 上增生结节使移行带和中央带体积明显增大,当以腺体增生为主时,呈不均匀的高信号,若基质增生明显,表现为以中等信号为主。结节周围常见环状低信号带,为假包膜。周边带信号正常,可受压变薄。MRSI 显示 BPH 外周带与正常外周带相似,中央腺体区波谱表现取决于增生成分,腺体增生为主则 Cit 峰较高,Cho 峰和 Cre 峰变化不明显,Cit/Cho 比值增高;若基质增生为主则 Cit 和 Cho 浓度相对低。

(三)诊断与鉴别诊断

良性前列腺增生最佳检查方法为 MRI 和 TRUS,MRI 和 TRUS 能对前列腺的体积进行准确测量,有助于治疗方案的选择。MRI 检查及 MRS 能有效地对良性前列腺增生进行诊断及鉴别诊断,多层螺旋 CT 多期增强扫描亦为诊断本病的重要方法。

前列腺增生需与前列腺癌鉴别:前列腺癌多位于前列腺外周带(70%),超声上表现为低回声病变,彩色多普勒显示血流增加。在 MRI 的 T2WI 上表现为低信号肿块,病变可侵犯包膜及周围结构,MRSI 显示(Cho+Cre)/Cit 比值升高,对鉴别前列腺癌有较高的特异性。血清 PSA 水平升高。晚期前列腺癌突破包膜,侵及周围结构,鉴别多不困难。

五、前列腺癌

前列腺癌是老年男性常见的恶性肿瘤,在欧美各国发病率更高,在老年男性恶性肿瘤中仅次于肺癌,随着我国老龄化社会的进展和生活方式改变,前列腺癌的发病率正处于快速上升阶段。

(一)病理与临床表现

前列腺癌约 95% 为腺癌,70% 发生于外周区,20% 发生于移行区。肉眼见前列腺癌体积大小不一,小者仅数毫米,大者可替代整个前列腺,前列腺明显增大而质地变硬。肿瘤可直接侵犯周围脏器,如膀胱底、精囊、尿道等。淋巴结转移比较常见,也常转移至骨、肺、肝。骨转移主要见于腰椎、骨盆及肋骨,以成骨性转移常见。

前列腺癌可分为四期:Ⅰ期:肿瘤局限于前列腺体内。Ⅱ期:前列腺被膜受侵,而无其他转移。Ⅲ期:除前列腺外,精囊和膀胱颈也被浸润,但尚无远处转移。Ⅳ期:前列腺癌已伴有局部淋巴结和远处转移。早期前列腺癌多数无明显症状或仅有类似前列腺增生的表现。肿瘤较大时,可引起排尿困难、尿潴留、尿失禁、血尿,直肠指诊可触及前列腺不规则硬结。实验室检查示,前列腺特异性抗原 PSA 增高。

(二)影像学表现

1.超声

早期前列腺癌呈低回声结节,位于周边带。少数为等回声或不均匀回声增强病灶,边界多模糊不清,较大者可致局部被膜外突。前列腺增大不明显,形态对称或轻度不对称。在进展期前列腺呈不规则分叶状增大,被膜不完整,回声连续性中断。内部回声强弱不均,病变区为增强回声或弱回声团块或结节,前列腺结构边界不清。彩色多普勒显示前列腺内癌结节周围和(或)内部血流丰富,多呈低速、低阻血流。

2.CT

当癌肿局限于包膜内时,CT 不易显示或仅表现为前列腺外形出现不对称性隆起,或周边带有边界模糊的稍低密度区。当癌肿向外侵犯超出前列腺时,CT 容易发现。膀胱精囊角消失,精囊增大,提示癌肿累及精囊和膀胱。CT 还能发现盆腔内淋巴结增大和远处转移。CT 增强扫描显示前列腺癌病灶强化程度高于正常组织,具有早期强化的特点。

3.MRI

早期前列腺癌病灶局限于包膜内,T_1WI 为低信号,T_2WI 为中等信号,低于正常前列腺的高信号,多位于周边带。当癌肿外侵时,包膜的连续性中断,两侧静脉丛不对称,精囊增大,信号减低,膀胱精囊角脂肪信号消失等。累及膀胱时表现为膀胱壁中断,出现与原发肿瘤相连的低信号区。MRI 动态增强显示前列腺癌为早期强化,时间-信号曲线多为速升速降型,有助于提高前列腺癌的早期诊断率。MRI 对淋巴结转移估计的准确率与 CT 相近。MRSI 对于早期前列腺癌及位于移行区和中央区的前列腺癌的诊断有较高价值,表现为病变区域的 Cit 峰明显下降或消失,Cho 升高,两者波峰可呈现倒置,(Cho+Cre)/Cit 的比值显著增高。DWI 显示前列腺癌弥散受限。

(三)诊断与鉴别诊断

前列腺癌最佳检查方法为 MRI 和 TRUS。超声检查可作为筛选方法。CT 检查对于放疗计划制订和随访有重要价值,尤其对于放射粒子置入治疗前列腺癌有重要意义。MRI 能清楚分辨前列腺各区,有助于诊断与鉴别诊断来自不同区域的病变,对于前列腺癌范围的评价也很准确,有助于临床分期与治疗。

前列腺癌诊断依据:老年男性,直肠指诊触及前列腺不规则硬结,化验 PSA 升高,超声、CT、MRI 示前列腺非对称性增大,邻近组织受侵,膀胱精囊角消失。在 MRI 的 T_2WI 上高信号周边带出现低信号结节。在鉴别诊断上,需与前列腺增生和前列腺肉瘤鉴别。前列腺肉瘤为罕见的前列腺间质肿瘤,多发生于儿童或中青年,病变多位于中央区,就诊时病变一般处于晚期。

第五节　女性生殖系统常见病

一、诊断基础

(一)检查技术及其价值

1.X 线

X 线平片检查不能显示女性生殖器官,但子宫、输卵管造影可显示子宫腔内情况及输卵管通畅情况,故对子宫、输卵管炎性病变和子宫先天性畸形的诊断有一定价值,但对肿瘤性病变的诊断基本无价值。

2.CT

无论是平扫和增强检查,均可显示子宫及盆腔内结构,故对盆腔内肿块的来源和性质、病变范围、有无转移的判断均有一定的价值。但正常输尿管和卵巢不能显示。

3.MRI

能清楚地显示子宫横断面、矢状面及冠状面图像,并能显示其内部的细微结构,故对子宫内膜癌和宫颈癌的分期及子宫先天性畸形的诊断具有很高价值,也有利于盆腔肿块的发现、起源的判断及肿块的定性。同时能显示卵巢结构,但正常输卵管难以显示。

4.超声

由于超声检查简便易行,对性腺无辐射性损伤,能发现和诊断出多数女性生殖系统病变,尤其对子宫、卵巢病变的显示更为直观、方便。因此,目前已成为女性生殖系统病变首选和主要的影像检查方法。

(二)正常影像解剖

1.X 线

(1)X 平片表现:女性内生殖器官均呈软组织密度,在 X 线平片上与周围组织缺乏对比,不能显示。

(2)造影检查:通过子宫、输卵管造影,即将对比剂引入子宫、输卵管内,以显示其腔内结构。正位显示,子宫腔呈倒置的三角形,底边在上,为子宫底,两侧为子宫角,与输卵管相通,下端与子宫颈相连。在成人,子宫底宽约 3.8cm,两侧边长约 3.4cm,宫腔边缘光整,略向内凹。两侧输卵管由子宫角向外下走行,管腔纤细,呈纤曲柔软的线状影,由于输卵管有蠕动,因而充盈有时可不连续。注入碘油后 24h 或注入水溶性碘剂后 1~2h 摄片,显示输卵管内对比剂全部排空并进入腹腔,呈多发弧线状或波浪状致密线影,表示输卵管正常通畅。

2.CT

平扫检查,子宫位于盆腔的中央,也可偏于一侧,呈横置梭形的软组织密度影,密度类似肌肉,边缘光滑,中心的低密度区代表宫腔。成人子宫体前后径为 1.5~4.0cm,左右径为 3.0~5.0cm,子宫颈长约 2.0cm,横径小于 3.0cm。子宫前方为膀胱,呈水样低密度,后方为直肠,内常有气体。膀胱、子宫、直肠之间常存在肠管。

增强检查,正常子宫肌明显均以强化,中心低密度宫腔无强化而显示更为清楚。

无论是平扫检查和增强检查,卵巢和输卵管均难以显示。

3.MRI

(1)子宫:横断面上子宫呈横置椭圆形,矢状面上呈倒置梨形,冠状面上呈倒置三角形。T1WI 像上,正常子宫、宫颈和阴道在周围高信号脂肪组织对比下,可清楚显示,为一致性低信号。常规增强,T_1WI 检查,子宫内膜和子宫肌外层强化,而联合带强化程度较低。

(2)卵巢:正常卵巢呈卵圆形结构。T_1WI 上,卵巢呈均一低信号,和周围组织高信号脂肪组织形成明显对比,但不容易和邻近含液肠曲鉴别。在 T_2WI 上,卵巢周围部分的卵泡呈高信号,而中央部分基质呈低至中等信号。

(3)输卵管:无论 T_1WI 或 T_2WI 上,正常输卵管均难以识别。

4.超声

(1)子宫正常声像图:①纵切:形态呈倒置的梨形(前倾或平位子宫)或球形(后屈位子宫);实质呈均质的中等回声区,但宫颈回声较宫体稍高一些;宫腔线呈线状的强回声影(为宫腔气体),其周有低弱回声的内膜围绕。子宫内膜在增殖期厚 2～5mm,回声稍低于实质,在分泌期厚 5～10mm,回声稍高于实质。②横切子宫呈椭圆形或类三角形(经子宫角处切面)影,其轮廓、实质及宫腔线的改变与纵切子宫一致。③子宫大小:长径 7～8cm;左右径 4～5cm;前后径 2～3cm。

(2)输卵管的正常声像图:因肠腔气体的干扰,正常输卵管一般不易显示。如果显示,则为强回声边缘的管状结构,内径小于 5mm,由子宫角向外延伸。

(3)卵巢的正常声像图正常卵巢位于子宫体地两侧,其后侧可显示同侧的髂内血管和输尿管。可作为卵巢的定位标志。卵巢切面呈杏仁形,大小约为 4cm×3cm×1cm 内部为均质的中等回声,但稍高于子宫,内可见卵泡的类圆形无回声影。成熟卵泡直径可达 17～20mm,壁薄,突向卵巢表面。排卵后,卵泡塌陷,子宫直肠窝内可见少量的液性暗区。

(三)基本病变的影像学表现

1.X 线

(1)X 线平片异常表现。①盆腔钙化:多为结核性或肿瘤性钙化,如子宫肌瘤的堆积粗颗粒钙化、卵巢畸胎瘤内的牙齿和骨骼影及输卵管结核的横行条状钙化影。②盆腔内软组织块影:卵巢瘤及子宫肌瘤可形成盆腔内巨大肿块影,邻近含气肠管受压移位,并大致勾画出肿块的大小和形状。

(2)子宫、输卵管造影异常表现。①宫腔异常:宫腔有大小及形态的改变,但充盈良好,边缝光整,见于各种类型的子宫畸形;宫腔变形,边缘不规则,常提示有炎症粘连;宫腔内圆形或类圆形的光滑的充盈缺损,见于黏膜下肌瘤或息肉。②输卵管异常:输卵管粗细不均,呈串珠状改变;输卵管边缘不规则、硬、狭窄或梗阻扩张,多为输卵管结核或非特异性炎症所致。

2.CT

(1)子宫大小和密度改变:子宫增大并有密度异常多见于子宫肌瘤和子宫癌,子宫肌瘤常使子宫呈分叶状增大,边缘清楚,其内可钙化;子宫癌在分叶状增大的子宫影内可有坏死性低密度,且可累及旁组织。宫颈增大、密度异常并侵及宫旁组织为宫颈癌的晚期表现。

(2)盆腔肿块:女性盆腔肿块常起自于卵巢,也可为盆腔炎性肿块或其他来源的肿瘤。肿块内的某些密度异常,可提示肿块的来源及肿块的性质,如肿块内含有脂肪密度的混杂密度者为卵巢畸胎瘤;水样密度者常为卵巢囊肿和卵巢囊腺癌;如肿块内有气体影常是盆腔脓肿。

3.MRI

(1)子宫:①宫腔发生形态改变,但 T2WI 显示子宫壁各层信号仍维持正常,见于各种类型的子宫畸形;子宫腔扩大,其内有中等信号肿块,见于子宫内膜息肉或突出宫腔内的黏膜下肌瘤。②子宫增大并信号异常是最常见的异常表现,常为子宫各种类型的良、恶性肿瘤所致,并可根据病变信号的特征和增强表现,判断肿瘤的范围和性质。

(2)卵巢:卵巢肿块是常见的异常表现。MRI 可识别出育龄期女性正常的卵巢,因此可判断肿块是否来自卵巢。当双侧正常卵巢均可识别时,说明盆腔肿块非卵巢起源,反之提示肿块来自卵巢。通过卵巢肿块信号的特征可推断病变的性质:如与尿液信号强度相似的长 T1 和长 T2 肿块,指示为卵巢囊性病变,T1WI 和 T2WI 上皆呈高信号肿块,指示为出血或蛋白含量高的液体,如为子宫内膜异位症、黄体囊肿等;稍长 T1 和稍长 T2 肿块,并有不同程度强化,提示为实体肿块,常为来自卵巢基质细胞的肿瘤,如纤维瘤、粒细胞瘤及转移瘤等;内有脂肪性质高信号灶的不均一肿块,提示为卵巢畸胎瘤。

(3)输卵管:邻近卵巢的长圆形病灶,呈长 T1、长 T2 信号,见于输卵管积水,如形态不规则且壁较厚时,提示为输卵管脓肿的可能。

4.超声

(1)子宫:①子宫较小或缺如、子宫有两个椭圆形宫体、宫腔形态异常或宫腔内有强回声纵行间隔。见于各种类型子宫先天性畸形,如幼稚子宫、无子宫、双子宫、双角子宫或纵隔子宫等。②子宫局限性增大,轮廓不规则,内可见类圆形低回声或等回声光团,边缘清楚,子宫内膜线移位、变形,见于子宫肌瘤的表现。子宫弥漫性增大,轮廓规则或呈分叶状,内可见回声不均的实质性光团,多普勒显示内有丰富的血流信号,见于子宫体癌的表现。

(2)卵巢:①卵巢囊性肿块:表现为圆形或椭圆形的无回声区,边缘清楚,后方回声增强,为单房或多房。囊壁表现和内部回声与病变类型有关:囊壁薄而光滑,内部为澄清的无回声区或有纤细的分隔光带,见于大多数卵巢囊肿的表现;囊壁较厚,但光滑,囊内无回声区可见散在的光点回声,囊内分隔光带较薄,见于黏液性囊腺瘤的表现;囊壁及分隔光带厚薄不均,囊内可见不规则的实质性光团,见于浆液性或黏液性囊腺瘤的表现;囊壁较厚,囊内可见漂动光点或出现脂-液分层征,或出现牙齿等所形成的强回声影,后方伴有声影,见于囊性畸胎瘤的表现。②卵巢实质性肿块:卵巢内出现强回声或低回声影,如肿瘤内出现出血、坏死、液化,则可表现为混合性回声。肿瘤形态规则,边缘光整,内部回声均匀,多见于良性肿瘤表现;肿瘤形态不规则,边缘不规整,内部回声不均匀,多见于恶性肿瘤的表现。

(3)输卵管:输卵管增粗,呈腊肠状无回声改变,见于输卵管积水或积脓。

二、子宫肌瘤

(一)概述

子宫肌瘤是由子宫平滑肌细胞增生而形成,故又称为子宫平滑肌瘤。根据肌瘤发生的部位,可分为黏膜下、肌壁间和浆膜下肌瘤。肌瘤可单发,也可多发。

病理上,肌瘤为一实体性的球形肿块,无包膜,但与周围组织分界清楚,因肿瘤表面有一层由纤维结缔组织而形成的假包膜。较大的肌瘤可因血供障碍而产生多种继发性变性,包括玻璃样变、脂肪样变、囊性变及钙化。子宫肌瘤是雌激素依赖性肿瘤,在雌激素水平下降的情况下可变小。子宫肌瘤也可产生恶变,但恶变概率很低,不足 1%。

临床上,子宫肌瘤好发于 30~50 岁的女性,30 岁以前较少见。常见症状有子宫出血、月经过多、下坠感、下腹部包块及压迫症状(主要是压迫膀胱和直肠),有的还会引起不孕和习惯性流产。不过,也有不少子宫肌瘤患者并无任何症状。

(二)影像学表现

1.X 线

平片仅能发现子宫肌瘤内的钙化影或较大的肌瘤产生的盆腔肿块影。子宫输卵管造影在宫腔内可见圆形或弧形的充盈缺损(黏膜下肌瘤和较大的肌壁间肌瘤),浆膜下肌瘤无明显改变。

2.CT

平扫,显示子宫增大,可呈分叶状表现(见于较大的肌壁间肌瘤和浆膜下肌瘤),肌瘤密度可等于或略低于周围正常子宫肌。增强检查肌瘤可有不同程度强化。如肌瘤产生钙化,CT检查易于发现。

3.MRI

是发现和诊断子宫肌瘤最敏感的方法。MRI 检查能发现小至 3mm 的子宫肌瘤。在 T_1WI 上,子宫肌瘤的信号强度类似子宫肌;而在 T_2WI 上,肌瘤呈明显低信号,边界清楚,与周围子宫肌信号形成鲜明对比。

4.超声

子宫肌瘤表现:①子宫增大,外形失常,局部隆起,见于较大的肌瘤和浆膜下肌瘤;②肌瘤结节呈圆形或椭圆形的低回声或等回声影,边缘清楚,后方常有声衰;③子宫内膜可移位变形;④若肌瘤内出现弱回声、无回声及强回声影,则说明肌瘤产生了继发性变。

(三)诊断要点、鉴别诊断及检查方法的比较

1.诊断要点

(1)超声显示子宫内出现类圆形的低回声或等回声的影。

(2)MRI 检查,在 T_2WI 上,肌瘤呈明显低信号,边界清楚,与周围子宫肌信号形成鲜明对比。

2.鉴别诊断

临床上须与子宫腺肌症鉴别。子宫腺肌症临床症状明显,月经量多,经痛明显,并且月经前子宫增大而月经后子宫相对缩小;影像学上,其病变边缘与正常子宫分界不清,且不成团,比较分散。

3.检查方法的比较

子宫肌瘤的诊断,MRI 为首选的检查方法,能准确发现肌瘤,并能显示其大小、位置和数目。其次,可选择超声检查,其虽然能发现大多数肌瘤,但难以识别较小的肌瘤,对浆膜下肌瘤也不易与附件肿块鉴别。CT 及 X 线检查对子宫肌瘤的诊断价值要低一些。

三、子宫颈癌

(一)概述

子宫颈癌又称宫颈癌,是女性生殖系统最常见的恶性肿瘤。病理上,宫颈癌多为鳞状上皮癌,约占 90%,余为腺癌或鳞癌。宫颈癌多发生在鳞状上皮与柱状上皮结合处,富有侵犯性,向下可侵犯阴道,向上可侵犯子宫下段,可破坏宫颈壁而侵犯宫旁组织,进而达盆壁,晚期还可侵犯输尿管、膀胱和直肠。宫颈癌临床上可分为如下几期。Ⅰ期:肿瘤完全限于宫颈。Ⅱ期:肿瘤延伸超过宫颈,但不达盆壁或阴道下 1/3。Ⅲ期:肿瘤延伸至盆壁或阴道下 1/3。Ⅳ期:肿瘤延伸过真盆腔或侵犯膀胱、直肠。

临床上,宫颈癌常见于 45～55 岁女性,接触性出血是宫颈癌早期的主要症状,晚期则出现不规则阴道出血及白带增多。肿瘤侵犯盆腔神经可引起剧烈疼痛,侵犯膀胱和直肠则可发生血尿和便血。妇科检查,可见宫颈糜烂及菜花或结节状肿物。

(二)影像学表现

1.X 线

常规 X 线检查对宫颈癌诊断价值不大。当肿瘤侵犯到输尿管或膀胱时,尿路造影可见输尿管、肾盂、肾盏积水扩张或膀胱壁不规则、僵硬。

2.CT

主要用于宫颈癌范围的判断,但其不如 MRI 准确。

3.MRI

MRI 检查可明确显示正常宫颈各带解剖及宫颈与阴道的分界,对肿瘤范围的显示优于 CT 检查。

Ⅰ期肿瘤,肿瘤明显侵犯宫颈基质时,于 T_2WI 上表现为中等信号肿块,宫颈外缘光滑,宫旁组织结构和信号均无异常。

Ⅱ期肿瘤,显示宫颈增大,外缘不规则或不对称,宫旁出现肿块或宫旁脂肪组织内出现异常信号的粗线状影。

Ⅲ期肿瘤,除以上异常表现外,还显示肿块向下侵犯阴道的下部,向外延伸至盆壁或出现肾积水表现。

Ⅳ期肿瘤,表现膀胱或直肠周围脂肪界面消失,正常膀胱壁或直肠壁的低信号有中断,或这些器官的黏膜信号中断,乃至出现膀胱壁或直肠壁的增厚或腔内肿块。

4.超声

早期无异常发现,较晚期可出现宫颈增大,形态不规则,边缘模糊;宫颈回声不均,内有不规则强回声斑和无回声区;当肿瘤侵犯宫体或宫外组织器官时,则出现相应部位的异常回声。

(三)诊断要点、鉴别诊断及检查方法的比较

临床上,宫颈癌的诊断主要依据宫颈涂片和活检。影像学检查主要是确定肿瘤的范围。对于Ⅰ期较小的肿瘤,无论 CT、MRI 和超声检查均不能发现异常,然而对于Ⅰ期较大的肿瘤及Ⅱ～Ⅳ期肿瘤,CT、MRI 和超声均可较准确显示病变的范围,尤其 MRI 检查,其准确率要优于超声和 CT。

四、卵巢囊肿和肿瘤

卵巢囊肿是妇科常见的疾病,可发生于任何年龄。超声对囊性病变具有良好的鉴别力,已成为卵巢囊肿首选的检查方法。

卵巢囊肿可分为非赘生性囊肿和赘生性囊肿两大类。非赘生性囊肿属于功能性囊肿,包括滤泡囊肿、黄体囊肿、黄素囊肿和多囊卵巢;赘生性囊肿包括囊性畸胎瘤、浆液性及黏液性囊腺瘤。

卵巢肿瘤可分良、恶性。良性卵巢肿瘤少见,恶性卵巢肿瘤有原发性实质性卵巢癌和转移性卵巢癌之分。

(一)卵巢非赘生性囊肿

1.概述

卵巢非赘生性囊肿是一种囊性结构,而非真性的卵巢囊肿,一般体积较小,多能自行消退。它包括滤泡囊肿、黄体囊肿、黄素囊肿及多囊卵巢。

滤泡囊肿是由于卵泡在排卵期后未排卵,卵泡液潴留而形成囊肿;黄体囊肿是由于黄体内血肿液化未转变为白体,持续存在而形成囊肿;黄素囊肿是由于人体内绒毛膜促性腺激素水平过高,刺激卵泡使其过度黄素化而引起囊肿,多呈双侧性;多囊卵巢是由于内分泌失调造成月经调节失常,使卵巢内出现多个发育不成熟或萎缩的卵泡。

临床多无症状,较大的可出现下腹部包块及下坠感。但多囊卵巢可有多毛、肥胖、月经稀少、闭经和不孕等症状。

2.影像学表现

(1)X线:多无价值,巨大囊肿可显示盆腔软组织肿块影。

(2)CT:主要表现为附件区均一的圆形或椭圆形水样低密度肿块,边缘光整,壁薄。多囊卵巢由于病变较小而常难与肠管区分。

(3)MRI:卵巢囊肿形态学表现类似CT检查所见。但多囊卵巢在 T_2WI 上,表现为双侧卵巢被膜下有多发性类圆形高信号小囊,小囊直径多在 1cm 以下,中心基质肥大,卵巢常有增大。

(4)超声:表现为一侧或双侧附件区出现圆形或椭圆形无回声区,壁薄,边缘光整,后方回声增强。黄素囊肿常双侧发病,囊内常有薄的分隔光带。多囊卵巢则表现为双侧卵巢增大,内可见多个小的无回声区,大小不一,呈蜂窝状。

3.诊断要点、鉴别诊断及检查方法的比较

(1)诊断要点:①超声检查可见病变卵巢内出现圆形或椭圆形的无回声区,壁薄,边缘清楚,后方回声增强。如双侧卵巢出现多个小的无回声区,则为多囊卵巢。②CT检查主要表现为附件区均一的圆形或椭圆形水样低密度肿块,边缘光整,壁薄。

(2)检查方法比较:CT、MRI和超声检查均可发现卵巢囊肿,一般不难作出诊断,但多不能确定囊肿的类型。多囊卵巢在 MRI 和超声检查时,表现具有一定的特征性,结合临床和实验室检查,常可作出诊断。

(二)卵巢囊性畸胎瘤

1.概述

卵巢囊性畸胎瘤又称皮样囊肿,常见,约占全部卵巢肿瘤的 20%。

卵巢囊性畸胎瘤发生于生殖细胞,囊内常含有皮脂样物质、脂肪、毛发、皮肤、牙齿、软骨、骨组织及浆液。

临床上,卵巢囊肿可发生于任何年龄,但以生育的年轻女性多见。常无症状,较大的可出现下腹部包块及下坠感。

2.影像学表现

(1)X 线:可发现囊肿内含有的牙齿或骨组织,但难确定囊肿的大小。

(2)CT:表现为盆腔内边界清楚的混杂密度囊性肿块,内含脂肪、软组织成分和钙化。少数囊内无脂肪成分和钙化,仅含蛋白样液体的,则不具有特征。

(3)MRI:表现为盆腔内混杂信号肿块。其特征是肿块内含有脂肪信号灶。

(4)超声:表现为子宫旁附件区出现类圆形的无回声区。无回声区内可出现由囊液和脂质构成的"脂－液分层征",由毛发和脂质粘合成团而形成的"面团征",由成簇毛发下垂所致的"瀑布征"或"垂柳征",以及牙齿或骨组织所引起的强回声影,后方伴声影。

3.诊断要点、鉴别诊断及检查方法的比较

(1)诊断要点:①超声检查出现典型的"脂－液分层征""面团征""瀑布征或垂柳征",以及牙齿或骨组织所引起的强回声影;②CT 及 MRI 显示肿瘤内含有脂肪组织及钙化。

(2)鉴别诊断:不典型的须与巧克力囊肿鉴别。①巧克力囊肿临床多有痛经,且逐渐加重,月经量多;②影像学上,巧克力囊肿以体液为主,但可因大小不等的血凝块出现相应的影像学改变,并且在月经期囊肿会增大。

(3)检查方法比较:X 线平片、CT、MRI 和超声检查,卵巢畸胎瘤具有以上特征性表现时诊断不难,但无特征性表现时,则不易确诊。

(三)卵巢浆液性囊腺瘤和黏液性囊腺瘤

1.概述

卵巢浆液性囊腺瘤和黏液性囊腺瘤在临床上常见。

病理上,浆液性囊腺瘤壁薄,内含稀薄的浆液,有的囊壁上有乳头状物向囊内突起,有的囊内有分隔而呈多房性,恶变率较高,可达 30%～50%;黏液性囊腺瘤壁厚,内含可流动的胶冻状液体,囊内多有分隔呈多房性,少数(约 10%)囊壁上有乳头状物向囊内突起,亦可产生恶变,但概率较小。两种囊肿均较大,尤其是黏液性囊腺瘤,直径多大于 10cm。

临床上,卵巢浆液性囊腺瘤和黏液性囊腺瘤多发生在中年女性,临床主要表现为腹部包块及下坠感,也可对周围脏器压迫而产生压迫症状,造成大小便障碍。

2.影像学表现

(1)X 线:平片仅可发现较大的盆腔、腹部软组织肿块影。

(2)CT:表现为盆腔内较大的水样低密度区,其中黏液性囊腺瘤密度较高。可为单房性或多房性,囊壁和多房内的分隔多较薄且均匀一致,少数较厚或有乳头状软组织突起。增强检查,囊壁和分隔发生强化。

(3)MRI：一般的表现与CT相似。浆液性囊腺瘤表现为长T_1低信号和长T_2高信号；黏液性囊腺瘤由于内含黏蛋白而使在T_1WI和T_2WI均呈较高信号。增强检查囊壁和分隔发生强化。

(4)超声：浆液性和黏液性囊腺瘤均表现为无回声区，前者壁薄，后者壁较厚，但均较光整，囊内可有细小光点和囊内分隔而形成的光带，多见于黏液性囊腺瘤。少数囊壁或分隔上有形态规则的光团或光斑向腔内突起，多见于浆液性囊腺瘤。

3.诊断要点、鉴别诊断及检查方法的比较

(1)诊断要点：①盆腔内出现较大的单房性或多房性囊性肿块，囊壁和分隔薄而均一，其内呈液体密度、信号或回声，以此可作出诊断；②此外，浆液性囊腺瘤可有乳头状物向囊内突起，黏液性囊腺瘤壁较厚且CT上囊内密度较高，可帮助判断囊腺瘤的性质。

(2)检查方法比较：CT、MRI和超声检查，根据其各自的表现均可对卵巢浆液性囊腺瘤和黏液性囊腺瘤作出诊断。相比之下，超声检查更方便、简单、快捷。

(四)卵巢浆液性囊腺癌和黏液性囊腺癌

1.概述

卵巢浆液性囊腺癌和黏液性囊腺癌是卵巢常见的恶性肿瘤，以浆液性囊腺癌最多见。

病理上，癌肿为囊实混合性，囊壁上可见明显的乳头状物突起，癌肿可向四周浸润，可侵及腹腔，易形成腹腔积液。

临床上，早期无症状，发现时多属晚期。表现为腹部迅速生长的肿块，常合并有压迫症状，多有腹腔积液，并有消瘦、贫血、乏力等症状。

2.影像学表现

(1)CT：表现为盆腹腔内较大肿块，内有多发大小不等、形态不规则的低密度囊性部分，有明显呈软组织密度的实体部分，囊壁和囊内分隔厚薄不均。增强检查，囊壁、囊内间隔和实体部分发生显著强化。多数伴有明显腹腔积液。

(2)MRI：肿瘤的形态学表现类似CT检查所见，囊液视其内容而在T_1WI上表现为低至高信号，而在T_2WI上均显示为高信号。

(3)超声：表现为盆腹腔内较大的肿块，形态不规则，边界不清，内部回声杂乱，呈不均匀的实质性回声和无回声相间，分隔形成的光带厚薄不均，有较大乳头或菜花状强回声影向腔内突起，多伴有腹腔积液。

3.诊断要点、鉴别诊断及检查方法的比较

(1)诊断要点：①CT、MRI和超声检查，当女性盆腔内有较大的肿块，呈囊实性表现，其壁和内隔厚而不规则，并有明显的实体部分，是卵巢囊腺瘤的主要表现，也是诊断的主要依据；②多同时伴有腹腔积液。

(2)鉴别诊断：卵巢囊腺癌与卵巢囊腺瘤的鉴别，可根据影像学上，囊壁及囊内分隔是否均匀一致，囊内实体部分是否规则，进行鉴别诊断。但对于不典型的则鉴别就有一定的困难，这是影像学检查所存在的局限性，有待于进一步发展。

(3)检查方法比较：CT、MRI和超声检查，对卵巢浆液性囊腺癌和黏液性囊腺癌均可作出初步诊断。

(五)原发性实质性卵巢癌和卵巢转移瘤

1.概述

原发性实质性卵巢癌多来自生殖细胞,为实质性肿瘤,较大的中心部可产生缺血、坏死、液化。原发性实质性卵巢癌多发生于儿童和未生育妇女,常伴有腹腔积液。

卵巢转移瘤是指从其他脏器癌转移至卵巢的肿瘤,原发灶70%来自胃肠道,20%来自乳腺,10%来自其他生殖道及泌尿道,把由胃肠道或乳腺转移到卵巢的肿瘤称为库肯勃瘤。卵巢转移瘤多见于绝经前妇女,好发年龄在40～50岁,晚期可出现腹腔积液或胸腔积液。

2.影像学表现

(1)CT:显示单侧或双侧卵巢肿块,呈软组织密度或其内伴有低密度区,常并有腹腔积液或胸腔积液。

(2)MRI:影像学表现与CT所见相似。卵巢肿块呈长T_1和长T_2表现,肿块内可有更长T_1、长T_2信号灶。

(3)超声:表现为单侧或双侧卵巢增大,内部肿瘤不规则,呈不均质回声,若有坏死、液化则有不规则的无回声区,子宫直肠窝内常可见液性暗区。

3.诊断要点、鉴别诊断及检查方法的比较

(1)诊断要点:影像学显示单侧或双侧卵巢增大,内部肿瘤形态不规则,并且伴有腹腔积液,可考虑该病的诊断。

(2)鉴别诊断:原发性实质性卵巢癌和卵巢转移瘤的鉴别有一定的困难。原发性实质性卵巢癌多为单侧发病,转移瘤多为双侧发病,并且可能找得到转移灶,以此来进行初步判断。

(3)检查方法比较:CT、MRI和超声检查,均可显示卵巢肿块,并伴有腹腔积液,可进行诊断。

第十一章　骨关节常见疾病影像诊断

第一节　骨关节发育畸形

一、马德隆畸形

(一)病因病理

马德隆畸形为常染色体显性遗传病变,是一种桡骨远端内侧骨骺发育障碍,而外侧骨骺和尺骨发育正常,致使桡骨变短弯曲,并向尺掌侧倾斜,下尺桡关节脱位和继发性腕骨排列异常等。此种畸形常为双侧。

(二)临床表现

女性明显多于男性,为3：1～5：1。至青春期,症状开始明显,表现为前臂短而弯曲,手腕无力,尺骨远端向背侧脱位,脱位易复位但不能维持。桡骨骨骺伸直型外伤骨折畸形愈合亦可引起该畸形,称假马德隆畸形。

(三)影像学表现

患者常在2岁以后出现X线改变。桡骨短而弯,尺骨相对地增长并向远端和背侧突出,二者形成"V"形切迹;桡骨远端关节面向掌侧、尺侧明显倾斜(内倾角正常值为27°),内侧有缺损;近列腕骨形成以月骨为尖端的锥形,并嵌入桡骨和尺骨形成的"V"形切迹内;腕骨角(正常值130°～137°,为头状骨近端切线与三角骨、月骨的近端切线形成的交角)变小。

二、马蹄内翻足畸形

(一)病因病理

马蹄内翻足畸形为最常见的足部畸形,原因不明,有人认为是胎儿位置不正常所致。多数患儿出生时即有明显的前足内收、内翻,后足内翻、跖屈、跟腱挛缩、距舟关节脱位等。

(二)临床表现

患儿学走路之后畸形逐渐加重,用足尖或足外缘甚至足背行走,步态不稳。

(三)X线表现

距骨扁而宽,近端关节面呈切迹状,通过距骨中轴线(正位观)的延长线远离第一跖骨(正常情况下通过距骨中轴线的延长线穿过第一跖骨)。跟骨短而宽,有内翻及上移位,几乎与胫骨后缘接触。舟骨呈楔状。前足内翻并呈马蹄形。足弓凹陷,跖骨相互靠拢。第五跖骨肥大,第一跖骨萎缩。

三、先天性髋关节脱位

(一)病因病理

先天性髋脱位颇为常见,可单侧或双侧发病,发生率约为新生儿的0.15%。先天性髋关节脱位有两种含义,其一为髋臼发育不良,其二为髋关节不稳定。为了更好体现病变发展过程,命名为髋关节发育异常(DDH)更为确切。有人认为先有髋臼发育浅,即髋臼角增大,使髋关节不稳定而引起脱位;但多数认为是先有髋关节的不稳定,髋臼得不到来自股骨头的正常压力而使髋臼发育不良。

(二)临床表现

患儿生后4个月内可表现为大腿内侧皮纹不对称,下肢不等长。Oytolani手法检查可感到股骨头滑进髋臼或听到弹响;Baylow检查有半脱位和后脱位;患儿站立和行走晚,行走之后,可出现会阴部增宽、跛行和"鸭步"等表现,患肢外展受限,两下肢不等长。Caieazzi和Allis征阳性,及Tyendelenburg试验阳性。

(三)影像学表现

1.X线表现

髋臼发育异常表现为髋臼浅小,发育不规则,股骨头较对侧发育小,常出现骨骺的缺血坏死。髋臼的发育情况可通过测量髋臼角确定,其正常值为12°～30°,随年龄增长逐渐变小,出生时为30°,1岁时为23°,2岁为20°,以后每增加1岁,髋臼角减少1°,到10岁时为12°左右。髋臼角增大为发育异常。

关节半脱位或脱位的测量有多种方法,在股骨头骨骺出现之前可用:①内侧关节间隙(泪滴距):即测量干骺端的内侧面与相邻髋臼壁的距离,两侧相差不超过1.5mm,此法用于检查髋关节向外侧脱位;②外侧线(Calve线):即髂翼的外侧面与股骨颈外侧面的弧形连线,正常为连续的;③Shenton线:为上耻骨支的下缘与股骨颈的内侧缘的弧形线,正常为连续的,对髋的旋转改变敏感。

左侧髋臼浅平,股骨头骨骺向外上方移位,沈通线不连。

股骨头骨骺出现之后,还可用下述方法测量:①Perkin方格:自两侧"Y"形软骨的中央画一横行线,称为Hilgen－Yeiner线,再经髋臼的外侧缘画其垂线,称为Perkin线。二者形成的象限称为Perkin方格,正常股骨头骨骺位于内下象限,正常股骨干骺端向上不应超过Hilgen－Yeiner线,并且两侧对称。从Perkin线到股骨干骺端的最高水平距离两侧应对称。②C－E角:画一条连接两股骨头中心点的线,再画其垂线通过股骨头中心点,由中心点再画一条髋臼外沿的切线,后两条线的交角即为C－E角。5～8岁时C－E角正常值为19°,9～12岁为12°～25°,13～30岁为26°～30°。C－E角减小提示髋关节脱位或髋臼发育不良。

2.CT表现

CT三维重组可显示髋臼发育不良情况与股骨头骨骺脱位方向,治疗性蛙形石膏固定后,CT可观察脱位复位情况。

3.MRI表现

MRI可以很好地显示软骨,图像清晰,可重复性好,在诊断DDH上有潜在的优势。但因其价格昂贵,且不适于检查不宜制动的婴幼儿,目前主要用于发现因治疗造成的股骨头骨骺缺血坏死。

四、椎弓峡部不连及脊椎滑脱

(一)病因病理

椎弓峡部不连及脊椎滑脱是较为常见的发育异常。椎弓峡部不连是指脊椎的椎弓峡部骨不连接(骨缺损),又称"椎弓崩裂"。由于椎弓峡部不连而导致椎体向前移位则称为脊椎滑脱。绝大多数发生于第5腰椎(90%),峡部缺损可为单侧性或双侧性。

(二)影像学表现

1.X线

前后位片上椎弓峡部不连可表现为椎弓峡部裂隙、密度增高、结构紊乱等改变;侧位片上,椎弓峡部缺损位于椎弓的上、下关节突之间,为自后上斜向前下方的裂隙样骨质缺损,边缘可有硬化,有时,因滑脱而使裂隙两边的骨有分离和错位。但前后位或侧位片一般不能作为确诊的依据。左右后斜位片上峡部显示最清楚、最可靠,并可确定哪一侧不连。左后斜位片显示的是左侧椎弓峡部,右后斜位显示的是右侧椎弓峡部。在斜位片上,正常附件的投影形似"猎狗",被检测横突的投影似"猎狗"的嘴部,椎弓根的轴位投影似一只"狗眼",上关节突似"狗耳朵",上下关节突之间的峡部似"狗的颈部",椎弓为"狗的体部",同侧和对侧的下关节突似"狗的前后腿",对侧横突为"狗的尾巴"。当峡部出现椎弓裂时,"猎狗"的颈部(即峡部)出现一纵行的带状透亮裂隙。

观察椎体向前移位以侧位片为准,测量滑脱程度以 Meyerding 测量法较实用。即将下一椎体上缘由后向前分为四等份,根据前移椎体后下缘在下一椎体的位置,将脊椎滑脱分为四度:第一等份为Ⅰ度滑脱,第二等份为Ⅱ度滑脱,依此类推。

2.CT

上位椎体向前移位,使椎体后缘与其椎弓的间距增宽,椎管前后径增加。因椎间盘未移位,在椎体后缘形成条带影,易被误认为椎间盘膨出,在椎弓峡部层面可显示不连。

CT 显示双侧椎弓峡部骨不连,椎管前后径增加。

3.MRI

矢状面可观察脊椎的移位。通过峡部的横断面可以显示其不连,T_1WI 和 T_2WI 均为低信号,横断面也可显示椎管前后径增加。此外,椎体骨髓因受力改变发生变化,开始为长 T_1、长 T_2 信号(纤维血管组织),然后脂肪化而成高信号,最后为骨质硬化的低信号。

第二节　骨发育障碍性疾病

一、软骨发育不全

(一)病因病理

软骨发育不全是一种最常见的非致命性骨软骨发育障碍,特征为全身对称性软骨发育障碍。本病属常染色体显性遗传,只累及软骨内化骨的骨骼,而膜化骨不受影响。颅顶骨与脑组织以正常速度发育,以至于头颅体积较大,长管状骨纵向生长障碍,脊柱椎弓根发育短,少数病例枕大孔狭小合并脑积水。

(二)临床表现

男女发病相仿,出生时即有四肢粗短、弯曲,尤以上肢明显,面部具有特征,头大面小、前额凸出、鼻根部塌陷、下颌突出。各手指几乎等长,食指与中指散开呈"三叉手"畸形。与四肢相比,躯干相对正常,呈挺腰突臀状;四肢短而粗,表现为短肢型侏儒,智力和性发育正常。

(三)影像学表现

X线表现如下。

1.四肢

长骨短而宽,干骺端变宽、凹陷,呈不规则的喇叭口状,骨骺线亦不规则,骨骺可呈碎裂状或不整形,负重部位骨骺常见嵌入凹陷的干骺端。尺骨较桡骨长,胫骨较腓骨短。腕骨和跗骨形态一般正常。

2.脊柱

正位片上可见椎弓根间距离由第1至第5腰椎逐渐变小,呈上宽下窄的倒置现象。侧位片上因椎弓发育短,使椎管的前后径变窄,椎体后缘呈弧形凹陷,部分病例可有楔形椎,椎间隙相对增宽。

3.骨盆

髂骨矮而变方,坐骨大切迹变小而呈鱼嘴状。

4.头颅

额骨前凸,鼻根塌陷,下颌突出,颅底窄小。

(四)诊断与鉴别诊断要点

软骨发育不全体貌特征为头大、短肢型侏儒,智力正常,影像学特征为腰椎椎弓根间距倒置,骨盆坐骨大切迹呈鱼嘴状。本病须与其他肢根型侏儒病鉴别:

1.软骨发育不良

常在儿童期被发现,四肢短但比例正常,颅骨正常或前额扩大,无"三叉手"畸形。

2.干骺端软骨发育异常

在2岁以后出现下肢弯曲,病变主要侵犯干骺端,而骨骺正常。

3.黏多糖储积症

亦表现为骨骼粗短,干骺端不规则增宽,但脊柱改变特点下胸上腰椎椎体前部发育不良,无椎弓根间距倒置,肋骨呈船桨样,掌骨近端变尖,患者面容特殊,并可有智力低下和角膜混浊。

二、石骨症

(一)病因病理

石骨症又称"大理白骨""泛发性脆性骨硬化症""粉笔样骨"等。本病为常染色体隐性异常或显性遗传,主要特点为广泛性骨质硬化,病理变化为骨中缺少骨板层及成骨细胞,即持续性地保存着钙化的软骨基质,而在正常情况下这些钙化的软骨基质在成长过程中将受到破坏。患者骨骼失去弹性,骨小梁力学结构不良,海绵样骨松质变为致密骨质,并将髓腔填塞使骨髓量减少。

(二)临床表现

本病可分为两型:①轻型:儿童期及成年期均不显任何症状,预后较好。②重型或早老型:身材较矮小或发育不良,肝、脾大,可有进行性低血色素型贫血、肾小管酸中毒及肌无力,因骨质致密和变脆可发生骨折。

(三)影像学表现

病变通常累及全身大部分骨骼,基本 X 线表现为骨密度显著增加,皮质增厚,髓腔变窄甚至闭塞。长骨干骺端可见塑形不良,骨小梁消失出现多条纵行条纹,干骺端膨大。颅骨板障闭塞,颅底骨质硬化,视神经孔变窄、边缘模糊。乳突气房及鼻旁窦腔皆小或不发育。脊椎椎体上下骨板增厚致密,中间层相对疏松透亮,状如"夹心蛋糕",有时中间透亮带内可见致密小骨片,称为"骨中骨",椎间隙一般无改变。髂骨翼、跟骨、骰骨可见浓淡相间同心环状波纹,发生于髂骨者与髂骨翼相平行,似树干之"年轮"状。

(四)诊断与鉴别诊断要点

石骨症影像学典型不难诊断,但有时应与以下疾患相鉴别:

1.磷、氟元素中毒

磷中毒的骨骼表现与石骨症相似,有时在长骨还可出现层状纹理,但患者有氟斑牙和地方病区居住史,影像学除骨骼密度增高以外,可见广泛韧带骨化和骨间膜玫瑰刺状钙化。

2.畸形性骨炎

好发中老年男性,可为多发性骨硬化改变,常累及颅骨及长骨,通常骨硬化与骨破坏并存,长骨骨皮质松化,常伴有弯曲畸形。血清碱性磷酸酶升高。

三、成骨不全

(一)病因病理

成骨不全亦称脆骨症,是一种遗传性疾病,系由于基因缺陷所致骨Ⅰ型胶原纤维合成不足或结构异常,造骨细胞缺乏、骨形成障碍。病理上骨皮质缺乏成熟的骨基质,骨膜性及骨内性成骨都不良,全身骨骼疏松且脆性增加,易骨折。

(二)临床表现

根据发病时间早晚分为早发型和晚发型。早发型骨折可发生在出生时,晚发型骨折多在患儿行走学步以后发生,常为多发性青枝型骨折,长骨与肋骨为好发部位。反复多发骨折可造成肢体畸形,身长及肢体变短。约 90% 患者有蓝色巩膜,1/4 患者可有进行性听力障碍。

(三)影像学表现

X 线基本特征为普遍性骨质疏松,骨质密度减低,骨皮质变薄,多发性骨折,骨痂形成,骨干细而骨端膨大和骨弯曲畸形。①长管状骨明显弯曲且钙化不良,皮质菲薄,髓腔增宽。长骨干变细但干骺端部膨隆,严重时可有骨骺及干骺端囊样变。反复骨折处可出现特殊性的"肿瘤样"骨痂,其直径可超过骨折断面直径的 2~3 倍。②椎体变扁,上下骨性终板呈双凹状,椎间隙增宽。脊椎因多发性椎体压缩骨折而出现脊椎后凸或侧弯畸形。③骨盆扁平、三叶状或不规则变形。④颅骨骨板变薄,囟门和颅缝增宽,常见许多缝间骨。

(四)诊断与鉴别诊断要点

婴儿型脆骨病须与下列各病鉴别。

1.佝偻病

骨密度减低于长骨弯曲,佝偻病的干骺端呈杯口状改变,可与成骨不全鉴别。

2.软骨发育不全

其长骨粗短,骨质密度正常,干骺端呈喇叭口状,无多发骨折,腰椎椎弓根间距倒置。

第三节 骨与关节损伤

一、骨折

骨折是指骨结构的完整性和连续性中断,包括创伤性骨折、疲劳骨折和病理骨折。长骨和脊柱骨折多见,下肢骨折比上肢骨折多见,儿童肘关节骨折多见。

(一)病理与临床表现

骨折部位的骨结构及其附属组织断裂,包括骨皮质和骨松质的折断,骨内外膜、血管、神经、骨髓以及关节软组织、软骨和肌肉等的损伤。儿童青枝骨折大多数损伤轻微,只有骨的折裂和骨髓损伤,骨膜组织可以保持完整或有轻微撕裂。

患者一般有明显的外伤史,病理骨折外伤轻微。骨折部出现疼痛、肿胀、压痛以及骨折引起的成角、旋转等局部变形,肢体缩短和功能障碍。体检时,活动伤肢可闻及或触及骨的摩擦音。严重创伤常合并广泛的软组织撕裂、内脏损伤、大血管出血或外伤性休克。根据骨折是否与外界相通,临床上分为闭合性和开放性骨折。

骨折影像学检查以 X 线平片检查为主,其他影像学检查为辅。X 线平片检查首先确定有无骨折、脱位以及骨折的性质,除外病理性骨折。其次要了解骨折类型,确定治疗方案。随后进行透视下复位。最后拍片观察整复情况和随诊。

(二)影像学表现

1.X 线表现

骨折时 X 线表现为锐利而透亮的骨折裂缝,骨小梁、骨皮质中断。细微或不完全的骨折有时看不到明确的骨折线,而表现为骨皮质皱褶、成角、凹陷、裂痕,松质骨骨小梁中断、折屈。儿童青枝骨折常见于四肢长骨干,似嫩柳枝折断时外皮相连而得名。完全骨折经常有断端移位。骨折线有横形、纵形、斜形、螺旋形或粉碎形等,常见于四肢管状骨骨干骨折。此外,"T"形、"Y"形或嵌压骨折线,常见于骨端关节内松质骨骨折。塌陷或星状骨折线常见于颅骨骨折。压缩变形常见于椎体骨折。

骨折后除骨折断端有移位、成角、重叠、缩短表明有错位外,如发现两端的皮质厚度不同、骨干粗细不一、髓腔宽窄不等时,都证明两骨折端发生了旋转错位。X 线还可判断骨折复位后的情况。解剖复位是指骨折经整复后已达到或接近正常解剖和功能的要求。功能性复位是骨折对位稍差,但对线良好,特别是无成角畸形,旋转移位也得到改善,已达到功能恢复的要求。未达到解剖和功能要求者即为复位不佳,势必发生畸形愈合。

骨折愈合的过程可分为血肿机化演进期、原始骨痂形成期、骨痂改造塑型期三个时期。骨骼虽然具有相同的组织结构,但是由两种不同的组织发生即膜内成骨和软骨内成骨。骨折愈合过程中骨痂也同样来自这两种组织。膜内成骨的骨痂主要来自骨外膜内层细胞直接分化成骨,X线表现为骨折段有光滑的骨外膜反应。软骨内成骨的骨痂位于血肿区和骨外膜撕裂部位,软骨内成骨形成的骨痂,开始表现为不规则斑点状、团块状、条片状,随着内外骨痂的逐步形成,骨折逐渐愈合。骨折在愈合的过程中可以出现许多并发症:骨折延迟愈合或不愈合、骨折畸形愈合、骨关节感染、骨质缺血坏死、外伤后骨质疏松、关节骨性强直、创伤后关节炎和骨化性肌炎等。儿童骨端骨折累及骨骺者,某些骨折可造成骨骺早闭,引起骨骼变形和短肢畸形。

比较常见的骨折类型有:脊柱骨折以第 12 胸椎、第 1 腰椎骨折常见,骨折除发生在椎体外,还可有椎板骨折和小关节脱位。由于脊柱骨折可以累及脊髓损伤,患者常常发生截瘫。肱骨外科颈骨折是指在肱骨解剖颈下 2～3cm 处的骨折,多为跌倒时外力传导至肱骨外科颈所致,见于成人和老人,X线表现骨折线为横形或短斜形。儿童多为肱骨外科颈骺分离。肱骨髁上骨折最常见于儿童,根据损伤机制分为伸展型和屈曲型。伸展型远骨折端向后移位,屈曲型远骨折端向前移位,屈曲型少见。肱骨髁上骨折时骨折线横过喙突窝或鹰嘴窝。桡骨远端 Colles 骨折又称伸展型桡骨远端骨折,表现为桡骨远端距关节 2～3cm 处横断骨折,骨折端凸向掌侧成角,远折端向背侧移位。严重者尺桡远端关节脱位,三角纤维软骨损伤。儿童桡骨远端骨骺分离并不少见,骨折线通过骺板软骨进入干骺端,骨骺与干骺端三角形骨片向桡骨背侧移位。股骨颈骨折分为嵌入型和错位型骨折。其中错位型常见,根据骨折部位分为头下型、头颈型和颈中型。多见于老年人,当错位型骨折损伤供应股骨头的血管时可以发生股骨头坏死和创伤性关节炎。除此以外,常见的还有膝关节骨折和踝关节骨折脱位等。

2.CT 表现

一般情况下平片可以诊断大多数骨折,但是在关节骨折或者 X 线平片较难显示的部位,需要行 CT 检查。通过 CT 检查不仅可以发现诸如脊柱、骨盆、髋、肩、膝、踝等部位是否有骨折,而且还能显示骨折的形态和骨折分离移位的程度、骨折片的大小和数目。在脊柱骨折还能观察骨折片压迫椎管内的情况。以上这些对于临床的分型与治疗和观察预后都非常有帮助。通过螺旋 CT 进行二维和三维重建有利于临床处置。

3.MRI 表现

MRI 本身对骨皮质、骨痂以及骨折线的显示不如 CT,但是对急性骨折后骨折端的出血、髓腔内的水肿和血肿以及软组织的损伤显示效果较好,特别是软骨损伤和儿童的骨骺骨折、骺板骨折。当外伤后引起骨小梁断裂和骨髓水肿、出血,在平片和 CT 经常没有异常表现,骨挫伤区在 MRI 显示为 T_1WI 模糊不清的低信号区,在 T_2WI 显示为高信号区。

(三)诊断与鉴别诊断

当临床上有外伤史,影像学检查发现骨折线,骨折诊断比较容易。鉴别诊断主要是骨干骨折线应与滋养动脉管区别,儿童的骺软骨骨折不要漏诊,还要与病理骨折进行鉴别。

长骨骨折的最常规和首选的检查方法为 X 线平片;对复杂部位的骨折,如骨盆、面部和较大的关节等,应行 CT 扫描(薄层或三维重建);判断有无骨挫伤和周围软组织时可考虑行 MRI 检查。

二、关节脱位

关节脱位是指组成关节的骨骼脱离、错位。分为完全脱位和半脱位两种。外伤性关节脱位是指由于外伤所致的关节正常关系丧失,且不能自行回复到正常状态。

(一)病理与临床表现

外伤性关节脱位常有关节囊的撕裂、关节周围韧带和肌腱的撕裂或撕脱。关节面的对应关系异常,关节的两侧骨端可冲破关节囊而位于囊外。猛烈的外伤性脱位常伴有大块骨折或撕脱骨折。关节端粉碎骨折也容易合并关节脱位。关节外伤引起的脱位常合并有关节软骨的损伤,关节腔内常有多少不等的出血。关节脱位如果不能及时复位,血肿机化后则复位困难,影响关节的功能。外伤性关节脱位多见于青壮年患者,较少见于老年人,有明显的外伤史。常见的症状为脱位关节有疼痛、压痛、肿胀、关节畸形和关节功能障碍。

(二)影像学表现

1.X 线表现

关节脱位 X 线表现为正常关节解剖关系的丧失。判断人体关节两侧骨端和关节面的相互关系是否正常,必须熟悉正常关节的 X 线解剖,也可通过一定的测量方法来判定。明显关节脱位的诊断并不困难,轻微半脱位的诊断不容易,一般需要通过质量较好的正、侧位片观察,有时需特殊位摄片,或者与对侧对比进行诊断。

关节脱位常有并发症。最常见的是关节附近骨折,多见的是撕脱骨折,这和关节损伤时韧带和肌腱的牵拉有关。关节内积血在脱位时也比较常见,表现为关节囊明显肿胀和关节脂肪垫推移。关节软骨和韧带也随脱位而损伤。

常见的关节脱位有:①肩关节脱位。可分为前脱位和后脱位,大多数为前脱位,后脱位极少见。其中前脱位时肱骨头常向下、内方移位,向内移位明显时,肱骨头可位于喙突下或锁骨下;向下移位明显者,肱骨头位于肩胛盂下。肩关节脱位常伴有肱骨大结节撕脱骨折,少数合并有外科颈骨折。②肘关节脱位。青少年患者较多。X 线表现为尺、桡骨向肱骨下端的后上方移位,常伴有尺骨鹰嘴窝或肱骨下端骨折。

(三)诊断与鉴别诊断

成年人的较大关节脱位,特别是完全性脱位,临床与影像诊断比较容易。这时主要是观察是否合并骨折以及骨折的情况,这对于复位治疗以及预后比较重要。

X 线平片是判断关节脱位首选的检查方法,对小关节脱位或儿童的关节半脱位 CT 和 MRI 优于平片。对关节脱位诊断不容易时,可以通过双侧对比检查进行诊断。

三、椎间盘突出

椎间盘突出是指脊柱椎体相邻的椎间盘病变,包括髓核和纤维环的共同病变。大多数为慢性损伤所致,椎间盘突出主要压迫神经根或脊髓,引起相应的临床症状。

(一)病理与临床表现

椎间盘是由纤维环、髓核和软骨板三部分构成的,其中前方与侧方的纤维环最厚并且坚韧,前方还有坚韧的前纵韧带紧密附着。后方的纤维环最薄,与后纵韧带疏松相连。椎间盘突出为纤维环破裂、髓核突出,由于解剖结构的原因,大多数病变为后纤维环破裂,髓核向后突出压迫周围组织,主要是神经根和脊髓,并且引起相应的临床症状。椎间盘突出以第 4～5 腰椎间最多见,其次为第 5 腰椎至第 1 骶椎之间,以及第 5～6 颈椎间、第 6～7 颈椎间,其余部位相对少见。

临床常见症状为颈肩痛或腰痛和下肢放射性疼痛,由臀部沿坐骨神经方向向下蔓延,疼痛可因步行、咳嗽及增加腹内压力而加重,休息后可以减轻,直腿抬高试验常呈阳性。椎间盘前突和前侧突较少,并且常无明显的临床症状。

(二)影像学表现

1.X 线表现

本病平片阳性发现较少,一般不能明确诊断。间接征象有椎间隙狭窄,可匀称或不匀称,椎体边缘骨质增生形成骨赘,还可见到脊柱生理曲度异常和侧弯。

2.CT 表现

椎间盘突出的 CT 诊断依靠轴位 CT 上椎间盘边缘的表现。正常椎间盘后缘呈平直、凹陷或浅弧状后凸,或者与相邻椎体后缘形态一致。椎间盘突出的直接征象由于突出的方向或程度不同而不同。后外侧与中心性突出表现为与椎间盘后缘相连的局限性弧形后凸的软组织块影,密度一致,边缘光滑,周边可以有钙化。向椎间孔内突出显示为椎间孔内软组织块,脊神经显示不清。间接征象有硬膜外脂肪、硬膜囊和一侧神经根鞘受压、移位或显示不清。相对来说颈椎间盘突出 CT 显示比腰椎困难,主要是由于颈椎间盘薄,颈段硬脊膜外脂肪少,对比差的缘故。

3.MRI 表现

MRI 对于椎间盘突出的显示优于 CT。正常椎间盘在 T_1WI 呈稍高信号,在 T_2WI 上呈高信号。椎间盘变性时水分丢失,T_2WI 上高信号消失。T_1WI 轴位像上突出的髓核在椎间盘后方呈中等信号,基底部可宽广或局限。在 T_2WI 椎间盘呈中等稍低信号,由于脑脊液是高信号,能更准确地显示硬脊膜和神经根鞘的受压及椎间孔内脂肪的移位。MRI 还可进行矢状位扫描,如果椎间盘向后突出,可直接显示硬脊膜受压情况。对于椎管内脊髓的受压以及继发改变 MRI 显示效果好。

(三)诊断与鉴别诊断

椎间盘突出一般有比较典型的临床表现,CT 和 MRI 可以见到突出于椎体后方的椎间盘结构及硬膜囊、神经根和椎间孔受压移位,可以进行诊断。鉴别诊断主要是与肿瘤、椎间盘感染相区别。

四、膝关节半月板损伤

半月板损伤主要原因是急性外伤、反复慢性损伤和进行性蜕变。急性外伤为运动性损伤,多见于青年人;后两种为非运动性损伤,多见于中老年人。

(一)病理与临床表现

半月板是位于胫骨平台和股骨内外髁透明软骨之间的半月状纤维软骨盘。内侧半月板较大呈"C"形,外侧半月板较小呈"O"形,其纵切面为三角形。半月板损伤是指半月板撕裂,分为纵行、横行和水平撕裂。损伤后关节周围软组织肿胀、水肿、关节囊膨隆,关节内有血性渗液。半月板轻度不全撕裂可由新生的纤维软骨增生愈合,完全撕裂可以永久不愈合。

临床表现为外伤后常明显疼痛,不能站立或经常跛行,走路时膝关节屈曲,不能伸直,有时关节铰锁。半月板陈旧损伤引起股四头肌萎缩、下肢无力。

(二)影像学表现

1.X 线和 CT 表现

半月板损伤平片不能显示,CT 诊断困难,主要依靠 MRI 诊断。平片和 CT 主要用于诊断是否合并骨折。

2.MRI 表现

半月板在所有 MRI 序列中均呈均匀低信号强度,半月板外缘因与关节囊相连处有脂肪、滑膜、肌腱和血管,多呈纵行不均匀的混杂信号,应与半月板边缘撕裂鉴别。

正常半月板形态,表面光滑完整,呈均匀低信号区。退变早期半月板形态正常,表面光滑,内部出现片状高信号区,范围小于断面的 1/2。退变晚期形态及表面结构正常,内部高信号区大于半月板断面的 1/2,但未达关节面。撕裂时内部出现纵形或横形、斜形、放射状的线状高信号并达关节面,半月板形态正常或变薄,表面不连续。严重的损伤可使半月板破裂成多块并向关节腔内移位,半月板结构部分或全部消失,病变局部呈明显的高 T_2 信号区。

(三)诊断与鉴别诊断

临床有外伤史或慢性损伤病史,结合 MRI 表现可以进行半月板损伤的诊断,半月板撕裂需与周围正常的结构进行鉴别。

判断半月板损伤应首选 MRI 检查,CT 的敏感性合特异性低于 MRI,而 X 线平片的诊断价值有限。

参考文献

[1]翟红.新编医学影像学[M].济南:山东大学出版社,2021.

[2]徐永平,蓝思荣,石映平,等.实用医学影像诊断学[M].开封:河南大学出版社,2021.

[3]李超.实用医学影像诊断精要[M].哈尔滨:黑龙江科学技术出版社,2021.

[4]于呈祥.医学影像理论基础与诊断应用[M].北京:科学技术文献出版社,2020.

[5]谢强.临床医学影像学[M].昆明云南科学技术出版社,2020.

[6]唐汐.实用临床影像学[M].天津:天津科学技术出版社,2020.

[7]孟庆民,洪波,王亮,等.临床医学影像诊断技术[M].青岛:中国海洋大学出版社,2019.

[8]陈华.实用医学影像技术与临床[M].赤峰:内蒙古科学技术出版社,2019.

[9]姜凤举.实用医学影像检查与临床诊断[M].长春:吉林科学技术出版社,2019.

[10]何正平.实用医学影像诊疗指南[M].长春:吉林科学技术出版社,2019.

[11]陈传涛.医学影像检查与诊断的临床应用[M].天津:天津科学技术出版社,2019.

[12]刘晓云.医学影像诊断基础与技巧[M].北京:中国纺织出版社,2019.

[13]吴成爱.现代影像诊断技术与临床应用[M].南昌:江西科学技术出版社,2019.